全国中医药行业高等教育"十三五"规划教材

全国高等中医药院校规划教材（第十版）

中药炮制学

（新世纪第四版）

（供中药学、中药制药、中医学、药学等专业用）

主　审
叶定江（南京中医药大学）

主　编
龚千锋（江西中医药大学）

副主编
吴　皓（南京中医药大学）　　　　李　飞（北京中医药大学）
吴纯洁（成都中医药大学）　　　　王秋红（广东药科大学）
张学兰（山东中医药大学）　　　　刘艳菊（湖北中医药大学）

编　委
钟凌云（江西中医药大学）　　　　金传山（安徽中医药大学）
陈　康（广州中医药大学）　　　　张朔生（山西中医学院）
窦志英（天津中医药大学）　　　　孟　江（广东药科大学）
曾春晖（广西中医药大学）　　　　盛　琳（海南医学院）
齐红艺（西南大学中医药学院）　　修彦凤（上海中医药大学）
史　辑（辽宁中医药大学）　　　　梁泽华（浙江中医药大学）
关　怀（首都医科大学）　　　　　陈　红（福建中医药大学）
石继连（湖南中医药大学）　　　　李　玮（贵阳中医学院）
张啸环（长春中医药大学）　　　　易延逵（南方医科大学）
阮建林（云南中医学院）　　　　　李景丽（陕西中医药大学）
李　凯（河南中医药大学）　　　　由会玲（河北中医学院）
李　芸（甘肃中医药大学）　　　　王晓琴（内蒙古医科大学）
赵翡翠（新疆医科大学）　　　　　王延年（沈阳药科大学）
姜　海（黑龙江中医药大学）

学术秘书
于　欢（江西中医药大学）

中国中医药出版社
·北 京·

图书在版编目（CIP）数据

中药炮制学 / 龚千锋主编 . — 4 版 . — 北京：中国中医药出版社，2016.8（2018.6重印）

全国中医药行业高等教育"十三五"规划教材

ISBN 978 – 7 – 5132 – 3409 – 2

Ⅰ . ①中… Ⅱ . ①龚… Ⅲ . ①中药炮制学—中医药院校—教材 Ⅳ . ① R283

中国版本图书馆 CIP 数据核字（2016）第 106239 号

请到"医开讲 & 医教在线"（网址：www.e–lesson.cn）
注册登录后，刮开封底"序列号"激活本教材数字化内容。

中国中医药出版社出版

北京市朝阳区北三环东路 28 号易亨大厦 16 层
邮政编码　100013
传真　010 64405750
山东临沂新华印刷物流集团有限责任公司印刷
各地新华书店经销

开本 850×1168　1/16　印张 27　彩插 0.125　字数 665 千字
2016 年 8 月第 4 版　2018 年 6 月第 3 次印刷
书号　ISBN 978 – 7 – 5132 – 3409 – 2

定价　59.00 元
网址　www.cptcm.com

如有印装质量问题请与本社出版部调换（010–64405510）
版权专有　侵权必究

社长热线　010 64405720
购书热线　010 64065415　010 64065413
微信服务号　zgzyycbs

书店网址　csln.net/qksd/
官方微博　http：//e.weibo.com/cptcm

淘宝天猫网址　http：//zgzyycbs.tmall.com

全国中医药行业高等教育"十三五"规划教材

全国高等中医药院校规划教材（第十版）

专家指导委员会

名誉主任委员

王国强（国家卫生计生委副主任　国家中医药管理局局长）

主 任 委 员

王志勇（国家中医药管理局副局长）

副 主 任 委 员

王永炎（中国中医科学院名誉院长　中国工程院院士）

张伯礼（教育部高等学校中医学类专业教学指导委员会主任委员
　　　　天津中医药大学校长）

卢国慧（国家中医药管理局人事教育司司长）

委　　　　员（以姓氏笔画为序）

王省良（广州中医药大学校长）

王振宇（国家中医药管理局中医师资格认证中心主任）

方剑乔（浙江中医药大学校长）

孔祥骊（河北中医学院院长）

石学敏（天津中医药大学教授　中国工程院院士）

卢国慧（全国中医药高等教育学会理事长）

匡海学（教育部高等学校中药学类专业教学指导委员会主任委员
　　　　黑龙江中医药大学教授）

吕文亮（湖北中医药大学校长）

刘　力（陕西中医药大学校长）

刘振民（全国中医药高等教育学会顾问　北京中医药大学教授）

安冬青（新疆医科大学副校长）

许二平（河南中医药大学校长）

孙忠人（黑龙江中医药大学校长）

严世芸（上海中医药大学教授）

李灿东（福建中医药大学校长）

李青山（山西中医药大学校长）

李金田（甘肃中医药大学校长）

杨　柱（贵阳中医学院院长）

杨关林（辽宁中医药大学校长）

余曙光（成都中医药大学校长）

宋柏林（长春中医药大学校长）

张欣霞（国家中医药管理局人事教育司师承继教处处长）

陈可冀（中国中医科学院研究员　中国科学院院士　国医大师）

陈明人（江西中医药大学校长）

武继彪（山东中医药大学校长）

范吉平（中国中医药出版社社长）

周仲瑛（南京中医药大学教授　国医大师）

周景玉（国家中医药管理局人事教育司综合协调处处长）

胡　刚（南京中医药大学校长）

谭元生（湖南中医药大学校长）

徐安龙（北京中医药大学校长）

徐建光（上海中医药大学校长）

唐　农（广西中医药大学校长）

彭代银（安徽中医药大学校长）

路志正（中国中医科学院研究员　国医大师）

熊　磊（云南中医学院院长）

秘　书　长

王　键（安徽中医药大学教授）

卢国慧（国家中医药管理局人事教育司司长）

范吉平（中国中医药出版社社长）

办公室主任

周景玉（国家中医药管理局人事教育司综合协调处处长）

林超岱（中国中医药出版社副社长）

李秀明（中国中医药出版社副社长）

李占永（中国中医药出版社副总编辑）

全国中医药行业高等教育"十三五"规划教材

编审专家组

组　长

王国强（国家卫生计生委副主任　国家中医药管理局局长）

副组长

张伯礼（中国工程院院士　天津中医药大学教授）

王志勇（国家中医药管理局副局长）

组　员

卢国慧（国家中医药管理局人事教育司司长）

严世芸（上海中医药大学教授）

吴勉华（南京中医药大学教授）

王之虹（长春中医药大学教授）

匡海学（黑龙江中医药大学教授）

王　键（安徽中医药大学教授）

刘红宁（江西中医药大学教授）

翟双庆（北京中医药大学教授）

胡鸿毅（上海中医药大学教授）

余曙光（成都中医药大学教授）

周桂桐（天津中医药大学教授）

石　岩（辽宁中医药大学教授）

黄必胜（湖北中医药大学教授）

前 言

为落实《国家中长期教育改革和发展规划纲要（2010–2020 年）》《关于医教协同深化临床医学人才培养改革的意见》，适应新形势下我国中医药行业高等教育教学改革和中医药人才培养的需要，国家中医药管理局教材建设工作委员会办公室（以下简称"教材办"）、中国中医药出版社在国家中医药管理局领导下，在全国中医药行业高等教育规划教材专家指导委员会指导下，总结全国中医药行业历版教材特别是新世纪以来全国高等中医药院校规划教材建设的经验，制定了"'十三五'中医药教材改革工作方案"和"'十三五'中医药行业本科规划教材建设工作总体方案"，全面组织和规划了全国中医药行业高等教育"十三五"规划教材。鉴于由全国中医药行业主管部门主持编写的全国高等中医药院校规划教材目前已出版九版，为体现其系统性和传承性，本套教材在中国中医药教育史上称为第十版。

本套教材规划过程中，教材办认真听取了教育部中医学、中药学等专业教学指导委员会相关专家的意见，结合中医药教育教学一线教师的反馈意见，加强顶层设计和组织管理，在新世纪以来三版优秀教材的基础上，进一步明确了"正本清源，突出中医药特色，弘扬中医药优势，优化知识结构，做好基础课程和专业核心课程衔接"的建设目标，旨在适应新时期中医药教育事业发展和教学手段变革的需要，彰显现代中医药教育理念，在继承中创新，在发展中提高，打造符合中医药教育教学规律的经典教材。

本套教材建设过程中，教材办还聘请中医学、中药学、针灸推拿学三个专业德高望重的专家组成编审专家组，请他们参与主编确定，列席编写会议和定稿会议，对编写过程中遇到的问题提出指导性意见，参加教材间内容统筹、审读稿件等。

本套教材具有以下特点：

1. 加强顶层设计，强化中医经典地位

针对中医药人才成长的规律，正本清源，突出中医思维方式，体现中医药学科的人文特色和"读经典，做临床"的实践特点，突出中医理论在中医药教育教学和实践工作中的核心地位，与执业中医（药）师资格考试、中医住院医师规范化培训等工作对接，更具有针对性和实践性。

2. 精选编写队伍，汇集权威专家智慧

主编遴选严格按照程序进行，经过院校推荐、国家中医药管理局教材建设专家指导委员会专家评审、编审专家组认可后确定，确保公开、公平、公正。编委优先吸纳教学名师、学科带头人和一线优秀教师，集中了全国范围内各高等中医药院校的权威专家，确保了编写队伍的水平，体现了中医药行业规划教材的整体优势。

3. 突出精品意识，完善学科知识体系

结合教学实践环节的反馈意见，精心组织编写队伍进行编写大纲和样稿的讨论，要求每门教材立足专业需求，在保持内容稳定性、先进性、适用性的基础上，根据其在整个中医知识体系中的地位、学生知识结构和课程开设时间，突出本学科的教学重点，努力处理好继承与创新、理论与实践、基础与临床的关系。

4. 尝试形式创新，注重实践技能培养

为提升对学生实践技能的培养，配合高等中医药院校数字化教学的发展，更好地服务于中医药教学改革，本套教材在传承历版教材基本知识、基本理论、基本技能主体框架的基础上，将数字化作为重点建设目标，在中医药行业教育云平台的总体构架下，借助网络信息技术，为广大师生提供了丰富的教学资源和广阔的互动空间。

本套教材的建设，得到国家中医药管理局领导的指导与大力支持，凝聚了全国中医药行业高等教育工作者的集体智慧，体现了全国中医药行业齐心协力、求真务实的工作作风，代表了全国中医药行业为"十三五"期间中医药事业发展和人才培养所做的共同努力，谨向有关单位和个人致以衷心的感谢！希望本套教材的出版，能够对全国中医药行业高等教育教学的发展和中医药人才的培养产生积极的推动作用。

需要说明的是，尽管所有组织者与编写者竭尽心智，精益求精，本套教材仍有一定的提升空间，敬请各高等中医药院校广大师生提出宝贵意见和建议，以便今后修订和提高。

国家中医药管理局教材建设工作委员会办公室

中国中医药出版社

2016 年 6 月

编写说明

全国中医药行业高等教育"十三五"规划教材《中药炮制学》适用于中药学、中药制药、中医学、药学等专业的本科教学，是根据国务院《中医药健康服务发展规划（2015—2020年）》《教育部等六部门关于医教协同深化临床医学人才培养改革的意见》（教研〔2014〕2号）精神，在国家中医药管理局教材建设工作委员会宏观指导下，以全面提高中医药人才的培养质量、积极与医疗卫生实践接轨，以临床服务为目标，依据中医药行业人才培养规律和实际需求，旨在正本清源，突出中医思维方式，体现中医药学科的人文特色和"读经典，做临床"的实践特点而编写的。

全书分总论和各论两部分，总论论述了中药炮制的发展脉络、基本理论、基本知识与基本技能等内容；各论采用炮制工艺与辅料相结合的分类方法，列举了代表性中药的炮制历史沿革、炮制方法、质量要求、炮制作用、炮制研究等内容。在普通高等教育"十五""十一五""十二五"规划教材（新世纪第一版、新世纪第二版、新世纪第三版）的基础上，本教材延续了上版教材的编写目标与宗旨，对部分章节进行了改动和补充，如总论部分重新梳理炮制基础理论与中药炮制辅料章节；结合生产和临床实际，更加注重饮片的质量要求与包装贮藏相关内容；将中药炮制研究章节调整至附录二。各论部分，在各药"质量要求"项下，均以《中国药典》（2015年版）规定为依据进行了修订；在"炮制研究"论述部分，更新了近年的研究成果，并对相关段落进行了归纳总结，使内容更为精炼突出；此外，经过慎重考虑及讨论，增加了常用药薤白的相关内容。附录部分，补充了中药炮制技术流派相关内容，对目前主要炮制流派进行了归纳与总结，更注重地方特色炮制与传统炮制技术的传承。

本教材编写过程中，得到了参与编写院校各级领导的热情鼓励和支持，南京中医药大学的叶定江教授担任本教材主审，在此一并表示深深的谢意。本教材绪论、中药炮制与临床疗效由龚千锋编写；中药炮制的基础理论由吴皓编写；中药炮制目的及对药物的影响由吴纯洁编写；中药炮制的分类由李飞编写；中药炮制常用辅料由张朔生编写；中药饮片的包装贮藏与质量控制由王秋红、姜海编写；中药饮片生产管理由梁泽华编写；净选加工由金传山编写；饮片切制由钟凌云编写；炒法由刘艳菊、曾春晖、孟江、李景丽、盛琳、王晓琴编写；炙法由张学兰、齐红艺、石继连、史辑、李玮编写；煅法由修彦凤、陈红、李凯编写；蒸煮燀法由关怀、张啸环、易延逵编写；复制法由由会玲编写；发酵、发芽法由阮建林编写；制霜法由李芸编写；其他制法由陈康、赵翡翠编写；中药炮制技术流派由王延年编写；中药炮制研究由窦志英编写。

本教材数字化工作是在国家中医药管理局中医药教育教学改革研究项目的支持下，由中国中医药出版社资助展开的。该项目（编号：GJYJS16076）由龚千锋、吴皓负责，钟凌云等全体编委参与。

国家中医药管理局与中国中医药出版社相关领导及各编委单位对本教材的编写工作给予了

高度重视及大力协助，在此表示衷心感谢。特别向前一版的编委会表示感谢。

编委会人员在编写中认真负责，教材若仍有不足之处，请各院校在使用本教材过程中，通过教学实践，不断总结经验，并提出宝贵意见，以便再版时修订提高。

《中药炮制学》编委会

2016 年 6 月

目 录

上篇 总论

第一章 绪 论

第一节 概 述

一、中药炮制与中药炮制学

炮制是制备中药饮片的一门传统制药技术，也是中医药学特定的专用制药术语，历史上又称"炮炙""修治""修事"。南北朝刘宋时代雷敩的《雷公炮炙论》以炮炙作书名，而在正文中多用"修事"；明代李时珍在《本草纲目》药物正文中设"修治"专项；清代张仲岩的炮制专著《修事指南》，用"修事"作书名，而正文中用"炮制"。从历代有关资料来看，虽然名称不同，但记载的内容都是一致的，而且多用"炮制"和"炮炙"两词。从字义上来看，"炮"和"炙"都离不开火，而这两字仅代表中药炮制技术中的两种火处理方法。随着社会生产力的发展，以及人们对医药知识的积累，对药材炮制加工的技术超出了用火处理的范围，"炮炙"两字已不能确切反映和概括药材加工处理的全貌，现代多用"炮制"一词。其中，"炮"代表各种与火有关的加工处理技术，而"制"则代表各种更广泛的加工处理方法。

中药炮制是按照中医药理论，根据药材自身性质以及调剂、制剂和临床应用的需要，所采取的一项独特的制药技术。它是中医药理论在临床用药上的具体表现，是我国具有自主知识产权的制药技术，是保证饮片质量的关键。

药材必须净制后方可进行切制或进一步的炮炙等处理，其成品统称为饮片。药材经过炮制后制得的饮片是可直接用于中医临床或制剂生产使用的处方药品，是供中医临床调剂及中成药生产的配方原料。药材必须经过炮制成饮片后才能入药是中医临床用药的一个特点，也是中医药学的一大特色。

中药炮制学是研究中药炮制理论、工艺、规格、质量标准、历史沿革及其发展方向的学科。具有实践性强、知识面广的特点，是一门既传统而又新兴的综合性的应用学科。

二、中药炮制学的基本任务

中药炮制学的基本任务是遵循中医药理论体系，在继承中药传统炮制技术和理论的基础上，应用现代科学技术研究炮制原理及理论，改进炮制工艺，制订饮片质量标准，以提高中药饮片质量，保证临床用药的安全有效，从而不断创新与发展本学科。

（一）研究炮制原理及理论

炮制原理是指中药炮制方法和产生炮制作用的科学依据。炮制理论是指药物炮制的理论依据。炮制原理研究是运用现代科学的技术手段和方法，探讨在一定的炮制工艺条件下，中药在炮制过程中产生的物理变化和化学变化，以及因这些变化而产生的药理作用的改变和这些改变所产生的临床意义，从而对炮制方法作出一定的科学评价。中药炮制原理的研究是探讨中药炮制解毒、增效、调整药性或产生新药效的机制，这是炮制学研究的核心和关键。只有了解中药炮制前后理化性质和药理作用的变化，阐明中药炮制的原理，才能阐释炮制方法和炮制作用的科学内涵，指导炮制方法的改进及创新，建立能够监控饮片毒效成分的质量标准，保证临床用药的安全和有效。

中药炮制在漫长的医疗实践中，依据中医药理论，逐渐形成了自己独特的理论体系，如"酒制升提，盐制润下，姜取发散，醋取收敛，便制减其温，蜜制润其燥，壁土取其归中……酥制者易脆……抽心除烦……""炒炭止血""炮制解毒"等，这些理论有些虽不具有普适性，但对于临床用药以及药物的炮制具有指导意义。因而对这些炮制理论的规律性本质进行研究探讨，不仅有利于炮制原理的阐述，而且还能指导炮制方法的改进及新炮制方法的创立。

（二）改进炮制工艺

炮制工艺的改革和创新的研究是在阐明药物炮制原理的基础上，以中医药理论为指导，进一步研究如何改进传统的炮制工艺和方法，创新炮制技术。目前多数中药的炮制原理尚未阐明，故中药炮制工艺研究的深度和广度受到很大的限制。随着科技的发展，新技术的不断应用，利用现代科学技术对中药进行研究，在阐明炮制原理的基础上，以炮制过程中物质基础的本质变化为核心，围绕炮制目的和临床应用，结合生产质量要求，提高中药炮制工艺的技术含量，研究适合机械化、规模化生产的炮制工艺，使其向自动化、科学化、智能化发展是中药炮制工艺研究的长期任务。

（三）制订饮片质量标准

中药饮片质量关系到临床的安全、有效，在阐明中药炮制机理的基础上，应用现代科学手段以客观量化的指标与经验性指标相结合，进行饮片质量控制指标及其标准的研究，建立更为合理的质量标准评价体系，并用以提高临床使用的中药饮片的质量，已成为当务之急。

广大药工人员在长期炮制实践中，依据感官对炮制品的形态、质地、色泽、气味等进行观察，总结了判断火候的传统经验作为饮片质量的传统标准。该方法主观性较强，初学者很难准确把握判断标准。中药饮片质量标准研究的首要任务是充分利用现代实验手段，把传统质量标准客观化、数据化，使其适应新时代的需要，如饮片色泽可以建立标准品系列或标准色度盘、浸出液色度检测等；气味的判定，既可借用电子鼻、气相色谱等仪器，也可把经验检测方法定量化。其次是根据已有的研究成果，研究增补新的质量标准。可先制定基础质量标准，如杂质限度、浸出物限量、有毒成分或有效成分限量标准、重金属含量、农药残留量、二氧化硫残留量、黄曲霉毒素含量、微生物检查等。然后再探索出更能突出饮片特色的质量标准，如制炭类药物的得率检查、发酵类药物中黄曲霉毒素的限量检查等。

将传统的经验鉴别与现代技术紧密结合，从饮片炮制方法、性状、检查、鉴别、辅料测定、浸出物测定、有效成分和毒性成分的含量测定等方面加以研究，采用多指标综合评价，制订科学、系统、可操作性强、能真正反映中药饮片内在质量的评价方法，以全面控制饮片质量，保证临床用药的安全和有效是饮片质量研究的主要内容。

三、中药炮制学和其他学科的关系

中药炮制学是一门综合性的应用学科，与其他学科有着密切的联系。由于中药炮制学科是以中医药理论为指导，故必须具有中医中药基础理论知识；由于原药材为中药饮片的源头，故而要利用中药资源学、中药鉴定学的知识和技能来保障中药饮片质量的第一环节；由于中药经炮制后往往引起成分质和量的变化，故而要应用中药化学和分析化学的知识和技能进行解释和测定；由于中药经炮制后也会引起药理作用的改变，故而也需要应用药理学的有关知识和技能；由于炮制和制剂紧密相连，炮制往往是制剂的前一段工序，故而也需要熟悉中药制剂学的知识和技能。此外，分子生物学、药物代谢动力学、遗传工程学、免疫学、计算机、模糊数学、数理统计、生物药剂学、超声波学、放射性同位素学及各种新技术不断应用到中药炮制的生产和科研当中来，因此，在学习本学科时，还必须综合运用各学科的知识和技能，以促进中药炮制学的创新和发展。

第二节　中药炮制的起源与发展

一、中药炮制的起源

中药炮制是随着中药的发现和应用而产生的，有了中药就有了中药的炮制，其历史可追溯到原始社会。中药炮制是在具备如下条件的前提下而产生的。

（一）中药的发现和应用

人类为了生活、生存必须劳动生产，以获取食物。人们有时误食某些有毒植物和动物，以致发生呕吐、泄泻、昏迷，甚至于死亡，有时吃了之后使自己疾病减轻或消失，久而久之，这种感性知识积累多了便成了最初的药物知识。随着医药技术的进步，为了更好地发挥药效作用，又将这些天然药物进行一定的采集加工。为了服用方便，还将药物进行清洗、擘成小块或锉、捣为粗末等简单加工，这些简单加工经过积累和发展，就成了类似于中药饮片炮制中的"洗净法""切法""捣法"等，这便是中药炮制的萌芽。因此，中药炮制是随着中药的发现和应用而开始产生的。

（二）火的出现和应用

《韩非子·五蠹篇》载："上古之世……民食果蓏蚌蛤，腥臊恶臭，而伤害腹胃，民多疾病。有圣人作钻燧取火，以化腥臊，而民悦之，使王天下，号之曰燧人氏。"《礼纬·含文嘉》明确指出："燧人氏始钻木取火，炮生为熟，令人无腹疾，有异于禽兽。"中药炮制古称"炮炙"，就是指用火加工处理药材的方法。由于人类对火的应用，为早期中药采用高温处理的"炮炙法""药炒法"的出现创造了基本条件。据《说文解字》载："炮，毛炙肉也。"段注："毛炙肉，谓不去毛炙之也。"《礼记·内则》载："涂之以谨（墐）涂，炮之。"郑玄注："炮者，以涂烧之为名也。"孙希旦集解："裹物而烧之谓之炮。"《说文解字》云："炙，炙肉也，从肉在火上。"《诗经·小雅·叶传》载："炕火曰炙。""炮""炙"均源于食物加工，中药炮制的源头就在于食物的炮生为熟。因此早期的炮制主要是用火加工处理药物。这种利用火来炮生为熟的知识，逐渐应用于处理药物方面，从而形成了中药炮制的雏形。

（三）酒的发明与应用

酒是用于炮制中药的重要辅料和制药溶媒之一，酒的发明与应用，在我国非常久远，起源于旧石器时代，在新石器时代有所进展，而广泛应用于奴隶制社会时期。新石器晚期的龙山文化，则发现有专用酒器，殷商文化中发现更多的专用酒器，在殷墟出土的甲骨文中有"鬯"字，鬯就是芳香性的药酒，供祭祖用。人们直接用酒来医病，或用作制药的溶剂制成"药酒"对抗疾病。酒的发明与应用，丰富了用药经验并被引用于炮制药物，从而产生了辅料制法，充实了药物炮制的内容。

（四）陶器的发明与应用

人类在长期利用火的过程中，对土壤的可塑性也有了逐步的认识，为陶器的发明准备了条件。在我国仰韶文化时期（公元前5000年左右），就有了砂锅、陶罐等烹饪器和储存器，为早期中药炮制的蒸制法、煮制法、煅制法（陶制煅药罐）以及存放中药汤剂等创造了必要的工具条件。陶器的发明和应用，极大丰富和拓展了炮制的内容。

二、中药炮制的发展

中药炮制是我国历代医药学家在长期医疗活动中逐步积累和发展起来的一项独特的制药技术，有悠久的历史和丰富的内容，是中医用药特点所在。随着现代科学技术的发展，中药炮制也在不断摸索中前进。

中药炮制的发展大致可分为四个时期：春秋战国至宋代（公元前722年～公元1279年）是中药炮制技术的起始和形成时期；金元、明时期（公元1280～1644年）是炮制理论的形成时期；清代（公元1645～1911年）是炮制品种和技术的扩大应用时期；现代（公元1911年以后）是炮制振兴、发展时期。各个时期的炮制特点和主要文献如下：

（一）春秋战国至宋代

在汉以前，古文献中所记载的都是比较简单的炮制内容。

《五十二病方》是我国最早有炮制内容记载的医方书，书中包括了净制、切制、水制、火制、水火共制等炮制内容，并有具体操作方法的记载。如"取商牢（陆）渍醯（醋）中""陈藿，蒸而取其汁"等。并对个别药物的炮制作用进行了说明，如"止出血者燔发"。

《黄帝内经》约为战国至秦汉时代的著作，在《灵枢·邪客》篇中有"治半夏"的记载。"治"即指"修治"，是指减毒的加工处理，可见当时已注意到有毒药物的炮制。《素问·缪刺论》中所说的"角发""燔治"即是最早的炭药——血余炭。"㕮咀"是当时的切制饮片。

汉代对中药炮制的目的、原则已初步确立，并出现了大量的炮制方法和炮制品。

我国第一部药学专著《神农本草经》在序录中就载有："凡此七情，合和视之……若有毒宜制，可用相畏相杀者，不尔勿合用也。"这是当时对有毒药物炮制方法与机理的解释。书中还指出："药有酸咸甘苦辛五味，又有寒热温凉四气及有毒无毒，阴干，曝干，采造时月，生熟，土地所出，真伪新陈，并各有法。"阴干曝干是指产地加工，而生熟则说的是药物经过了炮制。对矿物药的炮制，还提出了"丹砂能化汞，矾石炼饵服之，石胆能化铁为铜"，通过炮制改变其药性。

张仲景在《金匮玉函经》"证治总例"中指出：药物"有须烧炼炮炙，生熟有定"，开创了药物生熟异用学说。还指出"凡㕮咀药，欲如豆大，粗则药力不尽"，阐明了药物粒度与药效的关系。《伤寒杂病论》中有关药物的炮制更多的散见于处方药物的脚注，与药物配伍、剂型、煎法、服用相联系。如抵当汤：水蛭三十个，熬；虻虫十三个，去翅足，熬；桃仁二十枚，去皮尖；大黄三两，酒浸。对毒剧药应用更谨慎，用法也很有分寸。如附子要求"炮""炮去皮，破八片"。其中有些炮制方法已趋成熟。对制药火候上提出"烧、炼、熬"三者不同。

东晋葛洪在《肘后备急方》中载"诸药毒救解方"，提出生姜汁可解半夏毒，大豆汁解附子毒，常山、牛膝酒渍服，并记有干馏法制竹沥，对后世依方炮制提供了基础依据。

梁代是中国药学史上第二次总结。《本草经集注》是陶弘景所撰写的我国第二部中药专著，它第一次将零星的炮制技术作了系统归纳，说明了部分炮制作用。如"凡汤中用完物皆擘破""诸虫先微炙""诸石皆细捣""阿胶，炙令通体沸起"等。将"㕮咀"改为切制，内容丰富，方法众多。

南北朝刘宋时期雷敩编撰，并由唐末五代时胡洽重定的《雷公炮炙论》是我国第一部炮制专著。该书总结了前人炮制方面的技术和经验，记述了药物的各种炮制方法。如拣、去甲土、去粗皮、去节并沫、揩、拭、刷、刮、削、剥等净制操作；切、锉、擘、捶、舂、捣、研、杵、磨、水飞等切制操作；拭干、阴干、风干、晒干、焙干、炙干、蒸干等干燥方法；浸、煮、煎、炼、炒、熬、炙、焙、炮、煅等水火制法；苦酒浸、蜜涂炙、同糯米炒、酥炒、麻油煮、糯泔浸、药汁制等法，广泛地应用辅料炮制药物。该书对炮制的作用也作了较多的介绍，如"……用此沸了水飞过白垩，免结涩人肠也""……半夏……若洗不净，令人气逆，肝气怒满"。该书对后世中药炮制的发展有较大的影响，其中许多炮制方法具有科学道理。如大黄用蒸来缓和其泻下作用。莨菪、吴茱萸等含有生物碱，用醋制可以使生物碱成盐，而增大在水中的溶解度。对挥发性药物茵陈，指出"勿令犯火"，即防止高温处理。对某些含鞣质药物，如白芍等需用竹刀刮去皮，知母、没食子勿令犯铁器，至今仍有指导意义。

唐代在炮制原则系统化和炮制新方法方面有较详细的记载，在中药炮制方面有长足进步。

《备急千金要方》是孙思邈所著的我国最早的临床实用百科全书，在"合和"中有"凡用甘草、厚朴、枳实、石楠、茵芋、藜芦、皂荚之类皆炙之""凡用麦糵、曲米、大豆黄卷、泽兰、芜荑皆微炒，干漆炒令烟断"的记载。在炮制新方法方面，它提出诸石要"漂"，麦冬、生姜"捣绞取汁"；《千金翼方》有反复曝制熟地黄的方法；《食疗本草》开始用童便处理药材；《外台秘要》始载麸炒法；《仙授理伤续断秘方》中新增了天南星姜汁浸，草乌姜汁煮或醋煮，自然铜火煅醋淬，何首乌黑豆蒸等。

《新修本草》是唐代苏敬等修订的世界最早的药典，首次规定"唯米酒、米醋入药"，将炮制列为法定内容，记有作糵、作曲、作豉、作大豆黄卷、芒硝提净等法。对矿物药的炮制方法均有较为详尽的记载，炮制内容更为丰富。

　　宋代炮制方法有很大改进，炮制目的多样化，开始进入了从减少副作用到增加和改变疗效，从汤剂饮片的炮制与同时重视制备成药饮片炮制的崭新阶段。

　　王怀隐所著大型方书《太平圣惠方》，不仅具体记载大量炮制内容，还始载乳制法。在"论合和篇"中，指出："凡合和汤药，务必精专，甄别新陈，辨明州土，修治合度，分量无差，用得其宜，病无不愈。……炮炙失其体性，筛罗粗恶，分剂差殊，虽有疗疾之名，永无必愈之效。"说明了药物炮制的重要性。

　　《经史证类备急本草》为唐慎微所编撰，该书广泛辑录了宋以前有关药学方面的文献，部分保存了现今已失传的医药书籍等内容，如《雷公炮炙论》等。在《本草纲目》刊行前，一直作为研究本草学的范本。每种药物之后附有炮制方法，为后世制药业提供了药物炮制资料。

　　陈师文等编撰的《太平惠民和剂局方》强调"凡有修合，依法炮制……"并特设"论炮炙三品药石类例"，专门讨论炮制技术，收录了185种中药的炮制方法和要求，并逐渐注意到药物经炮制后性味功效的改变，如蒲黄"破血消肿即生使，补血、止血即炒用"，该书的炮制工艺和要求成为国家法定制药技术标准的重要组成部分，对保证药品质量起了很大的作用。由于该书筛选了当时通用的方剂及炮制方法，实践性强，现代应用的许多炮制方法，很多都与该书所列的方法相似。如水飞、醋淬、镑、纸煨、面煨、巴豆制霜、苍术米泔水浸等。

　　总之，在宋以前，炮制的原则、方法，适用品种已初具规模，是炮制技术的形成时期。

（二）金元、明时期

　　金元时期，名医各有专长，张元素、李东垣、王好古、朱丹溪等均特别重视药物炮制前后的不同应用，炮制辅料的作用，开始对各类炮制作用进行了总结，明代又进一步系统整理，便逐渐形成了传统的炮制理论。

　　元代王好古在《汤液本草》中引李东垣"用药心法"有："黄芩、黄连、黄檗、知母，病在头面及手梢皮肤者，须用酒炒之，借酒力以上腾也。咽之下、脐之上，须酒洗之，在下生用。大凡生升熟降，大黄须煨，恐寒则损胃气。至于川乌、附子须炮，以制毒也。"并说："去湿以生姜""去膈上痰以蜜"。张元素在《珍珠囊》中说白芍"酒浸行经，至中部腹痛""木香行肝气，火煨用，可实大肠"。葛可久在《十药神书》中首先提出炭药止血的理论："大抵血热则行，血冷则凝……见黑则止。"著名的"十灰散"就是该书的方剂之一。

　　明代对医药比较重视，在中药炮制技术方面有较大的进步，在炮制理论上也有显著的建树。

　　徐彦纯编撰的《本草发挥》辑自金元诸家的著作，对炮制作用原理有较多的阐述，如"神曲火炒以补天五之气，入足阳明胃经"。还指出童便制、盐制的作用，即"用附子、乌头者当以童便浸之，以杀其毒，且可助下行之力，入盐尤捷也""心虚则盐炒之""以盐炒补心肺"等，均为对中药炮制理论的重要论述。

　　陈嘉谟在其所著的《本草蒙筌》"制造资水火"中指出："凡药制造，贵在适中，不及则功效难求，太过则气味反失……匪故巧弄，各有意存。酒制升提，姜制发散，入盐走肾脏，仍仗软坚，用醋注肝经且资住痛，童便制除劣性降下，米泔制去燥性和中，乳制滋润回枯助生阴血，蜜制甘缓难化增益元阳，陈壁土制窃真气骤补中焦，麦麸皮制抑酷性勿伤上膈，乌豆汤、甘草汤渍曝并解毒致令平和，羊酥油、猪脂油涂烧，咸渗骨容易脆断，有剜去瓤免胀，有抽去心除烦……"第一次系统概括了辅料炮制的原则。在炮制技术上特别值得提出的是"五倍子"

条下所载的"百药煎"的制备方法，实际上就是没食子酸的制法，比瑞典药学家舍勒制备没食子酸早 200 多年。

明代李时珍的《本草纲目》是我国古代最大型的药学著作，载药 1892 种，其中有 330 味药记有"修治"专目。在"修治"专目中，综述了前代炮制经验。还有很多药物，如木香、高良姜、茺蔚子、枫香脂、樟脑等的炮制方法则是李时珍个人的经验记载。在炮制方法上有所发展，例如独活条，雷敩曰："采得细锉，以淫羊藿拌……裛二日，曝干去藿用，免烦人心。"李时珍认为此法不切实用，认为"此乃服食家治法，寻常去皮或焙用尔"。对前代有问题的方法，李时珍也加以指正，例如"砒石"条载："医家皆言生砒经见火则毒甚，而雷氏（雷敩）治法用火煅，今所用多是飞炼者，盖皆欲求速效，不惜其毒也。"全书记载炮制方法近 20 类，有水制、火制、水火共制、加辅料制、制霜、制曲等法。其中多数制法，至今仍为炮制生产所沿用，如半夏、天南星、胆南星等的炮制方法。

龚廷贤在《寿世保元》中述及炮制理论问题时曾说："炒以缓其性，泡以剖其毒，浸能滋阴，炼可助阳，但制有太过不及之弊。"

李中梓所撰的《本草通玄》对炮制操作的注意事项、辅料制的目的、净选的目的已作了精辟概括，指出："制药贵得中，不及则无功，太过则伤性。……酒制升提，盐制润下，姜制温散，醋取收敛……去穰者宽中，抽心者除烦。"

缪希雍所撰的《炮炙大法》是继《雷公炮炙论》之后第二部炮制专著。收载了 439 种药物的炮制方法，用简明的笔法叙述各药出处、采集时间、优劣鉴别、炮制辅料、操作程序及药物贮藏，大部分内容能反映当时社会生产实际，在前人的基础上有所发展，正如作者所说的"自为阐发，以益前人所未逮"。并将前人的炮制方法归纳为：炮、爁、煿、炙、煨、炒、煅、炼、制、度、飞、伏、镑、摋、晒、曝、露十七种方法，称为雷公炮炙十七法。

总之，金元、明时期，在前人对炮制作用解释的基础上，经系统总结而形成理论，是中药炮制理论的形成时期。

（三）清代

清代多在明代的理论基础上增加炮制品，并有专项记载炮制方法和作用，但也有对某些炮制的不同认识和看法。

清代徐灵胎所著《医学源流论》对炮制有专门论述，在"制药论"中提出"制药之法……其微妙之处，实有精义存焉"，指出了炮制的重要性，同时还对制药原则和制药方法进行了总结，这些原则和方法至今仍具有指导意义。

刘若金所著的《本草述》，收载有关炮制的药物 300 多种，记述药物的各种炮制方法、作用、目的以及理论解释，内容丰富，经杨时泰修改删节为《本草述钩元》，使得原著的意旨更为明确易解。如黄芪"治痈疽生用，治肺气虚蜜炙用，治下虚盐水或蒸或炒用等"。张仲岩所著的《修事指南》，为清代炮制专书，收录药物 232 种，为我国第三部炮制专著。它较为系统地叙述了各种炮制方法，认为炮制在中医药学中非常重要，指出："炮制不明，药性不确，则汤方无准而病证无验也。"在炮制理论上也有所发挥，如提出："吴茱萸汁制抑苦寒而扶胃气，猪胆汁制泻胆火而达木郁，牛胆汁制去燥烈而清润，秋石制抑阳而养阴，枸杞汤制抑阴而养阳……炙者取中和之性，炒者取芳香之性……"

赵学敏的《本草纲目拾遗》和唐容川的《血证论》，除记载了当时很多炮制方法外，还有相当数量的炭药，并在张仲景"烧灰存性"的基础上明确提出"炒炭存性"的要求。炭药的炮制与应用，在清代有相当大的发展，很有特色。在《本草纲目拾遗》中还对半夏长期浸泡提出了不同看法，谓："今药肆所售仙半夏，惟将半夏浸泡，尽去其汁味，然后以甘草浸晒……全失本性……是无异食半夏渣滓，何益之有。"

总之，清代对某些炮制作用有所发挥，炮制品有所增多，是炮制品种和技术进一步扩大应用时期。

（四）现代

中华人民共和国成立以后，在继承方面，各地对散在于本地区的具有悠久历史的炮制经验进行了整理，并在此基础上制定出版了各省市中药炮制规范，同时，国家药典中也收载了炮制内容，制定了"中药炮制通则"，并相继出版了一些炮制专著。如《中药炮制经验集成》《历代中药炮制法汇典》《樟树中药炮制全书》等，将散在于民间和历代医籍中的炮制方法及地方炮制方法进行了系统整理，形成了较为完整的文献资料。近年来，中药炮制历史文献的继承整理工作已开展了对重点典籍文献和单味药炮制沿革的系统整理，促进了中药炮制文献研究和整理工作。

目前，全国各中医药院校的中药专业都设有中药炮制课，并被列为专业课之一。在教学实践中，结合地区特点编写了教材，经过试用与修订，不断充实、提高，于1979年首次编写出全国高等医药院校《中药炮制学》统一试用教材，1985年出版了第二版教材，1996年出版了第三版规划教材，2001年出版了全国高等医药院校中医药系列教材《中药炮制学》，2003年、2007年、2012年相继出版了普通高等教育"十五""十一五""十二五"国家级规划教材《中药炮制学》等，这为继承和发扬中药炮制技术奠定了良好的基础。

在"八五"至"十一五"期间，中药炮制研究被列入国家攻关项目，"八五""九五"期间，先后完成了何首乌、白芍、草乌、半夏等40种中药饮片炮制工艺和质量研究，采用现代科学技术就其炮制沿革、炮制工艺筛选优化、饮片质量标准制定、炮制原理等方面作了系统、多学科综合性研究，取得了很大进展。"十五"期间，国家又先后将川芎、巴戟天、千金子、大蓟等30个品种及枳壳、百合、厚朴、莪术、荆芥等50个品种分别列入国家重大科技专项"创新药物和中药现代化"研究课题，开展中药饮片炮制工艺和质量标准规范化研究，利用现代科学技术，以现代理论充分阐释中药炮制这门古老学科的科学内涵。全国有21所高校、科研院所和18家制药及饮片生产企业的300多人参与，是新中国成立以来中药炮制领域内，参加单位最多的国家科技攻关项目。"十一五"期间国家开展了中药饮片炮制共性技术和相关设备研究。选择10种炮制常用共性技术，通过对代表性饮片的炮制技术及其相适宜的炮制设备和炮制原理研究，力求阐明各共性炮制技术的科学内涵，建立炮制共性技术和饮片质量的评价标准；改进或创制相适宜的可控式炮制设备。"十二五"中医药行业专项提出"中药炮制技术规范研究"，特别提出要进行《中国药典》有毒中药的现代毒理学研究，研究内容包括：对药典83种有毒饮片，开展现代毒理研究，毒性物质基础及代谢过程研究；毒效关系研究；剂量与毒性反应关系研究；炮制与配伍减毒机制研究等。研究目标：提高中药安全性质量标准，争取使中药饮片收入欧盟和美国药典，以标准引领中药国际化。"十三五"国家发改委和国家中医药管理局共同组织实施"中药标准化行动计划"，制定60种中成药全程质量控制标准和优质产品标准，涵盖其原料中药材规范化生产与标准制定和中药饮片生产技术标准/规范和饮片等级标准。制定100种临床常用饮片全程质量控制标准和等级标准，涵盖其原料中药材规范化生产与标准制定。建成中药质量标准库和中药质量第三方检测平台，形成中药标准化的技术服务支撑体系。建立中药优质产品定期公告机制。

第三节 有关中药炮制的法规

2001年12月1日施行的修订后的《中华人民共和国药品管理法》，是目前药品生产、使用、检验的基本法律。其中第二章《药品生产企业管理》中第十条明确规定："中药饮片必须按照国家药品标准炮制；国家药品标准没有规定的，必须按照省、自治区、直辖市人民政府药品监督管理部门制定的炮制规范炮制。省、自治区、直辖市人民政府药品监督管理部门制定的炮制规范应报国务院药品监督管理部门备案。"这便是中药炮制所必须遵守的法规。

一、国家标准

《中华人民共和国药典》（简称《中国药典》）自1963年版一部开始收载中药及中药炮制品，正文药材中均有炮制一项，还有部分饮片单列，详细记述了来源、制法、性状、鉴别、检查、性味归经、功能主治、用法用量、贮藏等；设有"中药炮制通则"专篇，规定了各种炮制方法的含义、具有共性的操作方法及质量要求，是属国家级药物炮制的质量标准。

二、部颁标准

1994年国家中医药管理局颁发了关于"中药饮片质量标准通则（试行）"的通知，规定了饮片的净度、片型及粉碎粒度、水分标准，以及饮片色泽要求等，是属于部级的质量标准。

《全国中药炮制规范》由卫生部药政局委托中国中医研究院牵头组织有关单位及人员编写而成，于1988年出版，为部级中药饮片炮制标准（暂行）。该书主要精选全国各省（市）、自治区现行实用的炮制品及其最合适的炮制工艺，还有相适应的质量要求，尽力做到理论上有根据，实践上行得通，每一炮制品力求统一工艺。附录中收录了"中药炮制通则"及"全国中药炮制法概况表"等。

三、省级炮制规范

由于中药炮制具有较多的传统经验和地方特色，在有些炮制工艺还不能全国统一时，为了保留地方特色，各省（市）先后都制订了适合本地的质量标准，如中药饮片炮制规范、中药材质量标准等。各炮制规范除了某些传统工艺外，应尽量与《中国药典》和《全国中药炮制规范》相一致，如有不同之处，应执行《中国药典》和《全国中药炮制规范》等国家级及部（局）级的有关规定。只有在国家与部（局）级标准中没有收载的品种或项目的情况下，才能制定适合本地的标准，同时应将地方标准报国务院药品监督管理部门备案。

此外，2015年5月，《中药编码规则及编码》（GB/T 31774—2015）由国家质量监督检验检疫总局、国家标准化管理委员会批准发布，于12月1日开始实施。2016年3月，《中药编码系统——第一部分：中药编码规则》（ISO 18668-1）由国际标准化组织正式向全世界出版

NOTE

并发布。中药编码规则的结构由 10 层 17 位阿拉伯数字组成，包含了中药的品种类别、品种来源、药用部位、品名规格、炮制方法等自然属性、商品属性、专业属性的身份信息，并将中药饮片类别、加工炮制的方法以数字化、标准化、信息化形式固化下来，具有唯一性、科学性、可扩展性、一致性、稳定性等特点，有利于推动中医药国际化、现代化、标准化、规范化和信息化。

第二章　中药炮制与临床疗效

第一节　炮制是中医用药的特点

中医非常重视人体本身的统一性、完整性及其与自然界的相互关系；同时也十分注意病人的个体差异。辨证施治是中医认识疾病和治疗疾病的基本原则，从诊断到治疗整个过程中，需要考虑人体阴阳的盛衰，气血及脏腑的寒热虚实，气候、环境及生活起居对人体的影响。因此，治疗原则、遣方用药都必须根据这些情况，针对病人的具体病证作出正确决定。但中药的药性和作用无有不偏，偏则利害相随，不能完全适应临床治疗的要求，这就需要通过炮制来调整药性，降低毒副作用，引导药力直达病所，使其升降有序，补泻调畅，解毒纠偏，发挥药物的综合作用，达到安全有效的治疗效果，所以中医临床处方运用的中药都是以炮制后的饮片配方。

中药由于成分复杂，常常是一药多效，但中医治病往往不是要利用药物的所有作用，而是需根据病情有所选择，只有通过炮制对药物原有的性能予以取舍，权衡损益，使某些作用突出，某些作用减弱，才能有针对性地发挥药物的治疗作用，力求符合疾病的实际治疗要求。

疾病的发生、发展是多变的，脏腑的属性、喜恶、生理、病理也各有不同，用药时必须考虑这些因素。如伤寒病，因开始是感受的寒邪，寒邪容易损阳，也易伤中，所以立方用药都要注意保存阳气和顾护脾胃。

如甘草，张仲景治伤寒传经热邪的白虎汤、调胃承气汤，尽管为清泄剂，方中的甘草却要求炙用。因为方中用甘草之目的不是清热泻火而是为了顾护脾胃，防止石膏、知母或大黄、芒硝大寒伤中。而治温病，由于温病开始就是感受热邪，热邪最易伤阴，所以吴鞠通用白虎汤治太阴温病，方中的甘草就要求生用。因温邪上受，首先犯肺，肺胃经脉相通，可顺传于胃，致使肺胃同病，其热势颇盛，用生甘草既可增强泻热作用，又能甘凉生津，兼和脾胃。

又如苍术，为燥湿药。人体脾与胃互为表里，同居中焦，为后天之本，气血生化之源。但脾气主升，胃气宜降；脾喜燥恶湿，喜温恶寒，胃喜润恶燥，喜凉恶热；脾主运化，胃主受纳；脾病多虚寒，胃病多亢燥；健脾之药多温燥，养胃之药多凉润。所以治脾病的同时，也应考虑胃腑的特点，才能使脾健胃和，共同完成腐熟水谷和运化水谷精微的任务。当脾虚内湿较盛时，苍术为常用药，但宜制用。因湿为阴邪，其性黏滞，难以速除；又因脾虚运化无权，水湿容易停滞中焦。反过来，湿盛又易困脾，降低脾土的运化功能。所以脾虚湿困的病证，疗程较长，用药时间较久。苍术温燥之性甚强，虽能燥湿运脾，但久服过于温燥，容易伤胃阴，助胃热，顾此失彼。苍术制后燥性缓和，且有焦香气，健运脾土的作用增强，就能达到慢病缓治的用药要求。

　　气候、环境不同，对用药要求也不同。如春季气候转暖，夏季气候炎热，腠理疏松，用药不宜过于燥热和辛散。秋季气候转凉，空气干燥，用药不宜过燥。冬季气候寒冷，腠理致密，用药不宜过于寒凉。北方气候干燥，用药偏润；南方气候炎热潮湿，用药不宜过于滋腻。北方人一般禀赋较强，要求药力较猛，若药力太弱，则药不胜病；南方人一般禀赋较弱，用药较清淡，若药力太猛，则易伤正气。为了适应气候、环境的差异，就需要通过炮制来调整中药的性能。如外感风寒，麻黄冬秋季宜生用，春夏季宜用麻黄绒；紫苏，秋、冬季宜用苏叶，取其发汗解表力强，夏季用苏梗，取其发散力弱，以免过汗，同时又能理气化湿。

　　由此可知，中药必须经过炮制，才能适应中医辨证施治、灵活用药的要求，而炮制是中医用药的一大特色，是提高临床疗效的重要环节。

第二节　炮制方法与临床疗效的关系

　　古代医药不分家，很多医家既有丰富的临床经验，又对药物有深入的研究，被称之为医药学家。他们在运用中药时，非常注意观察药物的不同处理方法对疗效的影响。如明代《医学入门》在叙述栀子不同药用部位的功效时云："用仁去心胸热，用皮去肌表热，寻常生用。"清代《本草便读》又云："炒焦入血，炒黑则能清血分郁热。"清代《本经逢原》在论述香附各种炮制方法与疗效的关系时指出："入血分补虚童便浸炒；调气盐水浸炒；行经络酒浸炒；消积聚醋浸炒；气血不调，胸膈不利，则四者兼制；肥盛多痰，姜汁浸炒；止崩漏血，便制炒黑；走表药中，则生用之。"由此可见，中药炮制品的功效是中医长期临床用药经验的总结，炮制工艺的确定是以临床需求为依据，炮制工艺是否合理，方法是否恰当，直接影响到临床疗效。因此，中药炮制与疗效的关系，在中医药文献中记载较多。如宋代《太平圣惠方》载："炮制失其体性，筛罗粗恶，分剂差殊，虽有疗疾之名，永无必愈之效，是以医者必须殷勤注意。"说的就是中药炮制与疗效的关系。如果炮制不合法度，就会失去固有的性能，对临床治疗而言是有名无实，达不到治病的作用。明代《本草蒙筌》又载："凡药制造，贵在适中，不及则功效难求，太过则气味反失……"这表明了严格掌握炮制质量标准（火候）的重要性。清代《修事指南》又载："炮制不明，药性不确，则汤方无准，而病症无验也。"这些论述都表明了炮制与药性、炮制与临床疗效的关系十分密切。

一、净制与临床疗效

　　由于原药材常常混有一些杂质或非药用部分，或各个部位作用不同，若一并入药，则难以达到治疗目的，甚至造成医疗事故。从古至今，医药学家对中药的净度都十分重视。如汉代《金匮玉函经》证治总例云："或须皮去肉，或去皮须肉，或须根去茎，又须花须实，依方拣采，治削，极令净洁。"明确指出药用部位和净度的要求。《中国药典》炮制通则将净制列为三大炮制方法之一。如麻黄，茎具有发汗作用，而根具有敛汗作用；巴戟天的木心为非药用部分，且占的比例较大，若不除去，则用药剂量不准，降低疗效。有的原药材中还可能混有外形相似的其他有毒药物，如八角茴香中混入莽草，黄芪中混入狼毒，贝母中混入光菇子（丽江慈菇），天花粉中混入王瓜根等，这些异物若不拣出，轻则中毒，重则造成死亡。

二、切制与临床疗效

药材切制的目的是为了提高煎药质量，或者利于进一步炮制和调配。药材切制前需经过润泡等软化操作，使软硬适度，便于切制。但控制水处理的时间和吸水量至关重要。若浸泡时间过长，吸水量过多，则药材中的成分大量流失，降低疗效，并给饮片干燥带来不利影响。若饮片厚度相差太大，在煎煮过程中会出现易溶、难溶、先溶、后溶等问题，煎煮得到的浸出物各成分含量多少不一，按照中医理论，将会取气失味或取味失气，达不到气味相得的要求。如调和营卫的桂枝汤，方中桂枝以气胜，白芍以味胜。若白芍切厚片，则煎煮时间不好控制。煎煮时间短，虽能全桂枝之气（性），却失白芍之味；若煎煮时间长，虽能取白芍之味，却失桂枝之气。该方中桂枝和白芍为主药，按照炮制的要求，均切成薄片，煎煮适当时间，即可达到气味共存的目的。饮片干燥亦很重要，切制后的饮片因含水量高，若不及时干燥，就会霉烂变质；或虽干燥，但未干燥到需要的程度，饮片含水量过高，贮存中也易发霉变质。干燥方法和干燥温度不当，也会造成有效成分损失，特别是挥发性成分或对日光很敏感的部分，若采用高温干燥或暴晒，疗效会明显降低。

三、加热炮制与临床疗效

加热是中药炮制的重要手段，其中炒制和煅制应用最广泛。药物炒制，其方法简便，在提高疗效、抑制偏性方面有较大的作用。许多中药经过炒制，可以产生不同程度的焦香气，收到启脾开胃的作用，如炒麦芽、炒谷芽等。白术生品虽能补脾益气，但其性壅滞，服后易致腹胀，炒焦后不仅能健运脾气，且无壅滞之弊，又能开胃进食。种子和细小果实类药物炒后不但有香气，而且有利于溶媒渗入药物的内部，提高煎出效果。苦寒药物炒后苦寒之性缓和，免伤脾阳，如炒栀子。温燥药或作用较猛的药经炒后可缓和烈性，如麸炒苍术、枳实。有异味的药物炒后可矫臭矫味，利于服用，如麸炒僵蚕。荆芥生用发汗解表，炒炭则能止血。干姜与炮姜仅就温中散寒的作用而言，干姜性燥，作用较猛，力速，适于脾胃寒邪偏盛或夹湿邪者；炮姜则作用缓和持久，适于脾胃虚寒之证。由此可见，中药采用清炒或加辅料炒等法处理，能从不同途径改变药效，以满足临床用药的不同要求。

煅制常用于处理矿物药、动物甲壳及化石类药物，或者需要制炭的某些药物。矿物药或动物甲壳类药物，煅后不但能使质地酥脆，利于粉碎和煎熬，而且作用也会发生变化。如白矾煅后燥湿、收敛作用增强。自然铜煅后可提高煎出效果。人发通常不入药，但煅炭后得到的血余炭则为有效的止血药。

此外，如生地加热蒸制成熟地，其性味、功效都发生明显的变化；川乌、草乌加热煮制后，其毒性显著降低，保证了临床用药安全有效；杏仁制后利于有效成分的保存；木香煨后实肠止泻作用增强等。

四、辅料（包括药汁）制与临床疗效

中药经辅料制后，在性味、功效、作用趋向、归经和毒副作用方面都会发生某些变化，从而最大限度地发挥疗效。中药加入辅料用不同方法炮制，可借助辅料发挥协同、调节作用，使

NOTE

固有性能有所损益，以尽量符合治疗要求。如苦寒药通常气薄味厚，通过酒制，利用酒的辛热行散作用，既可缓和苦寒之性，免伤脾胃，又可使其寒而不滞，更好地发挥清热泻火作用。活血药酒制可使作用增强而力速，适于瘀阻脉络、肿痛较剧或时间较短需速散者。滋腻药气薄味厚，易影响脾胃的运化，酒制能宣行药势，减弱黏滞之性，使其滋而不腻，更易发挥药力。活血药醋制能使作用缓和而持久，提高疗效，适用于血脉瘀滞引起的出血证，如醋五灵脂；或积聚日久，实中夹虚，需缓治者，如醋大黄。温肾药以盐制时味的扶助，使气厚之药得到味的配合，达到"气味相扶"的目的，增强其补肾作用，如盐补骨脂。姜制药物可增强其化痰止呕的作用，如姜半夏、姜竹茹等。蜜制能增强止咳药或补气药的作用，如紫菀生用虽然化痰作用较强，但能泻肺气，仅适于肺气壅闭，痰多咳嗽的患者，若肺气不足的病人，尤其是小儿服用后，有的可出现小便失禁。用甘温益气的蜜炼制后可纠此弊，并能增强润肺止咳之功。药汁制可发挥辅料与主药的综合疗效，如吴茱萸辛热，以气胜，黄连苦寒，以味胜，用吴茱萸制黄连，一冷一热，阴阳相济，无偏胜之害，故萸黄连长于泻肝火以和胃气。总之，中药通过不同的方法和不同的辅料炮制后，可以从不同的途径，以不同的方式，趋利避害，提高疗效。

第三节　炮制与方剂疗效的关系

中药是中医治病的物质基础，而中医运用中药又常常是组成复方应用，药物的炮制方法通常又是根据组方的需求而定的。饮片质量的好坏对方剂的疗效和适应证有直接的影响。由于方剂对方中药物的炮制要求常用脚注方式标明（亦有直接冠以炮制品名的），或在用法中予以说明，这样就把炮制与方剂的疗效紧密结合起来了。

一、提高方剂疗效

在成方中，各药究竟应选用什么炮制品是由方剂的功效决定的。中医在临床治疗疾病时，遣方用药和炮制品的选用需根据病人的具体情况而定。为了确保临床疗效，通常可以从下述几个方面着手。

（一）增强方剂中药物的作用

要达到此目的，就需将方中药物进行炮制，使有效物质易于溶出或利于保存，并调整其药性，发挥各自的长处。如三子养亲汤中的紫苏子、白芥子、莱菔子均需炒黄。中医认为，治痰以顺气治标，健脾燥湿治本；但气实而喘者，以顺气降逆治本，治痰为标。三子养亲汤的适应证恰好是气实而喘，痰盛懒食，故本方的功效是降气平喘、化痰消食。紫苏子炒后辛散之性减弱，而温肺降气作用增强，其降气化痰、温肺平喘之功明显；白芥子炒后过于辛散耗气的作用有所缓和，温肺化痰作用增强；莱菔子炒后由升转降，功效由涌吐风痰而变为降气化痰、消食除胀。方中所用的炮制品均与病证相符，可使全方降气平喘、化痰消食作用增强。又如痛泻要方（白术、白芍、陈皮、防风）主治肝旺脾虚的腹痛泄泻，由于脾虚运化失常，故腹痛肠鸣泄泻，泻必腹痛而脉弦是其主症。《医方考》曰："泻责之脾，痛责之肝，肝责之实，脾责之虚，肝旺脾虚，故令痛泻。"其病机是"先因脾虚，后受肝侮，脾受肝制，导致肝旺脾虚"。中医治病原则是实则泻之，虚则补之，故立此泻肝补脾之法。方中白术健脾补中为主药，但生品健脾燥湿力强，并有滞气而致腹胀，尤其脾虚患者更易如此，故原方要求土炒，以增强补脾止泻之能，以土炒之，又可避免气滞脾胀，更适合该病病机。白芍泻肝缓急以止痛，本来用其酸寒泻肝恰好，但又恐其酸寒伤其脾阳（一般脾虚偏寒，多指脾阳虚），故白芍原方要求炒用，以缓其酸寒，使其泻肝而不伤脾阳。陈皮原方要求炒，根据《本草蒙筌》："炒者取芳香之性。"陈皮炒后香气更浓，取其芳香醒脾，疏利气机，以达理气和中之效。防风原方生用，取其散肝疏脾，能生脾阳之效。但久泻不止或肠风下血，可用炒防风或防风炭。炒或炒炭后，降低了祛风之能而增强了止泻或止血效果。由此可见，在方剂中药物炮制能突出中医治病优势，提高方剂疗效。

（二）保证方中各药比例准确，充分发挥配伍后的综合疗效

这主要是通过净制工序来解决。如山茱萸的核、金樱子的毛核、巴戟天的木心、关黄柏的粗皮（栓皮），均为非药用部分，而且占的比例较大，若不除去，则势必使该药在方中的实际比例大为减小，不能很好发挥全方作用。如二妙散，具有清热燥湿的功效，是治疗湿热下注的基础方。方中黄柏苦寒，清热燥湿，是主药；苍术苦温，燥湿健脾，既祛已成之湿，又杜湿邪之源。方中苍术要求制用，黄柏原方要求炒，现多生用。若方中苍术生用，则过于辛温而燥；黄柏若为关黄柏，不除去粗皮，就等于减少了黄柏的实际用量。这样，全方燥湿之力虽然甚强，但清热之力不足，不但收不到预期效果，还恐有湿热未去，热邪反而增加，先有化燥伤阴之虞。

（三）增强对病变部位的作用

由于组成方剂的中药常常对多个脏腑、经络有作用，但病人通常又并非各个部位都发生病变，临床上使用这些药物时可能会导致药物作用分散，甚至对未病部位产生不良反应。为了使药物集中在病变部位发挥疗效，常常加入辅料炮制，使其对病变部位的作用增强，而对无关部位的作用减弱。这样既能突出方剂对病变脏腑的治疗作用，又不至于影响其他无关的脏腑。方剂通过药物的配伍，虽然归经不是各药的简单相加，但方中药物归经的变化对全方的作用是有明显影响的。如缩泉丸，方中的益智仁主入脾经，兼入肾经；山药主入脾经，兼入肺、肾经；乌药主入肾经，兼入脾、肺、膀胱经。益智仁盐炙后则主入肾经，为方中君药，具有温肾纳气、固涩小便的作用。三药合用，温肾祛寒，健脾运湿，使全方作用侧重于肾，兼能顾脾。肾气足，则膀胱固，同时健后天之脾又可益先天之肾。故该方的主要功效是温肾缩尿，常用于下元虚冷，小便频数及小儿遗尿。

（四）突出临床需要的药效，提高全方的临床疗效

由于中药通常是一药多效，但在方剂中并不需要发挥该药的全部作用，特别是在不同方剂中，同一药物所起的作用并不一样。如麻黄在麻黄汤中起发汗解表、宣肺平喘作用，故原方生用，并要求去节，取其发汗平喘作用强；在越婢汤中，用麻黄意在利水消肿，故生用而未要求去节，取其利水力较强而性兼发泄；在三拗汤中，麻黄主要起宣肺平喘的作用，故原方注明不去节（亦云不去根节），取其发散之力不太峻猛，梁代陶弘景还认为节止汗。若表证不明显者，临床常用蜜炙麻黄，不仅增强止咳平喘之功，而且可以减弱发汗之力，以免徒伤其表；若患者为老人和小儿，表证已解，喘咳未愈而不剧者，可考虑用蜜炙麻黄绒，能达到病轻药缓，药证相符的要求，可避免小儿服用麻黄后出现烦躁不安或有的老人服后引起不眠等弊端。柴胡在小柴胡汤中宜生用，且用量较大，取其生品气味俱薄，轻清升散，和解退热之力胜；在补中益气

汤中，柴胡升阳举陷，不但用量宜小，且宜生用，取其轻扬而升或助他药升提；在柴胡疏肝散中，柴胡以醋炙为宜，取其升散之力减弱，而疏肝止痛之力增强。由此可见，组成方剂的药物通过恰当的炮制，因作用重点的变化，使全方的功用有所侧重，对病人的针对性更强，有利于提高方剂的疗效。

二、消减方中某些药物的不良反应，利于治疗

由于方中有的药物某一作用不利于治疗，往往影响全方疗效的发挥，就需要通过炮制调整药性，使其更好地适应病情的要求。

（一）消除药物本身不利于治疗的因素

有的药物在治病的同时，也会因药物某一作用与证不符，给治疗带来不利影响。因此，需要通过炮制，调整药性，趋利避害，或扬长避短。如干姜，其性辛热而燥，长于温中回阳，温肺化饮。在四逆汤中用干姜生品，取其能守能走，力猛而速，功专温脾阳而散里寒，助附子破阴回阳，以迅速挽救衰微的肾阳。在小青龙汤中，用干姜生品，是取其温肺化饮，且能温中燥湿，使脾能散精，以杜饮邪之源。在生化汤中则需用炮姜，这是因为生化汤主要用于产后受寒，恶露不行，小腹冷痛等。因产后失血，血气大虚，炮姜微辛而苦温，既无辛散耗气、燥湿伤阴之弊，又善于温中止痛，且能入营血助当归、炙甘草通脉生新，佐川芎、桃仁化瘀除旧，臻其全方生化之妙；若用生品，则因辛燥，耗气伤阴，于病不利。

（二）调整辅助药物的药性，制约方中主药对机体的不利影响

有的方剂中主药在发挥治疗作用的同时也会产生不良反应，为了趋利避害，组方时可在方中加入某种辅助药物，但它并不直接起明显的治疗作用，而是制约主药的不良反应。如调胃承气汤，为治热结阳明的缓下剂，然而芒硝、大黄均系大寒之品，易伤脾阳；又因二物下行甚速，足以泄热，方中用甘草不是泻火解毒，是为了缓和大黄、芒硝速下之性，兼顾脾胃，所以甘草原方要求炙用，取其甘温，善于缓急益脾。传统认为，陈皮和脾理胃不去白，理肺气则去白。在补中益气汤中，陈皮原方注明不去白，其目的是为了更好发挥它理气醒脾的作用，使方中补气药补中而无滞气之弊。

三、调整方剂部分适应证，扩大应用范围

若组成方剂的药物不变，仅在药物炮制加工方面不同，也会使方剂的功用发生一定的变化，改变部分适应证。如四物汤，为最常用的补血基础方，为了适应患者病情的需要，除了在加减上变化外，还可通过炮制调整它的作用。若血虚而兼血热者，宜以生地代替熟地；血虚而兼瘀者，除了加大当归、川芎的用量外，二药还可酒炙。知柏地黄丸为滋阴降火之剂，若阴虚而下焦兼有湿热者，宜以生地代替熟地，以免过于滋腻恋湿，知母生用，存其苦味，虽然质润，不致恋湿，黄柏生用，全其苦寒之性，能清热降火而燥湿，还可适当加重茯苓、泽泻用量；若纯属阴虚火旺者，则知母、黄柏宜用盐制，缓和苦燥之性，增强滋阴降火作用，泽泻亦宜盐制，取其泻热力增强，且利尿而不易伤阴，并宜减轻茯苓、泽泻用量。理中汤为温中益脾要方，凡中焦虚寒者均可应用，但不同情况应选用不同炮制品才能提高疗效。若中焦虚寒而兼有内湿者，除了可加炒苍术之类以外，宜用干姜，取其辛热而燥，能祛寒燥湿；若中焦虚寒，胃失和降，呕吐腹痛，或者阳虚出血，除了可加吴茱萸之类散寒止痛或者加阿胶、黄芪益气补

血之外，则应以炮姜代替干姜，取其炮姜苦温而守，善于温中、止呕、止痛和温经止血，作用缓和而持久。若腹泻明显，方中白术宜土炒，增强健脾止泻的作用；若腹胀恶食，白术又宜炒焦，既可避免其壅滞之弊，又可开胃进食。甘草均宜炙用，取其甘温，补中益脾力强。

四、适应方剂的剂型要求，保证临床安全有效

每个方剂都要作成制剂才能供病人应用，而每一个制剂又都属于某一剂型。由于剂型不同，其制备方法也不同，故对药物的炮制要求亦异。汤剂通常都是用炮制后的饮片配方。有些药物如黄芪、延胡索等，在汤剂中多要求蜜炙或醋制，但若制备黄芪注射液、延胡索乙素片等，则可直接用洁净的生品提取有效成分。川乌、附片等在汤剂或浸膏片中，因要经过加热煎煮，故可直接用制川乌、制附片配方；但用于丸剂，因是原粉服用，又不再加热，则需将川乌、附片用砂烫至体泡色黄，称为炮川乌、炮附片，一方面利于粉碎，更重要的是为了进一步降低毒性，保证用药安全。半夏在不同制剂中，炮制要求也不一样。如藿香正气散中的半夏，若作汤剂，则用常规炮制的半夏即可；若作藿香正气丸，则炮制半夏时要严格控制麻味；若作藿香正气水，则用生半夏即可。

第四节　临床选用炮制品的一般原则

在炮制品的选用方面，汤剂和中成药有所不同。由于中成药处方固定，适应面较广，对药物的炮制要求也相应地比较固定。汤剂通常都是根据病人的病情、身体素质和气候环境，随证遣方，随方用药，针对性较强，对药物的炮制要求也灵活多变，即便是同一方剂，用于不同情况，对药物的炮制要求也不尽相同。临床选用炮制品通常可以下面几点作为依据。

一、全面掌握各炮制品的药性和作用特点

药物经过炮制后，其性味、作用趋向、作用部位、功用、毒副作用等方面都将发生一定的变化，与生品有一定的差别，而且不同的炮制品之间也有一定的差异。临床应用时，既要掌握它们的共性，又要分辨它们的个性。如生当归、酒当归、土炒当归均有补血活血作用，其区别是：补血和润肠作用以生品力强，活血作用以酒当归力胜，土炒当归无滑肠作用。故血虚而大便实者，用生品；血虚而兼瘀滞者，用酒当归；血虚而又脾虚便溏者，则应选土炒当归。生荆芥和炒荆芥均有祛风作用，但生品发散力较强，炒品发散力较弱，所以同样是用于疏风解表，无汗宜用生荆芥，有汗宜用炒荆芥；荆芥炭无辛散解表作用而有止血作用，故不用于表证而用于出血证。知母既可泻实火，又可清虚热，除配伍不同外，泻实火宜生用，清虚热可用盐炙品。生品善清肺、胃之热，盐炙品善于泻相火。故用于肺热偏盛或肺热咳嗽等，知母宜用生品；用于骨蒸潮热、五心烦热、口燥咽干、盗汗等肾经虚热之证则宜选用盐知母。

二、根据组方特点和用药意图选用炮制品

在临床上，除了以各炮制品的药效特点作为依据外，还应根据组方情况、用药意图，灵活变通。如凉血止血药，通常是生品清热凉血作用较强，炒炭后则清热凉血作用减弱，而止血

作用增强。按一般规律，凡血热较盛的出血患者宜用生品，出血量较多而血热又不太盛者宜选用炭药，但有时却需根据方剂的组成情况和用药意图而定。如病人虽然血热较盛，但若方中已有足够的清热凉血药，而选用某药的目的是为了增强止血作用，该药仍宜炒炭；反之，虽然病人出血量较多，而血热又不太盛，但方中已有足够的固涩止血药，选用某药的目的是为了清热凉血，那么该药仍宜生用。又如七味白术散，为健脾止泻之方，葛根本以煨用为佳，可增强止泻作用；但若病人口渴烦躁，但欲饮水，此为久泻津伤而有虚热，葛根则应生用，既能生津止渴，又能鼓舞胃气上行而止泻。只有如此突出中医辨证施治的优势，灵活变通，掌握中药的共性和不同炮制品的个性，增强其针对性、目的性，临床治病方能得心应手。

第五节　炮制对制剂的影响

中药制剂一般在复方的基础上进行，它是依据不同证候、对象，组方遣药发挥群效的。因此不同的处方，就有不同的炮制要求；而不同的剂型，也有它对炮制的特殊要求。

一、饮片是汤剂和中成药的基本原料

汤剂，具有吸收快、作用迅速的特点，且便于根据每个病人的病情加减化裁，故历代应用广泛，至今仍然是中医临床最常用的剂型。在金元时代和中华人民共和国成立后一段时间，曾提倡煮散（粗末煎煮），以节省药材，但因煎煮易糊化、过滤困难、处方核对困难等原因，未能得到推广，所以现今用饮片配方制备汤剂仍是主流。

中成药是以中药饮片为原料，在中医药理论指导下，按规定的处方和方法加工制成一定剂型，标明功效、主治、用法、用量等，经药品监督管理部门批准，供医师或病人使用的药品。中成药剂型颇多，因与汤剂制作工艺不同，故对饮片的炮制也有不同的要求，各有特色。在一般情况下，汤剂对饮片的炮制要求更严格一些，但中成药也不能都用生品为原料，仍需按处方要求"依法炮制"。如全鹿丸中的杜仲需要用盐水炒，否则影响制剂的疗效；首乌冲剂仍需要用制首乌为原料；十全大补丸中不能用生地代替熟地。有的中成药，方中某些药物还需进行特殊处理或比汤剂要求更严，如附桂理中丸，为了突出温中的功效，党参和甘草要求蜜酒炙，取其增强温补中气的作用；干姜炒成炮姜，使作用持久；白术赤石脂炒，增强补脾止泻作用。

二、汤剂和中成药对饮片的外观和内在质量的要求

入汤剂的中药均以饮片形式配方，要求有一定的形状、大小、规格。太厚太大会影响有效成分的溶出，太小太碎又影响煎后的过滤、服用。中成药的饮片形状要求虽不如汤剂严格，但过于粗大会影响煎提效果，或给粉碎带来困难；过小过细，往往容易成糊状，煎提效果不佳。需根据各种制剂的要求来掌握。中成药由于各种剂型的特殊要求，有的要求一定细度的粉末，如丸、散剂一般要求 80～120 目筛，眼膏中的药粉要求过 200 目以上的筛；而某些药酒又可用整体中药，如人参酒中的整支人参等。这些都是成药与汤剂所用原料的显著差别。

汤剂和中成药对饮片质量也有共同的要求。饮片的外观质量一般仍是从形态、色泽、气味、质地来控制。对形态的要求，汤剂比中成药严格，而对色泽、气味、质地的要求，则基本

相同。汤剂和中成药对饮片的内在质量都应严格控制，尤其是有毒中药，丸、散剂的要求一般高于汤剂饮片。

中药制剂的内服药，其给药途径多为口服，这就需要按照药品卫生标准严格要求。如净制即为保证药材品质及入药部位的准确性的净度要求。在饮片切制时，必须按饮片制备程序制成饮片，这样既利于粉碎，又有益于服后吸收，易于发挥疗效。中药饮片必须依方认真炮制，使其质量稳定。如清宁丸中的大黄，就要用黄酒蒸制以后，才能制丸，否则药力峻猛，服后易产生腹痛的副作用。又如乌头类药物，如果炮制失当，不仅疗效欠佳，还可能引起中毒。小儿健脾丸的神曲必须发酵与炒制，其健脾效果才好。因此，在制剂中繁多的炮制方法，决不能轻率简化，甚至改变，否则都将直接影响疗效。应当根据具体方剂的不同要求，严格工艺，随方炮制，务求与理法方药取得一致，才能达到安全有效的目的。

NOTE

第三章 中药炮制的基础理论

中药炮制基础理论属于中医药理论体系范畴，是对所炮制药物的自然属性、炮制辅料的性质、临床疾病的辨证以及炮制品在疾病治疗过程中出现的作用特点进行总结，并将中药的配伍、药性、五行学说等中医药理论融入中药炮制，经过中医临床的不断实践和发展，总结出炮制技术、炮制品的炮制作用与临床治疗疾病之间的内在规律，经过凝练、提升而形成的中药炮制学自身独特的理论体系。中药炮制基础理论的形成为中药炮制技术的发展和创新、炮制品的扩展和临床应用提供了理论基础。

第一节 中药炮制基础理论的形成

1. 中药炮制基础理论形成的基础　中药炮制基础理论形成的基础来源于炮制技术的不断发展和医药学家对炮制品炮制作用认识的不断深入。

汉代之前的中药炮制技术以简单的净制、切制、加热炮制为主，炮制的目的也仅限于便于服用、调配制剂、降低毒性，临床可用的炮制品种比较少。这个时期的医药文献记载的中药炮制仅是个别药物简单操作技术和一般炮制原则的运用。如汉代《五十二病方》中"取庆（蜣）良（螂）一斗，去其甲足……取商牢（陆）渍醯中……"；《神农本草经》中"若有毒宜制，可用相畏相杀者，不尔勿合用也"；《黄帝内经》"凡㕮咀药，欲如豆大，粗则药力不尽"等。

南北朝刘宋时期出现的第一本中药炮制专著《雷公炮炙论》全面总结了南北朝之前临床应用的炮制品，每种药物都详细描述了炮制工艺，对一些药物的炮制作用有更深入的认识，如"半夏上有陳涎，若洗不净，令人气逆，肝气怒满"；当归"若要破血，即使头一节硬实处；若要止痛、止血，即用尾。若一时用，不若不使"。《雷公炮炙论》作为专门论述炮制的专著，对药物炮制工艺的记载与汉代及之前医药文献记载的相比，已经开始注重炮制技术（包括辅料）本身对药物作用的影响。

2. 中药炮制基础理论形成的条件　唐宋时期医药学家开始将原来列于处方药物脚注处的炮制技术进行归纳总结，形成通用的炮制原则；同时进一步将中医药理论体系中的药性理论、配伍理论、制药原则等与药物的炮制技术融合，促使药物的炮制品种不断增加，炮制品在临床的应用范围不断拓展，对药物炮制作用的认识也更加深入。

梁代陶弘景的《本草经集注》首次系统地将以前分散在各药物处方和药物脚注下的炮制技术进行归纳，形成各类药物的炮制通则，如"凡汤中用完物皆擘破""诸虫先微炙""诸石皆细捣"等。唐代孙思邈的《备急千金要方》则对各类药物炮制的原则单列撰成"合和篇"，提出"诸经方用药，所有熬炼节度，皆脚注之，今方则不然，于此篇具条之，更不烦方下别注""凡草有根、茎、枝、叶、皮、骨、花、实，诸虫有毛、翅、皮、甲、头、足、尾、骨之属，有须烧炼炮炙，生熟有定，一如后法"。宋代的官颁药剂专著《太平惠民和剂局方》，在书中设专章"论炮炙三品药石类例"记载药物的炮制技术和作用，将药物分为玉石部、草部、木部、兽部、禽鱼虫部，共收载药物185种，如玉石部"丹砂、雄黄、雌黄凡使：先打碎，研细水飞过，灰碗内铺纸渗干，始入药用。如别有炼，各依本方"等。在唐宋时期医药文献中对炮制技术进行总结归类，形成通用的炮制规则，对于临床的医药学家如何运用炮制方法进行药物的炮制起到了很好的指导作用。

唐宋时期将中医药理论如药性理论、配伍理论、制药原则等进一步融入中药炮制，通过炮制方法改变药性，加入辅料影响药物作用，使一药多制产生多种炮制品，或一种炮制方法用于多个药物的炮制，以适应临床治病用药的需要。如桂枝，性温味辛，一般都是生用，但唐代《千金方》记载"桂本畏火，所以不可近，若妇人妊娠，又虑动胎……故熬而用之"，采用炒制的方法，使得桂枝的药性缓和，故出现炒桂枝；又如宋代《太平惠民和剂局方》记载大黄"凡使，或蒸过用，或糖灰火中炮熟用，若取猛利，即生焙干用"，大黄的炮制品就有了生大黄、熟大黄、煨大黄等；骨碎补"凡使，用刀刮去上黄皮、毛令尽，细锉，用酒拌，蒸一日，取出晒干用。缓急只焙干，不蒸亦得"。

通用炮制技术原则的形成，对于临床处方用药的炮制起到了很好的指导作用；中医药理论进一步与炮制技术融合，加速推动了炮制技术蓬勃发展，促使临床可使用的炮制品种迅速增加，临床应用不同的炮制品治疗疾病的范围不断扩大，这对后世中药炮制基础理论的形成创造了必要条件。

3. 中药炮制基础理论体系的形成　金元时期及明代，一些医药学家在唐宋时期中药炮制技术蓬勃发展、炮制品种扩大应用、对炮制作用认识逐步深入的基础上，开始将炮制品的作用、临床应用经验和使用的炮制技术等进行归类、总结，逐步形成规律性的认识，并将这些规律性的认识提升、凝练为精炼的理论文字。

如明代总结的"酒制升提"理论起始于元代王好古的《汤液本草》中记载的"黄连、黄芩、黄檗、知母，病在头面及手梢皮肤者，须用酒炒之，借酒力以上腾也"，这是"酒制升提"理论的雏形。在这样的炮制论述中，融合了所炮制药物的药性、加热炮制的技术、疾病所在的部位、辅料的固有性质和对机体的作用。中医认为酒性大热，能祛寒发散，以酒炮制寒性药物，可以酒之热性制约药物之寒性，因而认为酒制可以缓和寒性药物的偏寒之性，故有"酒制缓和寒性"之说；另一方面人们饮酒后易面红耳赤，兴奋出汗，医药学家们将其归纳为酒具有升腾之性，用酒炮制药物可以引药上行；用加热炒制的技术以酒炒制药物，一方面加热炒制本身可以缓和药物的偏盛之性"炒以缓其性"，另一方面，加热翻炒可加速酒对药物的作用，因而凝练出"酒制升提"理论。

炮制中的辅料作用理论中的"蜜制益气、醋制入肝、盐制入肾"等，则是将中医五行学说"五味入五脏"的理论与炮制药物的性味归经和临床疾病的治疗相结合形成。即认为"酸、苦、甘、辛、咸分别主入肝、心、脾、肺、肾五脏"，故临床使用柴胡、香附、元胡等多醋制，因为醋味酸，酸入肝，用以炮制本身具有归肝经的药物，目的是增加入肝作用；临床使用党参、甘草、黄芪等多蜜制，目的是增加补脾益气作用，因为蜜味甘，按"五味"与"五行"相对应的原则，甘味属土，按"五行"与"五脏"相对应的原则，味甘入脾，所以便有"蜜制药物补脾益气、增益元阳"理论的提出；临床使用黄柏、知母、车前子等作用在下焦多盐制，盐味咸，咸入肾，则有"盐制引药入肾"理论的提出。

因此中药炮制基础理论是历代医药学家在临床医疗实践中不断总结炮制品应用的实践经验，并将相关的中医药理论应用于炮制技术和炮制药物，在大量临床应用炮制品过程中进行临床用药经验的分析、归纳，在此基础上，将药物的自然属性、炮制方法、中医药理论在药物炮制技术的应用以及临床诊病和治疗效果进行有机融合，采用宏观的、系统的、类比的方式概括、凝练、升华而形成。

第二节　中药炮制基础理论的内容

中药炮制的基础理论主要有炮制适度理论、炮制药性理论、炮制解毒理论、辅料作用理论、生熟异用理论、炭药止血理论等。

一、炮制适度理论

炮制适度理论是指应用炮制技术对药物进行炮制时，药物的炮制程度不可太过或不及，必须达到适中的程度，才可获得需要的炮制作用，满足临床的需求。

历代医药书籍中对于中药炮制程度的论述较多，如陈嘉谟《本草蒙筌》"凡药制造，贵在适中，不及则功效难求，太过则气味反失"；陈师文《太平惠民和剂局方》"凡有修合，依法炮制，分两无亏，胜也"；李中梓《本草通玄》"煅则通红，炮则烟起，炒则黄而不焦，烘则燥而不黄；张仲景"烧炭存性，勿令太过"；陈修园《女科要旨》"今药肆中只知烧炭则变为黑色，而不知存性二字大有深义，该各药有各药之性，若烧之太过则成死灰无用之物"；赵学敏《本草纲目拾遗》"炒炭存性"等。对于临床治疗疾病，应用的炮制品炮制程度不及，可能导致毒性不降或降低幅度较小、药性过于偏盛而损伤机体且达不到治疗效果；如果炮制太过则可能药效丧失起不到治疗作用，因此在炮制适度理论指导下，运用炮制技术炮制药物时，只有适度掌控炮制程度，才能使得炮制的药物发挥最大疗效。

二、炮制药性理论

炮制药性理论是指炮制采用的技术、方法、辅料一方面可以改变药物的偏颇之性、升降浮沉、归经等；另一方面可以利用药物不同的特性互相制约或相互协同，以求达到炮制增效、缓和药性、降低毒副作用等目的。

1. 炮制对四气五味的影响　四气五味是中药的基本性能之一，它是按照中医理论体系，把临床实践中所得到的经验进行系统的归纳，以说明各种药物的性能。性（气）和味都是每个药物所固有的，并且各有所偏，中医就是借助它的偏性治疗阴阳偏胜偏衰的病变。性是根据药物作用于机体所表现出来的反应归纳得到的，是从性质上对药物多种医疗作用的高度概括。味一般是通过口尝而得，但有相当一部分药物其味并不明显，所以味也反映了药物的实际性能。性和味是一个不可分割的整体，不同的性和味相配合，就造成了药物作用的差异，既能反映某些药物的共性，又能反映各药的个性。炮制常常通过对药物性味的影响，从而达到调整药物治疗作用的目的。

通过相资为制或者相反为制，炮制可以改变或调整药物的性味，从而达到调整药物治疗作用的目的。大致有以下三种情况：

（1）纠正药物过偏之性味　在相反为制的原则下，通过加入辅料或者采取一定的炮制方法，纠正药物过偏之性，也称"反制"。如栀子苦寒之性甚强，经过辛温的姜汁制后，能降低苦寒之性，以免伤中，即所谓"以热制寒"。若用咸寒的盐水炮制辛温的巴戟天、茴香等，可以缓和辛温之性，即所谓"以寒制热"。这也是中医治则理论"寒者热之，热者寒之"的具体运用。

（2）增强药物不足之性味　属"从制法"即"相资为制"。一种情况是药性本偏，但用于实证或重证仍嫌药力不足，通过炮制进一步增强药力。如以苦寒的胆汁制黄连，更增强黄连苦寒之性，所谓寒者益寒，用于泻肝胆实火，以求速效。以辛热的酒制仙茅，更增强仙茅温肾壮阳作用，所谓热者益热，常用于命门火衰，阴寒偏盛的阴痿精冷，宫寒不孕或寒湿痹痛。另一种情况是药性较缓和，临床嫌其药效不强，取效太慢，通过炮制增强药性，从而增强药物的作用。如辛温的当归用辛热的酒可增强辛散温通作用，常用于血瘀痛经或血瘀经闭以及跌损所致的瘀滞肿痛。这实际上是中药配伍七情中"相须"配伍使用的运用。

（3）改变药性，扩大药物用途　同一来源和药用部位的药材经过不同方法炮制成不同饮片品种后，其药性可能发生不同变化，适用于临床不同病症，如大黄、黄连等。另一种情况是药物性味发生根本性的转变，炮制前后功效也迥然不同。如生地甘寒，具有清热凉血、养阴生津作用；制成熟地后，则转为甘温之品，具有滋阴补血的功效。即一者性寒，主清；一者性温，主补。天南星性本辛温，善于燥湿化痰，祛风止痉；加胆汁制成胆南星，则性味转为苦凉，具有清热化痰，息风定惊的功效。可见天南星经炮制后不但性（气）向相反的方面转化，而味也发生了根本性的转变。

2. 炮制对升降浮沉的影响　升降浮沉是指药物作用于机体的趋向，它是中医临床用药应当遵循的规律之一。升降浮沉与性味有密切的关系。一般而言，性温热、味辛甘的药，属阳，作用升浮；性寒凉、味酸苦咸的药，属阴，作用沉降。升降浮沉还与气味厚薄有关。清代《本草备要》云："气厚味薄者浮而升，味厚气薄者沉而降，气味俱厚者能浮能沉，气味俱薄者可升可降。"药物经炮制后，由于性味的变化，可以改变其作用趋向，尤其对具有双向性能的药物更明显。明代《本草纲目》云："升者引之以咸寒，则沉而直达下焦；沉者引之以酒，则浮而上至巅顶。"药物大凡生升熟降，辅料的影响更明显，通常酒炒性升，姜汁炒则散，醋炒能收敛，盐水炒则下行。如黄柏原系清下焦湿热之药，经酒制后作用向上，兼能清上焦之热。黄芩酒炒可增强上行清头目之热的作用。砂仁为行气开胃、化湿醒脾之品，作用于中焦，经盐炙后，可以下行温肾，治小便频数。莱菔子能升能降，生品以升为主，用于涌吐风痰；炒后则以降为主，长于降气化痰，消食除胀。由此可见，药物升降浮沉的性能并非固定不变，可以通过炮制改变其作用趋向，适应临床辨证施治的需要。

3. 炮制对归经的影响　药物作用的部位常以归经来表示，它是以脏腑经络理论为基础的。所谓归经就是指药物有选择性地对某些脏腑或经络表现出明显的作用，而对其他脏腑或经络的作用不明显或无作用。如生姜能发汗解表，故入肺经，又能和胃止呕，故入胃经。中药炮制很多都是以归经理论作指导的，特别是用某些辅料炮制药物，如醋制入肝经，蜜制入脾经，盐制入肾经等。很多中药都能归几个经，可以治几个脏腑或经络的疾病。临床上为了使药物更准确地针对主证，作用于主脏，发挥其疗效，需通过炮制来达到目的。药物经炮制后，作用重点可以发生变化，对其中某一脏腑或经络的作用增强，而对其他脏腑或经络的作用相应地减弱，使其功效更加专一。如益智仁入脾、肾经，具有温脾止泻、摄涎唾、固精、缩尿等功效；盐炙后则主入肾经，专用于涩精、缩尿。知母入肺、胃、肾经，具有清肺、凉胃、泻相火的作用；盐炙后则主要作用于肾经，可增强滋阴降火的功效。青皮入肝、胆、胃经，用醋炒后，可增强对肝经的作用。生地可入心经，以清营凉血为长，制成熟地后则主入肾经，以养血滋阴、益精补肾见长。

总之，炮制对药物的影响是多方面的，如在上述例子中，生地制成熟地后，不但性味发生改变，归经、功效也发生了变化。但因脏腑、经络的病变可以相互影响，在临床应用时，又不能单纯受归经的限制，必须与整个药性结合起来考虑。

4. 炮制对药物毒性的影响　在古代医药文献中，早期的"毒药"通常是药物的总称。所谓"毒"主要是指药物的偏性。利用"毒"来纠正脏腑的偏胜偏衰。后世医药著作中所称的"毒"则是具有一定毒性和副作用的药物，用之不当，可导致中毒，与现代"毒"的概念是一致的。药物通过炮制，可以达到去毒的目的。去毒常用的炮制方法有分离去除毒性部位、水泡、漂、水飞、加热、加辅料处理、去油制霜等。这些方法可以单独运用，也可以几种方法联合运用。如蕲蛇去头，朱砂、雄黄水飞，川乌、草乌蒸或煮制，甘遂、芫花醋制，巴豆制霜等，均可去毒。

炮制有毒药物时一定要注意去毒与存效并重，不可偏废，并且应根据药物的性质和毒性表现，选用恰当的炮制方法，才能收到良好的效果。否则，顾此失彼，可能造成毒去效失，甚至效失毒存的结果，达不到炮制目的。中药炮制降低药物毒性的主要途径分为三个方面：①使毒性成分发生改变，如川乌、草乌等。②使毒性成分含量减少，如巴豆等。③利用辅料的解毒作用，如白矾制天南星、半夏等。

三、辅料作用理论

辅料作用理论指在炮制药物过程中，加入不同性味的辅料进行炮制，利用辅料的性味相辅或相制药物的性味，使炮制的药物能够达到调整药性，引药入经，影响药物的作用趋向，增强临床疗效的目的。

如王好古《汤液本草》："黄连、黄芩、黄檗、知母，病在头面及皮肤者，须用酒炒之，借酒力以上腾也。咽之下，脐之上，须用酒洗之，在下生用……去湿以生姜，去膈上痰以蜜。"徐彦纯《本草发挥》："用上焦药须酒浸暴干""心虚则以盐炒之"。陈嘉谟《本草蒙筌》："酒制升提，姜制发散，入盐走肾脏，仍仗软坚，用醋注肝经且资住痛，童便制除劣性降下，米泔制去燥性和中，乳制滋润回枯助生阴血，蜜制甘缓难化增益元阳，陈壁土制窃真气骤补中焦，麦麸皮制抑酷性勿伤上膈，乌豆汤、甘草汤渍曝并解毒致令平和，羊酥油、猪油脂涂烧，咸渗骨容易脆断……"张仲岩《修事指南》："吴茱萸汁制抑苦寒而扶胃气，猪胆汁制泻胆火而达郁木，牛胆汁制取烈而清润，秋石制抑阳而养胃；枸杞汤制抑阴而养阳，麸皮制去燥性而和胃，糯饭米制润燥而滋土，牡蛎粉制成珠而易研，黄精自然汁制补土而益母……炙者取中和之性，炒者取芳香之性。"

1. 酒制升提　升提指上浮、行散的意思，酒性味甘、辛，药物经酒制后，能使作用向上、向外，可治上焦头面病邪及皮肤手梢的疾病。

2. 姜制发散 生姜性味辛、温,能散寒解表,降逆止呕,化痰止咳。药物经姜制后使其发散作用增强,具有发表,祛痰,通膈,止呕等作用。

3. 入盐走肾脏乃仗软坚 盐,性味咸寒,具有清热泻火,软坚散结的功效。盐制药物,能引药下行,引药入肾,增强补肝肾、滋阴降火、清热凉血、软坚润燥的作用。

4. 用醋注肝经且资住痛 醋味酸、苦,性温,主入肝经血分,具有收敛散瘀止痛等作用。药物经过醋制后,可以引药入肝经,且能协同增强活血疏肝止痛的功效。

5. 米泔制去燥性和中 米泔水,性味甘凉、平和,具有清热、止烦渴、利水、解毒的功效。米泔水制后能降低药物辛燥之性,增强健脾和胃作用。

6. 乳制滋润回枯,助生阴血 乳汁,性甘,味咸、平。具有益气补血,滋阴润燥,养血调经的功效。药物经乳制后能增强滋生阴血,润燥、补脾益气等作用。

7. 蜜制甘缓难化增益元阳 蜜,性平,味甘,具有滋阴润燥、补虚润肺、解毒、调和诸药的作用。药物经蜜制之后,能调和脾胃,补中益气,缓和对脾胃的刺激作用。熟蜜味甘性温,具有益气补中的作用,甘能缓急,温能祛寒,故能健脾和胃,补益三焦元气。

8. 陈壁土制窃真气骤补中焦 陈壁土,性温味甘,苦,平,无毒。具燥湿补脾,温中和胃,止呕止泻的功效。陈壁土炮制药物,能够补益中焦脾胃,降低药物对脾胃的刺激性。除了陈壁土以外,还可以用灶心土,现代总结为"土制补中"。

9. 麦麸皮制抑酷性勿伤上膈 麦麸性味甘、淡,具有和中益脾功效。麦麸炮制药物能缓和药物燥性,除去药物不快的气味,缓和药物对胃肠道的刺激,增强和中益脾的功能。

10. 吴茱萸汁制抑苦寒而扶胃气 吴茱萸性热,味辛,具温中,止痛,理气,燥湿的功效。吴茱萸汁炮制药物可抑制其苦寒之性,如吴茱萸制黄连,是利用吴茱萸的性热味辛之性制黄连之苦寒,使得黄连苦寒之性下降,又可清气分湿热,散肝胆郁火,用来治疗湿热内阻,嘈杂吞酸之证。

四、生熟异用理论

生熟异用理论指药物的生品饮片炮制为熟品饮片后,产生与生品饮片不同的功效,在临床应用中,依据不同病症需要选择生品或制品,达到不同的临床治疗效果的理论学说。

自人类发明了火并应用于炮制药物,药物的生熟之品就有了不一样的用途。应用生熟异用理论指导药物炮制,可以扩大药物临床用途,同时也可以达到降低毒性,增强疗效的目的。

药物的生熟异用早在《神农本草经》中就有了最初的记载:"药有酸咸甘苦辛五味,又有寒热温凉四气,及有毒无毒,阴干暴干,采造时月,生熟,土地所出,真伪陈新,并各有法。"说明通过炮制,将药物变生为熟,生品和制品可各自适应不同的临床需求。

"饮片入药,生熟异治"是中医用药的鲜明特色和一大优势。

如张仲景《金匮玉函经》:"有须烧炼炮炙,生熟有定。"王好古《汤液本草》:"大凡生升熟降,大黄须煨,恐寒伤胃气也。"李梴《医学入门》:"蒲黄生通血,熟补血运通……附子救阴药,生用走皮风;草乌解风痹,生用使人蒙;川芎炒去油,生用气痹痛。"傅仁宇《审视瑶函》:"药之生熟,补泻在焉,剂之补泻,利害存焉。盖生者性悍而味重,其攻也急,其性也刚,主乎泻。熟者性淳而味轻,其攻也缓,其性也柔,主乎补。补泻一差,毫厘千里,则药之利人害人判然明矣……殊不知补汤宜用熟,泻药不嫌生,用生用熟,各有其宜,实取其补泻得中,毋损正气尔。"

生熟异用理论主要内容有：生泻熟补、生峻熟缓、生毒熟减、生行熟止、生升熟降等。

1. 生泻熟补 一些药物生品寒凉清泻，通过炮制加热，加辅料成为熟品以后，药性偏于甘温，作用偏于补益。如何首乌生平味苦，具有解毒、消痈、润肠通便的功效，经过蒸制炮制成为制首乌，药性由平转温，味由苦涩转甘厚，功能由清泻转为温补，具有补肝肾、益精血、乌须发的作用。

2. 生峻熟缓 药物的生品药性峻烈，炮制成熟品后作用缓和。如大黄生品苦寒沉降，泻下作用峻烈，炮制成熟大黄可明显缓和泄泻作用，泻下作用、腹痛之副作用消失，并增强活血祛瘀之功。

3. 生毒熟减 生品毒性或刺激性大，炮制后毒性降低或缓和。如马钱子、巴豆、乌头、肉豆蔻、半夏、天南星等，经炮制成熟品后均可减低毒性。

4. 生行熟止 生品行气散结，活血化瘀作用强，炮制成熟品偏于收敛，止血、止泻。如木香生品行气，煨后行气作用大减，增强止泻作用，"煨熟又能实大肠止泻痢"，长于实肠止泻。

5. 生升熟降 药物生、熟与药物升降浮沉有一定的关系，辅料的影响更明显。砂仁为行气开胃、化湿醒脾之品，主要作用于中焦，经咸寒的盐炙后，以下行温肾为主，治小便频数。莱菔子辛甘平（偏温），从性味看主升浮，但因是种子类药物，质重沉，故应沉降，综合来看，能升能降。张锡纯认为莱菔子"其力能升能降，生用则升多于降，炒用则降多于升"。这种认识与实际情况基本一致。莱菔子生品以升为主，长于涌吐风痰，炒后以降为主，善于降气化痰、消食除胀，这与"生升熟降"的观点相吻合。

6. 生降熟升 古人对辅料影响药物升降浮沉的认知还体现在酒炒则升，姜汁炒则散的理论中。如生黄柏苦寒沉降走下，为清下焦湿热之品，经辛热升散的酒制后则苦寒之性大减，借酒升腾之力，引药上行，善于清上焦头面之热。黄芩、大黄酒炒亦有类似作用。这与"生降熟升"的观点一致。李时珍在讨论人参的功效时说："人参生用气凉，熟用气温……人参气味俱薄，气之薄者，生降熟升；味之薄者，生升熟降。"明代《医学入门》云："凡病在头面及手梢皮肤者，须用酒炒，欲其上腾也。病在咽下脐上，须用酒浸洗。病在下者生用。欲升降皆行者，半生半熟。"论述了辅料与药物升降浮沉的关系以及药物炮制生熟与升降的关系。药物究竟是"熟升生降"还是"生升熟降"，不具有普通规律性，故不应偏执一面，生升熟降理论与药物气味的厚薄有关。一般来说，气厚味薄者，如砂仁、莱菔子是生升熟降；而味厚气薄者，如大黄、黄连、黄芩是生降熟升。总的原则似应以炮制前后药性的变化为主要依据，并结合其他方面，具体药物具体分析。除此之外，有的中药生品药性寒凉，加热、加辅料炮制后药性改变为温热，即"生凉熟温"，如地黄、何首乌等。需要指出的是，同中药的其他传统理论一样，"生熟理论"主要是概括了中药炮制的多数常态，有些"变态"则难以概括其中，如"诸花皆升，旋覆独降"之类，因此"知常达变"也是学习领悟中药炮制理论的重要方法之一。

五、炭药止血理论

炭药止血理论是采用炒炭或煅炭的方法制备炭药，使其表面黑色，部分炭化，可产生或增强止血作用。很多炭药的炮制都源于炭药止血理论的指导。

根据五行学说的生克规律，中医认为黑能胜红，有"红见黑止"的观点，即根据五行对应五色之规律，有"木、火、土、金、水"分别对应"青、赤（红）、黄、白、黑"之说，而五行中的各行又有"生克"之规律，水能克火，故黑能胜红，则有"血见黑止"，所以有了"炒炭止血"的理论提出。

中药炭药的使用距今已有二千多年的历史。早在《五十二病方》中就有"止出血者，燔发，以安（按）其痏"的记载。早期炭药应用广泛，可用于治疗多种疾病。如汉代有王不留、桑根皮烧灰内服用于金疮，血余炭治小便不利。晋代有以蛇蜕炭治疗恶疮，防风炭治疗阳疝等。自唐代以来，炭药用于止血的记载开始增多，如《千金方》中有爪甲烧炭治尿血，羚羊角烧炭治产后下血，烧乱发、槐角子治崩中漏下，赤白不止等；宋代还有槐子炭治霍乱，干姜炭治痢疾，干漆炒炭可去其刺激性等多方面作用的记载。

金元时期，炭药品种已十分丰富，医家开始总结炭药与止血之间的关系。元·葛可久《十药神书》首次明确提出炒炭止血的炮制理论，认为"大抵血热则行，血冷则凝……见黑则止""夫血者，心之色也，血见黑则止者，由肾水能止心火，故也"；"黑"指的就是炭药。该书还推出了著名的十灰散，即以大蓟、小蓟、荷叶、柏叶、白茅根、茜草、山栀、大黄、丹皮、棕榈等十味炭药组方，功效凉血止血，是治疗火热灼伤血络，血热妄行而离经外溢的良方。自此之后在"炭药止血"理论影响下，明、清制炭止血的品种大大增加，《本草纲目》中收载炭药已近200种，有"烧灰诸黑药皆能止血"之说。但清代开始有一些不同看法。如清代《本草从新》认为熟地、枸杞炭是将"甘润滋阴之器，变而为苦燥伤阴之物，非徒无益，而有害之矣。"经过临床应用实践和现代研究发现，炭药止血理论并非适用于所有中药，也并非所有止血药均需炒炭后应用。历代古籍记载炭药的作用是多方面的，并不局限于止血，甚至有些炭药与止血无关。炒炭止血并不是炭药的唯一功效。

中药炮制的这些基础理论都是历代医药学家在长期的中医临床实践过程中总结归纳所得，具有较好的临床指导意义，也为今后中药炮制理论的进一步发展奠定了基础。

第三节　中药炮制的传统制药原则

中药炮制是一门传统的制药技术，在进行炮制实践的过程中需要遵循一定的法则进行。传统炮制的制药原则是运用中药的药性相制理论和七情和合的配伍理论，依据寒者热之，热者寒之，虚则补之，实则泻之的基本治则，选择适合的炮制方法和辅料，用来制约药物偏颇之性，增强药物疗效，达到临床用药的要求。

清代，徐灵胎在《医学源流论》的"制药论"中专门论述中药炮制的制药原则："凡物气厚力大者，无有不偏，偏则有利必有害，欲取其利，而去其害，则用法以制之，则药性之偏者醇矣。其制之意各有不同，或以相反为制，或以相资为制，或以相恶为制，或以相畏为制，或以相喜为制，而制法又复不同，或制其形，或制其性，或制其味，或制其质，此皆巧于用药之法也。"

一、制则

1. 相反为制　是指用药性相反的辅料或药物来制约被炮制药物的偏颇之性或改变其药性。如以辛热之性的吴茱萸制约苦寒之性的黄连，以缓和黄连苦寒败胃的偏颇之性；用咸寒润燥的盐水炮制益智仁，可缓和益智仁的温燥之性；胆汁制天南星可以改变天南星的温燥之性，转为寒凉等。

NOTE

2. 相资为制　是指用药性相似的辅料或药物来增强被炮制药物的疗效。如温润之蜜炙甘温之百合，增强百合的润肺止咳作用；咸寒之盐水炙寒凉之知母，引药入肾，增强知母滋阴降火的作用；辛热之酒之炙制辛温之仙灵脾，增强仙灵脾温肾壮阳的功效。

3. 相畏为制　利用中药药性的相畏相杀之理论，通过采用药性互相制约的药物或辅料进行炮制，降低被炮制药物的毒副作用。如半夏性畏生姜，用之以制其毒，因此采用生姜炮制半夏，可以减缓半夏的毒性；白矾性寒味酸涩，天南星性温味辛辣，用白矾炮制天南星，降低天南星的毒性；另外，如甘草、皂角、黑大豆制川乌，童便、豆腐、甘草制马钱子等，均属于"相畏为制"的内容。

4. 相恶为制　是中药配伍中药性"相恶"理论在炮制中的延伸应用，药性"相恶"本指在配伍中两种药物合用，一种药物会导致另一种药物的功效降低甚或会产生毒副作用，属于配伍禁忌的范畴。但在炮制中应用，可以利用某种辅料或药物进行炮制，减弱被炮制药物的峻烈之性，使之趋于平缓，却是减缓毒副作用的一种炮制法则。如麸炒苍术，可以减缓苍术的辛燥之性；醋制甘遂、狼毒、大戟，可以降低这些药物的峻下逐水作用，免伤机体之正气。

5. 相喜为制　是指利用某种辅料或药物，改善被炮制药物的形、色、气、味，提高患者的喜好信任和接受度，便于患者服用。如紫河车腥味极重，采用漂洗、酒制，可起到矫臭矫味的作用，利于服用。

二、制法

1. 制其形　利用净制、切制和其他炮制技术，改变药物的外观形状或分开药用部位。"形"是指中药的形状、部位，中药来源于自然界，形态各异，大小不一，不利于临床配方调剂以及煎煮，通过净制、切制，将药物炮制成饮片，才能供临床配方调剂，煎煮时"药力共出"。根及根茎类药物须根据质地的不同切制成薄片或厚片，方可配伍煎煮；种子类药物一般炒黄后入药，"逢子必炒""逢子必破"，种皮破裂，药力方出；不同的药用部位，药效不尽相同，须分开使用。

2. 制其性　是指通过炮制缓和或改变药物的药性，抑制过偏之性，免伤正气；或缓和药物过寒、过热之性或改变升、降、浮、沉之性，以满足临床对药物的不同需要。

3. 制其味　是指通过炮制调整中药的五味或矫正不良气味，增强临床疗效。如果实种子类药物通过炒制，产生炒香气，增加"炒香健脾"或"焦香醒脾"的作用；生山楂炒制后纠正其过酸之味。在炮制过程中，特别是用辅料炮制，根据中医"五味入五脏"的理论，采用不同性味的辅料炮制药物，能够改变或增强药物固有的性味，达到"制其太过，扶其不足"的作用，如延胡索以醋制，增强入肝止痛的作用；山茱萸酒蒸后，味由酸涩转甘，性由寒凉转温，增强补肝肾的作用。

4. 制其质　是指通过炮制改变药物的性质或质地。主要适用于质地坚硬的药物，通过改变其质地，便于调剂制剂，利用有效成分的溶出，最大限度的发挥药物的作用。如甲壳类药物龟甲、鳖甲之类，砂炒至发泡鼓起，利于粉碎；矿石类药物自然铜、磁石等火煅醋淬，改变药物坚硬的质地，便于粉碎和有效成分的煎出。改变药物的性质，拓宽用药范围，或降低药物的毒性，或增加新的疗效。如草乌长时间煎煮至透心，毒性降低，疗效保持；发酵发芽法炮制的药物，如六神曲、大豆黄卷、麦芽可以增加新的疗效；煅炭、炒炭产生止血作用，如将人的头发煅制成为黑色发亮酥脆的血余炭，具有止血作用等。

第四章　中药炮制的目的及对药物的影响

第一节　中药炮制的目的

中药来源于自然界的植物、动物和矿物等，有野生，也有家种（养殖）。这些原药材在采收后，经过产地加工而成为中药材，但它们或个体粗大、质地坚硬，或含有泥沙杂质及非药用部位，或具有较大的毒副作用等，一般不可直接用于临床，需要经过加工炮制，使之成为饮片后方能应用。中药所含化学成分复杂，疗效多样，因此中药炮制的目的也是多方面的。由于炮制方法不同，一种药物往往可同时具有多种作用，这些作用虽有主次之分，但彼此之间又有密切的联系。一般认为，中药炮制的目的有以下几个方面。

一、降低或消除药物的毒性或副作用

毒性中药是中药的重要组成部分，也是中医用药的一大特色，这类药物虽有较好的疗效，但直接应用于临床毒性或副作用较大，而通过炮制，可以降低其毒性或副作用。

历代医家对毒剧中药的炮制都很重视，如川乌、草乌、附子、半夏、天南星、甘遂、大戟、马钱子、斑蝥等中药的炮制，各代都有许多解毒的方法，或浸渍，或漂洗，或清蒸，或单煮，或加入辅料共同浸渍、蒸、煮、炒等。研究表明，乌头中的乌头类生物碱及其降解产物具有较强的强心、解热、镇痛、镇静等作用，炮制后既可保证其临床疗效，又可明显降低毒性。又如苍耳子、蓖麻子、相思子等一类含有毒性蛋白质的中药，经过加热炮制后，其中所含毒性蛋白质因受热变性而达到降低毒性的目的。

炮制也可除去或降低药物的副作用。如汉代张仲景在《金匮玉函经》中明确指出，麻黄"生则令人烦，汗出不可止"。说明麻黄生用有"烦"和"出汗不止"的副作用，用时"皆先煮数沸""去上沫"，便可除去其副作用。明代李时珍在《本草纲目》中指出"干漆要炒熟，不尔损人伤胃"，以示干漆要通过炒或煅等制法除去副作用。苍术中的挥发油具有"燥性"，通过麸炒，可以除去苍术中的部分挥发油，缓和"燥性"。又如临床上遇到失眠、心神不安而又大便溏稀的病人，此时需用柏子仁宁心安神。但生柏子仁有滑肠通便的副作用，服后可使病人发生腹泻，此时可将柏子仁压去油脂制成柏子仁霜应用，以消除其副作用。

二、改变或缓和药物的性味

中药的性味主要是以寒、热、温、凉（即"四气"）和辛、甘、酸、苦、咸（即"五味"）来表示的。性味偏盛的药物，临床应用时往往会给病人带来一定的副作用。如太寒伤阳、太热伤阴、过辛耗气、过甘生湿、过酸损齿、过苦伤胃、过咸生痰等。药物经过炮制，可以改变或缓和药物偏盛的性味，以达到改变药物作用的目的。如生甘草，性味甘凉，具有清热解毒、清肺化痰的功效，常用于咽喉肿痛，痰热咳嗽，疮痈肿毒。如《金匮》中的"桔梗汤"所用为生甘草，即取其泻火解毒之功。炙甘草性味甘温，善于补脾益气，缓急止痛，常入温补剂中使用。如"四君子汤""炙甘草汤"中的甘草就使用炙甘草，取其甘温益气之功，以达补脾益气之功效。由此可见，甘草经炮制后，其药性由凉转温，功能由清泄转为温补，改变了原有的药性。又如生地黄，性寒，具清热、凉血、生津之功，常用于血热妄行引起的吐衄、斑疹、热病口渴等症。经蒸制成熟地黄后，其药性变温，能补血滋阴、养肝益肾，凡血虚阴亏，肝肾不足所致的眩晕，均可应用。唐代孙思邈在对孕妇使用桂枝时，为了防止"胎动"，特要求用"熬"法炮制后入药。明代罗周彦也曾提及枳壳"消食去积滞用麸炒，不尔气刚，恐伤元气"。

三、增强药物疗效

炮制是增强药物疗效的有效途径和重要手段。药物的药效成分能否较好地从饮片组织细胞内溶解释放出来，将直接关系到药效成分的溶出，从而影响疗效。许多中药经炮制以后，其药效成分溶出率往往高于原药材，这与药材在切制过程中产生变化有关，如细胞破损、比表面积增大等，可加快药效成分浸润与渗透、解吸与溶解、扩散等过程的速率。此外，经过炮制中的蒸、煮、炒、煅等热处理后，药材质地或组织结构发生改变，亦可增加某些药效成分的溶出率。如黄连经炮制后，其所含小檗碱在水中的溶出率明显提高。

药材经过炮制条件下的热处理后，其细胞组织及所含成分发生一系列物理、化学变化，可使难溶于水的成分水溶性增加。古人强调"逢子必炒"，明代罗周彦《医宗粹言》中记载"决明子、莱菔子、芥子、苏子、韭子、青葙子，凡药用子者俱要炒过，入药方得味出。"这是因为多数种子类药材外有硬壳，疏水性强，在煎煮过程中影响溶媒的浸润和渗透，造成药效成分不易被煎出，经加热炒制后种皮爆裂，质地变疏松，有利于溶剂的浸润与渗透，有利于成分的解吸与溶出。这可能是后人"逢子必炒"的依据和用意之一。

药物在炮制过程中可能产生新成分或者增加有效成分的含量，从而增强疗效。如槐米炒炭后鞣质含量增加，从而增强了止血作用。炉甘石煅制后，碳酸锌转化为氧化锌，增强了解毒、明目退翳、收湿敛疮等作用。

炮制过程中加入的辅料也可与药物起协同作用，从而增强疗效。如款冬花、紫菀等化痰止咳药经蜜炙后，增强了润肺止咳的作用，这是因为蜂蜜有甘缓益脾、润肺止咳之功，作为辅料被应用后与药物起协同作用，从而增强了疗效。研究表明，胆汁制南星能增强南星的镇痉作用，甘草制黄连可使黄连的抑菌效力提高数倍。由此可见，药物经炮制后可以从不同方面增强其疗效。

四、改变或增强药物的作用趋向

中药的作用趋向是以升、降、浮、沉来表示的。中药通过炮制，可以改变其升、降、浮、沉的特性。如莱菔子味辛、甘，性平偏温，作用升浮，但作为种子，其质量沉降，古人认为，该药能升能降。生莱菔子，升多于降，用于涌吐风痰；炒莱菔子，降多于升，用于降气化痰，消食除胀。《本草纲目》记载：莱菔子"生能升，熟能降，升则吐风痰，散风寒，发疮疹，降则定痰喘咳嗽，调下痢后重，止内痛，皆是利气之效"。现代研究表明，在离体家兔肠管试验中，莱菔子的炒制品对抗肾上腺素的作用强于生品。因此，临床应用莱菔子的炒制品来作消导药是有一定道理的。

炮制辅料对药物作用趋向的影响至关重要。《本草纲目》记载："升者引之以咸寒，则沉而直达下焦；沉者引之酒，则浮而上至巅顶。"酒能升能散，宣行药势，是炮制中最常用的液体辅料之一，古人对其作用概括为"酒制升提"。大黄苦寒，为纯阴之品，其性沉而不浮，其用走而不守，经酒制后能引药上行，先升后降。元代李杲认为，大黄治下焦疾病，"若邪气在上，非酒不至，若用生品，则遗至高之邪热，病愈后，或目赤，喉痹，头肿，膈上热痰"。黄柏禀性至阴，气薄味厚，主降，生品多用于下焦湿热。酒制可略减其苦寒之性，并借助酒的引导作用，以清上焦之热，如上清丸中用酒制黄柏，转降为升。

五、改变药物作用的部位或增强对某部位的作用

中药的作用部位常以归经来表示。归经以脏腑、经络为基础，所谓某药归某经，即表示该药对某些脏腑和经络有明显的选择性。如杏仁可以止咳平喘，故入肺经；可润肠通便，故入大肠经。临床上有时因一药入多经，会使其作用分散，而通过炮制进行调整，可使其作用专一。如柴胡、香附、莪术等经醋制后有助于引药入肝经，利于更好地治疗肝经疾病。小茴香、益智仁、橘核等经过盐制后，有助于引药入肾经，能更好地发挥治疗肾经疾病的作用。

六、便于调剂和制剂

调剂过程需要按处方分称剂量，中药制剂过程一般也要先进行前处理。因此，来源于植物的根、茎、藤、木、花、果、叶等植物类药材，经水制软化，切制成一定规格的片、丝、段、块后，可便于调剂时分剂量、配药方。质地坚硬的矿物类、甲壳类及动物化石类药材，一般不易粉碎和煎出其药效成分，不便于制剂和调剂，因此必须通过加热等处理，使其质地酥脆而便于粉碎。如砂烫醋淬穿山甲、龟甲、鳖甲，蛤粉烫阿胶，煅寒水石，煅淬代赭石、自然铜等。药材在质坚变为酥脆的同时，也可增加其药效成分的溶出、有利于药物在体内的吸收等。如阿胶生品质硬脆，受热易粘连，蛤粉炒制后质地酥脆，易于粉碎与制剂。又如龟甲经砂烫醋淬后，其热水溶出率增加约 6 倍。

七、洁净药物，利于贮藏保管

药材在采收时常混有泥沙等杂质，并有残留的非药用部位，另外在仓储、运输过程中也可能混入杂质和产生霉变，因此必须经过严格的分离和清洗，使其达到所规定的洁净度，以保证临床用药的卫生和剂量准确。例如，某些根类药物的芦头、皮类药材的栓皮、昆虫类药物的

NOTE

头足翅等非药用部位常应除净。有的药物虽是来源于同一种植物，但由于部位不同，其药效作用亦不同。如麻黄，其茎能发汗，其根能止汗，故须分开。药物经过加热处理可以进一步干燥（蒸薤白），或杀死虫卵（蒸桑螵蛸），有利于贮藏保管。有些含苷类成分的药物，如黄芩、苦杏仁等，经过加热处理，能促使其中与苷共存的酶失去活性，从而避免苷类成分在贮藏过程中被酶解而使疗效降低。

随着技术进步，中药饮片的洁净度受到重视，饮片标准规定了洁净度的限量要求，对于直饮饮片更是规定了控制级的生产环境，如直接口服饮片生产要求达到十万级。先进的灭菌和仓储技术（如辐射灭菌、气体灭菌、微波灭菌等技术）逐渐在行业内推广应用，同时生产环境得到了相应的改进。

八、矫味矫臭，利于服用

中药一般具有特殊的气味，某些动物类药材（紫河车、僵蚕、乌贼骨等）、树脂类药材（乳香、没药等）以及其他具有特殊不良气味的药味，往往为病人所不适，服后有恶心、呕吐、心烦等不良反应。为了便于服用，常用酒制、蜜制、水漂、麸炒、炒黄等方法进行炮制，以起到矫臭、矫味的效果，利于病人服用。如地龙、乌梢蛇生品具有腥臭气，经酒炙后可矫臭、矫味。乳香、没药生品的气味浓烈，通过清炒或醋炙，可以除去部分挥发油，从而缓和刺激性气味，达到利于服用的目的。

九、产生新的药物，扩大了药用品种

炮制可产生新的药物，满足中医临床的需要。通过发芽、制霜、发酵、干馏等炮制方法，可以将某些原来不入药的物质转变为药物，或者使药物通过炮制加工产生新的功用。例如，麦芽是由大麦通过发芽炮制而成，从而使其具有行气消食，健脾开胃，回乳消胀的功效；红曲是以大米为原料，经发酵而成的曲，发酵后使其具有活血化瘀、消食健胃的功效；蛋黄油是由家鸡的卵黄经干馏法提炼出来的油脂，使其具有消肿解毒，敛疮生肌的功效。

第二节　炮制对药物化学成分的影响

中药的化学成分是其发挥疗效的物质基础。中药的化学成分组成相当复杂，对其中有效成分的状况尚有诸多不甚明了之处。一般认为中药的作用是综合性的，其所含各类成分之间既有协同作用，也有对抗作用。中药炮制涉及水处理、热处理以及酒、醋、药汁等辅料处理，可使中药的化学成分发生一系列变化，有些成分含量增加，也有一些成分含量减少或消失，或者产生新的化学成分等。因此，研究中药炮制前后化学成分的变化，对探讨中药炮制作用和原理具有重要意义。炮制对化学成分的影响，主要有以下几方面。

一、炮制对含生物碱类药物的影响

生物碱是一类来源于自然界的含氮有机化合物，通常有似碱的性质。大多数生物碱均有较复杂的环状结构，氮元素多包含在环内，具有明显的生理活性。游离生物碱一般不溶或难溶于

水，而易溶于乙醇、三氯甲烷等有机溶剂，亦可溶于酸水（形成盐）。大多数生物碱盐类则可溶于水，难溶或不溶于有机溶剂。

生物碱在自然界中分布非常广泛，不仅植物来源的中药含有生物碱，动物来源的中药有的也含有生物碱。在植物体内，生物碱多以与有机酸成盐的形式存在，如柠檬酸盐、草酸盐、酒石酸盐、琥珀酸盐等。少数碱性极弱的生物碱以游离态存在，如酰胺类生物碱。

各种生物碱的耐热性不同，大多对高温不稳定，可产生分解、氧化等变化。研究表明，黄柏在加热炮制时，小檗碱的含量降低，转化生成小檗红碱，从而对其药性产生影响。对于生物碱为毒性成分的中药，常用煮、蒸、炒、烫、煅、炙等方法，以改变生物碱的结构，达到减毒、增效的目的。如川乌、草乌、附子等所含的乌头碱在高温条件下可水解成毒性小得多的乌头次碱或乌头原碱。马钱子所含的士的宁等生物碱，在加热条件下可转变为异士的宁或其氮氧化物等，保证用药安全、有效。

炮制辅料对生物碱类成分可产生多种影响。酒既有极性溶剂的性质，又有非极性溶剂的性质，游离生物碱或其盐类都较易溶于酒中，所以药物经过酒制后可以提高生物碱的溶出率，从而提高药物的疗效。如黄连酒炙后小檗碱及总生物碱的溶出率明显高于生品。

醋是弱酸，能与游离生物碱成盐，醋酸盐更易于被水溶出，有助于提高疗效。如延胡索止痛和镇静作用的主要成分是延胡索乙素、延胡索甲素等生物碱，常以游离形式存在于药材中，难溶于水，但醋制后生成醋酸盐，在水中溶解度增加，从而增强其止痛效果。

植物体中的生物碱往往与有机酸、无机酸生成复盐，如鞣酸盐、草酸盐等。它们是不溶于水的复盐，若加入醋酸后，可以取代上述复盐中的酸类而形成可溶于水的醋酸盐复盐，增加在水中的溶解度。如柠檬酸盐、草酸盐、酒石酸盐、琥珀酸盐等。

大多数游离生物碱不溶于水，但有些生物碱如亲水性生物碱可溶于水。如小檗碱等季铵型生物碱和麻黄碱、苦参碱、槟榔碱等小分子生物碱，含该类生物碱的药材在炮制过程中进行水洗、水浸等操作时，应尽量减少与水接触的时间。即使含有难溶于水生物碱类的药材，也应采取"少泡多润"的原则，尽量减少在水处理过程中生物碱的损失，以免影响疗效。

同一植物不同药用部位所含生物碱类成分及其生物活性可有不同。如麻黄茎含有麻黄碱和伪麻黄碱等，具有升高血压作用，而麻黄根含麻黄根素、麻黄根碱等，具有降低血压作用，在净选加工时应严格区分不同药用部位，确保安全有效。

二、炮制对含苷类药物的影响

苷类是糖或糖的衍生物与另一非糖物质（苷元）通过糖的端基碳原子连接而成的一类化合物，又称配糖体，广泛地存在于高等植物中，尤其在果实、种子、树皮和根部较多。苷元的结构类型差别很大，形成的苷类在性质和生物活性上往往差异也很大。

苷的溶解性能常无明显的规律，一般易溶于水或乙醇，有些苷也易溶于三氯甲烷和乙酸乙酯，但难溶于乙醚和苯。溶解度还受糖分子数目和苷元所含极性基团的影响，糖分子数目越多则极性和亲水性就越大，苷元极性基团越多则在水中的溶解度越大，反之，在水中的溶解度就越小。

不同的炮制方法和辅料对苷类的影响也是多种多样的。酒作为常用炮制辅料，可提高含苷类药物的溶解度而增强疗效。大部分苷类成分易溶于水，故中药在炮制过程中用水处理时应尽

NOTE

量"少泡多润"，以免苷类成分流失或发生水解。常见者如黄芪、甘草、大黄、秦皮等，均含可溶于水的不同类型的苷类，在用水处理时要特别注意。苷类成分在酸性条件下容易水解，因此，苷类为药物的有效成分时，除有专门要求外，一般少用或不用醋处理。许多含苷的中药本身还含有机酸，在生产过程中，有机酸会被水或醇溶出，从而促进苷的水解，亦应加以注意。

植物细胞中往往含有相应苷类成分的分解酶，在一定温度和湿度条件下可酶解苷类成分，使含量减少，从而降低或失去疗效。黄酮类化合物多以苷类形式存在，如槐花、苦杏仁、黄芩等药物，采收后若长期放置，相应的酶便可分解其中的芦丁、苦杏仁苷、黄芩苷等，从而使这些药物疗效降低。花类药物所含的花色苷也可因酶的作用而变色脱瓣，所以含苷类药物常用炒、蒸、烘或暴晒等方法破坏或抑制酶的活性，以避免有效成分酶解，保证其质量和药效。

三、炮制对含挥发油类药物的影响

挥发油也称精油，是存在于植物体内的一类具有挥发性、可随水蒸气蒸馏且与水不相混溶的油状液体。挥发油一般具有芳香性，在常温下可以自行挥发而不留任何油迹，大多数比水轻，在水中的溶解度极小，溶于非极性有机溶剂及脂肪油中，在70%以上的乙醇中可全溶。

挥发油在中药中分布非常广泛，其组成成分复杂，多数是以游离状态存在，有的则以结合状态存在。游离状态的挥发油在自然状态下易于挥发而损失，所以对含游离挥发油的薄荷、荆芥等宜在采收或喷润后迅速加工切制，不宜带水堆积久放，以免挥发油损失，影响质量。有些药材所含挥发油是以结合状态存在于植物体内，经堆积发酵后香气方可逸出，如厚朴必须经过"发汗"（堆积发酵）后，才能加工炮制出优质的饮片。

古人很早就发现在许多植物中含有挥发性的香气物质，并指出炮制过程要尽量少加热或不加热。如《雷公炮炙论》中就对茵陈等注明"勿令犯火"。《本草纲目》木香条下记载："凡入理气药，不见火。若实大肠，宜面煨熟用。"所以凡含挥发油的药材应及时加工处理，干燥宜阴干，加水处理宜"抢水洗"，以免挥发油损失，对加热处理尤须注意控制温度。

但也有些药物需要通过炮制以减少或除去挥发油，以达到医疗的需要。如蜜炙麻黄，通过蜜炙加热处理，麻黄中具发汗作用的挥发油可减少1/2以上，再加上蜂蜜的辅助作用，可使炙麻黄缓和辛燥之性，更适用于喘咳的治疗。又如苍术含挥发油较多，具有刺激性，即中医所指的"燥性"，通过炮制后，其挥发油含量明显降低，达到了去油、缓和燥性的目的。

药物经炮制后，不仅挥发油的含量发生变化，也使其发生质的变化，如颜色加深，折光率增大，或产生新的成分，有的还可改变药理作用。例如，荆芥炒炭后，从其所含挥发油中可检出9种生荆芥油所没有的、具有止血作用的成分。肉豆蔻经煨制后，可增强其所含挥发油对家兔离体肠管收缩的抑制，从而产生实肠止泻作用。有些药物所含挥发油具有明显的毒性和强烈的刺激性，通过加热炮制可以促使挥发油的挥发，减少挥发油的含量，从而降低其毒性反应。如乳香、没药的挥发油对胃有较强的刺激性而致呕，生品多外用，经炮制除去大部分挥发油后，刺激性降低，可供内服。又如川楝子、肉豆蔻、小茴香等中药炮制后所含黄樟醚、肉豆蔻内酯等有毒挥发油成分均有所减少。

四、炮制对含鞣质类药物的影响

鞣质系由没食子酸（或其聚合物）的葡萄糖（及其他多元醇）酯、黄烷醇及其衍生物的聚合物以及两者混合共同组成的植物多元酚。根据鞣质的化学结构特征，将其分为可水解鞣质、缩合鞣质和复合鞣质三大类。鞣质广泛地存在于植物中，具有收敛止血、止泻、抑菌、保护黏膜等作用，在医疗上常作为收敛剂，有时也用作生物碱及重金属中毒的解毒剂。

鞣质含有多元酚羟基，极性较强，易溶于水，尤其易溶于热水。因此，以鞣质为主要药用成分的药物，在炮制过程中用水处理时要格外注意，如地榆、虎杖、侧柏叶、仙鹤草等。

鞣质为强的还原剂，暴露于日光和空气中易被氧化，颜色加深。中药槟榔、白芍等切片时露置空气中有时色泽泛红，就是这些药物所含的鞣质被氧化所致。鞣质在碱性溶液中变色更快，所以在炮制过程中要特别注意。

鞣质能耐高温，经高温处理，一般变化不大。如大黄含有致泻作用的蒽苷和具有收敛作用的鞣质，经酒蒸、炒炭炮制后，蒽苷的含量明显减少，但鞣质含量变化不大，故大黄致泻作用减弱，而收敛作用相对增加。若煎煮时间过长，蒽苷被破坏殆尽，不但不能泻下，反而可导致便秘。但也有一些含鞣质药材经高温处理会影响疗效，如地榆炒炭若温度过高，其抑菌作用则大大降低，因此炮制时要掌握火候。

鞣质遇铁能发生化学反应，生成墨绿色的鞣质铁盐沉淀，影响中药的外观和内在品质，因而在炮制含鞣质成分的药物时，要求用竹刀切、钢刀切、木盆中洗，煎药时要用砂锅，都是为了避免鞣质与铁的反应。

五、炮制对含有机酸类药物的影响

有机酸类指分子结构中含有羧基的化合物。在植物的叶、根、果实中广泛分布，特别是未成熟的肉质果实内，通常果实愈接近成熟，其有机酸含量会逐渐减少。有机酸种类很多，常见的有脂肪族羧酸、芳香酸等。药材中常见的脂肪族羧酸有甲酸、乙酸、乳酸、草酸、琥珀酸、苹果酸、酒石酸、枸橼酸、抗坏血酸等；芳香族有机酸包括苯甲酸、咖啡酸、原儿茶酸、绿原酸、没食子酸等。有机酸对人体营养及生理活动都有重要作用。

有机酸在植物体内除少数以游离状态存在外，一般都与钾、钠、钙、镁、镍、钡等离子结合成盐类存在，有些与生物碱类结合成盐，脂肪酸多与甘油结合成酯或与高级醇结合成蜡，有些有机酸是挥发油与树脂的组成成分。

低分子的有机酸大多能溶于水，因此炮制此类药材过程中用水处理时宜采用少泡多润的方法，以防止有机酸类成分的损失。但如果植物含有较多可溶性的草酸盐，因其往往有毒（如酢浆草，动物食后可产生虚弱、抑制，甚至死亡），则可通过水处理将其除去。

加热炮制可使某些有机酸破坏。具有强烈酸性的有机酸对口腔、胃黏膜刺激性较大，因此，对含有此类有机酸的药材，宜进行加热处理，以适应临床需要。如山楂炒焦后，部分有机酸被破坏，酸性降低，从而减少了对胃肠道的刺激。有的药物经加热后，有机酸会发生质的变化。如咖啡经炒后，绿原酸被破坏，从而生成咖啡酸和奎宁酸，同时酒石酸、枸橼酸、苹果酸、草酸减少，而生成挥发性的乙酸、丙酸、丁酸、缬草酸。

六、炮制对含油脂类药物的影响

油脂的主要成分为长链脂肪酸的甘油酯，大多存在于植物的种子中，通常具有润肠通便或致泻等作用，有的作用峻烈，具有一定毒性。

NOTE

对于含毒性油脂的中药，炮制过程中，经加热、压榨除去部分油脂类成分，以免滑肠致泻或降低毒副作用，保证临床用药安全。如柏子仁制霜，减少部分脂肪油，降低或消除了滑肠作用；千金子去油制霜以减小毒性，使药力缓和；瓜蒌仁去油制霜以去除令人恶心、呕吐之弊，更适用于脾胃虚弱患者。巴豆油既是有效成分，又是有毒成分，则宜通过去油制霜，控制脂肪油含量。蓖麻子中含有脂肪油，具消肿拔毒、泻下通滞作用，但种子中含有毒蛋白，炒熟后可使毒蛋白变性，避免中毒。

七、炮制对含树脂类药物的影响

树脂是一类复杂的混合物，大多数是由萜类化合物在植物体内经氧化、聚合等作用而生成的，通常存在于植物组织的树脂道中。常与挥发油、树胶、有机酸等混合在一起，与挥发油共存的称油树脂（如松油脂），与树胶共存的称胶树脂（如阿魏），与芳香族有机酸共存的称香树脂（如安息香）。

树脂通常为无定型固体，表面微有光泽，质硬而脆，少数为半固体；不溶于水，也不吸水膨胀，易溶于乙醇、乙醚、三氯甲烷等大多数有机溶媒；加热软化，最后熔融，燃烧时有浓烟，并有特殊的香气或臭气。树脂具有防腐、祛痰、消炎、镇静、镇痛、解痉、活血、止血等作用。

炮制可增强某些含树脂类药物的疗效，如乳香、没药醋制后，能增强活血止痛作用。又如藤黄经高温处理后，抑菌作用增强。但有的树脂如果加热不当反而影响疗效，如乳香、没药中的树脂如炒制时温度过高，可促使树脂变性，反而会影响疗效。

八、炮制对含蛋白质、氨基酸类药物的影响

蛋白质是一类由氨基酸通过肽键结合而成的大分子胶体物质。蛋白质水解产生多肽类、氨基酸类，通常多肽类物质的活性很强，很多种氨基酸都是人体生命活动所不可缺少的。另外，酶也是蛋白质，是活性蛋白中最重要的一类。蛋白质多数可溶于水，生成胶体溶液，一般煮沸后由于蛋白质凝固，不再溶于水。纯净的氨基酸大多是无色结晶体，易溶于水。由于它们具有水溶性，故含有此类成分的药材不宜长期浸泡于水中，以免损失有效成分，影响疗效。

炮制时加热可使蛋白质凝固变性，大多数氨基酸遇热亦不稳定。因此，某些富含蛋白质、氨基酸类药效成分的药材以生用为宜，如雷丸、天花粉、蜂毒、蛇毒、蜂王浆等。一些含有毒性蛋白质的中药可通过加热处理，使毒性蛋白变性而降低或消除毒性，如半夏、巴豆、白扁豆、蓖麻子等。此外，对某些有效成分为苷类的药物，如黄芩、苦杏仁经沸水焯或煮，可破坏酶的活性，避免苷类有效成分被分解，进而保证药物疗效。

蛋白质加热处理以后，往往还能产生一些新的物质，而取得一定的治疗作用。如鸡蛋黄、黑大豆等经过干馏处理，能得到含氮的吡啶类、卟啉类衍生物而具有解毒、镇痉、止痒、抑菌、抗过敏等作用。

氨基酸还能在少量水分存在的条件下与还原糖发生化学反应，生成具有特异香味的环状化合物。如缬氨酸和糖能生成味香可口的褐色类黑素，亮氨酸和糖类能产生强烈的面包香味，麦芽、稻芽等炒后变香而具健脾消食作用可能与此有关。

蛋白质能与许多蛋白质沉淀剂（如鞣质、重金属盐等）产生沉淀，因此一般不宜和鞣质类

的药物一起加工炮制。酸碱度对蛋白质和氨基酸的稳定性、活性影响很大，加工炮制时也应根据药物性质妥善处理。

九、炮制对含糖类药物的影响

糖是多羟基醛或多羟基酮及其衍生物、聚合物的总称。糖类成分在自然界中分布极广，是植物细胞与组织的重要营养物质和支持物质。糖类在植物体内的存在种类很多，根据其能否水解和分子量的大小分为单糖、寡糖和多糖。随着研究的深入，中药含有的糖类成分及其衍生物的生物活性愈来愈引起人们的注意。如柿霜中的甘露糖，为治疗小儿口疮的良药；黄芪多糖、山茱萸多糖、茯苓多糖、香菇多糖等成分，表现出明显的提高机体免疫功能作用及较广泛的抗癌活性；近年有研究表明，麻黄多糖与麻黄的宣肺平喘作用具有一定相关性。

单糖及小分子寡糖易溶于水，在热水中溶解度更大。多糖难溶于水，但能被水解成寡糖、单糖。因此，在炮制含糖类成分的药物时，一般应尽量少用水处理，必须用水浸泡时要少泡多润，尤其要注意与水共同加热的处理。

糖与苷元可结合成苷，故一些含糖苷类药物在加热处理后，可分解出糖，如生地黄制成熟地后甜度增加，何首乌制后还原糖含量亦增加，都与糖类成分变化有关。

十、炮制对含无机化合物类药物的影响

无机成分大量存在于矿物、动植物化石和甲壳类药物中，在植物药中也含有较多的无机盐类，如钠、钾、钙、镁盐等，它们大多与组织细胞中的有机酸结合成盐而存在。

炮制矿物类药物通常采用煅烧或煅烧醋淬的方法，除了可改变其物理性状、使之易于粉碎、有利于有效成分溶出外，也有化学成分的改变，更利于药物在胃肠道的吸收，从而增强疗效。如磁石，主要成分为 Fe_3O_4，在水中溶解度极小，经火煅后用醋淬，可使其转变为易于吸收的 Fe^{2+} 离子，质地疏脆，易于粉碎。自然铜、礞石等也与之类似。某些含结晶水的矿物药，经煅制后失去结晶水而改变药效，如石膏、明矾、寒水石等。在加热炮制过程中，还可改变某些矿物药的化学成分，产生新的治疗作用。如炉甘石原来的主要成分为碳酸锌，煅后变为氧化锌，具有解毒、明目退翳、收湿止痒、敛疮的作用。

有的药物中所含无机成分在加热后可转化为有毒物质或增加有害物质，如朱砂受热会增加游离汞含量，雄黄经加热后可生成剧毒的 As_2O_3，故有"雄黄见火毒如砒"之说。故此类矿物药应避免受热。

总之，中药经过加工炮制处理，其所含各类成分主要通过水解、分解、氧化、置换、缩合等途径发生各种不同的变化，这些变化有些已被人们所了解，但多数还有待进一步深入研究。

NOTE

第五章　中药炮制的分类

中药炮制的分类，应反映中药炮制专业技术内在的有机联系，既要体现对传统炮制方法的继承，又要有利于用现代科学方法进行归纳和研究。因此，要求分类必须具有系统性、完整性和科学性，便于学习、掌握中药炮制的内容，有助于教学和指导生产。

第一节　古代炮制分类法

古代中药炮制的分类多见于历代本草著作的凡例、序论、专篇中。我国药学史上第一位总结炮制方法的医药学家梁代陶弘景在《本草经集注·序》"合药分剂料理法则"中，将中药炮制方法与药用部位结合起来进行论述。例如："凡汤中用完物皆擘破，干枣、栀子、瓜蒌之类是也；用细核物亦打破，山茱萸、五味子、蕤核、决明之类是也。"说明凡是果实种子类中药要打碎用。"凡用桂枝、厚朴、杜仲、秦皮、木兰辈，皆去削上虚软甲错处取里有味者秤之。"说明皮类药材要除去木栓层后入药用。这是现今最早的炮制方法的分类。至宋代《太平惠民和剂局方》，把炮制依据药物来源属性进行分类。明代陈嘉谟提出火制、水制、水火共制三类分类法；明代缪希雍将当时的炮制方法归纳为"雷公炮炙十七法"。近代在三类分类法的基础上增加修治、其他制法而成五类分类法。

一、雷公炮炙十七法

明代缪希雍在《炮炙大法》卷首把当时的炮制方法进行了归纳，云："按雷公炮炙法有十七：曰炮、曰爁、曰煿、曰炙、曰煨、曰炒、曰煅、曰炼、曰制、曰度、曰飞、曰伏、曰镑、曰摋、曰晒、曰曝、曰露是也，用者宜如法，各尽其宜。"这就是后世所说的"雷公炮炙十七法"，兹分述于后。

1.炮　即将药物包裹后烧熟或直接置高温下短时间急剧加热至发泡鼓起，药物表面变焦黑或焦黄色的一种火制方法。古代操作多为"裹物烧"，如《五十二病方》中的炮鸡是将鸡裹草涂泥后将鸡烧熟，是"裹物烧"，直至炮生为熟。现代的"炮"即用炒法将药物炒至微黑，如炮姜；或以高温砂炒至发泡，去砂取药，如炮甲珠等。

2.爁　《淮南子·览冥训》云："火爁而不灭。"《集韵》云："火焚也。"是对药物进行焚烧、烘烤之意。如《局方》云："骨碎补，爁去毛。"

3.煿　《玉篇》云："爆，落也，灼也，热也。"《说文》云："灼也，暴声。"《广韵》云："迫于火也。"徐铉云："火裂也。是以火烧物，使之干燥爆裂。"此法常用于具有硬壳果实类药材的炮制。

4. 炙　《说文》云："炮肉也，从肉在火上。"是将药物置火上烤黄、炒黄或用液体辅料拌润翻炒至一定程度的炮制方法。《五十二病方》之"炙蚕卵"及"炙梓叶"，是将药物置于近火处烤黄。张仲景用的炙阿胶同于"炒"。雷敩的"羊脂炙"是指涂辅料后再炒。《局方》的"炙"与"炒"区别不明显，如该书中"炒香"与"炙香"即无区别。现已基本统一，"炙"即药物加液体辅料后，用文火炒干，或边炒边加液体辅料，直至炒干。

5. 煨　陶弘景谓煨为"糖灰炮"，即将药物埋在尚有余烬的灰火中缓慢令熟的意思。现在已广泛采用的面裹煨、湿纸裹煨等，是在原法基础上的发展。

6. 炒　汉代以前"炒"法少见，多为"熬"法，只是使用的工具有所不同，但均是将药放入容器内置于火上加热，使之达到所需的程度。雷敩时代已有麸皮炒、米炒、酥炒、酒炒等加辅料炒法，宋代《局方》中记述的炒法更多，现在炒法已成为炮制操作中的一类主要方法。

7. 煅　古代又称为"燔""烧""炼"等，是将药物在火上煅烧的方法。多应用于矿物药与贝壳类药物的炮制，如云母、矾石的"烧"，张仲景的"炼"钟乳石实际上即是"煅"。有些药物煅后常配合液体辅料淬制，以利于溶解和粉碎，如醋淬自然铜。

8. 炼　是指将药物长时间用火烧制，其含义比较广泛，如炼丹、炼蜜等。

9. 制　《增韵》云："正也，御也，检也，造也。"为制药物之偏性，使之就范的泛称。通过制，能改变某些药物固有的性能。汉代即已应用姜制厚朴、蜜制乌头、酒制大黄、酥制皂荚等。可见制的方法较多，并随辅料、用量、温度、操作方法等不同而变化，常对不同药物作不同的处理。

10. 度　指度量药物大小、长短、厚薄、范围等。《五十二病方》中某些药物是以长度来计量的，如黄芩长三寸。杞本（地骨皮）长尺，大如指。随着历史的发展，后来逐步改用重量来计量。现在"度"多指衡量事物的发展过程及标准程度。如乌头、附子水漂至微有麻舌感为度，种子类药材炒至种皮爆裂、香气逸出为度，蜜炙药物炒至辅料渗入药材内部不粘手为度等。

11. 飞　指"研飞"或"水飞"。研飞为干磨，使成细粉，水飞为加水研磨，取其混悬液，干燥后可得极细粉末。如水飞朱砂、水飞炉甘石等。有时也指炼丹过程中的升华过程，即将几种矿物加热炼制，以取其化合后的升华物，如炼制升丹。

12. 伏　一般指的是"伏火"，即药物按一定程序于火中处理，经过一定时间的烧制，达到一定的要求。药物不同，伏火的要求亦不同，如伏龙肝，系指灶下黄土经长时间持续加热而成，其中氧化物较多，呈弱碱性，已非一般黄土。

13. 镑　是利用一种多刃的刀具，将坚韧的药物刮削成极薄的片，以利调剂和制剂，如镑檀香、牛角等，现代多用其他工具代替。

14. 㕮　打击、切割之意，使药材破碎。

15. 曒　即晒。如白居易诗中有"其西曒药台"的记载。

16. 曝　是指在强烈的阳光下暴晒。

17. 露　指药物不加遮盖地日夜暴露之，即所谓"日晒夜露"。如露乌贼骨、露胆南星。

上述十七法因历史的变迁，其内涵有的较难准确表达，但却可窥见明代以前中药炮制的大概状况。随着医药的发展，炮制方法不断增多并日趋完善，已远远超出了十七法的范围，但其对中药炮制的基本操作至今仍有一定的影响。

NOTE

二、三类分类法

明代陈嘉谟在《本草蒙筌》中说："凡药制造……火制四：有煅，有炮，有炙，有炒之不同；水制三：或渍，或泡，或洗之弗等；水火共制者：若蒸，若煮而有二焉，余外制虽多端，总不离此二者。"即以火制、水制、水火共制三类炮制方法为纲，统领各种中药的炮制，此种分类方法基本能反映出炮制的特色，但对饮片切制及切制前的洁净和软化处理等未能包括其中。

三、五类分类法

有人针对三类分类法的不足，总结归纳了五类分类法。五类分类法包括：修治、水制、火制、水火共制及其他制法。此种分类方法对炮制方法的概括较为全面。

四、药用部位分类法

《雷公炮炙论》将炮制方法散列于各药之后，无规律可循。至宋代《局方》，把炮制依据药物来源属性（金、石、草、木、水、火、果等）分类，但仍局限于本草学的范畴。

第二节　现代炮制分类法

近代根据中药炮制的工艺分为净制、切制和炮炙三大类，现代药典多采用这种新的三类分类法，一些工具书采用了药用部位分类法，教材多采用工艺与辅料相结合的分类法。

一、药典分类法

历版《中国药典》一部附录收载的"中药材炮炙通则""中草药炮制通则""药材炮制通则""炮制通则"中多采用以净制、切制、炮炙划分中药炮制方法的分类，各类项下有更具体的分类方法。该分类方法也称为药典三类分类法，其优点是系统而便于掌握，但炮炙类较庞杂，有些炮制方法放在此类不够准确。自 2010 年版起，《中国药典》增加了第四类方法，将燀、制霜、水飞、发芽、发酵原来列在炮炙类的方法单独划分在其他类里。

现行 2015 年版《中国药典》四部收载的"0213 炮制通则"依据中药炮制工艺的全过程，将其分为净制、切制、炮炙和其他四大类，其中净制包括挑选、筛选、风选、水选、剪、切、刮、削、剔除、酶法、剥离、挤压、燀、刷、擦、火燎、烫、撞、碾串等方法；切制项下明确指出，除鲜切和干切外，均须进行软化处理，其方法有：喷淋、抢水洗、浸泡、润、漂、蒸、煮等；炮炙包括炒、炙法、制炭、煅、蒸、煮、炖、煨；其他包括燀、制霜、水飞、发芽、发酵等。

二、药用部位分类法

全国中药饮片炮制规范及各省市制订的中药饮片炮制规范，大多以药用部位进行分类，即：根及根茎类、果实类、种子类、全草类、叶类、花类、皮类、藤木类、动物类、矿物类等，在各种药物项下再分述各种炮制方法。此种分类方法便于具体药物的查阅，但体现不出炮制工艺的系统性。

三、工艺与辅料相结合分类法

工艺与辅料相结合的分类方法是在三类、五类分类法的基础上发展起来的。它既继承了净制、切制和炮炙的基本内容，又对庞杂的炮炙内容，进一步分门别类。该法是突出炮制工艺的作用，以工艺为纲，以辅料为目的分类法。如分为炒、炙、煅、蒸、煮等，在炙法中再分为酒炙法、醋炙法、姜炙法、蜜炙法等。这种分类方法较好地体现了中药炮制工艺的系统性和条理性，又便于叙述辅料对药物所起的作用，一般多为教材所采用。

四、中药药性功效的分类法

依据中药药性功效，采用中药学的分类体系加以分类的方法，一般在论述中药炮制与临床疗效的著作和教材中经常采用，例如《医用中药饮片学》《临床中药炮制学》等。

第六章　中药炮制常用辅料

一、辅料的概念

中药炮制辅料是指中药炮制过程中，除主药以外所加入的具有辅助作用的附加物料。它对主药可起协调作用，或增强疗效，或降低毒性，或减少副作用，或影响主药的理化性质。中药炮制应用辅料的历史非常久远，大约可以追溯至春秋战国时期。由于辅料在药物炮制中的广泛使用，增加了中药临床应用的灵活性。药性与辅料之间有着密切联系，由于辅料品种及其性能和作用不同，在炮制药材时所起的作用也各不相同。中药炮制可根据中医临床辨证施治的用药要求和药物的性质，选择适宜的辅料炮制，使之充分地发挥药效并确保用药安全，达到辨证施治的用药目的，这是中医临床用药的重要特色。

中药炮制中常用的辅料种类较多，一般可分为液体辅料和固体辅料两大类。

二、液体辅料

1. 酒　传统名称有：酿、盎、醇、醨、酎、醴、醅、醑、醍、清酒、美酒、粳酒、有灰酒、无灰酒等。当前，用以制药的有黄酒、白酒两大类，主要成分为乙醇，同时含有酯类、有机酸类等物质。

古代用于中药炮制的酒为黄酒，黄酒为米、麦、黍等用曲酿制而成，含乙醇 15%～20%，尚含糖类、酯类、氨基酸、矿物质等。相对密度约为 0.98，一般为棕黄色透明液体，气味醇香特异。

白酒至元代始有应用。据《本草纲目》记载："烧酒非古法也，自元时始创其法。"并强调制药用的酒应为无灰酒，即制造时不加石灰的酒。白酒为米、麦、黍、薯类、高粱等用曲酿制并经蒸馏而成，含乙醇（50%～60%）和水，尚含有机酸类、糖类、酯类、氨基酸、醛类等成分。相对密度为 0.82～0.92，一般为无色澄明液体，气味醇香特异，且有较强的刺激性。因原料、酿造、加工、贮藏等条件不同，其名称、气味等可存在差异。

酒应透明，无沉淀或杂质，具有酒特有的芳香气味，不应有发酵、酸败或异味出现。含醇量应符合标示浓度，甲醇量 ≤ 0.04g/100mL，杂醇油 ≤ 0.20g/100mL，二氧化硫残留量 ≤ 0.05g/kg。黄曲霉素 B_1 ≤ 5μg/kg，细菌总数 ≤ 50 个 / 毫升，大肠菌群 ≤ 3 个 /100 毫升。凡发酵、酸败及不符合质量标准规定的，不得供中药炮制用。

酒性大热，味甘、辛。能活血通络，祛风散寒，行药势，矫味矫臭。如生物碱及盐类、苷类、鞣质、有机酸、挥发油、树脂、糖类及部分色素（叶绿素、叶黄素）等皆易溶于酒。此外，还能提高某些无机成分的溶解度，如酒可以和植物体内的一些无机成分（$MgCl_2$、$CaCl_2$等）形成结晶状的分子化合物，称结晶醇，结晶醇易溶于水，故可提高其溶解度。药物经酒制后，有助于有效成分的溶出而增加疗效。动物的腥膻气味为三甲胺、氨基戊醛类等成分，酒制时此类成分可随酒挥发而除去。酒中含有酯类等醇香物质，可以矫味矫臭。浸药多用白酒，炙药用黄酒。

酒多用作炙、蒸、煮等辅料，常用酒制的药物有黄芩、黄连、大黄、白芍、续断、当归、白花蛇、乌梢蛇等。

2. 醋 古称酢、醯、苦酒，习称米醋。古代传统的酒多为甜酒、浊酒，由于含醇浓度低，易酸败成醋，具有苦味，故醋又称苦酒。醋有米醋、麦醋、曲醋、化学醋等多种，《本草纲目》指出，制药用醋"惟米醋二三年者入药"。炮制用醋为食用醋（米醋或其他发酵醋），化学合成品（醋精）不应使用。醋长时间存放者，称为"陈醋"，陈醋用于药物炮制佳。

醋是以米、麦、高粱以及酒糟等酿制而成。主要成分为醋酸（占4%～6%）、水，尚有维生素类、高级醇类、有机酸类、醛类、还原糖类、浸膏质、灰分等。

醋应澄明，不浑浊，无悬浮物及沉淀物，无霉花浮膜，无"醋鳗""醋虱"，具醋特异气味，无其他不良气味与异味。总酸量不得低于3.5%。不得检出游离酸，严禁用硫酸、硝酸、盐酸等矿酸来配制"食醋"。

醋味酸、苦，性温。具有引药入肝、理气、止血、行水、消肿、解毒、散瘀止痛、矫味矫臭等作用。同时，醋具酸性，能与药物中所含的游离生物碱等成分结合成盐，从而增加其溶解度而易煎出有效成分，提高疗效。醋能使大戟、芫花等药物毒性降低而有解毒作用。醋能和具腥膻气味的三甲胺类成分结合成盐而无臭气，故可除去药物的腥臭气味。此外醋还具有杀菌防腐作用。

醋多用作炙、蒸、煮等辅料，常用醋制的药物有延胡索、甘遂、商陆、大戟、芫花、莪术、香附、柴胡等。

3. 蜂蜜 为蜜蜂科中华蜜蜂等采集花粉酿制而成，品种比较复杂，以枣花蜜、山白蜜、荔枝蜜等质量为佳，荞麦蜜色深有异臭，质差。蜂蜜因蜂种、蜜源、环境等不同，其化学组成差异较大。主要成分为果糖、葡萄糖（两者约占蜂蜜的70%），水分；尚含少量蔗糖、麦芽糖、有机酸、含氧化合物、酶类、氨基酸、维生素、矿物质等成分。

蜂蜜的色泽、香气差异决定于生蜜的花粉来源，可借助显微镜观察花粉粒的形状进行鉴定。蜂蜜的品种根据地区、季节、采集的花粉来源分为山白蜜、枣花蜜、刺槐蜜、菜花蜜、荞麦蜜、荆花蜜、桉树蜜等。除非经过特殊训练的蜂能采得专门的蜂蜜外，一般多为混合蜜。但应注意，采自石楠科植物或杜鹃花、乌头花、夹竹桃花、光柄山月桂花、山海棠花、雷公藤花等有毒植物花粉的蜜是有毒的，服后有昏睡、恶心和腹痛等症状，也有中毒死亡的报道。中毒多数来自有毒植物的花粉、肉毒孢子体。据报道，1-萘基-甲基甲氨酸酯也是蜂蜜中的毒性成分。

蜂蜜应是半透明、具有光泽而浓稠的液体，白色、淡黄色或黄褐色，久贮或遇冷则渐有白色颗粒结晶析出。气芳香，味极甜，不得有不良的异味。室温（25℃）时相对密度应在1.349以上。不得有淀粉和糊精。水分不得超过24.0%，蔗糖和麦芽糖分别不得过5.0%，如果超过限量说明蜂蜜是经过饲食蔗糖的产品，或掺入蔗糖的产品。含果糖和葡萄糖的总量不得少于60.0%，二者含量比值不得小于1.0。酸度：按《中国药典》要求，采用氢氧化钠滴定液滴定，应显粉红色，10秒钟内不消失。5-羟甲基糠醛：采用高效液相色谱法测定，含5-羟甲基糠醛不得过0.004%。在使用中注意个别蜜源花粉有毒，防止中毒事故的发生。

蜂蜜生则性凉，故能清热；熟则性温，故能补中；以其甘而平和，故能解毒；柔而濡泽，故能润燥；缓可去急，故能止痛；气味香甜，故能矫味矫臭；不冷不燥，得中和之气，故十二脏腑之病，无不宜之。因而认为蜂蜜有调和药性的作用。

中药炮制常用的是熟蜜，即将生蜜加适量水煮沸，滤过，去沫及杂质，稍浓缩而成。用熟蜜炮制药物，能与药物起协同作用，增强药物疗效或起解毒、缓和药物性能、矫味矫臭等作用。

蜂蜜春夏易发酵、易起泡沫而溢出或挤破容器，可加少许生姜片，盖严，能起一定的预防作用。或低温贮存，防止发酵。蜂蜜易吸附外界气味，不宜存放在腥臭气源附近，以免污染。蜂蜜不得用金属容器贮藏，因为铁与蜂蜜中的糖类化合物作用，锌与蜂蜜中的有机酸作用，均可生成有毒物质。

常用蜂蜜炮制的药物有甘草、麻黄、紫菀、百部、马兜铃、白前、枇杷叶、款冬花、百合、桂枝等。

4. 食盐水　食盐为无色透明的等轴系结晶或白色结晶性粉末。食盐水为食盐加适量水溶化，经过滤而得的无色、味咸的澄明液体。主要成分为氯化钠和水，尚含少量的氯化镁、硫酸镁、硫酸钙、硫酸钠、氯化钾、碘化钠及其他不溶物质等成分。食盐应为白色，味咸，无可见的外来杂物，无苦味、涩味，无异臭。氯化钠含量 $\geq 96\%$，硫酸盐（以 SO_4^{2-} 计）$\leq 2\%$，镁 $\leq 2\%$，钡 $\leq 20mg/kg$，氟 $\leq 5mg/kg$，砷 $\leq 0.5mg/kg$，铅 $\leq 1mg/kg$。

食盐味咸，性寒。能强筋骨，软坚散结，清热，凉血，解毒，防腐，并能矫味。药物经食盐水制后，能引药下行，缓和药物的性能，增强药物的疗效，并能矫味、防腐等。

常以食盐水炮制的药物有知母、黄柏、杜仲、巴戟天、小茴香、橘核、车前子、砂仁、菟丝子、补骨脂、益智仁、泽泻、沙苑子等。

5. 生姜汁　为姜科植物鲜姜的根茎，经捣碎取的汁；或用干姜，加适量水共煎去渣而得的黄白色液体。姜汁有香气，其主要成分为挥发油、姜辣素（姜烯酮、姜酮、姜萜酮混合物），另外尚含有多种氨基酸、淀粉及树脂状物。

生姜味辛，性温。升腾发散而走表，能发表，散寒，温中，止呕，开痰，解毒。药物经姜汁制后能抑制其寒性，增强疗效，降低毒性。常以姜汁制的药物有厚朴、竹茹、草果、半夏、黄连等。

6. 甘草汁　为甘草饮片水煎去渣而得的黄棕色至深棕色的液体。甘草主要成分为甘草甜素及甘草苷、还原糖、淀粉及胶类物质等。

甘草味甘，性平。具补脾益气、清热解毒、祛痰止咳、缓急止痛作用。药物经甘草汁制后能缓和药性，降低毒性。早在《神农本草经》中就有甘草"解毒"的记载。实验证明，甘草对药物中毒、食物中毒、体内代谢物中毒及细菌毒素都有一定的解毒作用。如能解苦楝皮、丁公藤、山豆根的毒，对抗癌药喜树碱、农吉利有解毒增效作用，能解毒蕈中毒，还能降低链霉素、呋喃坦啶的毒副作用。其解毒机理一般认为与甘草甜素在体内的代谢有关，甘草甜素水解后生成甘草次酸和葡萄糖醛酸，后者可与有羟基或羧基的毒物生成在体内不易吸收的产物，分解物从尿中排出。此外，甘草甜素还具有肾上腺皮质激素样的作用，能增强肝脏的解毒功能。实验结果表明，甘草甜素的解毒作用比单纯的葡萄糖醛酸强，因此可能是上述几方面的综合作用。甘草苷系表面活性剂，能增加其他不溶于水物质的溶解度。中医处方中常用甘草为药引，调和诸药，在炮制和煎煮过程中亦起到增溶的作用。

常以甘草汁制的药物有远志、半夏、吴茱萸、附子等。

7. 黑豆汁 为大豆的黑色种子，加适量水煮熬去渣而得的黑色混浊液体。黑豆含蛋白质、脂肪、维生素、色素、淀粉等物质。

黑豆味甘，性平。能活血，利水，祛风，解毒，滋补肝肾。药物经黑豆汁制后能增强药物的疗效，降低药物毒性或副作用等。

常以黑豆汁制的药物有何首乌等。

8. 米泔水 为淘米时第二次滤出的灰白色混浊液体，其中含少量淀粉和维生素等。因易酸败发酵，应临用时收集。

米泔水味甘，性凉，无毒。能益气，除烦，止渴，解毒。米泔水对油脂有吸附作用，常用来浸泡含油质较多的药物，以除去部分油质，降低药物辛辣之性，增强补脾和中的作用。

常以米泔水制的药物有苍术、白术等。

目前因米泔水不易收集，大生产也有用 2kg 米粉加水 100kg，充分搅拌代替米泔水用者。

9. 胆汁 系牛、猪、羊的新鲜胆汁，为绿褐色、微透明的液体，略有黏性，有特异腥臭气，主要成分为胆酸钠、胆色素、黏蛋白、脂类及无机盐类等。

胆汁味苦，性大寒。能清肝明目，利胆通肠，解毒消肿，润燥。与药物共制后，能降低药物的毒性或燥性，增强疗效。主要用于制备胆南星。

10. 麻油 为胡麻科植物脂麻的干燥成熟种子，经冷压或热压法制得的植物油。主要成分为：油酸约 50%，亚油酸约 38%，软脂酸约 8%，硬脂酸约 5% 及芝麻素、芝麻酚等。

麻油味甘，性微寒。具润燥通便，解毒生肌的作用。中药炮制常用于某些具腥臭气味的动物类或质地坚硬或有毒的药物。与药物共制后，使其质地酥脆，利于粉碎和成分的溶出，并可降低药物的毒性和矫味矫臭。中药炮制用油应符合食用要求，凡混入杂质或酸败变质者不可用。

常用麻油炮制的药物有蛤蚧、马钱子、三七及动物骨类等。

中药炮制中还有用到其他液体辅料的，主要有吴茱萸汁、白萝卜汁、羊脂油、鳖血、山羊血、石灰水及其他药汁等。可根据中医临床的用药要求而选用。

三、固体辅料

1. 稻米 为禾本科植物稻的种仁。主要成分为淀粉、蛋白质、脂肪，尚含维生素、有机酸、矿物质及糖类。

稻米味甘，性平。能补中益气，健脾和胃，除烦止渴，止泻痢。与药物共制，可增强药物疗效，降低刺激性和毒性。中药炮制多选用大米或糯米。

常用米制的药物有党参、斑蝥、红娘子等。

2. 麦麸 为禾本科植物小麦经磨粉过筛后的种皮，呈淡黄色或褐黄色的皮状颗粒。质较轻，具特殊麦香气。主要成分为淀粉、蛋白质、脂肪、糖类、粗纤维及维生素、酶类、谷甾醇等。

麦麸味甘、淡，性平。能和中益脾。与药物共制能缓和药物的燥性，增强疗效，除去药物不良气味，使药物色泽均匀一致。麦麸还能吸附油质，亦可作为煨制的辅料。麦麸经用蜂蜜或红糖制过者则称蜜麸或糖麸。

NOTE

常以麦麸制的药物有枳壳、枳实、僵蚕、苍术、白术等。

3. 白矾　又称明矾，为三方晶系明矾矿石经提炼而成的不规则的块状结晶体，无色，透明或半透明，有玻璃样色泽，质硬脆易碎，味微酸而涩，易溶于水，主要成分为含水硫酸铝钾。

白矾味酸，性寒。能解毒，祛痰杀虫，收敛燥湿，防腐。与药物共制后，可防止腐烂，降低毒性，增强疗效。

常以白矾制的药物有半夏、天南星等。

4. 豆腐　豆腐为大豆种子粉碎后经特殊加工制成的乳白色固体，主含蛋白质、维生素、淀粉等物质。

豆腐味甘，性凉。能益气和中，生津润燥，清热解毒。豆腐具有较强的沉淀与吸附作用，与药物共制后可降低药物毒性，去除污物。

常与豆腐共制的药物有藤黄、珍珠（花珠）、硫黄等。

5. 土　中药炮制常用的是灶心土（伏龙肝），也可用黄土、赤石脂等。灶心土呈焦土状，黑褐色，有烟熏气味。主含硅酸盐、钙盐及多种碱性氧化物。

灶心土味辛，性温。能温中和胃，止血，止呕，涩肠止泻等。与药物共制后可降低药物的刺激性，增强药物疗效。

常以土制的药物有白术、当归、山药。

6. 蛤粉　为帘蛤科动物文蛤、青蛤等的贝壳，经煅制粉碎后的灰白色粉末。主要成分为氧化钙等。

蛤粉味咸，性寒。能清热，利湿，化痰，软坚。与药物共制可除去药物的腥味，增强疗效。

常用蛤粉烫制阿胶。

7. 滑石粉　为单斜晶系鳞片状或斜方柱状的硅酸盐类矿物滑石经精选净化、粉碎、干燥而制得的细粉。本品为白色或类白色、微细、无砂性的粉末，手摸有滑腻感。

滑石粉味甘，性寒。能利尿，清热，解暑。中药炮制常用滑石粉作中间传热体拌炒药物，可使药物受热均匀。

常用滑石粉烫炒的药物有刺猬皮、鱼鳔胶等。

8. 河砂　中药炮制用河砂，应筛选粒度均匀适中的河砂，经去净泥土、杂质后，晒干备用。主要成分为二氧化硅。一般多用"油砂"，即取干净、粒度均匀的河砂，加热至烫后，再加入1%～2%的植物油，翻炒至油烟散尽，河砂呈油亮光泽时，取出备用。应用河砂作为中药炮制的辅料，主要是作中间传热体，利用其温度高、传热快的特点，使质地坚韧的药物质地酥脆，或使药物膨大鼓起，便于粉碎和利于有效成分的溶出。此外，还可利用河砂温度高，破坏部分毒副作用成分而降低药物的毒副作用，去除非药用部位及矫味矫臭等。

常以砂烫炒的药物有穿山甲、骨碎补、狗脊、龟甲、鳖甲、马钱子等。

9. 朱砂　为三方晶系硫化物类矿物辰砂，主要成分为硫化汞。中药炮制用的朱砂，系经研磨或水飞后的洁净细粉。

朱砂味甘，性微寒。具有镇惊、安神、解毒等功效。

常用朱砂拌制的药材有麦冬、茯苓、茯神、远志等。

其他固体辅料还有用到面粉、吸油纸等。可根据药物的特殊性质和用药要求而选用。

第七章　中药饮片的包装贮藏与质量控制

第一节　中药饮片的包装

中药饮片的包装包括两方面内容：一是指包装饮片的容器、材料及辅助物品，即通常所说的"药包材"；二是指将中药饮片通过机械或人工方式将一定量的中药饮片装入符合药用规定的包装材料内并封口，同时进行包装标识的操作过程。

包装可以保护饮片不受外界的空气、水分、光照、异物、微生物或昆虫影响和侵袭，有效避免饮片因发霉、虫蛀、变色、变味、粘连、挥发、泛油、风化、潮解等所致损失，保证饮片质量。包装可以方便饮片流通环节的贮、运、调、销等操作，其装卸、盘点、码垛、发货、收货、转运、销售计数等更为方便；另外毒性饮片和直接口服饮片包装上有明显的专门标志，可以有效防止与常规饮片的混杂。对中药饮片进行包装后可以改变人们对以往饮片黑大粗的负面印象，尤其是一些知名品牌企业产品及鹿茸等贵细饮片的精美包装，更能美化饮片、吸引顾客，有利于提高饮片附加值。

一、饮片包装的要求

1. 质量合格的饮片才能进行包装　包装前的饮片质量检验合格后，才能进行下一步包装操作。

2. 应选用与饮片性质相适应及符合质量要求的包装材料和容器　作为药品的一部分，药包材本身的质量、安全性、使用性能以及药包材与药物之间的相容性对药品质量有着十分重要的影响。饮片包装材料应使用经国家食品药品监督管理部门批准的、符合生产质量规范的药包材，药包材在所包装药物的有效期内应保证质量稳定。药包材的原料应经过物理、化学性能和生物安全评估，应具有一定的机械强度、化学性质稳定、对人体无生物学意义上的毒害。其具体要求如下：

（1）保护性　具有一定机械强度，能抗冲击、抗压缩、抗破裂，还应具有防潮性、气体阻隔性、遮光性、保香性、耐高温性、耐光性、抗寒性、抗化学腐蚀性、耐老化性等。

（2）安全性　药包材不含有害物质及毒性添加剂，不产生杂质。

（3）非反应性　不与内装饮片发生反应，不污染所包装的饮片，不改变包装饮片本身的气味。

（4）作业性　能承受机械化加工处理，印刷性、着色性好。

（5）简便性　易开封。

（6）**商品性**　透明、光泽度好。

（7）**易废弃性**　体积减小，环保性好。

（8）**经济实惠性**　生产效率高、包装基材成本低等。

药包材的生产条件应与所包装饮片的生产条件相适应。直接口服中药饮片的包装材料还必须符合微生物限量的卫生学指标要求，其包装过程也应在洁净车间内完成。

3. 饮片的包装必须印或贴有标签，注明相关内容　标签须注明品名、规格、产地、生产企业、产品批号、生产日期。实施批准文号管理的中药饮片还必须注明批准文号。一些单剂量小包装饮片还要求进行色标管理，即按剂量差异采用不同颜色的标签，以避免混杂，方便调剂。此外，毒性中药饮片的包装必须要有明显的规定标志，防止与其他饮片混杂。

4. 饮片包装必须严格按相关生产规程进行　要求封口严密、装量准确、标签清晰、码放整齐等。

二、饮片包装的程序

按照先内包装，后外包装的程序进行，常在不同控制级别的生产区域进行。

（一）内包装

内包装系指直接盛装饮片，与饮片接触的包装。内包装应能保证药品在生产、运输、贮藏及使用过程中的质量，并便于医疗使用。药品内包装材料、容器的更改，应根据所选用药包材的材质，做稳定性试验，考察药包材与饮片的相容性。常用饮片内包装材料有塑料类，如药用低密度聚乙烯、药用高密度聚乙烯、聚丙烯，牛皮纸袋、复合膜、滤纸袋、纱布袋、无纺布、玻璃、铝箔，也可以由两种或两种以上的材料复合或组合而成（如铝塑膜等）。

（二）外包装

外包装系指内包装以外的包装，按由里向外分为中包装和大包装。外包装应根据饮片的特性选用不易破损的包装，以保证药品在运输、贮藏、使用过程中的质量。常用的外包装材料有塑料编织袋、纸箱、木箱、布袋、木桶等。

三、饮片包装方法

1. 称量包装法　以重量法计量最小包装单位，可以手工或机械操作，采用净重或加内包材的毛重称量方法。

（1）**净重称量包装**　这种称量包装是将饮片先用秤称过，然后充填到包装中。该法装量精确，误差小。生产上多采用机械称量。机械称量的原理是：装有饮片的物料斗，向下流入一个可连续称量的计量斗，当达到规定重量时，物料饮片通过落斗装入包装容器。称量包装采用机械装置、光电管、限位开关等控制达到规定重量。适用于流动性能好，密度均匀，颗粒状的饮片包装。机械称量速度快，效率高。有些不适宜用机械称量的可采用人工称量，但速度慢，效率低。

（2）**毛重称量包装**　即将饮片先装入内包材，然后再进行称量。这种包装的形式有时因为包装容器的质量差异，而使装量准确性不够。该方法简单，包装设备价格低，操作容易。对于具有黏性的饮片、容易污染或体积松泡、比重较低的饮片，应尽量减少包装容器的质量差异。

2. 容积充填包装法　是利用容积法计量饮片的最小包装单位的包装方法。适用于颗粒性、密度均匀的饮片包装。所用的包装机械充填的速度高，但充填精度依赖于所包装的物料。机械化操作的设备根据原理可分为两类，一是控制饮片物料流量或时间的设备；二是利用计量容器量取一定体积的物料进行充填的设备。

（1）控制饮片物料流量或时间　利用机械设备如螺旋充填机，可以获得较高的充填精度，保证每一个包装容器充填定量的饮片。还可以利用计时振动充填饮片物料，充填的数量由振动时间来控制，将定量饮片直接充填于容器中。

（2）利用真空充填饮片物料　计量容器量取的设备，多采用真空充填物料的方法。充填饮片物料时使包装容器保持真空，利用重力进物料，物料与容器无空气存在，减少了所谓的"桥空"现象（物料相互支撑形成的拱状），充填饮片物料的精度高、速度快。

四、饮片包装设备

（一）饮片内包装设备

1. 薄膜封口机　通过电加热元件，使塑料类包装材料热熔而封口。分为脚踏式封口机和履带式封口机，适用于各种类别和规格的饮片包装，是最常用的封口机械。封口处可压印生产批号等文字。

2. 落地式真空包装机　适用于整枝的人参、鹿茸等贵重饮片的包装。排出了空气，通常还封入干燥剂或抗氧化剂，可以有效地延长饮片贮藏时间，保证饮片质量。

3. 半自动托盘式包装机　将称好剂量的饮片加入连接到传送带的一个个托盘上，机器再依次将各个托盘中的饮片翻倒进包装袋中封装。适用于各种类型的单剂量小包装饮片。

4. 自动颗粒包装机　一般采用容量计量法，适用于流动性强、颗粒均匀的种子类饮片的包装，如酸枣仁、决明子、莱菔子、蛇床子、麦芽等。

5. 自动粉剂包装机　适用于蒲黄、白矾、玄明粉、滑石粉、三七粉等流动性一般或很差的粉末类饮片的软袋包装。分为通用型自动粉剂包装机和抽真空式散粉充填机。

6. 袋泡茶包装机　适用于三七粉等直接口服的饮片及葶苈子、沙苑子等细小种子类饮片的包装，以免这类饮片在煎煮时糊化粘锅，便于调剂、服用，该设备更适用于中药饮片类保健茶的包装。

7. 组合称量全自动包装机组　该设备主要由多头电脑组合秤、Z 型物料输送机、振动喂料机、电子秤平台、自动包装、成品输送等部件组成，采用微电脑控制，经数学组合计算，从多个称重斗中组合出许多个合格组合，然后从中挑选出与目标重量最为接近的组合，再进行自动包装过程。该系统计量精度高、量程广，包装效率高，是应用日益广泛的新型包装设备。适用于流水线中松散无黏性的各种饮片的包装。

（二）饮片外包装设备

1. 手提电动封包机　适用于使用麻袋、编织袋、牛皮纸袋等饮片大包装的封包操作。

2. 半自动捆扎打包机　以聚乙烯塑料带为捆扎材料，适用于麻袋、编织袋、牛皮纸袋、纸箱、木箱等外包装的捆扎打包操作。

五、小包装中药饮片

小包装中药饮片是根据临床常用剂量作为包装量，用一定的包装材料封装，无需称量、直

NOTE

接可以调剂的一种新型中药饮片包装方式。国家中医药管理局于 2008 年颁布了《小包装中药饮片医疗机构应用指南》，推广使用小包装中药饮片，有利于保证中药饮片处方的用量准确，提高调剂效率，促进中药饮片质量的提高，改善饮片调剂的工作环境，减少药材资源的浪费，提高医疗机构的中药饮片管理水平，并有利于促进中药饮片生产的规范化、标准化和品牌化。

第二节　中药饮片的质量控制

炮制品的质量直接影响中医临床用药的安全、有效，因此，炮制品的质量至关重要。对中药饮片的质量控制，是一项系统工程，贯穿整个中药炮制生产的始终。除了重视饮片的生产过程外，还要重视药材的基原、产地、种植、采收、产地加工、贮存保管等环节。以往对炮制品的质量控制，多侧重于对炮制完成后结果的控制检查，现在对饮片生产企业推行 GMP 规范即是加强对饮片生产的过程质量控制，也就是从药材来源开始的原药材质量控制，到炮制生产中各环节、中间品的质量控制，到炮制结束的饮片质量检查，进而到饮片贮存保管质量控制、流通中的质量检查等全过程的控制。

中药饮片与中药材一样，检查项目包括："性状""鉴别""检查""浸出物测定""含量测定"等。检查项目的设定主要针对饮片的"安全性"和"有效性"进行控制。"安全性"项目的检查，主要从饮片纯净度、有害物质限量检查和有毒物质含量上予以控制，如纯净程度上检查的内容包括：净度、灰分、酸不溶性灰分、水分等。有害物质检查的内容包括：有机氯、磷等农药残留，重金属和砷盐检查，二氧化硫残留量的检查，黄曲霉毒素检查，卫生学检查等。有毒物质检查是指对饮片所含毒性成分的含量测定。对于"有效性"的质量要求，主要从浸出物含量、有效成分的含量测定、多成分指纹图谱上予以控制。以上项目是饮片质量要求的核心内容。

中药材经过加工炮制成为中药饮片，二者的质量要求有相同的部分，但炮制后的饮片体现出形、色、气、味及所含化学成分等的变化。

现代检测仪器和检测技术的发展，如：液相色谱 – 串联质谱法、分子生物学检测技术、高效液相色谱 – 电感耦合等离子体质谱法等的应用，以及对照药材、对照提取物等检测技术的应用，使饮片的质量控制也逐步规范化、科学化和现代化。质量要求内容已由传统的以外观、经验检查为主，发展为以多成分、多指标控制饮片内在质量的现代质量控制与传统性状质量控制的结合。

一、净度

净度是指中药炮制品的纯净程度，即对杂质的限量要求。可以用饮片含杂质及非药用部位所占重量比的百分数来表示。炮制品的净度要求是：不应该含有泥沙、灰屑、霉烂品、虫蛀品、杂物及非药用部位等。非药用部位主要是果实种子类药材的皮壳及核，根茎类药材的芦头，皮类药材的栓皮，动物类药材的头、足、翅，矿物类药材的夹杂物等。国家中医药管理局颁布的《中药饮片质量标准通则（试行）》中规定：果实种子类、全草类、树脂类含药屑、杂质不得过 3%；根类、根茎类、叶类、花类、藤木类、皮类、动物类、矿物类及菌藻类等含药屑、杂质不得过 2%。炒制品中的炒黄品、米炒品等含药屑、杂质不得过 1%；炒焦品、麸炒品等含药屑、杂质不得过 2%；炒炭品、土炒品等含药屑、杂质不得过 3%；炙品中酒炙品、醋炙品、盐炙品、姜炙品、米泔炙品等含药屑、杂质不得过 1%；药汁煮品、豆腐煮品、煅制品等含药屑、杂质不得过 2%；发酵制品、发芽制品等含药屑、杂质不得过 1%；煨制品含药屑、杂质不得过 3%。检查方法：取定量样品，拣出杂质，草类、细小种子类过三号筛，其他类过二号筛。药屑、杂质合并称量计算。

除另有规定外，《中国药典》2015 年版规定饮片药屑杂质通常不得过 3%。

二、片型及破碎度

（一）片型

片型是饮片的外观形状，根据需要可切成薄片、厚片，或为了美观而切成瓜子片、柳叶片和马蹄片。无论哪种片型都要符合《中国药典》一部及《全国中药炮制规范》的规定。切制后的饮片应均匀、整齐，色泽鲜明，表面光洁，无污染，无泛油，无整体，无枝梗，无连刀、掉边、翘边等。《中药饮片质量标准通则（试行）》规定：异形片不得超过 10%；极薄片不得超过该片标准厚度 0.5mm；薄片、厚片、丝、块不得超过该片标准厚度 1mm；段不得超过该标准厚度 2mm。

（二）破碎度

一些药物不宜切制饮片，或有临床上的特殊需要，或为了更好地保留有效成分，经净制处理后，用人工或机器直接破碎成不同规格的颗粒，颗粒的大小就是破碎度。颗粒饮片可以用粉碎机不加筛底或用粗筛子，也可以用特制的破碎机来制备。颗粒饮片也是饮片改革的一个方向，它利用现代炮制设备一步获得体积大小适中的饮片，减少了加工环节，可以避免常规饮片切制药材软化时有效成分的流失，实现了饮片质量的均一性。颗粒饮片应粒度均匀，无杂质，粉末的分等符合《中国药典》的要求。

三、色泽

中药饮片都有固有的颜色光泽，若加工不当，或贮存不当均可引起颜色光泽的变化，从而影响药品的质量。饮片的颜色光泽分为生饮片和熟饮片，生品有其固有的色泽，如花类药材的红花、款冬花、菊花，叶类药材侧柏叶、荷叶、大青叶等一旦颜色褪去，说明是日晒或暴露过久，或贮存过久，其药效自然也会降低。有些药材经切制后表面有菊花心、车轮纹等，利于鉴别，如黄芪、青风藤等。熟片则是炮制后的饮片。有些熟片是炮制后比原来颜色加深，有的是改变了原来的颜色，如熟地黄，则以乌黑光亮者为佳。甘草生品黄色，蜜炙以后则变为老黄色。炭药则均变为黑色或黑褐色。药材软化切制的过程也会影响饮片的色泽，如黄芩冷浸后变绿，蒸则保持原色。槟榔、白芍软化切制后如暴晒会使鞣质氧化聚合而变为红色，即所谓槟榔、芍药泛红。从中药饮片的色泽可以明显看出其质量的好坏，关于炮制品的色泽要求，《中药饮片质量标准通则（试行）》规定，各炮制品的色泽除应符合该品种的标准外，各炮制品的色泽要均匀，炒黄品、麸炒品、土炒品、蜜炙品、酒炙品、醋炙品、盐炙品、油炙品、姜汁炙品、米泔水炙品、烫制品等含生片、糊片不得超过 2%；炒焦品含生片、糊片不得超过 3%；炒炭品含生片和完全炭化者不得超过 5%；蒸制品应色泽黑润，内无生心，含未蒸透者不得超

NOTE

过 3%；煮制品含未煮透者不得超过 2%，有毒药材应煮透；煨制品含未煨透者及糊片不得超过 5%；煅制品含未煅透及灰化者不得超过 3%。

四、气味

中药及其炮制品均有其固有的气味，这也是体现中药饮片质量的一个重要因素。一些芳香类中药都有浓烈的香气，如含挥发油类中药，当归、薄荷、独活等，在干燥或贮存过程中也要密切观察挥发油的存逸。但有些有异味的中药则须用炮制的方法除去异味，如马兜铃的异味可致呕，经蜜炙后可以缓和。动物类药材多数有腥臭味，需炮制后加以矫正，如僵蚕、蕲蛇、九香虫等。有些药物需加辅料炙，炙后除了具有原来药物的气味外，还具有辅料的气味，如酒炙、醋炙、盐炙、蜜炙、姜炙等。

五、水分

水分是控制中药材及其炮制品质量的一个基本指标。炮制品中含水过多时容易造成发霉变质、虫蛀等，严重者可使有效成分分解、酶解，从而降低其疗效。同时由于含水量过多也减少了配方的实际用量。含水量过少也会影响饮片的质量，如胶类药材或饮片，含水少时可造成干裂，而成碎块。所以，控制炮制品中的水分，对于保证炮制品的质量和贮存保管都有重要的意义。按炮制方法及各药物的具体性状，一般炮制品的水分含量宜控制在 7%～13%。各类炮制品的含水量，《中药饮片质量标准通则（试行）》中规定：蜜炙品不得超过 15%；酒炙品、醋炙品、盐炙品、姜汁炙品、米泔水炙品、蒸制品、煮制品、发芽制品、发酵制品均不得超过 13%；烫制后醋淬制品不得超过 10%。含水量的测定可以采用烘干法、甲苯法、减压干燥法、气相色谱法等。

六、灰分

灰分是将药材或饮片在高温下炽灼、灰化至恒重，所剩残留物的重量百分数。将干净而又无任何杂质的合格饮片高温炽灼，所得之灰分的重量百分数称为"生理灰分"。如果在总灰分中加入稀盐酸滤过，将残渣再炽灼至恒重，所得灰分的重量百分数为"酸不溶性灰分"。"总灰分"和"酸不溶性灰分"在检测饮片的质量，特别是纯净度方面是极其有效的指标。饮片质量稳定时这两者都在一定范围之内。如水蛭总灰分不得过 8.0%，酸不溶性灰分不得过 2.0%；滑石粉烫后总灰分不得过 10.0%，酸不溶性灰分不得过 3.0%。

"酸不溶性灰分"多数是无机类的泥沙、酸不溶性盐类、重金属盐类，此外，炮制时砂烫、滑石粉烫、蛤粉烫和土炒等炮制辅料也可引入。

七、浸出物

对于那些有效成分尚不完全清楚或没有准确定量方法的饮片，可以用浸出物的含量作为指标，用以表示饮片可溶于此种溶剂的成分总量，来衡量饮片的质量。

根据饮片中主要成分的性质，可选用不同的溶剂，一般常用的溶剂是水、乙醇和乙醚，所得浸出物分别称为水溶性浸出物、醇溶性浸出物和挥发性醚浸出物。如：地黄和熟地黄水溶性浸出物以冷浸法测定均不得少于 65.0%；甘遂和醋甘遂醇溶性浸出物以热浸法测定，用稀乙醇作溶剂，不得少于 15.0%。

八、含量测定

含量测定系指用化学、物理或生物的方法，对药材、饮片含有的有效成分、指标成分或类别成分进行的测定，包括挥发油及主成分的含量、生物效价测定等。测定方法常用光谱法或色谱法。含量测定是从内在指标上控制饮片质量的首选方法。现在对于中药饮片要求含量测定的品种越来越多，而且有的需做两种以上成分的含量测定。炮制以后，化学成分尤其是有效成分大多发生增、减、转化等变化，所以含量测定的指标与中药材不尽相同。目前的各级药品标准中，饮片要求含量测定的，覆盖的品种还很少。如：何首乌含 2,3,5,4' - 四羟基二苯乙烯 -2-O-β-D 葡萄糖苷（$C_{20}H_{22}O_9$）不得少于 1.0%；制何首乌含 2,3,5,4' - 四羟基二苯乙烯 -2-O-β-D 葡萄糖苷（$C_{20}H_{22}O_9$）不得少于 0.7%。水蛭采用生物效价测定含量，其含量要求为：每 1g 含抗凝血酶活性应不低于 16.0U。

九、有毒成分

炮制可以"减毒""增效"，对于毒性中药材来说，保证或增强药效的同时，控制饮片毒性成分的含量，安全用药更为重要，所以对饮片的毒性成分含量有限量要求。如《中国药典》2015 年版规定：采用高效液相色谱法，制川乌含双酯型生物碱以乌头碱（$C_{34}H_{47}NO_{11}$）、次乌头原碱（$C_{33}H_{45}NO_{10}$）和新乌头原碱（$C_{33}H_{45}NO_{11}$）的总量计不得过 0.040%；马钱子含士的宁（$C_{21}H_{22}N_2O_2$）应为 1.20%～2.20%；其炮制品马钱子粉含士的宁（$C_{21}H_{22}N_2O_2$）应为 0.78%～0.82%。

十、重金属及有害元素检查

重金属及有害元素主要是指铅（Pb）、汞（Hg）、镉（Cd）、铜（Cu）、银（Ag）、铋（Bi）、锑（Ti）、锡（Sn）、砷（As）等。重金属主要来源于其生长的土壤（植物药），或其食物（动物药），或其形成时的物质（矿物药）。比如炉甘石来自于菱锌矿床，自然界中该矿常与铅矿伴生。冬虫夏草的自然生境中常含有大量的砷元素。其次是工业"三废"排放到土壤、空中、水源中，以及农业生产中施肥与病虫害防治过程使用含重金属的化肥、化学农药等。工业"三废"最终以对土壤的污染最为严重，对根和根茎类药材的影响最大。

《中国药典》（2015 年版）主要规定了对铅、镉、汞、铜及砷的检查。如白芍中铅不得过 5mg/kg，镉不得过 0.3mg/kg，砷不得过 2mg/kg，汞不得过 0.2mg/kg，铜不得过 20mg/kg。石膏中重金属不得过 10mg/kg，含砷量不得过 2mg/kg。

十一、农药残留

农药残留是指农药施用后残存于生物体、农副产品和环境中的微量农药原体、有毒代谢物、降解物和杂质的总称。农药残留对中药饮片质量的影响越来越引起关注，是影响饮片"安全性"的主要问题。《中国药典》（2015 年版）规定采用色谱、质谱共四法检测药材、饮片的农药残留：第一法为气相色谱法测定 9 种有机氯类农药残留量，及气相色谱法测定 22 种有机氯类农药残留量，并规定每 1kg 中药材或饮片中含总六六六（α-BHC、β-BHC、γ-BHC、

NOTE

δ–BHC 之和）不得过 0.2mg；总滴滴涕（*p,p′*–DDE、*p,p′*–DDD、*o,p′*–DD T、*p,p′*–D D T 之和）不得过 0.2mg；五氯硝基苯（Quintozene）不得过 0.1mg；六氯苯（Hexachlorobenzene）不得过 0.1mg；七氯（Heptachlor）、顺式环氧七氯（Heptachlor–exo–epoxide）和反式环氧七氯（Heptachlor–endo–epoxide）之和不得过 0.05mg ；艾氏剂（Aldrin）和狄氏剂（Dieldrin）之和不得过 0.05mg；异狄氏剂（Endrin）不得过 0.05mg；顺式氯丹（cis–Chlordane）、反式氯丹（trans–Chlordane）和氧化氯丹（oxy–Chlordane）之和不得过 0.05mg；α–硫丹（α–Endosulfan）、硫丹 (Endosulfan) 和硫丹硫酸盐（Endosulfan sulfate）之和不得过 3mg。第二法为气相色谱法测定 12 种有机磷类农药残留。第三法为气相色谱法测定 3 种拟除虫菊酯类农药残留。第四法为农药多残留量测定质谱法，其中气相色谱 – 串联质谱法（三重四级杆）检测 74 种农药残留，液相色谱 – 串联质谱法（三重四级杆）检测 153 种农药残留。

目前我国中药材、饮片的多农药残留检测覆盖的农药品种大幅度增加，并提出以危险性评估为基础作为制定农药残留限量标准的依据，已逐渐接近国际标准的制定。但我国是中药使用大国，农产品使用和中药用药有着不同的特点，现今仍缺少中药与农药残留标准制订有关的毒理学和社会学调查，农药残留危险性评估工作开展较少。农残监测是一项系统的动态过程，尚缺少系统的农残数据的检测和监控。

值得一提的是，炮制法（如水洗、加热）是除光化学法、药材提取纯化，甚至土壤修复改善种植地的生态环境外，降低饮片农残的直接、有效的方法。

十二、黄曲霉毒素（Aflatoxin，AFT）

黄曲霉毒素是由真菌黄曲霉 *Aspergillus flavus* 和寄生曲霉 *Aspergillus parasiticus* 产生的迄今为止毒性最强的生物毒素，在自然界中广泛存在，目前已有约 20 种黄曲霉毒素被发现，其中 B_1、B_2、G_1、G_2 是主要毒素，以 B_1 毒性最强，B_1 在动物体内常被代谢为 M_1，M_1 常存在于乳制品中。黄曲霉毒素性质稳定，难溶于水，高温也不易使其破坏，极易污染中药，一旦污染则很难除去。

对多种动物的毒性研究表明，黄曲霉毒素的 $LD_{50} \leqslant 1mg/kg$，如兔、猪、雏鸭。可以导致人体多种脏器损伤，尤其是肝脏损伤，甚至是肝癌的发生，具有极强的三致（致畸、致癌、致突变）毒性。

《中国药典》2015 年版采用高效液相色谱法或高效液相色谱 – 串联质谱法测定药材、饮片中的黄曲霉毒素（以黄曲霉毒素 B_1、黄曲霉毒素 B_2、黄曲霉毒素 G_1 和黄曲霉毒素 G_2 总量计）的含量。

如僵蚕、酸枣仁、桃仁、胖大海、陈皮五个品种的黄曲霉毒素检查，每 1000g 药材中，黄曲霉毒素 B_1 的含量不得超过 5μg，黄曲霉毒素 G_2、G_1、B_2、B_1 的总量不得超过 10μg。比较而言，美国和欧洲药典对中药材中黄曲霉毒素的限量标准最为严格，B_1 的含量不得超过 2μg/kg，B_1、B_2、G_1、G_2 的总量不得超过 4.0μg/kg。

《中国药典》（2015 年版）针对中药材及其饮片中有害残留物限量提出了中药有害残留物限量制定指导原则，其中有害残留物包括：残留农药、重金属及有害元素、生物毒素等。指出有害残留物限量制定主要依赖于风险评估结果，即在有害残留物的毒理学、流行病学和其他相关数据的基础上，通过对污染物暴露情况和可能的膳食摄入量等信息进行综合分析评价，针对风险性质确定有害残留物人体暴露危害的一种方法，风险评估结果是有害残留物限量制定的重要依据。

十三、二氧化硫残留

饮片中硫的存在形式包括二氧化硫、硫黄、亚硫酸、亚硫酸盐、亚硫酸氢盐、焦亚硫酸盐和低亚硫酸盐，它们的残留量均以二氧化硫计。《中国药典》（2015年版）规定采用酸碱滴定法、气相色谱法、离子色谱法测定经硫黄熏蒸处理过的药材或饮片中二氧化硫的残留量，可根据具体品种情况选择适宜方法测定。

二氧化硫残留的关键点是最大残留限量问题。亚硫酸盐类作为常用的食品添加剂在国内、外食品工业中广泛使用，主要作为漂白剂，具有漂白、防腐、抑制褐变等作用。早期认为是无害的，随着研究的深入，逐渐认识到：少量的摄入对人体无害，过量会刺激呼吸道黏膜，诱发呼吸道炎症，如气管炎、支气管炎，哮喘病人尤为敏感，会加重病情甚至死亡；还可能造成脑、心、肝、胃肠、胸腺、肾、睾丸和骨髓等多种器官的损伤。另外，能与维生素、氨基酸和蛋白质反应，破坏营养成分。所以各国均制定相关法规，对其限量使用。

中药熏硫的历史由来已久，除具有漂白剂作用外，还可以杀虫、防霉，利于干燥和贮藏，尤其在产地加工环节，但是也可能产生异味并对中药化学成分产生影响，且缺少规范操作和使用限量规定，甚至以工业硫黄替代使用，造成有害元素砷等的次生污染。

国际食品法典委员会（CAC）的食品添加剂通用标准，对各类食品中亚硫酸盐（以二氧化硫计）的最大用量规定为 15～1000mg/kg 不等，中草药和香料的最大限量规定为 150mg/kg。韩国制定了较为严格的中药材二氧化硫 30mg/kg 的最大残留限量。《中国药典》（2015年版）规定：除另有规定外，药材及饮片（矿物类除外）的二氧化硫残留量不得过 150mg/kg。常用硫黄熏蒸的药材包括：粉葛、白术、白芍、牛膝、白及、天麻、党参、天冬、天花粉，二氧化硫残留量不得过 400mg/kg。毛山药和光山药不得过 400mg/kg；山药片不得过 10mg/kg。

研究表明，中药材炮制加工及使用过程中的晾晒、加热处理、煎煮等，会降低二氧化硫的残留量。

十四、卫生学检查

对于直接使用的中药饮片要进行卫生学检查。主要有细菌总数、霉菌总数及活螨等，还应检查大肠杆菌、沙门菌等。

十五、指纹图谱与特征图谱

药材炮制后，生、熟饮片的化学成分群会发生改变，既有含量的增减变化，又可能有化学成分的改变，指纹图谱与特征图谱可从更为全面、整体的角度表征该变化，明确共有峰、特征峰、出峰时间、峰面积，进行定性或定量分析。

十六、其他检查

对不同饮片的质量检查，还要根据各饮片的特性不同进行针对性的检查，如：对含油脂或含油脂的种子类进行酸败度测定。酸败是指油脂或含油脂的种子类药材，在贮存过程中发生化

NOTE

学变化，产生游离脂肪酸、过氧化物和低分子醛类、酮类等分解产物，而出现特异臭味，影响药材的感观和内在质量。测定酸值、羰基值和过氧化值可检查酸败程度，如郁李仁酸值不得过 10.0，羰基值不得过 3.0，过氧化值不得过 0.050。

此外，药材葶苈子、车前子对膨胀度的检查；天竺黄检查体积比和吸水量；鹿角胶对水中不溶物的检查；蜂胶对干燥失重和氧化时间的检查等；麦芽对出芽率的检查等都是对不同饮片的针对性检查项目。

十七、包装检查

包装的目的首先是保护药物不受污染，便于运输和贮存，当然也兼顾美观、便于营销等。《中华人民共和国药品管理法》规定对包装的检查，应注意包装材料或容器、品名、产地、规格等级、装量及包件式样是否与标签一致，检查包装的完整性、清洁程度、霉变、虫蛀或其他污染等情况，检查生产日期及批准文号等并详细记录。

第三节　中药饮片的贮藏保管

中药炮制品的贮存与粮食的贮存一样重要，从古到今无不重视中药的贮存保管。明代陈嘉谟在《本草蒙筌》中就有这样的论述："凡药贮藏，宜常提防，阴干，曝干，烘干，未尽去湿，则蛀蚀霉垢朽烂不免为殃……见雨久者火频烘，遇晴明向日旋曝。粗糙旋架上，细腻贮坛中。"从药材采集后到调剂、制剂使用前均涉及贮藏保管问题。饮片的贮存保管是否得当，直接影响药物质量，影响临床用药的安全、有效。

一、中药炮制品贮藏中的变异现象

1. 发霉　是指药物受潮后，在适宜的温度下药物表面或内部霉菌滋生的现象。霉菌可分泌酵素，溶蚀药材组织，使很多有机物分解，不仅可使药材腐烂变质，有效成分遭到破坏，而且有些霉菌的代谢产物，对人体有很大危害，如黄曲霉毒素。

发霉是中药贮藏过程中两个主要的变异现象之一，另一个是虫蛀。夏季炎热、潮湿，再加之药材本身所含丰富的脂肪、蛋白质、糖类和水分等营养物质，尤易发霉。所以对贮存环境应严加控制。霉菌生长的适宜温度和湿度为 20℃～35℃，相对湿度 75% 以上。

2. 虫蛀　是指饮片被仓虫蛀蚀的现象，仓虫将中药材或饮片蛀蚀成洞孔，严重时可被蛀空而成粉末，造成药材损耗，另外害虫蛀蚀药材或饮片时的排泄物、分泌物、发育阶段的残体及死亡体，均可污染中药，影响质量。多因药材在采收、运输中受到污染，干燥时未将虫卵消灭而带入，或在贮藏中由外界进入，如飞蝇产卵带入，或是贮藏地和容器本身不清洁带入的虫卵，在夏季炎热、潮湿时孵化发生。仓虫的种类繁多，主要有大谷盗、药材甲虫、米象、印度螟、谷蛾、黑皮囊虫及螨等。

仓虫的生长条件：一般适宜温度为 18℃～35℃，相对湿度在 70% 以上，饮片含水量 13% 以上。一般螨类适宜温度为 25℃左右，相对湿度在 80% 以上。每年 5～10 月是害虫繁殖旺盛期。

3. 变色　是指饮片由于贮存不当或贮存时间过长，固有颜色发生了改变，或失去原来颜色，或变为其他颜色的变异现象。颜色的变化可从外观上反映饮片质量的变异情况。饮片由白色变为黄色，如白芷、泽泻、天花粉、山药等；或由深变浅，如黄芪、黄柏等；或由鲜艳变黯淡，如花类的金银花、菊花、红花、腊梅花等，叶类的大青叶、荷叶等，这些颜色变化均是饮片质量变异的反映。

4. 变味　是指饮片固有的气味、味道发生改变，主要通过感官的嗅觉或味觉来判断饮片味变浓、变淡、气味散失或变为其他味，如变苦、变酸、哈喇等。气味散失多指含挥发油类药材，因贮存不当，或风吹日晒，或贮存温度过高，使挥发性成分逸出而造成气味变淡，进而失去的变异现象。如荆芥、薄荷、香薷、白芷、冰片和当归等易发生气味散失。饮片泛油、泛糖、发霉、虫蛀时，多伴随着味的改变，饮片味的改变意味着药物所含化学成分也发生了相应变化。

5. 风化　是指某些含结晶水的矿物药，因与干燥空气接触而逐渐失去结晶水，成为粉末的变异现象。风化主要因贮存环境相对湿度过低产生。易风化的药物有芒硝、硼砂等。

6. 潮解　是指某些盐类固体药物吸收潮湿空气中的水分，使其表面逐渐溶化成液体状态的变异现象。主要因贮存环境相对湿度过高产生，如咸秋石、硇砂、大青盐、芒硝等。

7. 粘连　是指某些熔点比较低的固体树脂类或动物胶类药物，受潮、受热后容易黏结成块，如乳香、没药、阿魏、芦荟、儿茶、阿胶、鹿角胶、龟板胶等。

8. 挥发　某些含挥发油的药物，因受空气和温度的影响及贮存日久，使挥发油散失，失去油润，产生干枯或破裂的现象，如肉桂、沉香、厚朴等。

9. 腐烂　是指某些新鲜中药，因受温度、湿度的影响，造成微生物大量繁殖，导致药物酸败、臭腐的现象。如鲜生地、鲜生姜、鲜芦根、鲜石斛、鲜茅根、鲜菖蒲等。

10. 冲烧　将手插入装药容器中间，检查药材干湿度或有无发热情况，若有发热者，即为冲烧。该现象是由于药材本身干燥不适度，水分过高，或在雨后受湿气吸潮沤热，或经晒后未在阴凉通风处摊凉而立即贮存，使药材在紧实状态中细胞代谢产生的热量不能散发，当温度积聚到67℃以上时，热量便能从中心一下冲出，轻者起烟、重者起火。药材质量也就不复存在了，如红花、艾叶、甘松、柏子仁等。

11. 泛油　又称走油，是指含有挥发油、脂肪油的中药，在温度高、湿度大，同时在空气和日光的条件下，造成油脂外溢，质地返软、发黏、颜色变浑，并发出油败气味的现象。如苦杏仁、桃仁、柏子仁、郁李仁、炒莱菔子、炒酸枣仁等易发生泛油。泛油是一种酸败变质的反应，是在酶的催化作用下，油脂被水解为游离脂肪酸，透过细胞和组织，溢出表面，再进一步氧化、分解，则出现酸败气味，俗称"哈喇"。泛油后一般不宜药用。含糖类饮片也同样可出现类似泛油的现象，而称为"泛糖"。如天冬、麦冬、玉竹、牛膝、黄精、熟地等易泛糖。

二、中药炮制品变异的原因

炮制品变异的因素很多，主要有两方面：一是饮片本身的性质，二是饮片贮存的外界环境，两者缺一不可。而饮片本身的性质是固有的，所以，影响饮片变异的原因主要是外部因素。归纳起来主要有基原因素、环境因素、生物因素和时间因素。

NOTE

（一）基原因素

是指从原药材采收，经产地加工、炮制、包装、运输等过程，在某一环节上引入的对贮藏不利的因素，如：含水量不符合要求，微生物污染，加工中挥发油过量损失，不当的炮制方法，包装或运输过程中的再次污染等。如陈皮，烘干的较晒干的不易回潮、生霉和虫蛀，蜜炙品较易生虫，酒炙品不易生虫；桑螵蛸、白果、薤白等蒸后干燥的品质才稳定；延胡索、郁金蒸煮使淀粉粒糊化，比未蒸煮的质地坚硬而不易生虫；包装严密或真空包装更利于贮存。

（二）环境因素

1. 光　光是一种电磁波。影响饮片质量的主要是指可见光，也就是日光。光对饮片的影响主要是发生光化学反应，常使饮片产生变色、气味散失、挥发、风化、泛油等变异。如玫瑰花、红花变色；当归、川芎等气味散失。

2. 空气　空气是由氮、氧和其他气体（氢、惰性气体、臭氧等）组成的混合物，并混有水蒸气、灰尘及携带的微生物等。其中氧和臭氧对药物的变质起着重要作用，臭氧在空气中的含量虽然微少，但是作为一个强氧化剂，可以参与化学物质的氧化反应、参与细菌等有机体的代谢过程。氧常易引起饮片酸败、泛油、泛糖、发霉、虫蛀、变色、变味等异常现象发生。药材制成饮片后与空气接触面积较原药材大，更易发生变异现象，因此，饮片一般不宜久贮。

3. 温度　一般来说，饮片在15℃～20℃温度下贮存是比较稳定的，低温利于贮存。但随着温度的升高，物理、化学和生物的反应均可加速。化学成分因升温而易氧化、水解、分解；也使虫卵、细菌等快速萌发、增殖；使物质分子运动加强，含挥发油多的药材，易气味散失；含油脂多的饮片会因受热而泛油；动物胶类药和部分树脂类药物，因受热而易发软、粘连。

4. 湿度　湿度过高或过低均会影响饮片质量。空气中的湿度与饮片的含水量间存在着动态平衡。一般饮片的安全含水量应控制在7%～13%之间，环境中相对湿度应在60%～70%之间利于贮存。湿度升高，会使饮片吸收更多空气中的水分而含水量加大，超出安全水分可出现发霉、虫蛀、泛油、泛糖、变味、潮解等变异现象。湿度过低，饮片又会失去部分水分和挥发油，易风化、气味散失、干枯或干裂。

（三）生物因素

生物因素是指环境中微生物、仓虫、飞蝇、仓鼠、鸟类以及蛇类等生物对饮片贮存的影响，其中最主要的是微生物和仓虫。在温度、湿度适宜的情况下，微生物繁殖速度增加，虫卵易于孵化，可造成发霉、腐烂、发酵、酸败、泛油、泛糖、虫蛀等变异现象。

（四）时间因素

时间因素是指药物贮存时间的长短对饮片质量的影响。来源于自然界的动、植物类中药，任何时候都存在着或快或慢的生物代谢过程，另外受贮存环境的影响，可能会有各种变异现象的发生，所以大多强调尽早使用。只有个别中药强调长期贮存，"陈久者良"，但毕竟是少数。对于中药饮片适宜贮存期的研究，也是亟待开展的研究内容。

三、贮藏保管方法

中药饮片品种繁多，性质各异，饮片的贮藏保管是一项复杂的综合性应用技术，经过长期的积累和总结，形成了中药饮片特有的贮存保管方法、技术。

（一）传统贮藏保管方法

传统方法不需特殊设备，成本低，简单、实用，迄今为止仍是广泛应用、最基本的贮存方法。

1. 通风 天气晴好的时候，打开库房通风口，利用自然气候调节库房的温度、湿度，避免库房局部湿度大、温度高，饮片易滋生霉菌、泛油、腐烂等。在阴雨、潮湿的天气里，要关闭通风口，封闭库房，防止外部湿空气进入，并注意检查，必要时进行吸湿和烘干处理。

2. 晾晒 随时检查饮片的潮湿程度，如有受潮现象及时晾晒或人工烘干。

3. 吸湿 传统的吸湿方法是在库房内撒一层生石灰、木炭或草木灰等吸收水分，但此法现今已少用。小包装中常用氯化钙或硅胶等作为吸湿剂。

4. 密封 是隔绝空气、湿气、微生物、害虫、异物进入的一种贮存方法。根据品种、数量的多少，可采用库房密封、小间密封、容器密封，如罐、坛、瓶、桶、箱、柜或缸等容器，同时可以加入吸湿剂。人参、鹿茸、冰片、猴枣、熊胆、牛黄等贵细药，可用容器密封贮存。对含糖量较多的当归、熟地、桂圆肉、党参以及蜜炙品之类，可采用防潮薄膜材料密封贮存，也可置干燥洁净容器内密闭贮存。需要注意的是，密封贮存前，要检查饮片的含水量是否符合要求，有无虫蛀、霉变迹象，否则虽然进行了密封贮存，依然达不到良好的效果。

5. 对抗同贮法 是将两种或两种以上的药物放在一起保存，或药物喷洒一定浓度的白酒或乙醇密封保存，以防止虫蛀、霉变的一种贮存方法。如丹皮与泽泻、山药、白术和天花粉等同贮；花椒与蕲蛇、白花蛇、蛤蚧、全蝎和海马等同贮；人参与细辛同贮；明矾与柏子仁同贮；冰片与灯心草同贮；土鳖虫与大蒜同贮；吴茱萸与荜澄茄同贮。

另外，乙醇或白酒是良好的杀菌剂，且可驱逐仓虫，故可将易生虫、发霉的饮片与乙醇或白酒一起密封保存。如动物类药材白花蛇、乌梢蛇、地龙、蛤蚧、土鳖虫和丸香虫等；含油脂类药材，如柏子仁、郁李仁、杏仁和桃仁等；含糖类药材，如党参、熟地、枸杞子、龙眼肉、黄精、黄芪和大枣等；贵重药材，如人参、三七、冬虫夏草和鹿茸等；含挥发油类药材，如当归和川芎等，均可采用喷洒少量 95% 药用乙醇或 50° 左右的白酒密封贮存，达到防蛀、防霉的效果。

（二）现代贮藏保管方法

1. 化学方法

（1）二氧化硫（SO_2） 又称亚硫酸酐，为无色气体，具有强烈刺激性和臭气，无燃烧性。SO_2 杀虫效果好，可贮存于钢瓶中直接使用，但药材熏蒸时大多通过燃烧硫黄而获得。硫黄燃点在 230℃ 以上，故须引燃。仓库熏蒸时用硫黄 $200 \sim 300g/m^3$；一般药材熏蒸时用硫黄 $400 \sim 500g/100kg$。SO_2 在水中溶解生成亚硫酸，具有漂白作用，故空气潮湿不利于熏蒸。

（2）氯化苦（CCl_3NO_2） 无色油状液体，有特殊臭气，其蒸气比空气重 4.68 倍，需放于高处熏蒸，对眼睛黏膜有强烈刺激作用。优点是不易燃烧、不爆炸。缺点是中药材对其有较强的吸附力；温度在 25℃ 以上，相对湿度在 50% 以上时，应停止使用。该法已经不用于饮片的熏蒸处理，仅在仓库熏蒸上，用于杀死仓库中的仓虫和微生物时使用，用量为 $30g/m^3$。

（3）磷化铝（AlP） 商品名"磷毒净"，是用磷化铝、氨基甲酸铵及赋型剂压制的片剂，含磷化铝 33%。该片剂在空气中可吸湿分解，释放出磷化铝气体而杀虫、杀菌。磷化铝是无色剧毒气体，有大蒜样臭气，沸点 -87.5℃，比重 1.14，燃点 150℃，常温下稳定，当空气中的浓度达到 26g/m³，会自燃或爆鸣。添加氨基甲酸铵，吸湿后可产生 CO_2 和氨，防止磷化铝自燃。磷化铝易于挥发，熏蒸后在中药上的残留较少，但该法已限制使用于饮片的熏蒸，仅在仓库熏杀仓虫和微生物时使用。

（4）环氧乙烷　环氧乙烷是一种气体灭菌剂。其作用机制是可与细菌蛋白分子中氨基、羟基、酚羟基或巯基中的活泼氢原子起加成反应生成羟乙基衍生物，使细菌代谢受阻而产生不可逆的杀灭作用。环氧乙烷有较强的扩散性和穿透力，对细菌、霉菌、昆虫和虫卵均有十分理想的杀灭作用。可用于饮片、包装材料和医疗器具的灭菌。缺点是残留量大，通风时间长；此外就是易燃。为了克服易燃的缺点，可加入一定比例的氟利昂混合使用。

2. 现代贮藏保管方法和技术

（1）气调养护　就是降氧充氮，或降氧充二氧化碳，通过降低库房氧的浓度，使仓虫和微生物无法生长，达到杀虫、防霉的目的。氧气是微生物和仓虫生存的必需条件，而氮气为惰性气体，无毒、无臭，二氧化碳也使仓虫和微生物无法生长。将贮药空间封闭，留通气口，待钢瓶中的氮或二氧化碳释放出来充满整个空间，再封闭通气口。该法的特点是：费用低，不污染环境和药材，劳动强度小、质量好、易管理，对于保持药材色泽是非常有效的方法。

（2）气幕防潮　气幕又称气帘或气闸，是装在低温库房门上，配合自动门以防止库内冷空气排出库外、库外潮热空气侵入库内的装置。采用本法，尤其在梅雨季节、潮湿的环境下，对防止湿空气进入库房效果较好。

（3）低温冷藏　是利用机械制冷设备降温，抑制微生物和仓虫的滋生和繁殖，冷冻或冷藏保存饮片的方法。小型可采用冰箱、冷柜，大型可建低温仓库，可根据要求设定适宜的温度，低温仓库的温度一般要控制在20℃以下。

（4）机械吸湿　是利用除湿机吸收空气中的水分，降低库房的湿度，达到防蛀、防霉的效果。该法费用较低，不污染药物，是一种较好的除湿方法。

（5）蒸汽加热灭菌　是利用高温蒸汽杀灭饮片中的霉菌、杂菌及虫卵的方法。饮片炮制加工中的蒸、煮操作，以及现代灭菌法的低高温长时灭菌、亚高温短时灭菌和超高温顺时灭菌，均能有效地在基原上灭活饮片携带的微生物和仓虫，同时杀灭饮片中的共生酶，保存药效。该法灭菌后，再干燥包装，利于饮片长期保存。

（6）$^{60}Co-\gamma$ 射线辐射灭菌　^{60}Co 放射出的 γ 射线有很强的穿透力和杀菌能力，因此是目前较理想的灭菌方法，但需专门设施。该法已成为中药材、饮片和中成药最实用的灭菌方法。

（7）无菌包装、真空包装　无菌包装是先将饮片灭菌，然后经无菌操作装入无菌药包材内，与外部环境隔离，避免杂菌、霉菌、湿气、氧、仓虫等的侵袭。

真空包装可以排除饮片贮存空间内的水分、氧和空气，使杂菌、霉菌和仓虫无法生存，常使用聚乙烯膜排除空气贮存药物。如人参、鹿茸、冰片、猴枣、熊胆和牛黄等，可采用真空密封贮存。

四、贮藏保管的注意事项

1. 依据饮片的性质进行分区、分类管理　对毒性药、易燃、贵细药进行分类管理；对合格品、不合格、待验品进行分区管理。根据饮片本身的性质，采用不同的方法分类贮存是非常必要的。一般可以把易发生虫蛀、霉变的饮片列为重点养护对象，如党参、当归、泽泻、杏仁、柏子仁、蕲蛇、瓜蒌皮、枸杞子等。

2. 清洁卫生 清洁卫生是一切养护工作的基础，重视仓库的清洁工作，破坏害虫滋生的条件，是防止仓虫侵入最基本、最有效的方法。

3. 把好出、入库关，加强贮存管理 验收入库认真检查、核对，出库要坚持"先进先出"的原则。加强贮存管理，按照库房"干湿度表"数据随时掌握温、湿度情况，做到三勤，即勤检查，勤通风，勤倒垛。

4. 贮存保管的硬件设施 主要从控制温度、湿度、虫（鼠）害几个方面来考虑。库房应有良好的避光性、防湿性且可以通风，周边环境清洁、粉尘少、空气污染程度低，最好是楼房，可以有效防止鼠害、蚊虫等。具有除湿功能的低温库房可以有效保存各种饮片。条件好的可设立体仓库并微机化管理。

库房内要有适宜的货架，用于大宗货物码垛。还要有冰柜、铝合金药柜、缸、坛等用于量少、贵细、毒性、动物类及易变质药物的贮存。

有晾晒场所。也可备有烘干设备，如翻板式干燥机、烘房或烘箱、红外或微波干燥设备等。另有温、湿度检测仪器、捕蝇灯、磅秤、消防设施等常规设施。

第八章　中药饮片生产管理

中药饮片生产源远流长。早在东汉时期，葛玄（葛洪的祖先）就对药物药性、疗效、识别、鉴定、加工炮制等积累了很多经验，被称为中药材加工炮制的创始人。随着成药被广泛应用，药物生产也逐步向手工业发展，而生产力的发展，又促进了行、号、庄、店等独特的中药饮片加工的经营实体的出现，因此"前店后厂"的作坊式饮片工业也随之产生。新中国成立后，随着国民经济的发展，新的饮片加工厂也发展起来了，并且走向机械化、规范化，提高了生产效益，饮片的质量也大为改观。2008年以来，中药饮片生产企业实施GMP认证和饮片必须有固定包装的要求，中药炮制自动化设备和生产线的研制及应用，使生产过程从人工控制向机械自动控制转变，进一步推动中药饮片生产向着炮制工艺规范化、炮制机械现代化、检测手段科学化、质量控制客观化、饮片质量标准化、包装计量规格化、生产经营规模化及药材来源基地化的方向发展。

第一节　中药饮片生产工艺程序

一、工艺程序

1.原料药材选择　中药材是制作中药饮片的原料，其品种真伪、质量优劣从根本上决定中药饮片的质量，必须进行真伪鉴别和优劣鉴定，选用符合《中国药典》标准的优质道地药材。

2.净制　为了使药材纯净，必须对药材进行筛选、拣洗、净制处理，去除泥沙杂质及非药用部分。

3.软化　为了便于切制，必须对于干燥的原药材进行浸润等软化处理。根据药材的质地不同，选用淋润、闷润或泡润。

4.切制　选用适宜的机械设备，将软化后的净药材切制成一定规格的片状或粒状等，使之便于炮炙、干燥、定量包装、调剂和煎煮。

5.炮炙　根据临床需要，按照炮制规范对切制后需要进一步加工的药材进行炮炙，常用的炮炙方法有炒、炙、煅、蒸、煮等。

6.干燥　选用适宜的干燥设备，在适宜温度条件下，对经过软化处理后切制的饮片或炮炙后需要进一步干燥的饮片进行干燥处理，使含水量控制在安全标准之内，防止贮存过程中霉烂变质。

7.灭菌　选用适宜的灭菌设备，对干燥或炮炙后的饮片进行灭菌处理，使其微生物含量达到规定的限量标准，保证饮片包装后，在贮存期内不会发霉变质，不发生虫蛀。

8.包装　选用合格的一次性绿色环保包装材料，进行单味定量密封包装，精致饮片采用定量中包装，还可根据不同要求对贵重细料饮片采用小包装。包装袋上印有品名、装量、生产日期、批号、生产企业、商标、生产许可证号、有毒标示及先煎、后下、包煎、外用、产地等。

9. 成品检验 检验水分、性状、装量、包装、粒度、含量、浸出物、封口及加印内容是否齐全、准确，各项指标均合格，填写合格证。

10. 装箱、外包装 用适宜的包装材料，如纸箱等进行外包装，箱内加合格证。

二、生产工艺流程图

以图解形式表示中药饮片工艺流程称为工艺流程图。以框图或以设备外形简图表示饮片生产单元加工过程，以箭头表示物料和载能介质流向，并以文字说明生产方法和工艺技术方案。

中药饮片炮制的一般工艺流程为：

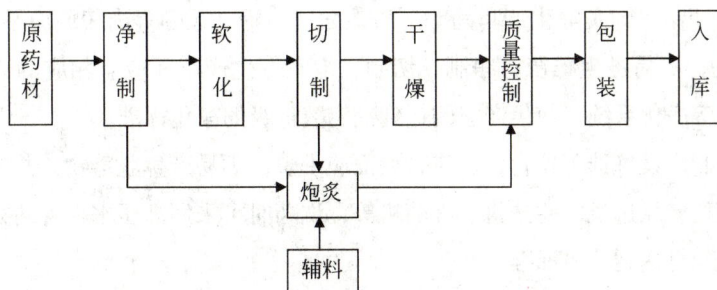

图 8-1 饮片生产的一般工艺流程

第二节 中药饮片厂的设计

中药饮片生产企业应由具有医药工程设计资格的单位进行设计。根据 2015 版《药品生产质量管理规范》第四十一条规定：厂房的选址、设计、布局、建造、改造和维护必须符合药品生产要求，应能最大限度避免交叉污染，混淆和差错，便于清洁、操作和维护。

一、中药饮片厂建设的基本要求

中药饮片厂是生产药材饮片的场所。饮片厂的环境和卫生条件与饮片质量密切相关，因此，饮片厂的建设要以保证饮片质量为前提，尽量符合下列基本要求。

1. 自然条件好 周围应无污染源，选择环境安静，空气洁净，无明显异味，无空气、土壤和水污染源，无污物堆放或生活垃圾堆放，非害虫或害兽集中区等处建厂，不宜在繁华市区或交通要道附近、车多人杂、尘土飞扬处建厂，否则难以保持环境的清洁。

2. 有发展的余地 尽量少占耕地，面积、形状和其他条件应能适合工艺流程合理布局的需要，厂区一侧宜留有发展余地。

3. 便于合理安排 各生产车间的安排合理，既有利于连续生产，又有利于单独管理。

4. 条件便利 交通、通讯便利，有良好的水、电供给，厂址的自然地形有利于厂房和管线的布置，有利于交通联系和场地排水。

5. 其他要求

（1）厂房应有适当的照明、温湿度和通风，确保生产和贮存的药品质量以及相关设备性能不会直接或间接地受到影响。

（2）厂房的设计和安装的设施应能有效防止昆虫或其他动物进入。应采取必要的措施，避免所使用的灭鼠药、杀虫剂、烟熏剂等对设备、物料、中间产品、带包装产品或成品造成污染。

（3）应避开区域：①地震多发区；②洪涝区；③石矿区；④机场、电台区；⑤名胜、文物区。

二、厂房车间及设备设计

（一）厂房车间设计

厂房与设施应严格按照工艺要求和标准操作规程进行。应合理布局，并设置与其生产规模相适应的净制、切制、炮炙等生产车间。厂房地面、墙壁、天棚等内表面应平整，易于清洁，不易产生脱落物，不易滋生霉菌；净制、切制、炮炙等生产车间应有相应的通风、除尘、除烟、排湿、降温等净化系统，使生产车间达到一定数量级的净化标准。

1. 净制　净制应设拣选工作台，工作台表面应平整，不易产生脱落物，并要采用先进的净制设备，如筛选机、风选机、磁选机、洗药机等；洗药时可采用高压水喷淋的办法，在动态下洗净原药材，使药材达到洁净标准。

2. 切制　使用多功能润药机对净药材进行减压、冷浸、加热等技术处理，使药材在最短时间内"药透水尽"，从而最大限度地保留药材的有效成分；为满足不同工艺参数要求，应配备不同品种和规格的切制设备，如往复式切药机、旋转式切药机、多功能切制机等。

3. 炮炙　应满足不同炮制方法的需求，配置包括适宜于炒制、加液体辅料炙制、蒸煮制、煅制等要求的炮制机械设备，如自动控温电热炒药机、智能环保型炒药机、蒸煮罐等。

4. 毒性药材　毒性药材等有特殊要求的饮片生产应符合国家有关规定，并有专用设备及生产线。生产操作应有防止交叉污染的特殊措施。

5. 仓贮　中药材与中药饮片应分别设库，毒性药材等有特殊要求的药材应设置专库或专柜。

6. 消毒　应设置符合卫生要求的更衣及消毒设施，进入生产区的人员应按规定更衣、洗手。从事对人体有毒、有害操作的人员应按规定着装防护。其专用工作服与其他操作人员的工作服应分别洗涤、整理，并避免交叉污染。

7. "三废"处理　应设置专门的"三废"排放设备，生产过程中产生的废气、废水、粉尘等应经处理后排放，符合国家环保要求。

由于中药饮片大多是植物、动物类药，是微生物、昆虫等生长、繁殖的物质基础，同时，在梅雨和高温季节，还会导致饮片的发霉和变质，因此，要充分考虑车间厂房的大小、结构和所处位置，采取防范措施，确保饮片的质量。

（二）设备的设计

设备设计的原则：应按照GMP要求，根据中药材、中药饮片的不同特性及炮制工艺的需要，选用能满足炮制工艺参数要求的自动化、机械化的先进生产设备。

具体要求：与中药材、中药饮片直接接触的设备、工具、容器应表面清洁，易清洗消毒，不易产生脱落物。不与中药材、中药饮片发生化学反应，不吸附中药材、中药饮片。如采用优质不锈钢设备等。

（三）技术力量设计

科学技术就是生产力。广泛采用先进科学技术将使企业获得最佳的经济效益和社会效益。技术力量的设计就是对科学技术的计划使用、协调、控制的统筹规划。中药饮片生产中技术力量的设计同样要按照 GMP 的有关要求进行。

中药饮片生产企业首先应建立与质量保证体系相适应的组织机构。除了合理的机构设置以外，各级各类人员的设置和设计也应符合饮片生产的要求。一般来说，生产管理负责人应至少具有药学或相关专业本科学历（或中级专业技术职称或执业药师资格），具有至少三年从事药品生产的时间经验和至少一年的药品生产管理工作经验，接受过与生产产品相关的专业知识培训。质量管理负责人应至少具有药学或相关专业本科学历（或中级专业技术职称或执业药师资格），具有至少五年的药品生产质量管理实践经验和至少一年的药品质量管理工作经验，接受过与所生产产品相关的专业知识培训。质量受权人应至少具有药学或相关专业大学本科的学历（或中级专业技术职称或执业药师资格），至少具有五年药品生产和治疗管理的实践经验，从事过药品生产过程控制和质量检验工作。

通过建立健全饮片生产企业技术管理体系和网络，正确处理技术与人的关系，充分发挥各级各类技术与生产人员的能动作用，并进行产品、工艺改造，合理利用资源，采取智力开发、全员培训等措施等，充分调动饮片生产的技术力量，使饮片生产企业获得最佳的经济效益和社会效益。

（四）安全卫生和环境保护工程设计

遵守国家的环境保护法规，切实执行环境评价报告制度和"三同时"（环保设施与主体工程同时设计、同时施工、同时投产）制度，对噪声的防治及污染物的处理和综合利用要有明确的设计方案。应设置专门的"三废"排放设备，凡涉及饮片厂安全的，尤其是防火防爆问题，必须严格按照有关的规范和法规进行处理。要考虑劳动者的健康和安全、各种消防设施、安全通道和防火墙等。

第三节　中药饮片工业的管理

中药饮片企业的管理是对饮片企业生产经营活动进行计划、指挥、协调和控制等一系列管理活动的总称。主要包括目标管理、人才管理、工艺管理、质量管理、设备管理等等。下面分别予以简述。

一、目标管理

目标管理是根据上级要求及企业的实际情况，制订一定时期的总目标，并分级落实到各部门和人员，确定各部门及个人目标，以及为实现目标而展开的一系列组织、激励和控制等活动的科学管理方法。其基本思想是"企业的经营目的和任务必须转化为目标"。企业高层管理人员应确保实现既定目标，各部门不同层次的人员以及供应商、经销商应共同参与并承担各自的责任。

NOTE

二、人才管理

中药饮片企业的人才管理即对技术人员培训、科技人员的合理使用、职工工作质量及素质提高等方面的管理。根据饮片生产企业的机制、规模和实际情况，设立相应组织管理机构，配备相应技术和管理人员，明确主要职能。对不同岗位、不同层次的人员进行聘用、培训、考核，建立长效的培训制度和培训档案，提高各类人员的素质和技术水平。与药品生产、质量有关的所有人员都应经过培训，培训的内容应与每个岗位的要求相适应。企业应有人员的学习和外出交流制度，建立员工的健康档案，并定期进行健康检查，根据不同岗位要求和员工的健康状况进行岗位人员调整。

三、工艺管理

工艺管理就是对生产工艺流程的管理。完善、改进不合理的工艺，采用合理的、先进的、机械化程度高的工艺，并组织科技人员不断研究开发中药饮片的新产品。建立中药饮片生产工艺规程，包括名称、规格、工艺流程、炮制具体操作和技术参数、物料、中间产品、成品的质量标准及贮存注意事项、物料平衡的计算方法、包装规格等要求，还包括生产周期、岗位定额损耗、工艺查证等规定。一般由生产部门组织编写，质量管理部门审核，主管生产的企业负责人批准。

四、质量管理

质量管理是指对确定和实现质量要求（质量标准）所必需的全部职能和活动的管理。"质量是企业的生命"，因此，全面的质量管理是企业的中心环节。同样，中药饮片工业也要有严格的质量管理制度，才能保证饮片的质量。

主管生产和质量管理的企业负责人应对药品生产管理规范的实施和产品质量负责。企业应建立质量保证体系，设置专门的质量监督管理机构，直属总经理领导，对总经理负责，独立地开展工作。质量管理部下设 QA（监控）和 QC（检验）两个系统，行使质量保证和质量控制责任。质量检验是检查物料和生产的结果是否符合规定，质量监控主要检查中药饮片生产的全部过程是否符合规定。质量检验（QC）人员和质量监控（QA）人员有着明确的分工，不能互相兼职。

质量管理部应对毒性药材等有特殊要求的药材炮制全过程进行有效监督。质量管理文件中应有中药材、辅料、包装材料、中间产品、中药饮片的质量标准及其检验操作规程。

质量管理部应建立完整的取样、留样观察、检查核对、检验仪器的校验、检验操作程序；标准品、标准溶液、培养基的配制、贮存和发放工作程序。通过对产品质量稳定性考察，制定产品贮存周期；会同物料部门对原辅料、包装材料的供应商进行考察、评估和审计；会同营销部门，建立用户投诉、不良反应投诉、调查处理制度，并组织实施药品 GMP 定期自查的工作制度；会同生产部制定验证计划及具体的验证方案，对生产设备、生产工艺、岗位及设备清洁等进行验证，针对更换原料产地、改变炮制方法、改变辅料等需要重新再验证。

饮片生产企业应配备与中药饮片生产规模、种类、质量检验要求相适应的仪器设备以及理化检验室、标本室、留样观察室等功能实验室。配备质量检验和专职的质量管理人员，监督、管理本企业从物料的购进、生产过程、贮存、销售等环节的质量。参与生产工艺的制定和下发，负责对供应商、物料的审核，对生产过程中的质量监控，对合格饮片的放行，对不合格饮片的处理等。

五、设备管理

设备管理是对机械设备的选购使用、维修保养、更新改造等方面的管理。应制定出相应的管理制度，确保设备发挥出良好的效能。中药饮片炮制设备要经过严格的选购、验收、安装调试、验证。每台仪器设备都应制定标准操作规程，有统一编制的进厂编号，要对设备操作人员进行培训，并考核合格。要有专人负责设备的保养与维修，并定期进行检修。岗位操作人员能够严格按操作规程操作，按照清洁规程清洁设备，填写设备清洁记录，悬挂设备状态标志牌。设备的状态根据性能状况分为：完好、待维修、维修中；根据清洁（消毒）状况分为已清洁（消毒）、待清洁（消毒）；根据使用状况分为运行（使用）、待运行（使用）、闲置、停用。每一种状态标志用不同的颜色加以区分。设备员还需按照设备维修保养规程对设备进行维护保养，定期检查维修，并记录存档，确保设备正常运作。

第四节　中药饮片工业的改革方向

中药饮片工业的生产与产品供应直接影响中药行业的稳定，其产品质量直接影响中药汤剂和成药质量，进而直接影响中医药的临床疗效。因此，应针对中药的特点，积极进行中药饮片工业的改革，提升中药饮片工业现代化水平，向饮片生产现代化、生产经营规模化、药材来源基地化、饮片质量标准化和检测现代化的方向进行改革。

一、饮片生产现代化

1. 炮制工艺规范化　在搞清炮制原理的基础上，运用现代技术、方法和理论，改进并规范炮制工艺，给出规范的工艺参数，是饮片生产现代化的关键。因此建立规范化的工艺规程并严格执行，是目前饮片企业生产过程现代化的第一步。

2. 炮制机械设备自动化和生产连续化　大力发展饮片炮制机械，使机械的种类与功能符合炮制方法，机械的性能满足炮制技术要求。要进一步发展自动化中药炮制机械，根据药材形态和炮制工艺分类，研究设计自动化炮制生产线，逐步实现饮片工业的现代化。

3. 包装计量规格化和自动化　根据饮片包装的特殊性，研制自动化分装和包装设备，对于不同用途、不同销售渠道、不同运输方式以及不同保存时间的中药饮片，采用不同的包装规格和包装材料，适应临床应用、调剂和生产的需要，延长中药饮片的存放时间，保证中药饮片质量的稳定性。

4. 生产管理信息化　根据炮制原理及炮制共性技术，运用中药炮制自动化机械和在线控制设备，积累相应的实验数据，将中药炮制的经验性描述转化为炮制过程的各个工艺参数，并验证优化参数，形成各个炮制品的标准工艺规程，建立中药炮制工程计算机信息化管理系统，最终实现中药饮片的自动化生产及炮制过程智能控制，实现饮片生产管理信息化。

NOTE

二、饮片质量标准化和检测现代化

进行饮片质量标准的研究，需在确保炮制工艺和饮片的质量标准统一的前提下，应用现代科学手段逐步以客观化的指标与感观控制的经验性指标相结合，建立起更为合理的质控标准，实现检测技术的现代化，确保临床用药安全有效。

三、生产经营规模化

适度控制中药饮片企业的数量，支持饮片企业扩大生产，提高规模，主打产品明确，销售渠道稳定，既有大进大出的产量，又有满足应用的品种，才能形成饮片质量生产的优势，保证应有的经济效益。

四、药材来源基地化

中药饮片企业应直接把厂区建在道地药材产区，或在产地建立药材 GAP 种植基地，直接与药农建立购销合同，既可稳定药材来源，又能降低生产成本。在研究药材采集、加工、炮制原理的基础上，把药材产地加工和饮片炮制合二为一，尤其是草本类药材可以趁鲜切制，既可减少重复干燥工序，又可节省时间，降低成本，还能提高饮片质量。

下篇 各论

第九章 净选加工

第一节 净选加工的目的

一、概述

净制即净选加工，是药材在切制、炮炙或调配、制剂前，选取规定的药用部分，除去非药用部位、杂质及霉变品、虫蛀品、灰屑等，使其达到药用净度标准的方法。药材必须净制后方可进行切制或炮炙等处理。早在汉代，医药学家张仲景即很重视药用部位、品质和修治，在其著作《金匮玉函经》中指出：药物"或须皮去肉，或去皮须肉，或须根去茎，又须花须实，依方拣采、治削，极令净洁"。净制理论自明代开始至清代才逐渐趋于完整。如明代《本草蒙筌》云："有剜去瓤免胀，有抽去心除烦。"清代《修事指南》云："去芦者免吐，去核者免滑，去皮者免损气，去丝者免昏目，去筋脉者免毒性，去鳞甲者免毒存也。"

二、净选加工的目的

1. 分离药用部位 使不同药用部位各自发挥更好疗效。如麻黄根和麻黄茎，扁豆衣和扁豆仁，莲子肉和莲子心。

2. 进行分档 便于在水处理和加热过程中分别处理，使其均匀一致。如半夏、白术、川芎、川乌、附子等。

3. 除去非药用部位 使调配时剂量准确或减少服用时的副作用。如去粗皮、去瓤、去心、去芦等。

4. 除去泥沙杂质及虫蛀霉变品 主要是去除产地采集、加工、贮运过程中混入的泥沙杂质、虫蛀及霉变品，以达到洁净卫生要求。

为了叙述方便，净选加工分清除杂质、分离和清除非药用部位及其他加工等三部分进行介绍。在实际操作中往往是相互联系、相互渗透的，有的药物在清除杂质的同时也除去了非药用部位。

第二节　清除杂质

清除杂质的目的是为了使药物洁净或便于进一步加工处理。依照《中国药典》关于杂质的要求，一般把药材中混存的杂质规定为三类：一是来源与规定相同，但其性状或部位与规定不符；二是来源与规定不同的物质；三是无机杂质。在实际操作过程中，根据中药材质地与性质，清除杂质的方法也有所不同，一般可分为挑选、筛选、风选、水选和磁选等。

一、挑选

挑选是指用手工挑拣混在药物中的杂质及霉变品等，或将药物按大小、粗细等进行分档，以使其洁净或进一步加工处理。如莱菔子、桑螵蛸、蛇床子、石膏等含有木屑、砂石等杂质；紫苏叶、广藿香、淡竹叶、香薷等常夹有枯枝、腐叶及杂草等；枸杞子、百合、薤白等亦常有霉变品混入，这些均须挑选除去。

操作方法：将药物放在竹长匾内或摊放在桌上，用手拣去簸不出、筛不下且不能入药的杂质，如核、柄、梗、骨、壳等，或变质失效的部分，如虫蛀、霉变及走油部分，或分离不同的药用部位。又如天南星、半夏、白芍、白附子、白术、大黄、木通等药物，均须按大小、粗细分开，分别浸润或煮制，以便软化浸润时便于控制其湿润的程度或火候，确保中药饮片的质量，使其充分发挥疗效。此外，在实际操作中挑选往往配合筛簸交替进行。如金银花中常带有碎叶片和灰屑，或包装时压得过紧，联结成团，故必须过筛，筛去灰屑，并用手轻搓使散，然后将筛过的金银花，摊在竹匾内或桌上，用手翻动拣去残碎叶片和草棒，使之纯净。但个别细小药物，则须另用工具操作。例如，麦冬拣选，需将原药除去黑色油头等杂质，其非药用部位和杂质限量＜2％。

颠簸药物时用柳条或竹片制成的圆形或长方形簸子、竹匾或畚箕，将药物放入其中，使之上下左右振动，利用药物与杂质的不同比重与比例，借簸动时的风力，将杂质簸除、扬净，大多适用于植物类药物，用以簸去碎叶、皮屑等，使药物纯净。有些加工制成的成品，也须经过簸的操作，如豆卷制成后，须簸去皮屑等。

目前，产业化生产时，可选用机械化输送挑选机，物料由上料传输机落至振动料斗，物料中的细粉及小颗粒在震动料斗中的筛网中过滤，其余物料均匀的送入输送带，在输送带的两侧由人工挑拣物料中的杂质；物料进料量由物料输送机的大料斗控制调节，输送带的速度由变频器控制调节，从而实现自动上料，自动吸除轻质杂物，振动匀料及过滤细粉，提高工作效率。

二、筛选

筛选是根据药物和杂质的体积大小不同，选用不同规格的筛和罗，筛选除去与药物的体积大小相差悬殊的杂质，或将辅料筛去（如麦麸、河砂、滑石粉、蛤粉、米、土粉等），使其达到洁净；或者用不同规格的筛罗对药物进行大小分档。

有些药物形体大小不等，需用不同孔径的筛子进行筛选分开，如延胡索、浙贝母、半夏等，以便分别浸、漂和煮制。

筛选方法：传统均使用竹筛、铁丝筛、铜筛、麻筛、马尾筛、绢筛等。但马尾筛、绢筛一般用于筛去细小种子类的杂质，或药物研粉需细净者。

传统用的各种筛和罗规格如下：

1. 竹筛　圆形浅边，底平有孔，直径 50～70cm，四周边高 3～4cm，底部孔眼大小不一，以孔的大小分下列几种：

（1）大眼筛　每个眼孔约为 0.40cm²。

（2）中眼筛　每个眼孔约为 0.15cm²。

（3）小眼筛　每个眼孔约为 0.10cm²。

（4）细眼筛　每个眼孔约为 0.08cm²。

另有大眼圆孔或六角形孔眼筛（俗称半夏筛），式样相同。

2. 龟板筛　半球形，底部突起，系以宽竹条编成，每个孔眼相距 1.5～2cm，用于筛体积较大的药物。

3. 罗筛　系用竹片（或木片）扎成圆筐，大小不一，筐底是用丝绢、细铜丝、马尾（马鬃）或细铁丝做成，按密度可分如下几种：

（1）马尾筛　罗筛底系马尾织成，粗的每 1cm² 约 3 个眼，细的每 1cm² 约有 5 个眼。

（2）铁丝纱罗　罗筛底系铁丝纱做成，每 1cm² 有 1.5～2 个眼。

（3）细罗　罗筛底系丝绢或细铜丝织成，每 1cm² 有 8 个眼。

此外还有头罗筛、二罗筛，罗底孔眼每 1cm² 有 10～13 孔之分，最细的每 1cm² 有 15、17、19、20 个孔眼，供筛细粉用。

4. 套筛　即细罗筛，外有圆形木套，上覆以盖，上下两层，中嵌罗筛，对合盖起，全高约25cm，用套筛的目的，主要是使研细的粉末不易飞扬。

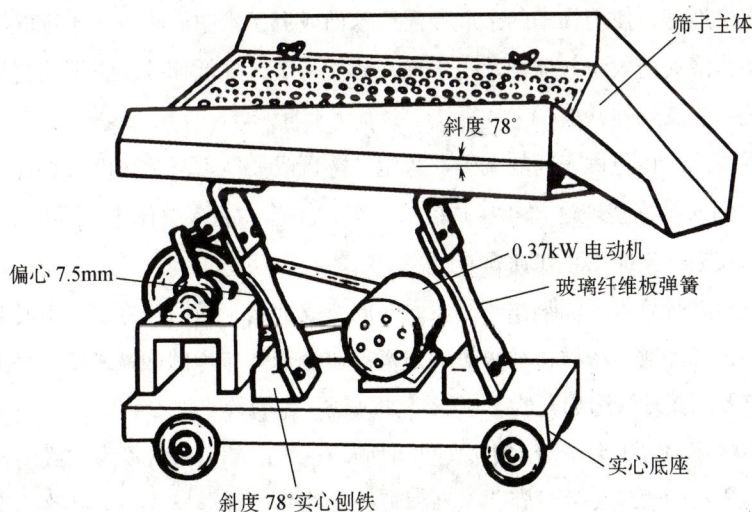

图 9-1　振荡式筛药机

例如花椒的净选，将花椒倒在小眼筛里，先筛去灰屑，再换中眼筛筛去子（椒目）及残柄细棒，如果有粗梗成串相连，再用大眼筛过筛，把净椒筛下，把串联在一起的粗梗分开，去棒即可。

但传统筛选，系手工操作，效率不高，劳动强度大，同时存在粉尘污染问题，因此现代多用机械操作，主要有筛选机和振荡筛等。

筛选机主要按物料形态特性区分筛选功能，由电机及传动机构带动床身作往复直线运动，使物料沿倾斜的筛网面自高向低移动，经各层筛网分离达到分筛物料的工艺要求，可以调换不同网孔的筛网，适应生产的需求。操作简单，实用性强。

振荡筛由立式振动电机轴的上下两端装有失衡的偏心重锤产生激振。使筛选机参振部分在水平、垂直、倾斜方向做三次圆运动。调节上部、下部重锤的相位角，可以改变物料在筛面上的运动轨迹，满足各种比重物料的最佳分离效果。调节上部、下部重锤的配重块，可以达到不同的激振力，以达到不同比重、不同目数物料的最佳筛分量。

三、风选

风选是利用药物和杂质的比重不同，借助风力清除杂质，其对象是与药物的质量相差较大的杂质。一般经过簸扬（一般可利用簸箕或风车），借药材起伏的风力，使之与杂质分离，以达到纯净之目的。如紫苏子、车前子、吴茱萸、青葙子、莱菔子、葶苈子等。有些药物通过风选可将果柄、花梗、干瘪之物等非药用部位除去。

现代工业化生产多采用风选机，主要有风选机、立式变频风选机和卧式变频风选机等，风机电机变频控制，可实现自动化作业。

四、水选

用水冲洗除去杂质，或利用药物与杂质的水的浮力不同分离非药用部位。有些含盐药物，用筛选或风选不易除去，故用水选或漂的方法，以使药物洁净。如海藻、昆布等；也可浮选药物与非药用部位，如酸枣仁与核的分离。质地较轻的药物，如蝉蜕、蛇蜕、地鳖虫等，操作时，将药物置水中搅拌，使药物中的杂质漂浮于水面或沉于水中而除去。水选时注意不可在水中浸泡过长，防止溶失药效，并注意及时干燥，防止霉变，降低疗效。根据药材性质，水选可分为洗净、淘洗、浸漂三种方法。

1. 洗净　系用清水将药材表面的泥土、灰尘、霉斑或其他不洁之物洗去。即先将洗药池注入清水七成满，倒入挑拣整理过的药材，搓揉干净，捞起，装入竹筐中，再用清水冲洗一遍，沥干水，干燥，或进一步加工。如牡蛎。

2. 淘洗　系用大量清水荡洗附在药材表面的泥沙或杂质。即把药材置于小盛器内，手持一边倾斜潜入水中，轻轻搅动药材，来回抖动小盛器，使杂质与药材分离，除去上浮的皮、壳杂质和下沉在小盛器的泥沙，取出药物，干燥。如蝉蜕、蛇蜕等。

3. 浸漂　系将药物置于大量清水中浸较长时间，适当翻动，每次换水；或将药材用竹筐盛好，置清洁的长流水中漂较长的时间，至药材毒质、盐分或腥臭异味得以减除为度，取出，干燥，或进一步加工。如海藻、昆布、盐苁蓉等漂去盐分，天南星、半夏等漂去毒性，人中白、紫河车漂去腥臭异味，酸枣仁、蝉蜕、地鳖虫等分离杂质。

在药材水选时，应严格掌握时间，对其有效成分易溶于水类药材者，一般采用"抢水洗"法（快速洗涤药材，缩短药材与水的接触时间），以免损失药效，并及时干燥，防止霉变。

五、磁选

磁选主要利用强磁性材料吸附混合在药材中的磁性杂物（铁屑、铁丝），将药材与磁性杂物分离。磁选避免了因药材在采收、储运、加工过程中可能混入铁质杂物（如钉子、铁丝、铁屑等）对后续工序的影响，保护了切药机、粉碎机等设备。磁选是利用各种矿石或物料的磁性差异，在磁力及其他力作用下进行分选的过程。目前，主要有带式磁选机和棒式磁选机，便于自动化流水作业，使铁性物质和磁性物质自动分离，生产效率高。用于半成品、成品中药材的非药物杂质的净制。

此外，根据药材质地与性质，传统净制方法还采用摘、揉、擦、砻、刷、剪切、挖、剥等，现分别介绍如下：

（1）摘　是将根、茎、花、叶类药物放在竹匾内，用手或剪刀将其不入药的残基、叶柄、花蒂及须髭等摘除，使之纯净。如旋覆花、辛夷除去梗柄等，即将少许辛夷或旋覆花摊放在竹匾内，用手轻轻摘除连在花朵上的细梗，同时拣去杂草残叶，留净药使用。但在摘除旋覆花梗时，操作人员应戴口罩，因有茸毛飞散。同时操作要轻，以免把花瓣绒毛弄掉，光剩蕊蒂，影响美观和药效。

（2）揉　是将药物放在大眼篾筛上，用手轻轻揉搓使碎后，再通过筛簸，以除去筋膜杂质，如桑叶、马兜铃等。有些质软的丝状或花类药物，因产地包装压缩过紧，形成团块者，只需放在竹筛上用手揉开，使回复原来的形态，如通草、白菊花等。注意在揉搓时，只能略略揉碎，不能用力多搓，揉力过大，易成碎末。

（3）擦　是用两块木块，将药物放在中间反复摩擦，或放入石臼内用木棍轻轻擦动，以除去外皮和硬刺。如蔓荆子、苍耳子、路路通等，即将原药放入锅内，文火微炒，取出摊放竹匾内冷却，用木板推擦或放入石臼内用木棍轻轻擦动，使白衣或刺脱落，再放入竹匾内簸去白衣或刺屑。注意：在擦碾苍耳子去刺时，不能用力过猛，重压则子碎，有油质外渗，不合药用。

（4）砻　是用石磨（垫高磨芯）或竹木制成的推子，将药物放入穴中，推动磨，磨去药物杂质或非药用部分，而不致将肉仁磨碎。如桃仁、苦杏仁去皮，扁豆去衣，刺蒺藜、苍耳子去刺，香附去毛等。

（5）刷　是用毛刷或尼龙刷，刷去药物外表面灰尘、泥沙、绒毛或其他附着物。如枇杷叶入药时就需用刷子刷去叶片的毛茸附着物，再经过其他方法加工后方能入药。传统认为，去毛不净使咳嗽不止。刷的工具，除上述外，还可用丝瓜络，效果比刷子好。

（6）剪切　是用剪刀或刀，剪或切去药材残留的非药用部分，或将药用部位用剪刀剪碎，或分离不同的药用部位。如玄参去芦，防风切去根头，细辛剪去叶等。

（7）挖　是采用金属刀或非金属刀，如竹片，挖去果类药物中的内瓤、毛核，以便于药用。如枳壳挖去内瓤、金樱子挖去毛核。后者将金樱子加水浸泡至微软，顺切两半挖尽毛及核，再洗一次，晒干。

（8）剥　是将果实类药物的外壳剥除，但分离时需保持其完整，如白豆蔻、砂仁剥去壳，临用时打碎。

NOTE

第三节　分离和清除非药用部位

净制是根据原药材的情况，结合中医临床用药要求而进行的。按净制要求可分为：去根去茎，去皮壳，去毛，去心，去芦，去核，去瓤，去枝梗，去头尾足翅，去残肉，去杂质、霉败品等。

一、去根去茎

1. 去残根　用茎或根茎的药物须除去非药用部位的残根，一般指除去主根、支根、须根等非药用部位。常用于荆芥、麻黄、薄荷、黄连、芦根、藕节、马齿苋、马鞭草、泽兰、茵陈、益母草、瞿麦等。

2. 去残茎　用根的药物须除去非药用部位的残茎，如龙胆、白薇、丹参、威灵仙、续断、秦艽、广豆根、柴胡等。

另外，同一类植物根、茎均能入药，但二者作用不同，须分离，分别入药。如麻黄根能止汗，茎能发汗解表，故须分开入药。

制作：一般采用剪切、搓揉、风选、挑选等。

二、去枝梗

指除去某些果实、花、叶类药物非药用部位，如去除老茎枝、柄蒂（花柄、果柄），使用量准确。

现代常要求去枝梗的药物有五味子、花椒、辛夷、女贞子、桑寄生、栀子、桑螵蛸等。

制作：一般采用挑选、切除、摘等方法。

三、去皮壳

药材的去皮包括几个方面，有皮类药材去除其栓皮，根及根茎类药材去除其根皮，果实、种子类药材去除其果皮或种皮，并非指同一物质。清代《修事指南》谓："去皮免损气。"现代认为去皮壳的作用及目的主要有便于切片，使用量准确，分开药用部位，除去非药用部位等。

制作：去皮壳的方法因药物不同而异，树皮类药物，如厚朴、杜仲、黄柏、肉桂等可用刀刮去栓皮、苔藓及其他不洁之物。果实类药物如草果、益智、使君子、白果、大风子、榧子、巴豆等，可砸破皮壳，去壳取仁。种子类药物，如苦杏仁、桃仁等，可用燀法去皮，有些药物多在产地趁鲜去皮，如知母、桔梗（传统要求桔梗去"浮皮"后入药）等。若不趁鲜及时去皮，干后不易除去。

四、去毛

有些药物表面或内部，常着生许多绒毛，服后能刺激咽喉引起咳嗽或其他有害作用，故须除去，消除其副作用。所去之毛包括药材表面的细绒毛、鳞片，以及根类药材的须根。

制作：一般采用刷除、砂烫、筛选、风选、挑拣等方法。根据不同的药物，可分别采取下列方法：

1. 根茎类药材 某些根茎类药材如骨碎补、香附、知母等表面具毛，传统方法用敞口锅以砂烫法将药材烫至鼓起、毛焦时，放凉装入布袋，拉住两头来回不停地抽动，或用竹篓（放入少许瓷片）撞去绒毛，待其表面绒毛在撞击中被擦净时，取出过筛。

现代多用滚筒式炒药机砂烫，即在炒药机内投入适量河砂预热，投入药材炒至鼓起，此时转锅带动河砂与药材快速均匀地摩擦，待绒毛被擦净，取出过筛。

2. 叶类药材 部分叶类药材如枇杷叶、石韦等，其下表面密被绒毛，传统方法将枇杷叶、石韦等逐张用棕刷刷除绒毛，洗净，润软，切丝，干燥。一般用于少量者。

现大量生产，可将枇杷叶、石韦等润软，切丝，放入筛箩内（约装大半箩）置水池中，加水至药面，先用光秃的竹扫帚用力清扫数分钟，再加水冲洗，同时仍用竹扫帚不停地搅拌清扫，如此反复几次，至水面无绒毛漂起时捞出，干燥。

现代有人对去毛的枇杷叶及绒毛作了成分的系统分析，结果表明两者所含成分基本相同，唯绒毛中皂苷含量较叶中为低。绒毛中并不含有能致咳或产生其他副作用的特异化学成分。也有研究发现，枇杷叶的绒毛在煎煮过程中不易脱落，即使有少量脱落也可以通过过滤而除去，因此也有主张枇杷叶不必刷去毛，既省工又省时。

3. 果实类药材 金樱子果实内部生有淡黄色绒毛，在产地加工时，纵剖二瓣，用手工工具挖净毛核。

现代可将金樱子用清水淘洗，润软，置切药机上切 2mm 厚片，筛去已脱落的毛、核，置清水中淘洗，沉去种核，捞出干燥。或将晒至七八成干的金樱子置碾盘上，碾至花托全破开，瘦果外露时，置筛孔直径为 0.5cm 的筛子里进行筛选，可除去 95% 的绒毛及瘦果，晒干，再进行筛选即可。

4. 其他类药材 如鹿茸，先用瓷片或玻璃片将其表面茸毛基本刮净后，再用酒精燃着火将剩余的毛燎焦，注意不能将鹿茸燎焦。

五、去心

"心"，一般指根类药材的木质部或种子的胚芽。

关于去心的目的，从历代文献中，可归纳为以下几个方面：

1. 除去非药用部位 某些根及根茎类药物，如甘遂、百部、贝母、百合等，虽然对临床治疗不产生副作用，心所占比重也不大，但认识到"心"枯燥无津，无治疗作用，影响药物的纯净度；同时古人讲究饮片外观美，而心木质纤维化，质地坚硬，粗糙，古代生产工具、设备落后，不便于切片，故要求除去。某些根皮类药物，如牡丹皮、地骨皮、白鲜皮、五加皮、巴戟天等，由于木心所占比重较大，且无药效，影响用量的准确性，而且木心坚硬，韧性强，多纤维，故作为非药用部位而要求除去。

2. 分离不同药用部位 莲子在中医临床上主要有莲子心和莲子肉 2 种，其作用不同。莲子心（胚芽）能清心热，除烦；莲子肉能补脾涩精，故须分别入药。此外，如果实种子类，花椒（果皮）温中止痛，杀虫止痒；椒目（种子）行水平喘。连翘（果实）清热解毒，消肿散结；连翘心（种子）清心安神，利小便。

3.消除药物的副作用　梁代陶弘景云：麦冬"汤浸，抽去心，不尔，令人烦"。《雷公炮炙论》载：远志"若不去心，服之令人闷"。以后的历代本草，均有类似的记载，说明古人在医疗实践中确实认识到个别药物的心，对临床治疗会带来不利的影响。然而，根据临床辨证施治的需要，古文献记载也有连心用的，如麦冬，宋代《重修政和经史证类备用本草》载："温水洗去心用，不令心烦，惟伤寒科带心用。"清代《本草述钩元》载："通脉不去心。"清代《本草便读》云："亦有连心用者，以其心如人之脉络，一颗十余枚，个个贯通，取其能贯通经络之意，故生脉散用之者，以能复脉中之津液也。"

如远志皮与远志心的化学成分相同，但皂苷含量高低有别，皮为12.1%，心为0.48%。巴戟天经薄层色谱和紫外光谱分析比较，发现根皮与木心所含化学成分差异很大，无机元素含量比较，根皮中有毒元素Pb较木心中含量为低，Fe、Mn、Zn等16种微量元素含量较木心中为丰富。牡丹皮中木心部（丹木）中所含的牡丹酚、芍药苷和氧化芍药苷与丹皮相似，但含量较低；同时，木心部占总重量的10%以上，在临床应用时需除去，以提高其品质。

麦冬不同炮制品中总黄酮的含量不同，去心麦冬明显高于其他炮制品。进一步比较麦冬肉（皮部）与麦冬心（木质部）的化学成分，发现其基本相似，且心占比例较小，临床试验服带心麦冬患者，都未发现"烦"的表现，现主张麦冬可以不去心，入煎剂时切碎或砸扁使用，有利于成分的浸出。

六、去核

有些果实类药物，常用果肉而不用核（或种子）。其中有的核（或种子）属于非药用部分，有的果核与果肉作用不同，故须分别入药。

关于去核的目的，《雷公炮炙论》中曾提出："使山茱萸，须去肉核……核能滑精。"至清代《修事指南》中则总结为"去核者免滑精"。现代对去核的解释多沿用此说。

如乌梅，按医疗要求有用肉者，且核的分量较重，并无治疗作用，故须除去。去核方法：质地柔软者可砸破，剥取果肉去核；质地坚韧者可用温水洗净润软，再取肉去核。

山楂（北山楂），为了增强果实的疗效，多将核除去。去核方法：多在切成饮片后，干燥，筛去饮片中脱落的瓤核。南山楂以个入药，多不去核。

山茱萸，果实分量较重，无治疗作用。且古人认为核能滑精，故须除去，本品多在产地即已去核。如仍有未去核者，可洗净润软或蒸后将核剥去，晒干。

现代研究，山茱萸果核与肉的成分相似，但含量有差别，鞣质和油脂主要分布于核中，而具有降低血清转氨酶作用和安定、降温、抗菌消炎作用的熊果酸主要存在于肉中，核为肉的1/6。临床有带核入药治疗遗精致病情加剧的报道。因此山茱萸不去核必然会影响临床疗效。

诃子为收涩药，历代强调"去核用肉"。现代研究认为，诃子主要成分为鞣质，生诃子肉中鞣质含量为40.60%，核中鞣质含量仅为4.16%，含量相差近十倍，故须去核入药，以去除其质次部分，提高有效成分含量比，从而增强其收敛止泻之功。

此外，去核还有其他说法，如宋代《证类本草》中说：蜀椒"椒目冷，别入药用，不得相杂"。明代《本草品汇精要》中说川楝"使肉即不使核，使核即不使肉"。也有二者作用不同之意。即核与肉功用不一，须分别入药。

七、去芦

"芦"又称"芦头"，一般指药物的根头、根茎、残茎、茎基、叶基等部位。

去芦的目的，历代亦很少说明，宋代《证类本草》中人参项下有"采根用时，去其芦头，不去者吐人，慎之"的记载，明代张浩《仁术便览》云："去芦，芦与参相反，吐药中有用芦者。"龚廷贤在《万病回春》中也指出："肺气短少气虚喘烦热去芦用之。"明代罗周彦《医宗粹言》云："去芦，其芦能上涌吐痰。"李中梓在《本草通玄》中说："芦能耗气，又能发吐耳。"清代《修事指南》则总结为"去芦者免吐"，并沿用至今。

中药去芦经历了中药去芦的提出（汉代），中药去芦的发展（唐代、宋代、元代），不去芦和去芦中药同入处方（明代），以及对中药去芦不多（清代）的发展过程，尤其在清代，很少提出中药去芦的要求，为进一步探讨古人关于中药去芦的合理性，现代学者对部分中药的芦头和入药部位从成分、药理、临床方面作了一些研究。

对桔梗主根和芦头的成分研究表明，桔梗芦头和主根的成分基本一致，但所含皂苷量，芦头多于根 20% ～ 30%，其他如前胡、防风、玄参、独活等，其芦头和主根均具有相同或相近的有效成分和临床效果，现多主张不去芦头使用，即使去除，也与"令药洁净"有一定联系，以符合中药净度要求。

八、去瓤

有些果实类药物，须去瓤用于临床。药材去瓤，历代品种并不多，有枳实（汉代）、枳壳（唐代）、青皮、木瓜、罂粟壳（宋代）、臭橙（明代）等。

去瓤的目的，古代主要是去除质次部位。唐代《新修本草》中说：枳实"用当去核及中瓤乃佳"。至明代《本草蒙筌》中始有"去瓤者免胀"。这些说法与去瓤的原始意图不相同，但现代仍沿用。如枳壳，通常用果肉而不用瓤，瓤无治疗作用。据研究，枳壳及其果瓤和中心柱三者均含挥发油、柚苷及具升压作用的辛弗林和 N- 甲基酪胺，但果瓤和中心柱挥发油含量甚少，且不含柠檬烯。枳壳瓤占枳壳重量的 20%，又易霉变和虫蛀，水煎液极为苦酸涩，不堪入口；同时，还有瓤会引起胀气的说法，故枳壳瓤作为非药用部分除去是有一定道理的。其方法是，原药用小刀挖去瓤，洗净泥沙，捞起，润过夜，用铁锚压扁，再上木架压 3 ～ 5 天，压扁后，使对合成扁半圆形，切成 0.2cm 厚的凤眼片，晒干。

九、去头尾、皮骨、足、翅

部分动物类或昆虫类药物，有些需要去头尾或足翅。其目的是为了除去有毒部分或非药用部分。如乌梢蛇、蕲蛇等均去头及鳞片，蛤蚧须除去鳞片头足。

制作：去头尾、皮骨，一般采用浸润切除、蒸制剥除等方法。去头足翅，一般采用掰除、挑选等方法。

十、去残肉

某些动物类药物，如龟甲、鳖甲、豹骨、猫骨等，均须除去残肉筋膜，纯净药材。

制作：传统方法一般采用刀刮、挑选、浸漂（如石灰、碱面浸，龟甲：石灰：碱面＝

100∶20∶2.5）等。现代方法有胰蛋白酶法等；多采用胰脏净制法和酵母菌净制法。

（一）胰脏净制法

加工方法：取新鲜或冰冻的猪胰脏，除去外层脂肪和结缔组织称量后绞碎，用水少许搅匀，置于纱布上过滤，取滤液配制成约0.5%的溶液，用Na_2CO_3调pH值在8.0～8.4之间。水浴加热至40℃，每隔3小时搅拌1次，经12～16小时，残皮和残肉能全部脱落，捞起龟甲、鳖甲，洗净晒干，至无臭味即得。

加工原理：胰脏分泌胰酶（胰蛋白酶、糜蛋白酶、胰淀粉酶和胰脂肪酶），其中胰蛋白酶在适宜的条件下（温度40℃，pH值8.0～8.4，糜蛋白酶要求pH值为8.0，胰蛋白酶要求pH值为8.4），对不同形式的肽链发生水解作用，使蛋白质水解成氨基酸和多肽。而龟甲上的残肉、残皮含有丰富的蛋白质，可被胰酶水解而除去。其方法优点是产品色泽好，无残肉，易裂开，胰脏易得，设备简单，操作方便，成本低，时间短，但对产品质量有影响。

（二）酵母菌净制法

取龟甲0.5kg，用冷水浸泡2天，放弃浸泡液，加卡氏罐酵母菌300mL，加水淹过龟甲1/3～1/6体积，盖严。2天后溶液上面起一层白膜，7天后将药物捞出，用水冲洗4～6次，晒干，至无臭味即得。其优点是酵母菌净制法比原来传统净制法时间可缩短5～6倍，设备简单，去腐干净，对有效成分（动物胶）无损失，出胶率比传统净制品还高，适应大量生产。

十一、去杂质及霉败品

一般指除去土块、砂石、杂草及霉败品。

1. 去杂质　常用于当归、川芎、浮萍、鸡内金、牡蛎、石膏、朱砂等除去杂质。

制作：采用洗净、漂净、筛选、风选和挑选、磁选等方法。

2. 去霉败品　常用于山药、片姜黄、百合、薤白、瓜蒌、葛根等除去霉败品。

制作：采用洗净、挑选等方法。

第十章　饮片切制

将净选后的药物进行软化，再切成一定规格的片、丝、块、段等炮制工艺，称为饮片切制。广义而言，凡是直接供中医临床调配处方或中成药生产用的所有药物，统称为饮片。饮片切制历史悠久，它是由"咬咀"发展而来，咬咀指以口咬碎。早在汉代以前的《五十二病方》中，就载有"细切""削""剉"等早期饮片切制用语。历经汉、唐发展到南宋时期，制药事业日臻完善，如元朝周密在回忆南宋的《武林旧事》一书中，曾记载杭州已有制售"熟药圆散，生药饮片"的作坊了。至明代中期陶华的《伤寒六书》制药法中，明确提出了饮片一词，曰："一用川大黄，须锦纹者，佳。锉成饮片，用酒搅匀，干燥，以备后用。"

饮片切制的目的：

1. 便于有效成分煎出　饮片切制按药材的质地不同而采取"质坚宜薄""质松宜厚"的切制原则，以利于煎出药物的有效成分；同时由于饮片与溶媒的接触面增大，可提高有效成分的煎出率，并可避免药材细粉在煎煮过程中出现糊化、粘锅等现象，显示出饮片"细而不粉"的特色。

2. 利于炮炙　药材切制成饮片后，便于炮炙时控制火候，使药物受热均匀。还有利于各种辅料的均匀接触和吸收，提高炮炙效果。

3. 利于调配和制剂　药材切制成饮片后，体积适中，方便配方；在制备液体剂型时，药材切制后能增加浸出效果；制备固体剂型时，由于切制品便于粉碎，从而使处方中的药物比例相对稳定。

4. 便于鉴别　对性状相似的药材，切制成一定规格的片型，显露其组织结构的特征，有利于区别不同药材，防止混淆。

5. 利于贮存　药物切制后，含水量下降，减少了霉变、虫蛀等因素而利于贮存。

第一节　趁鲜切制

趁鲜切制是指将新鲜的药材在产地直接切成所规定的饮片。近年来，有些药材已在产地趁鲜切制成饮片，通过趁鲜切制，可以省去干药材再浸润软化的工艺，减少有效成分的损失，改善饮片质量，同时节省人力、物力等。某些植物类中药材自古就有在产地趁鲜切制饮片的习惯。

大多数来源于天然的植物药要经过产地加工干燥制备成中药材方能作为中药饮片生产的原料，切制前还要经过水洗、浸泡、润法，待药材软化方可切片，然后烘干，重复加工，费工费时，加之长时间浸泡原药材，使药材有效成分大量丢失或发生化学变化，并且容易发霉变质，

NOTE

直接影响饮片质量，进而关系到临床和中药制剂的疗效，因此，对于有可能趁鲜切制的中药材，提倡趁鲜切制。

一、适宜趁鲜切制的药材

1.富含水分的草类   如白茅根、芦根、青蒿、薄荷、广藿香、益母草、豨莶草、旱莲草等，最适宜半干切制。将这类药材抢水洗后，晒成半干，再进行切制，即可避免药汁挤出，也不易破碎、掉叶。

2.质地坚硬的块根、块茎类   如狗脊、乌药，干后坚硬，难于软化、切制，多于产地趁鲜切制。

3.果实种子类药材   如枳实、枳壳等。这类药材自古就有趁鲜切制的记载。由于该类药材产地较为集中，大多集中在南方，南方气候阴湿，药材易发霉变质，因此采用产地趁鲜切制的办法，可以避免药材霉变损耗。由于在趁鲜切制过程中，使分泌细胞大量破坏，挥发油外溢，切片后增大了药材的体表面积，干燥后容易造成挥发油随水分蒸发损失，因此对这类药材不宜趁鲜切制，仍以常规切制饮片为佳。

二、趁鲜切制的相关研究

对于鲜切品种，应开展深入细致的调查研究工作，首先将趁鲜加工的药材与原药材二次加工的饮片进行有效成分、药理学、药效学的比较，其次还要对比鲜切后贮藏半年、一年、两年的饮片与传统切制同时期贮藏的饮片的差异，经对比，若鲜切质量较传统切制质量为优，则可推行趁鲜切制。如植物类中药材中富含水分的根茎类、块根类、根皮类、枝藤类以及少量的果实、菌核类都可以进行相关的实验研究。

对白附子、茯苓、薄荷、石菖蒲、穿山龙等药材进行了趁鲜切制研究，结果表明，以草酸钙针晶含量、水溶性浸出物含量和铝离子残留量作为工艺优选指标考察白附子趁鲜切制工艺，经过比较认为，白附子趁鲜切制后，再加入白矾进一步炮制，可使白矾溶液渗透到鲜禹白附组织内部，破坏草酸钙针晶，从而降低刺激性。经过测定茯苓多糖、总糖和水分的含量，也可对茯苓趁鲜切制工艺进行质量控制和优选，从而保证趁鲜切制的茯苓饮片质量。对于薄荷，研究认为，一旦运输包装不当，薄荷会断枝落叶，成为"光杆"，再加上应用前的浸润软化、切制、高温干燥处理等，会使其外观色泽灰暗，气味散失，因此提倡薄荷应趁鲜切。对穿山龙趁鲜切制和传统炮制方法进行的比较结果发现，在穿山龙趁鲜切制的饮片薯蓣皂苷元含量最高。通过比较石菖蒲趁鲜切制和常规切制中挥发油含量，发现菖蒲趁鲜切制时挥发油损失较大，因此得出结论认为菖蒲不宜趁鲜切。

总之，中药材在产地趁鲜切制的饮片将利于保存中药材的有效成分，避免部分水溶性成分的过多损失，并且能够简化加工手续，降低劳动强度，亦使饮片规格整齐，厚薄均匀，色泽美观，有效改善中药饮片质量。但是对于不宜趁鲜切制的药材，则要注意仍保留传统的切制方法，以最大限度地保证中药材发挥药用价值，提高中药饮片的质量。

与此同时，还应该注意的是，趁鲜切制同样是把中药材变成了饮片，也应按饮片生产的管理，在通过 GMP 认证的企业内进行生产。

第二节 切制前的软化处理

干燥的药材切制成饮片必须先经过软化处理。软化处理包括水处理和特殊软化处理。其中大部分药材可以采用常规水软化处理方法，部分特殊药材采用特殊软化处理方法。

明代《本草蒙筌》载："诸药锉时，须要得法，或微水渗，或略火烘。湿者候干，坚者待润，才无碎末，片片薄匀，状与花瓣相俘，合成方剂起眼。"软化处理的目的主要是使药材吸收一定量的水分，使药物质地由硬变软，便于切制，同时除去泥沙杂质，使药物洁净，并能缓和药性，降低某些药物的毒副作用。

常规水处理软化药材的物理过程分三个阶段，即浸润、溶解和扩散。药材在浸润和溶解两个过程中，质地由硬变软，而在扩散过程中，有效成分开始由细胞内向浸泡药材的水溶液中转移，最终导致有效成分的流失，因此，以水处理软化药材的原则为"少泡多润，药透水尽"。在水处理过程中，要适当控制用水量、浸润时间和温度，防止扩散现象的发生，避免有效成分的损失。

一、常用的软化处理方法

（一）常规水软化处理方法

常规水软化处理方法包括淋法、洗法、泡法、漂法、润法等，现代常用真空加温润药、减压浸渍和气相置换设备进行快速软化。

1. 淋法（喷淋法） 是用清水喷淋或浇淋药材的方法。操作时，将药材整齐堆放，用清水均匀喷淋，喷淋的次数根据药材质地而异，一般为 2～3 次，均需稍润，以适合切制。本法多适用于气味芳香、质地疏松的全草类、叶类、果皮类和有效成分易随水流失的药材，如薄荷、荆芥、佩兰、香薷、枇杷叶、陈皮、甘草等。淋法处理后仍不能软化的部分，可选用其他方法，如润法，进行再处理。

2. 淘洗法 是用清水洗涤或快速洗涤药物的方法。操作时，将药材投入清水中，经淘洗或快速洗涤后，及时取出，稍润，即可切制。由于药材与水接触时间短，故又称"抢水洗"。适用于质地松软、水分易渗入及有效成分易溶于水的药材，如五加皮、瓜蒌皮、白鲜皮、合欢皮、南沙参、石斛、瞿麦、陈皮、防风、龙胆、细辛等。大多数药材洗一次即可，但有些药材附着多量泥沙或其他杂质，则需用水洗数遍，以洁净为度。每次用水量不宜太多，如蒲公英、紫菀、地丁等。淘洗法在保证药材洁净和易于切制的前提下，要求操作迅速，避免含水分过多影响药材质量（俗称"伤水"），同时造成有效成分易流失。目前大生产中多采用洗药机洗涤药材。

洗药机的工作原理为：将待洗药物从滚筒口送入后，启动机器，打开开关放水。在滚筒转动时，喷水不断冲洗药物，冲洗水再经水泵打起作第二次冲洗。洗净后，打开滚筒尾部，放出药物，停机。此种洗药机的特点是：①利用导轮作用，故噪音及振动很小；②应用水泵使水反复冲洗，可以节约用水。

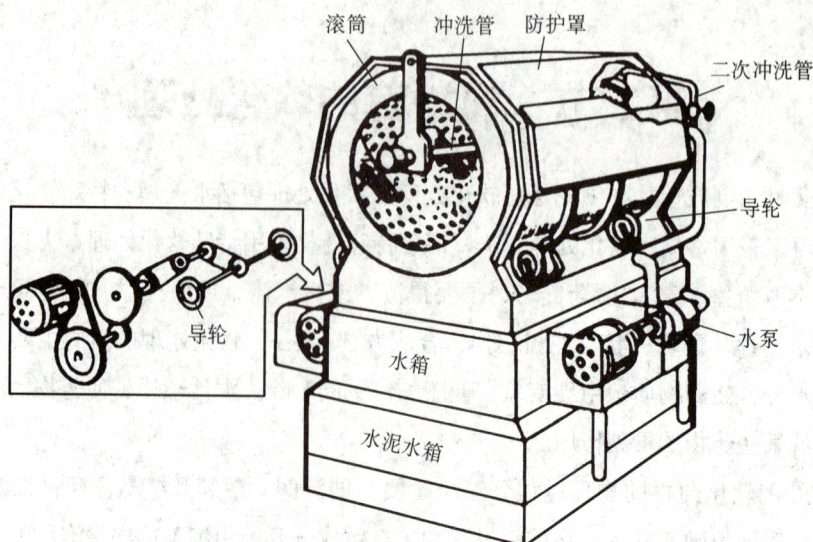

图 10-1　洗药机

3. 泡法　是将药材用清水泡一定时间，使其吸入适量水分的方法。操作时，先将药材洗净，再注入清水至淹没药材，放置一定时间，视药材的质地、大小和季节、水温等灵活掌握，中间不换水，一般浸泡至一定程度，捞起，润软，再切制。适用于质地坚硬，水分较难渗入的药材。如萆薢、天花粉、木香、乌药、土茯苓、泽泻、姜黄、三棱等。一般来说，体积粗大、质地坚实者，泡的时间宜长些；体积细小，质轻者，泡的时间宜短些。春、冬季节浸泡的时间相对宜长些；夏、秋季节浸泡的时间则宜短。质轻遇水漂浮的药材，如枳壳、青皮，再浸泡时，要压一重物，使其泡入水中。本着"少泡多润"的原则，以软硬适度便于切制为准。

另外，动物类药物也可采取泡法，即将药材置缸内，放水淹过药面，加盖泡之，中间不换水。由于微生物繁殖，造成筋膜腐烂，可除去附着的筋、肉、膜、皮等，而留下需要的骨质。洗净，干燥。如龟甲、鳖甲、鹿角、狗骨等。

4. 漂法　是将药材用多量水，多次漂洗的方法。操作时，将药材放入大量的清水中，每日换水 2～3 次。漂去有毒成分、盐分及腥臭异味。古代常用长流水漂。本法适用于毒性药材、用盐腌制过的药物及具腥臭异常气味的药材，如川乌、草乌、天南星、半夏、附子、肉苁蓉、昆布、海藻、紫河车等。漂的时间根据药材的质地、季节、水温灵活掌握，以去除其刺激性、咸味及腥臭气味为度。

5. 润法　是把泡、洗、淋过的药材，用适当器具盛装，或堆积于润药台上，以湿物遮盖，或继续喷洒适量清水，保持湿润状态，使药材外部的水分徐徐渗透到药物组织内部，达到内外湿度一致，利于切制。适用于质地较坚硬药材。润药得当，既保证质量，又可减少有效成分损耗，有"七分润工，三分切工"之说，可见润药是关键。润法的优点在于有效成分损失少，饮片颜色鲜艳，水分均匀，饮片平坦整齐，润后很少出现炸心、翘片、掉边、碎片等现象。润的方法具体有浸润、伏润、露润等。

（1）浸润　以定量水或其他溶液浸润药材，经常翻动，使水分缓缓渗入内部，以"水尽药透"为准，如酒浸黄连、木香，水浸郁金、枳壳、枳实等。

（2）伏润（闷润） 经过水洗、泡或以其他辅料处理的药材，用缸（坛）等在基本密闭条件下闷润，使药材内外软硬一致，利于切制，如郁金、川芎、白术、白芍、山药、三棱、槟榔等。

（3）露润（吸潮回润） 将药材摊放于湿润而垫有篾席的土地上，使其自然吸潮回润，如当归、玄参、牛膝等。

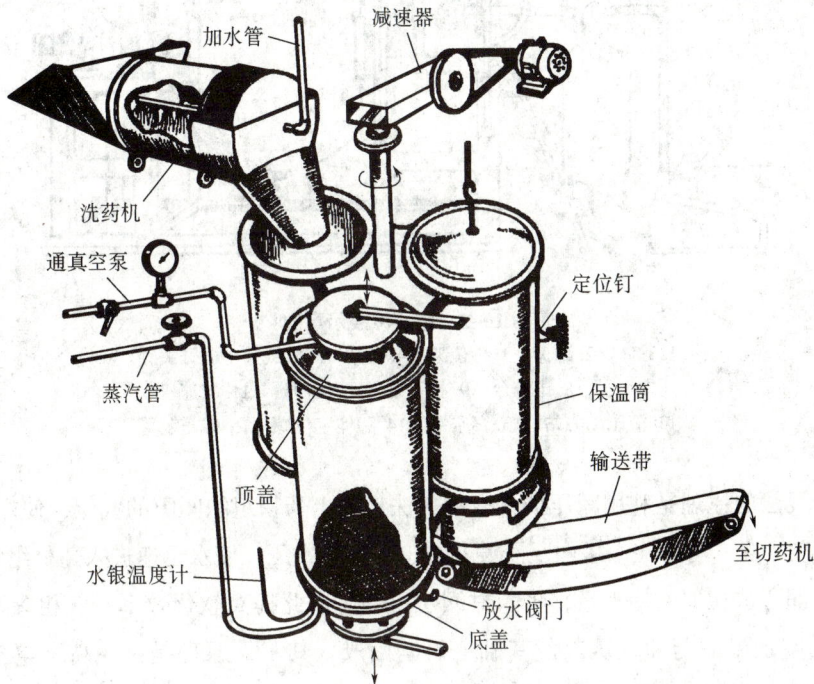

图 10-2 真空加温润药机

润法注意事项：①润法时间长短应视药物质地和季节而定，如质地坚硬的需浸润 3 ～ 4 天或 10 天以上；质地较软的 1 ～ 2 天即可。夏、秋宜短，冬、春宜长。②质地特别坚硬的药物，一次不易润透，需反复闷润才能软化。如大黄、何首乌、泽泻、槟榔等。③夏季润药，由于环境温度高，要防止药物霉变。对含淀粉多的药物如山药、天花粉等，要防止发黏、变红、发霉、变味现象出现。一经发现，要立即以清水快速洗涤，晾晒后再适当闷润。

（二）特殊软化处理方法

1. 湿热软化 有些不适宜采用上述方法处理的药材，还可采用蒸润、蒸汽喷雾润、减压饮润等方法。如黄芩要蒸润后趁热切片，使其断面呈现黄色，若用冷水浸润后切片，断面则变为绿色，药材就发生了质变，使疗效降低或丧失。木瓜蒸后呈棕红色，趁热切片；鹿茸刮去茸毛，加酒稍润，置高压锅脐上，利用喷汽趁热切片，边蒸边切，这样既保证了质量又利于切片。为了缩短切制工艺生产周期，提高饮片质量，国内有关单位还采用了"真空加温润药法"和"减压冷浸润法"，收到了较好的效果。

真空加温润药机的操作方法：药物经洗药机洗净后，自动投入圆柱形筒内，打开真空泵，放入蒸汽，使温度逐步上升到规定的范围（可自行调节），保温 15 ～ 20 分钟后再关闭蒸汽（时间可根据药物性能掌握），使药材软化。

NOTE

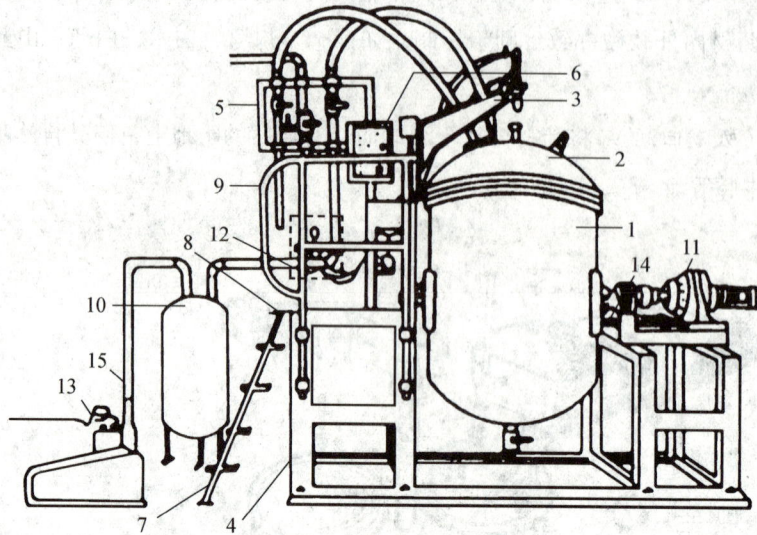

图 10-3　减压冷浸示意图

1. 罐体　2. 罐盖　3. 移位架　4. 机架　5. 管线架　6. 开关箱
7. 梯子　8. 工作台　9. 扶手架　10. 缓冲罐　11. 减速机
12. 液压动力站　13. 真空泵　14. 罐体定位螺　15. 减震胶管

　　减压冷浸法的原理是利用减压抽真空的方法，抽出药物组织间隙的气体，使之接近真空，维持原真空度不变，将水注入罐内至浸没药材，再恢复常压，使水迅速进入药材组织内部，达到与传统浸润方法相似的持水量，将药材润至可切，以此提高软化效率。气相置换真空润药设备是在真空加温润药和减压冷浸基础上研制而成。其工作原理是：在高真空条件下，药材内部空隙产生真空状，充入蒸汽后，受压差的作用，同时气态分子具有良好的渗透性，可使气态水迅速充满药材内部空隙，达到使药材快速、均匀软化的效果。该法运用气体具有强力穿透性的特点和高真空技术，让水蒸气置换药材内的空气，使药材快速、均匀软化。通过适当的润药工艺（如真空度、时间、润药次数等），使药材在低含水量的情况下，软硬适度，切开无干心，切制无碎片。采用真空气相置换润白芍、板蓝根、黄芪、甘草、黄芩、山药、枳壳、灵芝等药材，润药时间约 30 分钟，温度不高于 60℃。即使是难润透的泽泻、莪术、槟榔、三七等药材，润药时间也不超过 150 分钟。采用气相置换设备润药时尽管使用了 100℃的水蒸气，但由于实际消耗的蒸汽只有药材重量的 10%，因此，药材的升温并不高。该项技术的优点在于：完全避免了药材在浸润时有效成分的流失，大幅度地缩短了药材软化的时间，提高生产效率，避免了液态水对药材的浸泡和污水排放，有利于环境保护，大幅度地降低了药材的含水量，不但提高药材切片的外观质量，还节约后续干燥能耗，具有显著的节能效果。

　　2. 砂润软化　将待软化的药物埋入含水充分的砂中，利用渗透的原理，使砂中的水分逐渐渗入药物组织内部达到软化的方法，称为砂润法。该法的优点是设备简单，操作方便，润药过程中不易伤水、发霉。主要操作方法为：取一个下部漏空的容器，装上三四成的中粗河砂，并用水浸湿。将大小分档后的药材埋没在湿砂中，使其缓缓吸收水分，每天淋水 1 次，至漏水口有水滴出为度，如大黄、槟榔等可用砂润法软化。

二、药材软化程度的检查方法

药材在水处理过程中，要检查其软化程度是否符合切制要求，习惯称"看水性""看水头"。现将常用检查法简介如下：

1. 弯曲法 适用于长条状药材。药材软化后握于手中，大拇指向外推，其余四指向内缩，以药材略弯曲，不易折断为合格，如白芍、木通、木香等。

2. 指掐法 适用于团块状药材。以手指甲能掐入软化后药材的表面为宜，如白术、白芷、天花粉、泽泻等。

3. 穿刺法 适用于粗大块状药材。以铁钎能刺穿药材而无硬心感为宜，如大黄、虎杖等。

4. 手捏法 适用于不规则的根与根茎类药材。软化后以手捏粗的一端，感觉其较柔软为宜，如当归、独活等；有些块根、果实、菌类药材，需润至手握无响声及无坚硬感，如黄芩、槟榔、延胡索、枳实、雷丸等。

5. 剖开法 适用于粗大根与根茎类药材。将药材湿润软化后，取个头较大者，从中间剖开，以内无干心为宜，如川乌、草乌等。

第三节　饮片类型及切制原则

饮片经过软化处理后，按照要求，选择适宜的类型和规格，并且依据药材自身性质和调剂制剂的需求来进行切制。

一、饮片类型

药材的自然状况和不同需要，对于决定饮片类型具有重要意义，因为它直接关系到饮片切制的操作和临床疗效。

饮片切制分为手工切制和机器切制，手工切片可灵活切制各种规格、形状的饮片，而机器切片多为横片、斜片、段、丝等。

常见的饮片类型和规格有：

1. 极薄片 厚度为 0.5mm 以下，对于木质类及动物骨、角质类药材，根据需要，入药时，可分别制成极薄片。如羚羊角、鹿角、松节、苏木、降香等。

2. 薄片 厚度为 1～2mm，适宜质地致密坚实、切薄片不易破碎的药材。如白芍、乌药、槟榔、当归、木通、天麻、三棱等。

3. 厚片 厚度为 2～4mm，适宜质地松泡、黏性大、切薄片易破碎的药材，如茯苓、山药、天花粉、泽泻、丹参、升麻、南沙参等。斜片：适宜长条形而纤维性强的药材。倾斜度小的称瓜子片（如桂枝、桑枝），倾斜度稍大而体粗者称马蹄片（如大黄），倾斜度更大而药材较细者，称柳叶片（如甘草、黄芪、川牛膝、银柴胡、漏芦、苏梗、鸡血藤、木香等）。直片（顺片）：适宜性状肥大、组织致密、色泽鲜艳和需突出其鉴别特征的药材。如大黄、天花粉、白术、附子、何首乌、防己、升麻等。

4. 丝（包括细丝和宽丝） 细丝 2～3mm，宽丝 5～10mm。适宜皮类、叶类和较薄果皮类药材。如黄柏、厚朴、桑白皮、青皮、合欢皮、陈皮等均切细丝；荷叶、枇杷叶、淫羊藿、冬瓜皮、瓜蒌皮等均切宽丝。

5. 段（咀、节） 长为 10～15mm，长段又称"节"，短段称"咀"。适宜全草类和形态细长，内含成分易于煎出的药材。如薄荷、荆芥、香薷、益母草、党参、青蒿、佩兰、瞿麦、怀牛膝、沙参、白茅根、广藿香、木贼、石斛、芦根、麻黄、忍冬藤、谷精草、大蓟、小蓟等。

6. 块 边长为 8～12mm 的立方块。有些药材煎熬时，易糊化，需切成不等的块状，如阿胶丁等。

7. 其他 中药饮片片型规格丰富多样，根据切制后成品的不同形状，全国各地还有各具特色的饮片类型，主要有：圆片：又称顶头片，如白芍、白芷等。骨牌片：将长方形片状药材，先切成长段，再纵切成骨牌片，如杜仲、黄柏等。肚片：多用于树皮类药材，如厚朴、肉桂等。蝴蝶片：适用于不规则块根或菌类药材，如白术、川芎。马蹄片：如大黄；腰子片，如马钱子。凤眼片：如枳壳。如意片：如双筒厚朴。剪片：用剪刀将硬皮类药材剪成小块片，如陈皮等。刨片：将药材用机械压制后，再纵切或刨成片，如黄芪、天麻、当归等。

二、饮片切制原则

1. 切薄片 质地致密、坚实者，宜切薄片。如乌药、槟榔、当归、白芍、木通等。

2. 切厚片 质地松泡、粉性大者，宜切厚片。如山药、天花粉、茯苓、甘草、黄芪、南沙参等。

3. 切直片、斜片 为了突出鉴别特征，或为了饮片外形的美观，或为了方便切制操作，视不同情况，选择切直片、斜片等。如大黄、何首乌、山药、黄芪、桂枝、桑枝等。

4. 切段 凡药材形态细长，内含成分又易煎出的，可切制成一定长度的段。如木贼、荆芥、薄荷、麻黄、益母草等。

5. 切丝 皮类药材和宽大的叶类药材，可切制成一定宽度的丝。如陈皮、黄柏、荷叶、枇杷叶等。

6. 切块或片 为了方便对药材进行炮炙（如酒蒸），切制时，可选择一定规格的块或片。如大黄、何首乌等。

饮片类型会直接影响到药物疗效。《金匮玉函经》指出："欲如大豆，粗则药力不尽。"饮片的厚薄、长短及粒度的大小、粗细与煎出物都有着密切的联系，通过对饮片类型的质量标准进行深入研究，量化、优化经验加工切制方法，是中药饮片切制发展的必然趋势。

第四节　饮片切制方法

饮片切制在不影响药效，便于调配、制剂的前提下，基本上采用机械化生产，并逐步向联动化生产过渡。目前，由于机器切制还不能满足某些饮片类型的切制要求，故在某些环节手工切制仍在使用。

一、机器切制

目前，全国各地生产的切药机种类较多，切片原理不一，如剁刀式切药机、旋转式切药机、多功能中药切药机、多功能斜片切药机等，基本特点是生产能力大，速度快，节约时间，劳动强度减轻，生产效率高。但目前看来，更新、改进现有的切药机器，使之能生产多种饮片类型及适用于各种药材是机器切制亟待解决的问题。现将几种主要的切药机简介如下：

1. 剁刀式切药机 这种切药机结构简单，适应性强，一般根、根茎、全草类药材均可切制，不适宜颗粒状药材的切制。

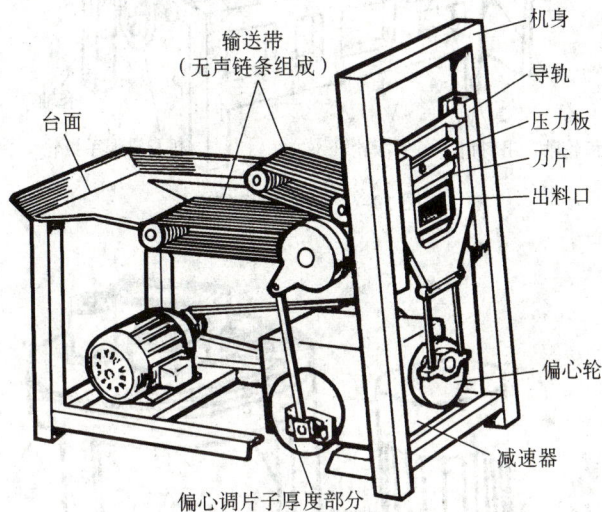

图 10-4 剁刀式切药机

2. 旋转式切药机 这种机器分为动力、推进、切片、调节四部分。其特点是，可以进行颗粒类药物的切制，不适合全草类药物切制。

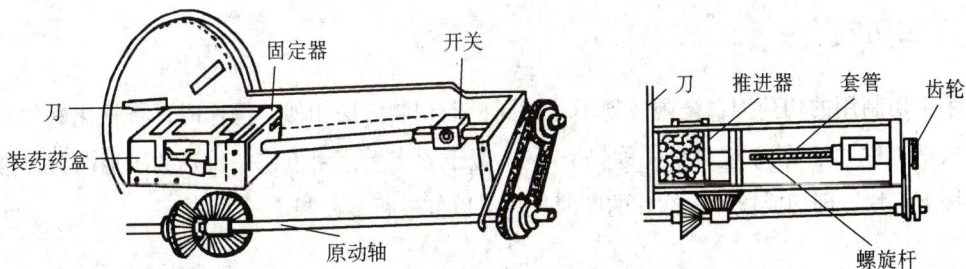

图 10-5 颗粒状药材切片原理示意图

3. 多功能切药机 这种切药机主要适用于根茎、块状及果实类中药材，圆片、直片以及多种规格斜形饮片的加工切制。结构特点：①体积小，重量轻，效率高，噪音低，操作维修方便；②药物切制过程无机械输送；③根据药物形状、直径选择不同的进药口，以保证饮片质量。

电动机

偏心轮

弹簧

皮带轮

撑牙

偏心轴（三套）

架子

刀床

刀

安全罩

输送滚轮齿轮

撑牙齿轮

输送滚轮轴　输送带松紧调节器

套轴

撑牙齿轮轴　出料口　手扳轮

机身进退手扳轮

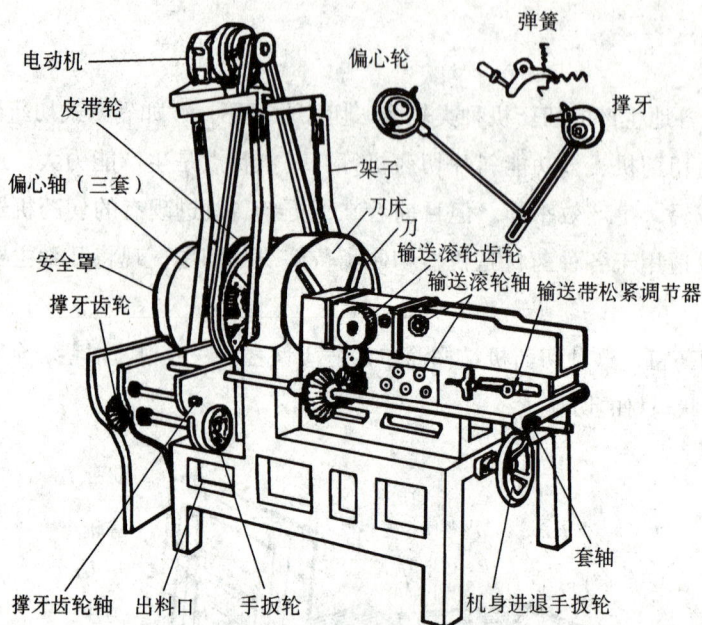

图 10-6　旋转式切药机

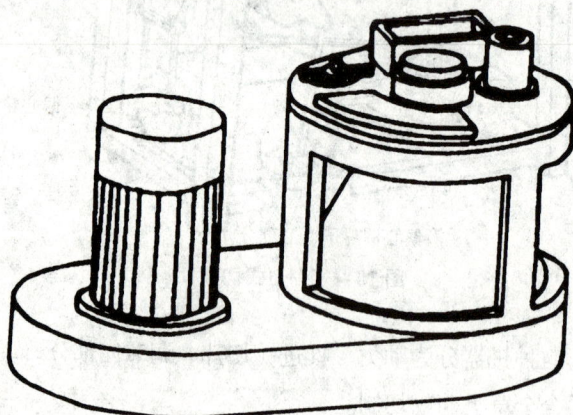

图 10-7　多功能切药机外形图

二、手工切制

　　手工切制用的切药刀，全国各地不甚相同，但切制方法相似。操作时，将软化好的药物，整理成把（称"把活"）或单个（称"个活"）置于刀床上，用手或一特别的压板向刀口推进，然后按下刀片，即切成饮片。饮片的厚薄长短，以推进距离控制。

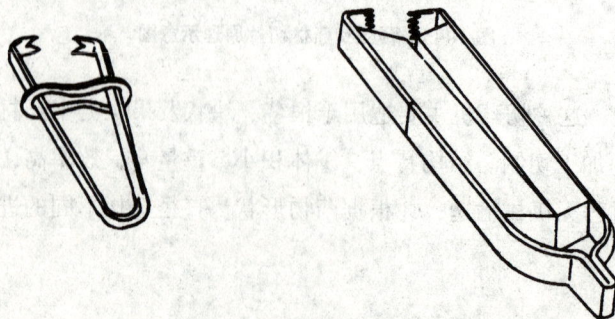

图 10-8　蟹爪钳

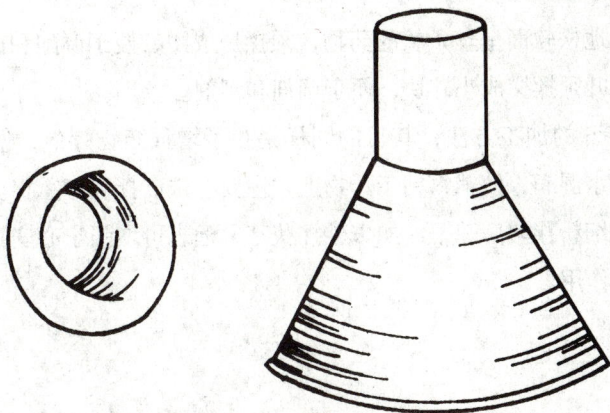

图 10-9　鹿茸加工壶

有些"个活"，如槟榔，可用"蟹爪钳"夹紧向前推进。某些贵重药材，还可采用特殊的工具加工切制，如鹿茸加工壶，就是专门用来加工鹿茸的。

手工切药刀主要有：①切药铡刀：主要由刀片、刀床（刀桥）、压板、装药斗、控药棍等部件组成。操作时，人坐在刀凳上，左手握住药材向刀口推送，同时右手拿刀柄向下按压，即可切出饮片。较多用于切横薄片及草类药物，如桂枝、白芍、荆芥、香薷等。②片刀（类似菜刀）：多用于切厚片、直片、斜片等，如浙贝母、白术、甘草、黄芪、苍术等。手工切制适用于机器不好切的药材，如太软、太黏及粉质药材和少量特殊药材。其操作方便，灵活，不受药材形状的限制，切制的饮片均匀、美观，损耗率低，类型和规格齐全，弥补了机器切制的不足。缺点是劳动效率较低。

三、其他切制与加工

对于木质及动物骨、角类药物，以及某些质地或形态特殊的药材，用上述工具较难切制，可根据不同情况选择适宜工具或采用其他方法进行加工处理，以利于操作和临床应用。

1. 镑　镑片所用的工具是镑刀。操作时，将软化的药材用钳子夹住，另一只手持镑刀一端，来回镑成极薄的饮片。此法适用于动物角类药物，如羚羊角、水牛角等。近年来，一些地区已使用镑片机。无论是手工镑片还是机器镑片，均需将药物用水处理后，再进行操作。

2. 刨　木质或角质坚硬类药材，如檀香、松节、苏木、牛角等，适用于本法切制。操作时，将药材固定，用刨刀刨成薄片即可。若利用机械刨刀，药材则需预先进行水处理。

3. 锉　有些药材，习惯上用其粉末，但由于用量小，一般不事先准备，而是随处方加工，如水牛角、羚羊角等。调配时，用钢锉将其锉为末，或再加工继续研细即可。

4. 劈　本法是利用斧类工具将动物骨骼类或木质类药材劈成块或厚片。如降香、松节等。

5. 碾捣　某些药物由于质地特殊或形体较小，不便于切制，整体应用会影响有效成分的煎出，影响疗效；因此不论生熟，均须碾碎或捣碎，以便调配和制剂，使其充分发挥疗效。采用碾碎或捣碎的药物，大致分为矿物类、甲壳类、果实种子类及根及根茎类，如自然铜、穿山甲、栀子、三七等。常用的工具有铁或铜制的"冲钵"、碾槽、石制的"臼"、瓷制的研钵等。

6. 制绒　某些纤维性和体轻泡的药材经捶打，推碾成绒絮状，可以缓和药性或便于应用。如麻黄碾成绒，则发汗作用缓和，适用于老年、儿童和体弱者服用。另外，艾叶制绒，便于配制"灸"法所用的艾条或艾炷。

7. 揉搓　对于质地松软而呈丝条状的药物，须揉搓成团，便于调配和煎熬，如竹茹、谷精草等。另如荷叶、桑叶须揉搓成小碎块，便于调剂和制剂。

此外还有一些特殊的加工方法，其目的同样是为了增强药物疗效，便于临床应用。如拌衣，即将药物表面用水湿润，使辅料粘于药物上，主要有朱砂拌和青黛拌。将药物湿润后，加入定量的朱砂或青黛细粉拌匀后晾干。如朱砂拌茯苓、远志可增强宁心安神的作用，青黛拌灯心草则有清热凉肝的作用。

第五节　饮片的干燥

药物切成饮片后，为保存药效，便于贮存，必须及时干燥，否则影响质量。由于各种药物性质不同，干燥方法不尽相同，主要分为自然干燥和人工干燥。干燥方法是否适当是保证药物质量的关键。

一、自然干燥

自然干燥是指把切制好的饮片置日光下晒干或置阴凉通风处阴干，必要时采用烘焙至干的方法。《神农本草经》序录中就有"……阴干暴干，采造时月，生熟，土地所出，真伪新陈，并有各法"。晒干法和阴干法都不需要特殊设备，但易受气候的影响，饮片亦不太卫生，烘焙法则可弥补上述缺点。药物的饮片干燥传统要求保持形、色、气、味俱全，充分发挥其疗效。根据不同性质的药物及其干燥方法，可归纳为：

1. 黏性类　黏性类药物如天冬、玉竹等含有黏性糖质类药材，潮片容易发黏，多采用烘焙法或晒干法。明火烘焙可使药物外皮迅速硬结，内部原汁不向外渗，从而保证药材质量。但时间过久会使颜色枯黄，原汁走失，故一般烘焙至九成干，以手摸之感觉烫不粘手为度。干燥时要勤翻动，防止焦枯，如有烈日晒至九成干即可。

2. 粉质类　粉质类药物就是含有淀粉较多的药物，如山药、浙贝母等，这些药材潮片极易发滑、发黏、发霉、发馊、发臭而变质，宜采用晒干法或烘焙法。随切随晒，薄摊晒干，要轻翻防碎；如天气不好，微火烘焙。

3. 油质类　油质类药材如当归、怀牛膝、川芎等，宜采用日晒法，如遇阴雨天，不能日晒，也只能微火烘焙，如果火力过大，会使油质溢出表面，失油后干枯，影响质量。

4. 芳香类　芳香类药材如荆芥、薄荷、香薷、木香等，保持香味极其重要，因为香味与质量有密切的关系，香味浓就意味着质量好，所以，多采用阴干法，切后薄摊于阴凉通风干燥处。如太阳不太强烈也可晒干，但不宜烈日暴晒。否则温度过高会挥发香气，颜色也随之变黑。如遇阴雨连绵天气，药材快要发霉，用微火烘焙，避免猛火或高温干燥。

5. 色泽类　色泽类药材如桔梗、浙贝母、泽泻、黄芪等，这类药材色泽很重要，含水量不宜过多，否则不易干燥。根据色泽不同，分别采用日晒法和烘焙法，如白色类的桔梗、浙贝母宜用日晒，越晒越白。黄色类的泽泻、黄芪，宜用小火烘焙，可保持黄色，增加香味。

此外，根须类和根皮类药物可采用日晒法和烘焙法，如白薇、龙胆草、厚朴、黄柏等；

草叶类药物要薄摊暴晒，勤翻动，不宜用烘焙法，以防燃烧，如仙鹤草、泽兰、竹叶、地丁草等。

干燥方式的不同很大程度上决定了药材的质量。由于温度和时间的变化会对药物化学成分产生不同的影响，在确定适宜的干燥方法时，把有效成分的含量、药性等多种因素综合起来考虑，尽可能取其各方面的优势，才能获得质优效高的药材。

二、人工干燥

人工干燥是利用一定的干燥设备，对饮片进行干燥。本法的优点是：不受气候影响，比自然干燥卫生，并能缩短干燥时间，降低劳动强度，提高生产率。近年来，全国各地在生产实践中，设计并制造出各种干燥设备，如直火热风式、蒸汽式、电热式、远红外线式、微波式，其干燥能力和效果均有了较大的提高，这些干燥设备正在不断推广和完善。适宜大量生产。人工干燥的温度，应视药物性质而灵活掌握。一般药物以不超过80℃为宜。含芳香挥发性成分的药材以不超过50℃为宜。已干燥的饮片需放凉后再贮存，否则，余热会使饮片回潮，易于发生霉变。干燥后的饮片含水量应控制在7%～13%为宜。

（一）翻板式干燥机

工作原理：饮片经上料输送带送入干燥室内，由若干翻板构成的帘式输送带往复传动，热风炉或蒸汽换热器产生的干净热空气经送风器分配给烘箱内的多层翻板，自上而下运动，经热空气对物料的对流传导和辐射传导，达到物料干燥之目的，干燥后饮片沿出料口经振动输送带进入立式送料器，上输入出料漏斗，下承麻袋装药。此种设备干燥结构简单，易于安装，干燥饮片受热均匀，干燥效果好，适宜大量生产。

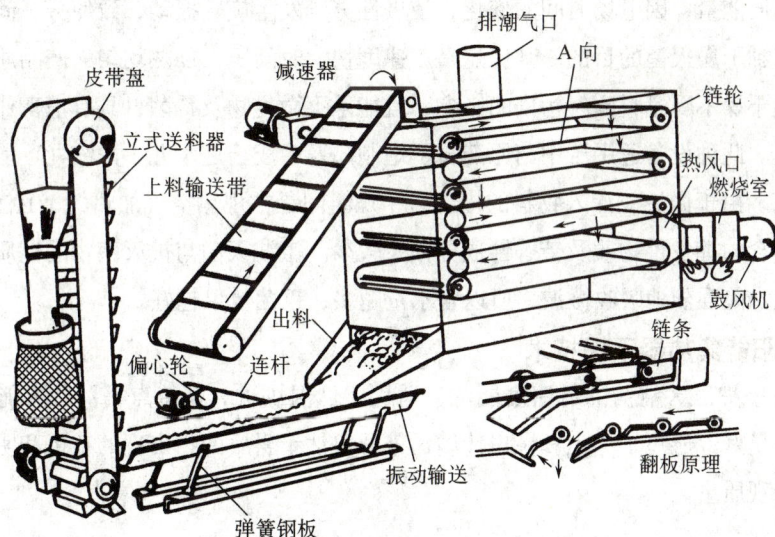

图10-10　翻板式干燥机

（二）热风式干燥机

工作原理：热风从热风管内输入室内。由于鼓风机作用，使热风对流，达到温度均匀。余热从热风管出口排出。操作时，待干燥之药物以筛、匾盛装，分层置于铁架中，由轨道送入。饮片干燥后，停止鼓风，敞开铁门，将铁架拉出，收集干燥饮片。干燥温度一般在80℃～120℃，干燥饮片时控制在80℃左右，并应视药物质地和性质而定。

NOTE

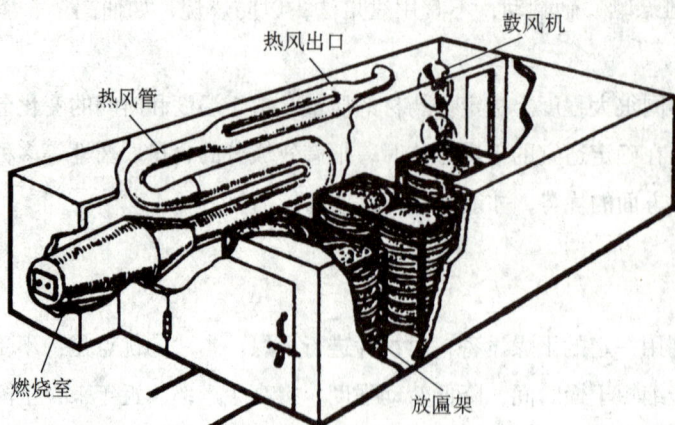

图 10-11 热风式干燥机

（三）红外线辐射装置

工作原理：远红外线辐射物料，使分子运动加剧而内部发热，温度升高；内部水分的热扩散和湿扩散梯度方向一致，都是由内向外，与表面水蒸气共同处在正在进行的最佳状态，加速了干燥过程，缩短了干燥时间，其特点是干燥速度快，药物质量好，具有较高的杀菌、杀虫及灭卵能力，节省能源，造价低，便于自动化生产，减轻劳动强度。

此种设备能较好地保留中药挥发油，可用于中药饮片及芳香性药物的干燥灭菌，近年来在中药材原料、饮片等脱水干燥及消毒中都有广泛应用。

（四）微波干燥技术

工作原理：微波能转变为热能使物料干燥。中药及其炮制品种的极性水分子和脂肪能不同程度地吸收微波能量，因电场时间的变化，使极性分子发生旋转振动，致使分子间互相摩擦而生热，从而达到干燥灭菌的目的。其优点是：速度快，时间短，加热均匀，产品质量好，热效率高等，微波干燥不受燃料废气污染的影响，且能杀灭微生物及霉菌，具有消毒作用，可以防止发霉和生虫。此种设备适用于中药原药材、炮制品及中成药之水丸、浓缩丸、散剂、小颗粒等的干燥灭菌。由于微波能深入物料的内部，干燥时间是常规热空气加热的 1/10～1/100。所以对中药中所含的挥发性物质及芳香性成分损失较少。微波灭菌与被灭菌物的性质及含水量有密切关系，因水能强烈地吸收微波，所以含水量越多，灭菌效果越好。

（五）太阳能集热器干燥技术

太阳能是一种巨大清洁的低密度能源，适用于低温烘干。其特点是：节省能源，环境污染少，烘干质量好，避免了尘土和昆虫传菌污染及自然干燥后药物出现的杂色和阴面发黑的现象，提高了外观质量。

第六节 不良因素影响饮片质量的现象

在饮片生产中，只有认真按照炮制工艺操作，才能保证饮片质量。如果药物处理不当，或切制工具及操作技术欠佳，或切制后干燥不及时，或贮存不当，都可以影响饮片质量，一般会出现下述现象。

NOTE

1. 败片 在中药饮片切制过程中所有不符合切制规格、片型标准的饮片，都称为败片。主要包括有连刀片、掉边与炸心片、皱纹片等。

①连刀片（拖胡须）：指饮片之间相牵连、未完全切断的现象。系药物软化时，外部含水量过多，或刀具不锋利所致，如桑白皮、黄芪、厚朴、麻黄等。

②掉边（脱皮）与炸心：前者为药材切断后，饮片的外层与内层相脱离，形成圆圈和圆芯两部分；后者为药材切制时，其髓芯随刀具向下用力而破碎。系药材软化时，浸泡或闷润不当，内外软硬度不同所致。如郁金、桂枝、白芍、泽泻等。

③皱纹片（鱼鳞片）：指饮片切面粗糙，具鱼鳞样斑痕。系药材未完全软化，"水性"不及或刀具不锋利或刀与刀床不吻合所致。如三棱、莪术等。

2. 翘片 饮片边缘卷曲而不平整，系药材软化时，内部含水分太过所致，又称"伤水"。如槟榔、白芍、木通等。

3. 变色与走味 变色是指饮片干燥后失去了原药材的色泽；走味是指干燥后的饮片失去了药材原有的气味。系药材软化时浸泡时间太长，或切制后的饮片干燥不及时，或干燥方法选用不当所致。如槟榔、白芍、大黄、薄荷、荆芥、广藿香、香薷、黄连等。

4. 油片（走油） 是药材或饮片的表面有油分或黏液质渗出的现象。系药材软化时，吸水量"太过"，或环境温度过高所致。如苍术、白术、独活、当归等。

5. 发霉 是药材或饮片表面长出菌丝。系干燥不透或干燥后未放凉即贮存，或贮存处潮湿所致。如枳壳、枳实、白术、山药、白芍、当归、远志、麻黄、黄芩、泽泻、芍药等。

第十一章 炒 法

　　将净制或切制过的药物，筛去灰屑，大小分档，置炒制容器内，加辅料或不加辅料，用不同火力加热，并不断翻动或转动使之达到一定程度的炮制方法，称为炒法。

　　炒法历史悠久，早在医方书《五十二病方》中就有"爝盐令黄"的记载，爝即今之"炒"也。汉代《神农本草经》记载了露蜂房、蛇蜕和蜣螂有"火熬"的炮制方法；《金匮玉函经》记载有芫花"熬"，水蛭"熬"，虻虫"熬去翅足"等。"熬"字作"炒"解释。寒凉派名医刘河间说过"仲景乡语，云炒作熬"。王好古的《汤液本草》也解释"方言熬者，即今之炒也"。炒法在唐代以后广泛地用于药物的炮制，并对不同药物提出不同火候要求，有微炒、炒出汗、炒香、炒黄、炒熟、炒焦、炒黑之分。宋代以后加辅料炒得到广泛应用。

　　根据炒法操作时加辅料与否，可分为清炒法（单炒法）和加辅料炒法（合炒法）。清炒法又根据加热程度不同而分为炒黄、炒焦和炒炭。加辅料炒法根据所加辅料的不同而分为麦麸炒、米炒、土炒、砂炒、蛤粉炒和滑石粉炒等法。

　　炒制的目的是增强药效，缓和或改变药性，降低毒性或减少刺激，矫臭矫味，利于贮藏和制剂。

　　炒制过程中的两个关键因素是火力和火候。根据临床需要和药物自身性质的不同，所控制的火力和火候标准不同。

　　火力是指药物炮制过程中所用热源释放出的热量大小、火的强弱或温度的高低。火力可分为文火、中火、武火。文火即小火，武火即大火或强火，介于文火和武火之间的为中火。先文火后武火，或文火和武火交替使用的为文武火。炒法最初用火都是柴火，有柳木火、桑木火、炭火等。后来逐渐发展用煤、煤气、电、电磁和微波等。火力是影响炮制品质量的重要因素，可根据炒制要求，选用不同的火力。

　　火候是指药物炮制的温度、时间和程度。可根据药物内外特征的变化和附加判别方法进行判断。目前正在集合材料学、计算机学、仿生学和生物学等学科优势，开发用于判断中药炮制火候标准的电子鼻和电子舌等。

　　炒法可分为手工炒和机器炒。手工炒的用具有铁锅、铁铲、刷子、簸箕等。操作程序一般分为四个步骤。

　　1. 预热　是指炒制前将空锅于热源上加热至一定程度。便于药物尽快加热，缩短在锅内停留时间，并可防止炒成"僵子"（俗称"炒哑"）。

　　2. 投药　预热至规定程度后，迅速投入药物。一般少量分锅炒制，药量过多受热不易均匀。加辅料炒者，一般先处理辅料，后投药拌炒。

　　3. 翻炒　投入药物后迅速搅拌或翻炒，使药物受热均匀。翻炒要有规律，一般药物先向一边依次翻炒，翻炒完后再向反方向依次翻动，如此反复操作，直至达到所需程度。易滚动种子类药物可从锅底向两边翻炒，使其自动滑落锅底。翻炒时，要求每次下铲都要露锅底，俗称

"亮锅底"，可避免药物停留锅底而至焦糊。

4. 出锅　药物炒至规定程度后，立即取出，即"出锅"。出锅要迅速，摊开晾凉。辅料炒的药物，出锅后筛去辅料，再摊开晾凉。

炒药机主要有平锅式炒药机和滚筒式炒药机（图 11-1）。平锅式炒药机适用于种子类药材的炒制；滚筒式炒药机则适用于大多数药物的炒制。圆筒为圆柱形金属筒体，多为电能加热，打正转时炒药，打反转时出药。大大减小了劳动强度，又保证了药物炒制质量。

近年新研制的电脑程控炒药机，使炒药由机械化转向了自动化。该机器可以自动或手动控制，能保证炒制品程度均一，质量稳定。特别是采用烘烤与锅底"双给热"方式炒制，良好的温场更保证了饮片上下受热均匀，并可缩短炒制时间，尤其适用于大量生产，见图 11-2、图 11-3。

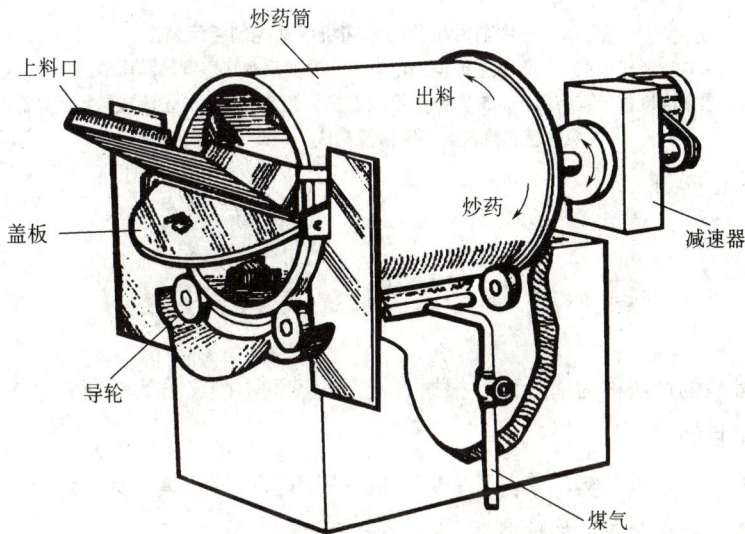

图 11-1　滚筒式炒药机

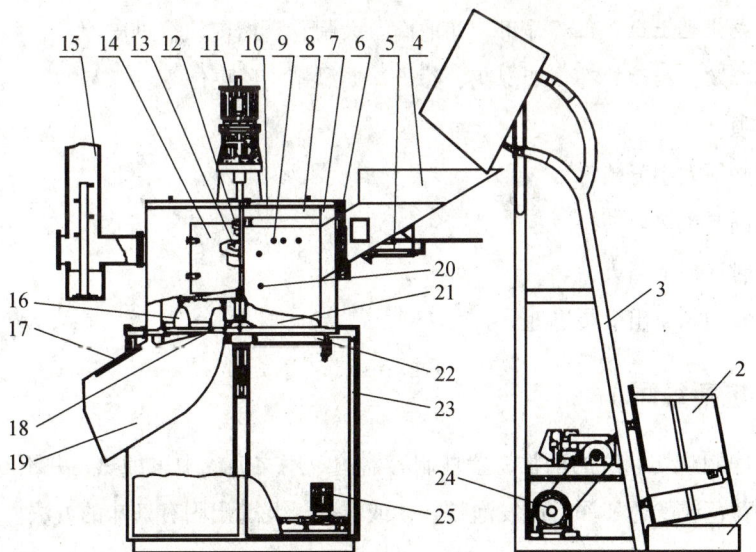

图 11-2　中药微机程控炒药机

1.电子秤　2.料斗　3.料斗提升架　4.进料槽　5.进料推动杆　6.进料门　7.炒药锅
8.烘烤加热器　9.液体辅料喷嘴　10.炒药机顶盖　11.搅拌电机　12.观察照明灯
13.观察取样口　14.锅体前门　15.排烟装置　16.犁式搅拌叶片　17.出药喷水管
18.出药门　19.出药滑道　20.测温电偶　21.桨式搅拌叶片　22.锅底加热器
23.锅体机架　24.料斗提升电机　25.液体辅料供给装置

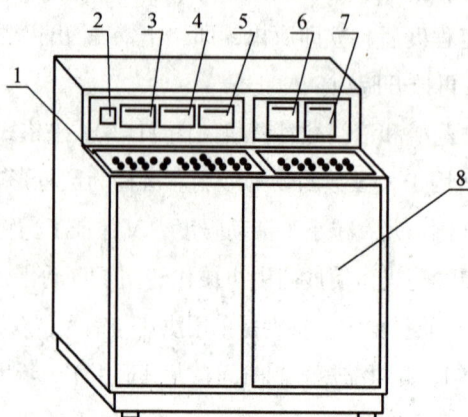

图 11-3   中药微机程控炒药机手动控制柜示意图
1. 操作板面   2. 数显时间继电器   3. 底锅数字温度显示调节器
4. 烘烤数字温度显示调节器   5. 药物数字温度显示调节器   6. 蜜流量数字定量控制仪
7. 液体辅料流量数字定量控制仪   8. 控制柜前门

第一节   清炒法（单炒法）

不加任何辅料的炒法称为清炒法。根据火候及程度的不同又分为炒黄、炒焦和炒炭。

1. 清炒法的目的

（1）增强疗效   如炒芡实、紫苏子、九香虫、王不留行等；焦麦芽、焦山楂等。

（2）降低毒性或副作用   如炒白果、苍耳子、牛蒡子、牵牛子等。

（3）缓和药性   如炒冬瓜子、水红花子、葶苈子、薏苡仁等。

（4）增强或产生止血、止泻作用   如地榆、大蓟、石榴皮、牡丹皮等。

（5）保证疗效，利于贮存   如槐花、芥子、桑螵蛸、酸枣仁等。

2. 注意事项

（1）药物必须大小分档。

（2）炒前锅要预热。

（3）炒制时选择适当火力。

（4）搅拌要均匀，出锅要迅速。

一、炒黄（包括炒爆）

炒黄是将净制或切制过的药物，置炒制容器内，用文火或中火加热，并不断翻动或转动，使药物表面呈黄色或颜色加深，或发泡鼓起，或爆裂，并逸出固有气味的方法。是炒法中最基本的操作。

炒黄的操作虽然简单，但炒制程度却较难判定，因为很多药物表面就是黑色、黄色或灰色的，根据经验，可以从以下几个方面判定：

1. 对比看   炒制时可以留少许生品，一边炒，一边与生品比较，颜色加深即可。

2. 听爆声   很多种子类药材，在炒制时都有爆鸣声，一般在爆鸣声减弱时即已达到炒制程度，不要等到爆鸣声消失。

3. 闻香气　种子类药材炒制过程中一般都有固有的香气逸出，所以嗅到香气时，也就炒好了。

4. 看断面　当看表面和听爆鸣声仍难以判定时，可以看种子的断面。断面呈淡黄色时即达到了炒制程度。该条是判定标准中最关键的一条，可以说炒黄的程度体现，在多数情况下就是断面的颜色。

以上几点综合运用，可很容易地判定炒黄的程度。

王不留行

【处方用名】王不留行、王不留、留行子、炒王不留行、炒王不留。

【来源】本品为石竹科植物麦蓝菜 *Vaccaria segetalis* (Neck.) Garcke 的干燥成熟种子。夏季果实成熟、果皮尚未开裂时采割植株，晒干，打下种子。除去杂质，再晒干。

【历史沿革】汉代有"烧灰存性，勿令灰过"（《玉函》）。南北朝刘宋时期有"凡采得，拌浑（湿）蒸，从巳至未，出，却下浆水浸一宿，至明出，焙干用之"（《雷公》）。明代有酒蒸（《蒙筌》）、炒制（《正宗》）、水浸焙（《必读》）。清代有浆水浸，焙干用（《本草汇》）。现在主要的炮制方法有炒爆花等。现版药典（2015 年版《中国药典》）收载王不留行和炒王不留行。

【炮制方法】

1. 王不留行　取原药材，除去杂质。

2. 炒王不留行　取净王不留行，投入预热容器内，中火拌炒至大部分爆花即可。

【质量要求】

1. 王不留行　本品呈小球形，表面黑色，少数红棕色，略有光泽，有细密颗粒状突起，一侧有 1 条凹陷的纵沟。质硬。气微，味微涩、苦。

王不留行饮片含水分不得过 12.0%，总灰分不得过 4.0%，醇溶性浸出物不得少于 6.0%，含王不留行黄酮苷不得少于 0.40%。

2. 炒王不留行　本品大部分呈类球形爆花状，表面白色，质松脆。

炒王不留行含水分不得过 10.0%，醇溶性浸出物同生品，含王不留行黄酮苷不得少于 0.15%。

【炮制作用】王不留行味苦，性平。归肝、胃经。具有活血通经、下乳消肿、利尿通淋的功能。用于经闭，痛经，乳汁不下，乳痈肿痛，淋证涩痛。生品长于消痈肿，用于乳痈或其他疮痈肿痛。如王不留行散（《医心方》）；治疗乳痈初起，红肿疼痛，可与蒲公英、瓜蒌、当归配伍，加酒煎服（《本草汇》）。

炒王不留行质地松泡，利于有效成分煎出且走散力较强，长于活血通经，下乳，通淋。多用于产后乳汁不下，经闭，痛经，石淋，小便不利。如通乳四物汤（《医略六书》）；用于气郁兼热，乳汁短少，如治泌尿结石的驱尿石汤。

【炮制研究】王不留行含微量元素、氨基酸、类脂和脂肪酸、三萜皂苷、单糖、酮等。

王不留行目前以炒用为主，多数要求爆花，少数只要求种皮刚开裂。实验表明，水溶物的增加与爆花程度有关，爆花率越高，水溶性浸出物也愈高。完全爆花者较生品增加 1.1 倍，刚爆花者增加 0.6 倍，未爆花者增加 0.2 倍。根据爆花率与水浸出物含量的关系及实际生产的可能性，炒王不留行爆花率达 80% 以上为宜。

采用索氏提取法提取脂溶性成分，甲酯化后用 GC-MS 联用技术分离、鉴定未炮制和炮制过的王不留行脂溶性成分的组成和含量。结果：在未炮制过的王不留行中鉴定出 24 个化合物，占样品总量的 98.77%，且全部为脂肪酸，含量较高的化合物为油酸（44.04%）、亚油酸（36.1%）和棕榈酸（10.11%）；炮制王不留行中鉴定出 23 个化合物，占样品总量的 95.43%，其中脂肪酸成分的量占 95.36%，含量较高的化合物为油酸（30.9%）、亚油酸（24.4%）和二十二碳烯酸（22.7%）。表明王不留行脂溶性成分主要为脂肪酸，不饱和脂肪酸占优势；未炮制和炮制过的王不留行的脂溶性成分组成和含量均存在差异。

采用 DPPH 法分别测定王不留行与炒王不留行的乙醚、乙酸乙酯、正丁醇和水等不同极性溶剂提取物的抗氧化活性。结果表明，王不留行与炒王不留行所含抗氧化成分存在一定的差异：炒王不留行的抗氧化活性大于王不留行；炮制前后王不留行乙酸乙酯提取物的抗氧化活性均最强。

【贮存】贮干燥容器内，密闭，置干燥处。

芥　子

【处方用名】芥子、白芥子、炒芥子、炒白芥子。

【来源】本品为十字花科植物白芥 Sinapis alba L. 或芥 Brassica juncea (L.) Czern. et Coss. 的干燥成熟种子。前者习称"白芥子"，后者习称"黄芥子"。夏末秋初果实成熟时割取植株，晒干，打下种子，除去杂质。

【历史沿革】唐代有蒸熟捣（《千金》）；微熬（《外台》）。宋至明、清基本沿用前法。现在主要的炮制方法有炒黄等。现版药典收载芥子和炒芥子。

【炮制方法】

1. 芥子　取原药材，去净杂质，用时捣碎。

2. 炒芥子　取净芥子，置炒制容器内，用文火加热，炒至淡黄色至深黄色（炒白芥子）或深黄色至棕褐色（炒黄芥子），有爆鸣声，断面浅黄色，有香辣气时即可。用时捣碎。

【质量要求】

1. 芥子　本品为圆球形，表面呈灰白色或淡黄色（白芥子），或黄色至棕黄色（黄芥子）。味辛辣。

芥子饮片含水分不得过 14.0%，总灰分不得过 6.0%，水溶性浸出物不得少于 12.0%，含芥子碱以芥子碱硫氰酸盐计不得少于 0.50%。

2. 炒芥子　本品表面颜色加深，微见裂纹，有香气。

炒芥子含水分不得过 8.0%，总灰分、水溶性浸出物同生品，含芥子碱以芥子碱硫氰酸盐计不得少于 0.40%。

【炮制作用】芥子味辛，性温。归肺经。具有温肺豁痰利气、散结通络止痛的功能。生芥子辛散力强，善于通络止痛。多用于胸闷胁痛，关节疼痛，痈肿疮毒。如治疗痰饮胸闷胁痛的控涎丹（《三因》）；治疗寒痰凝滞，关节疼痛的白芥子散（《妇人》）。

炒芥子可缓和辛散走窜之性，可避免耗气伤阴，并善于顺气豁痰。多用于痰多咳嗽，如三子养亲汤（《韩氏医通》）。炮制后更利于粉碎和煎出，同时起到杀酶保苷的作用。

【炮制研究】芥子主要含有硫苷化合物。

芥子内服后能刺激黏膜，引起胃部温暖感，增加消化液的分泌，有健胃作用。此苷本身无刺激性，酶解后生成异硫氰酸酯类（芥子油），具有辛辣味和刺激性。由于酶是蛋白质，故蛋白的变性又能从一个侧面反映出白芥子酶在炒制过程中的热变。采用傅里叶变换红外光谱技术对白芥子药材的炒制过程进行动态跟踪，结果符合中医药中的"杀酶"理论，从而达到"保苷"的效果。炒后可杀酶保苷，使其服用后，在胃肠道环境中缓慢分解，逐渐释放出芥子油而发挥治疗作用。

对芥子炮制前后的芥子苷进行含量测定，结果表明，白芥子生品中异硫氰酸烯丙酯含量最高，是其香辣味的主要来源，炒制后该化合物含量大幅下降，以微炒品含量降低较小，这与古今白芥子均要求"微炒"的方法相一致。炒芥子煎液中只含芥子苷，生芥子煎液中则含芥子苷和芥子油。

用清炒法、电热恒温烘烤和远红外线烘烤炮制白芥子，结果表明，远红外线烘烤白芥子色泽均匀，烘烤时间短，含苷量高，损耗低，应为可行的炮制方法。

【贮存】贮干燥容器内，密闭，置通风干燥处。

黑芝麻

【处方用名】黑芝麻、胡麻仁、巨胜子、炒黑芝麻。

【来源】本品为脂麻科植物脂麻 *Sesamum indicum* L. 的干燥成熟种子。秋季果实成熟时采割植株，晒干，打下种子，除去杂质，再晒干。

【历史沿革】南北朝刘宋时期"先以水淘，浮者去之，沉者漉出，令干，以酒拌蒸从巳至亥，出摊干"（《雷公》）。唐代有九蒸九曝（《千金》）。宋代有微炒别捣（《圣惠方》）。清代有酒蒸晒（《解要》）。对炮制作用也有论述，如"滑痰生用，逐风酒蒸，入补蒸晒，炒食不生风病"（《得配》）。现在主要的炮制方法有炒黄等。现版药典收载黑芝麻和炒黑芝麻。

【炮制方法】

1. 黑芝麻 取原药材，除去杂质，洗净，干燥。用时捣碎。

2. 炒黑芝麻 取净黑芝麻，置炒制容器内，用文火加热，炒至有爆裂声，并有香气逸出时，取出放凉。用时捣碎。

【质量要求】

1. 黑芝麻 本品呈扁卵圆形，平滑或有网状皱纹。尖端有棕色点状种脐。种皮薄，种仁白色，富油性。气微，味甘，有油香气。

黑芝麻饮片水分不得过 6.0%，总灰分不得过 8.0%。

2. 炒黑芝麻 本品形如黑芝麻，微鼓起，有的可见爆裂痕，有油香气。

炒黑芝麻水分、总灰分同生品。

【炮制作用】黑芝麻味甘，性平。归肝、肾、大肠经。具有补肝肾，益精血，润肠燥的功能。生品现已少用。古代医家认为生用滑痰，凉血解毒。如治小儿瘰疬，与连翘等份为末，频频食之（《简便单方》）；治浸淫恶疮，本品生捣敷之（《普济方》）；治小儿头疮，本品生用嚼敷（《从新》）。

NOTE

炒黑芝麻香气浓,具有补益肝肾、填精补血、润肠通便的功效。常用于头昏,头痛,眼花,耳鸣,须发早白或脱发,肠燥便秘,妇人乳少。如治肝肾不足,头昏耳鸣或脱发的桑麻丸(《保元》);治脱发的生发汤(《邹云翔医案》);血虚肠燥,用炒黑芝麻研末和鸡蛋、蜂蜜,用沸水冲成蛋花糊常服(《中药临床应用》);妇人乳少,用炒黑芝麻研末,加盐水少许食之(《本草纲目》)。但应注意,炒黑芝麻虽属补益佳品,因性滑润,故肠滑便溏及精气不固者,非其所宜。

【贮存】贮干燥容器内,密闭,置通风干燥处。防蛀。

青葙子

【处方用名】青葙子、炒青葙子。

【来源】本品为苋科植物青葙 *Celosia argentea* L. 的干燥成熟种子。秋季果实成熟时采割植株或摘取果穗,晒干,收集种子,除去杂质。

【历史沿革】南北朝刘宋时期有"凡用,先烧铁臼杵,单捣用之"(《雷公》)。宋代用炒法(《总录》)。至明、清多沿用炒法。现在主要的炮制方法有炒黄等。现版药典收载青葙子。

【炮制方法】

1. 青葙子　取原药材,除去杂质,筛去灰屑。用时捣碎。

2. 炒青葙子　取净青葙子,置炒制容器内,用文火加热,炒至有爆鸣声,面淡黄色,并有香气逸出时,取出放凉。用时捣碎。

【质量要求】

1. 青葙子　本品为扁圆形。表面黑色或红黑色,光亮,中间微隆起,侧边微凹处有种脐。种皮薄而脆。气微,味淡。

2. 炒青葙子　本品形如青葙子,光泽不明显,断面淡黄色,有香气。

【炮制作用】青葙子味苦,性微寒。归肝经。具有清肝、明目、退翳的功能。生品清肝作用强,常用于肝热目赤,肝火眩晕。如治风热上攻,眼目赤肿、头目眩晕的还睛丸(《局方》);治疗热毒攻眼,目赤肿痛,或兼面热口苦,烦躁易怒的青葙子丸(《圣惠方》)。

炒青葙子寒性缓和,并易于煎出有效成分。可用于目生翳膜,视物昏暗。如治疗肝虚积热,两目红肿疼痛,羞明流泪,时发时止,久则目生翳膜,视物昏花的青葙丸(《金鉴》)。

【贮存】贮干燥容器内,密闭,置通风干燥处。防蛀。

葶苈子

【处方用名】葶苈子、炒葶苈子。

【来源】本品为十字花科植物播娘蒿 *Descurainia sophia* (L.) Webb. ex Prantl. 或独行菜 *Lepidium apetalum* Willd. 的干燥成熟种子。前者习称"南葶苈子",后者习称"北葶苈子"。夏季果实成熟时采割植株,晒干,搓出种子,除去杂质。

【历史沿革】汉代即有"得酒良"的记载,即酒炒(《本经》),有熬令黄色,捣末为丸(《玉函》)。南北朝刘宋时期有"凡使,以糯米相合,置于灶上微微焙,待米熟,去米,单捣用"(《雷公》)。唐代有隔纸炒(《外台》)。宋代有"以水净过,日晒干,却用浆水禁一炊久,取出,又日晒干"(《圣惠方》)。明代炮制方法较多,有酒洗炒;用黑枣拌匀,蒸用;"纸上炒令紫色,捣如膏,裹两瓦子合床脚下,漉去油"(《普济方》);蒸熟(《入门》)。清代增加了醋炒(《串雅补》)。还论述了炒制作用,"不炒则不香,不能散,故必炒用"(《问答》)。现在主要的炮制方法有炒黄等。现版药典收载葶苈子和炒葶苈子。

【炮制方法】

1. 葶苈子 取原药材,除去杂质,筛去灰屑。用时捣碎。

2. 炒葶苈子 取净葶苈子置锅内,用文火加热,炒至有爆声,取出放凉。用时捣碎。

【质量要求】

1. 葶苈子 本品为扁卵形(北葶苈子)或长圆形略扁(南葶苈子)。表面棕色或红棕色,微有光泽。味微辛苦,略有黏性。

葶苈子饮片含水分不得过 9.0%,总灰分不得过 8.0%,酸不溶性灰分不得过 3.0%,南葶苈子膨胀度不得低于 3、北葶苈子膨胀度不得低于 12,南葶苈子含槲皮素 $-3-O-\beta-D-$ 葡萄糖 $-7-O-\beta-D-$ 龙胆双糖苷不得少于 0.075%。

2. 炒葶苈子 本品形如葶苈子,微鼓起,表面棕黄色。有油香气,不带黏性。

炒葶苈子含水分不得过 5.0%,总灰分、酸不溶性灰分同生品,南葶苈子含槲皮素 $-3-O-\beta-D-$ 葡萄糖 $-7-O-\beta-D-$ 龙胆双糖苷不得少于 0.080%。

【炮制作用】葶苈子味苦、辛,性大寒。归肺、膀胱经。具有泻肺平喘、利水消肿的功能。生品力速而较猛,降泄肺气作用较强,长于利水消肿,宜于实证。用于胸水积滞和全身水肿,如治胸水和全身水肿、小便不利、喘急;又如用于腹水胀满的己椒苈黄丸(《金匮》);用于湿热中阻,水肿胀满的葶苈丸(《济生方》)。

炒葶苈子药性缓和,免伤肺气,可用于实中夹虚的患者。多用于咳嗽喘逆,腹水胀满。如治痰饮喘咳胸闷的葶苈大枣泻肺汤(《金匮》);用于肺痈咳唾脓血的葶苈薏苡泻肺汤(《张氏医通》);治水饮停聚,水走肠间,辘辘有声,腹满便秘,小便不利的己椒苈黄丸(《金匮》)。同时外壳破裂,酶被破坏,易于煎出药效,利于苷类成分的保存。

【炮制研究】葶苈子含芥子苷、芥子碱及脂肪油等。

实验发现,葶苈子炒后芥子苷含量是生品的 1.77 倍;炒品水煎液中芥子苷含量是生品的 2.73 倍,可增强止咳效果。且炒后杀酶保苷,提高煎出率,减少了有刺激性的芥子油的含量。

采用均匀试验设计,以外观性状、水溶性浸出物、醇溶性浸出物、脂肪油和芥子碱硫氰酸盐 5 个方面为考察指标,多指标综合评价优选出葶苈子微波炮制的最佳工艺为微波小火力,加热 7 分钟。

【贮存】贮干燥容器内,密闭,置通风干燥处。防蛀。

使君子

【处方用名】使君子、使君子仁、炒使君子仁。

【来源】本品为使君子科植物使君子 *Quisqualis indica* L. 的干燥成熟果实。秋季果皮变紫黑时采收,除去杂质,干燥。

【历史沿革】宋代有去壳，为末；去壳，炒（《总微》），烧存性（《普本》）；"以面裹，于慢火中煨，候面熟为度，去面"（《博济方》）；"蒸三度"（《史载》）。明代有炒熟（《婴童》）、煮制去油（《瑶函》）。清代有蒸法（《说约》）。现在主要的炮制方法有炒黄等。现版药典收载使君子，使君子仁和炒使君子仁。

【炮制方法】

1. 使君子　取原药材，除去残留果柄及杂质。用时捣碎。

2. 使君子仁　取净使君子，除去硬壳及霉败的果实。用时捣碎。

3. 炒使君子仁　取净使君子仁，置炒制容器内，用文火加热，炒至表面黄色微有焦斑，有香气逸出时，取出放凉。用时捣碎。

【质量要求】

1. 使君子　本品为椭圆形或卵圆形，具 5 条纵棱，偶有 4～9 棱。表面黑褐色至紫黑色，平滑，微有光泽。顶端狭尖，基部钝圆，有明显圆形的果梗痕。质坚硬，横切面多呈五角星形，棱角外壳较厚，中间呈类圆形空腔。

使君子饮片每 1000g 含黄曲霉素 B_1 不得过 5μg，黄曲霉素 G_2、黄曲霉素 G_1、黄曲霉素 B_2、黄曲霉素 B_1 总量不得过 10μg，含胡芦巴碱不得少于 0.20%。

2. 使君子仁　本品为长椭圆形或纺锤形，表面棕褐色或黑褐色，有多数纵皱纹；种皮易剥离；子叶 2，黄白色，有油性，断面有裂纹。气微香，味微甜。

使君子仁中胡芦巴碱含量同生品。

3. 炒使君子仁　本品形如使君子仁，表面黄白色，有多数纵皱纹；有时可见残留有棕褐色种皮。气香，味微甜。

炒使君子仁中胡芦巴碱含量同生品。

【炮制作用】使君子味甘，性温。归脾、胃经。具有杀虫消积的功能。生品以杀虫力强，常用于蛔虫病、蛲虫病。使君子仁与带壳使君子功用相同，入煎剂可直接用使君子捣碎入药，使君子仁多入丸、散剂或嚼食。

炒使君子仁可缓和膈肌痉挛的副作用，并长于健脾消积，亦能杀虫。多用于小儿疳疾及蛔虫腹痛。

【炮制研究】使君子主要含脂肪油，油中含油酸、亚油酸、棕榈酸、硬脂酸、花生酸及甾醇等；另含使君子酸及其钾盐，以及生物碱类成分胡芦巴碱、吡啶等。

使君子驱虫的有效部位是水溶性部位，其中使君子酸钾为驱虫的有效成分之一，现证实脂肪油也有驱虫作用。通过比较水溶性浸出物和煎剂中使君子酸钾的含量，结果表明，种仁和果实加热炒制、微波制、烘烤后水溶性浸出物均有下降。烘制温度在 120℃以上，水浸出物含量迅速降低。随温度升高，水浸出物中使君子酸钾含量均有所降低。在果实的炮制品中以微波制品含量最高，其他炮制品均降低。水煎液（煎煮两次）中使君子酸钾炒果壳比生果壳溶出量增高 47.3%；炒种仁与生种仁的溶出量无明显变化。由于果壳占整个果实重量的 63.7%，故果实炒后入煎剂，不会降低使君子酸钾的溶出。

近年临床观察发现，成人服使君子果壳（与泻药合用）排虫率为 75%，全果为 80%，可见驱虫效果差别不大，并且多组成复方应用，因此认为统一以果实入药，经低温均匀加热炮制后应用为宜。但清炒法不易均匀炒透，小生产可用砂烫法代替，砂温不超过 110℃为好，大生产可采用 100℃左右温度烘制，以烘至种仁变软，香气逸出为经验指标。

【贮存】贮干燥容器内，密闭，置通风干燥处。

郁李仁

【处方用名】郁李仁、炒郁李仁。

【来源】本品为蔷薇科植物欧李 *Prunus humilis* Bge.、郁李 *Prunus japonica* Thunb. 或长柄扁桃 *Prunus pedunculata* Maxim. 的干燥成熟种子。前二者习称"小李仁"，后一种习称"大李仁"。夏、秋二季果实成熟时采收，除去果肉及核壳，取出种子，干燥。

【历史沿革】南北朝刘宋时期有"凡采得，先汤浸，然削上尖，去皮令净，用生蜜浸一宿，漉出，阴干，研如膏用"（《雷公》）。唐代有去皮，熟研（《千金翼》）。宋代有汤浸去皮尖，微炒（《圣惠方》）；酒浸去皮，汤浸去皮尖麸炒（《总录》）。明代有泡去皮，压去油研（《仁术》）。现在主要的炮制方法有炒黄等。现版药典收载郁李仁。

【炮制方法】

1.郁李仁　取原药材，除去杂质。用时捣碎。

2.炒郁李仁　取净郁李仁，置炒制容器内，用文火加热，炒至表面深黄色，有香气逸出，取出。用时捣碎。

【质量要求】

1.郁李仁　本品呈卵形，一端尖，一端钝圆，表面黄白色或浅棕色，种皮薄，种仁乳白色，富油性。气微，味微苦。

郁李仁饮片含水分不得过 6.0%，酸值不得过 10.0、羰基值不得过 3.0、过氧化值不得过 0.050，含苦杏仁苷不得少于 2.0%。

2.炒郁李仁　本品表面深黄色，断面浅黄色，有香气。

【炮制作用】郁李仁味辛、苦、甘，性平。归脾、大肠、小肠经。具润燥滑肠、下气、利水的功能。生郁李仁用于津枯肠燥，食积气滞，腹胀便秘，水肿，脚气，小便不利。如治疗津枯便秘的五仁丸（《中药成药制剂手册》）。

炒郁李仁药性较缓，适于老人、体虚及产后便秘，用法与生品相同。炒后可起到杀酶保苷的作用。

本品含苦杏仁苷，使用时应注意。

【贮存】贮干燥容器内，密闭，置阴凉干燥处。防蛀。

冬瓜子

【处方用名】冬瓜子、冬瓜仁、炒冬瓜子、炒冬瓜仁。

【来源】本品为葫芦科植物冬瓜 *Benincasa hispida*（Thunb.）Cogn. 的干燥成熟种子。秋季果实成熟时，取出种子，洗净，晒干。

【历史沿革】唐代有用沸水煮三遍，晒干，醋浸一宿的制法（《食疗》）。宋代和清代用清炒法炮制（《圣惠方》、《得配》）。并有"（苦酒浸）令人肥悦，又明目"（《食疗》）和"炒食补中"（《得配》）的记载。现在主要的炮制方法有炒黄等。现版药典未收载。

NOTE

【炮制方法】

1.冬瓜子 取原药材,除去杂质,筛去灰屑。用时捣碎。

2.炒冬瓜子 取净冬瓜子,置炒制容器内,用文火加热,不断翻炒至表面略呈黄色,稍有焦斑为度,取出放凉,用时捣碎。

【质量要求】

1.冬瓜子 本品呈扁平卵圆形或长卵形,一端钝圆,另一端尖。外表黄白色。质轻。味微甜。

2.炒冬瓜子 本品形如冬瓜子,稍鼓起,外表微黄色,略有焦斑,断面淡黄色,气微香。

【炮制作用】冬瓜子味甘,性寒。具有清肺化痰、消痈排脓的功能。多用于肺热痰嗽,肺痈、肠痈初起。如治肺痈的苇茎汤(《千金》);治肠痈初起的大黄牡丹皮汤(《金匮》)。

炒冬瓜子寒性缓和,气香启脾,长于渗湿化浊。多用于湿热带下、白浊,常与黄柏、苍术、萆薢、芡实、椿根白皮等合用。

【贮存】贮干燥容器内,密闭,置通风干燥处。防蛀。

茺蔚子

【处方用名】茺蔚子、益母草子、炒茺蔚子。

【来源】本品为唇形科植物益母草 *Leonurus japonicus* Houtt. 的干燥成熟果实。秋季果实成熟时采割地上部分,晒干,打下果实,除去杂质。

【历史沿革】宋代有炒焦黄色(《产育》)。明代有"微炒香,亦或蒸熟,烈日曝燥,舂簸去壳,取仁用"(《纲目》)。清代有"微炒香蒸熟,烈日曝燥,杵去壳拌童便陈酒,九蒸九晒"(《逢原》);酒洗透(《拾遗》)。现在主要的炮制方法有炒黄等。现版药典收载茺蔚子和炒茺蔚子。

【炮制方法】

1.茺蔚子 取原药材,去净杂质,洗净,干燥。用时捣碎。

2.炒茺蔚子 取净茺蔚子,置炒制容器内,用文火加热,炒至有爆鸣声,表面颜色加深,断面浅黄色时,取出。用时捣碎。

【质量要求】

1.茺蔚子 本品呈三棱形,表面灰棕色至灰褐色,有深色斑点,一端稍宽,平截状,另一端渐窄而钝尖。果皮薄,子叶类白色,富油性。气微,味苦。

2.炒茺蔚子 本品表面微鼓起,色泽加深。

【炮制作用】茺蔚子味辛、苦,性微寒。归心包、肝经。具有活血调经、清肝明目的功能。用于月经不调,经闭经痛,目赤翳障,头晕胀痛。生品长于清肝明目,多用于目赤肿痛或目生翳膜。

炒茺蔚子寒性减弱,并且质脆,易于煎出有效成分,长于活血调经。可用于月经不调,痛经,产后瘀血腹痛。

【炮制研究】茺蔚子含油酸、亚油酸、亚麻酸、棕榈酸;生物碱,如益母草宁,水苏碱;

黄酮及其葡萄糖苷类。

实验表明，茺蔚子总水溶性成分，各炮制品均高于生品。其中微炒品和酒炒品与生品比较，有极显著的差异，用于一般疾病以微炒为宜，用于头目之疾，则以酒炒为佳。

【贮存】贮干燥容器内，密闭，置通风干燥处。防蛀。

蒺 藜

【处方用名】蒺藜、白蒺藜、刺蒺藜、炒蒺藜。

【来源】本品为蒺藜科植物蒺藜 *Tribulus terrestris* L. 的干燥成熟果实。秋季果实成熟时采割植株，晒干，打下果实，除去杂质。

【历史沿革】南北朝刘宋时期有"凡使，采得后，净拣择了，蒸，从午至酉，出，日干，于木臼中春，令皮上刺尽，用酒拌再蒸，从午至酉，出，日干用"（《雷公》）。宋代有微炒去刺（《圣惠方》）、酒炒（《总录》）、去尖炮（《急救》）。清代有醋炒（《治裁》）。炒后去刺仍是历代主流方法，现在主要的炮制方法有炒黄等。现版药典收载蒺藜和炒蒺藜。

【炮制方法】

1. 蒺藜 取原药材，除去杂质，去刺。用时捣碎。

2. 炒蒺藜 取净蒺藜，置炒制容器内，用文火加热，炒至微黄色，碾去刺，筛去刺屑。用时捣碎。

【质量要求】

1. 蒺藜 本品呈放射状五棱形，背部黄绿色，隆起，有纵棱及多数小刺，并有对称的长刺和短刺各 1 对，两侧面粗糙，有网纹，灰白色。质坚硬，气微，味辛、苦。

蒺藜饮片水分不得过 9.0%，总灰分不得过 12.0%。

2. 炒蒺藜 本品形如蒺藜，无刺，表面微黄色。气微香，味苦、辛。

炒蒺藜水分、总灰分同生品。

【炮制作用】蒺藜味苦、辛，性微温；有小毒。归肝经。具有平肝解郁、活血祛风、明目、止痒的功能。用于头痛眩晕，胸胁胀痛，乳闭乳痈，目赤翳障，风疹瘙痒。生品常用于风热目赤，风疹瘙痒，白癜风等。如治疗风热目赤多泪的白蒺藜散（《张氏医通》）。

炒蒺藜辛散之性减弱，长于平肝潜阳，疏肝解郁。常用于肝阳头痛，眩晕，乳汁不通。如治疗肝阳上亢的平肝降压汤（《中药临床应用》）。

【贮存】贮干燥容器内，密闭，置干燥处，防霉。

【备注】蒺藜一般都需去刺，过去多用研槽或碾子去刺，劳动强度大，效率低。现可采用碾米机去刺，效果较为理想。

胡芦巴

【处方用名】胡芦巴、芦巴子、炒胡芦巴、盐胡芦巴。

【来源】本品为豆科植物胡芦巴 *Trigonella foenum-graecum* L. 的干燥成熟种子。夏季果实成熟时采割植株，晒干，打下种子，除去杂质。

【历史沿革】宋代有微炒（《圣惠方》）、酒浸炒（《妇人》）。元代有盐炒黄（《瑞竹》）。明代有酒浸蒸、酒浸焙（《纲目》）。古代文献中虽酒制法记载较多，但历代仍以炒用为多。现在主要的炮制方法有炒黄、盐炙等。现版药典收载胡芦巴和盐胡芦巴。

【炮制方法】

1. 胡芦巴　取原药材，除去杂质，洗净，干燥。用时捣碎。

2. 炒胡芦巴　取净胡芦巴，置炒制容器内，用文火加热，炒至有爆裂声，逸出香气，色泽加深，断面浅黄色时，取出。用时捣碎。

3. 盐胡芦巴　取净胡芦巴，用盐水拌匀，闷润，待盐水被吸尽，置炒制容器内，用文火加热，炒至鼓起，微有焦斑，有香气逸出时，取出，晾凉，用时捣碎。

每 100kg 胡芦巴，用食盐 2kg。

【质量要求】

1. 胡芦巴　本品略呈斜方形，表面黄绿色或黄棕色，平滑，两侧各具深斜沟一条，相交处有点状种脐。质坚硬，不易破碎。气香，味微苦。

胡芦巴饮片含水分不得过 15.0%，总灰分不得过 5.0%，酸不溶性灰分不得过 1.0%，醇溶性浸出物不得少于 18.0%，含胡芦巴碱不得少于 0.45%。

2. 炒胡芦巴　本品形如胡芦巴，微鼓起，有裂纹，表面黄棕色，气香。

3. 盐胡芦巴　本品形如胡芦巴，微鼓起，表明黄棕色至棕色，偶见焦斑。略具香气，味微咸。

盐胡芦巴含水分不得过 11.0%，总灰分不得过 7.5%，醇溶性浸出物不得少于 18.0%，含胡芦巴碱同生品。

【炮制作用】胡芦巴味苦，性温。归肾经。具有温肾助阳、祛寒止痛的功能。用于肾阳不足，下元虚冷，小腹冷痛，寒疝腹痛，寒湿脚气。生胡芦巴长于散寒逐湿，多用于寒湿脚气。如治疗寒湿脚气，腰膝冷痛无力的胡芦巴丸（《杨氏家藏方》）。

炒胡芦巴苦燥之性稍缓，温肾作用略胜于生品，常用于肾虚冷胀。盐制可引药入肾，温补肾阳力专，常用于疝气疼痛，肾虚腰痛，阳痿遗精，如强阳保肾丸（《中国药典》）。

【贮存】贮干燥容器内，密闭，置通风干燥处。

莱菔子

【处方用名】莱菔子、萝卜子、炒莱菔子。

【来源】本品为十字花科植物萝卜 *Raphanus sativus* L. 的干燥成熟种子。夏季果实成熟时采割植株，晒干，搓出种子，除去杂质，再晒干。

【历史沿革】宋代有微炒、炒黄（《圣惠方》）、巴豆同炒（《总微》）。元代有焙法（《活幼》）、蒸法（《丹溪》）。明代除沿用前代的方法外，又增加了生姜炒（《禁方》）。清代基本沿用前法。现在主要的炮制方法有炒黄等。现版药典收载莱菔子和炒莱菔子。

【炮制方法】

1. 莱菔子　取原药材，去净杂质，洗净，干燥。用时捣碎。

2. 炒莱菔子　取净莱菔子，置炒制容器内，用文火加热，炒至微鼓起，质酥脆，断面浅黄色，有香气逸出时即可。用时捣碎。

【质量要求】

1. 莱菔子　本品呈类卵圆形或椭圆形，稍扁。表面黄棕色、红棕色或灰褐色。质较坚硬，破碎后有油性。气微，味淡、微苦辛。

莱菔子饮片水分不得过8.0%，总灰分不得过6.0%，酸不溶性灰分不得过2.0%，醇溶性浸出物不得少于10.0%，含芥子碱以芥子碱硫氰酸盐计不得少于0.40%。

2. 炒莱菔子　本品形如莱菔子，鼓起，颜色加深，质脆，有香气。

炒莱菔子水分、总灰分、酸不溶性灰分、醇溶性浸出物、芥子碱含量同生品。

【炮制作用】莱菔子味甘、辛，性平。归肺、脾、胃经。具有消食除胀、降气化痰的功能。用于饮食停滞，脘腹胀痛，大便秘结，积滞泻痢，痰壅喘咳。莱菔子的炮制是生升熟降的典型例子，生品能升能散，长于涌吐风痰。以本品为末，温水调服，可以宣吐风痰（《胜金方》）。

炒莱菔子变升为降，如《逢原》所说"生能升，熟能降；生则吐风痰，熟则定痰嗽，皆利气之效"。主要是改变了涌吐痰涎的副作用，既缓和了药性，又利于粉碎和煎出。长于消食除胀、降气化痰。多用于食积腹胀，气喘咳嗽。如治疗食积不化的保和丸（《中国药典》）；治疗气喘咳嗽的三子养亲汤（《保元》）。

【炮制研究】莱菔子含脂肪油、挥发油及少量莱菔子素、芥子碱、黄酮类等成分。

莱菔子素为活性成分，有抗菌作用。莱菔子素的含量，以生品最高，烘制品次之，炒制品最低。莱菔子中检出2种异硫氰酸酯类化合物：异硫氰酸-4-甲基己酯、异硫氰酸己酯，具有抗癌、抑制微生物生长等药理活性，炒品无此类成分；生品检出16种挥发油组分，多于炒品的11种。莱菔子经过清炒或烘制后，其脂肪油的含量、物理常数、化学组分均有不同程度的变化，多糖含量经炒制后显著增高。

随着炒制时间延长，莱菔子中硫苷含量会逐渐降低。另有报道，莱菔子中的萝卜苷可在内源性酶作用下生成莱菔子素，莱菔子素在不同的煎煮条件下可生成含硫化合物。中医临床中如使用生莱菔子入煎剂，会导致萝卜苷在水浸煎煮过程中转化为莱菔子素，进而在煎煮过程中转化为含硫化合物，如使用炒莱菔子入煎剂，由于酶被破坏，可抑制这一转化过程，使萝卜苷能在水煎液中存在，服入人体后发挥相应药效。也有人研究了莱菔子提取液中萝卜苷在大鼠小肠的吸收特性，结果表明，萝卜苷为易吸收成分，在大鼠小肠中的吸收机制为被动扩散。

莱菔子的各种炮制品均有增强离体兔回肠节律性收缩的作用和抑制小鼠胃排空率的作用，对小肠运动的增强，则可加强机械消化的作用。这可能就是炒莱菔子"消食除胀"的机理之一。莱菔子各炮制品均能明显对抗肾上腺素对离体兔回肠节律性收缩的抑制作用，提示莱菔子对小肠运动的兴奋作用可能与对抗交感神经末梢释放的递质有关。在对离体豚鼠胃肌条节律性收缩和紧张性收缩方面，以及对抗肾上腺素抑制兔回肠运动方面，生品的作用弱于炒品和老品（表面黑褐色，内部黄褐色），故临床多用炒品作消导药。

【贮存】贮干燥容器内，密闭，置通风干燥处。防蛀。

紫苏子

【处方用名】紫苏子、苏子、炒紫苏子、炒苏子、蜜苏子、苏子霜。

【来源】本品为唇形科植物紫苏 *Perilla frutescens* (L.) Britt. 的干燥成熟果实。秋季果实成熟时采收，除去杂质，晒干。

【历史沿革】紫苏子古代炮制方法并不多。唐代有"一升，研，以酒一升绞取汁"(《外台》)。宋代有杵碎(《证类》)、微炒(《圣惠方》)、蜜炙微炒(《背疽方》)。明代有酒炒(《必读》)。清代有制霜(《医案》)。现在主要的炮制方法有炒黄、蜜炙、制霜等。现版药典收载紫苏子和炒紫苏子。

【炮制方法】

1. 紫苏子　取原药材，洗净，干燥。用时捣碎。

2. 炒紫苏子　取净紫苏子，置炒制容器内，用文火加热，炒至有爆裂声，表面颜色加深，断面浅黄色，并逸出香气时，取出晾凉。用时捣碎。

3. 蜜紫苏子　取熟蜜，加适量开水稀释，淋入净紫苏子内拌匀，稍闷，文火炒至深棕色，不粘手时取出。

每 100kg 紫苏子，用熟蜜 10kg。

4. 苏子霜　取净紫苏子，研如泥状，加热，用布或吸油纸包裹，压榨去油，至药物不再粘成饼，成松散粉末为度，研细。

【质量要求】

1. 紫苏子　本品呈卵圆形或类球形，表面灰棕色或灰褐色，有微隆起的暗紫色网纹，基部稍尖，有灰白色点状果梗痕。果皮薄而脆，易压碎。种子黄白色，子叶 2，类白色，有油性。压碎有香气，味微辛。

紫苏子饮片含水分不得过 8.0%，含迷迭香酸不得少于 0.25%。

2. 炒紫苏子　本品形如紫苏子，表面灰褐色，有细裂口，有焦香气。

炒紫苏子水分不得过 2.0%，含迷迭香酸不得少于 0.20%。

3. 蜜紫苏子　本品形如紫苏子，深棕色，有黏性，具蜜香气，味微甜。

4. 苏子霜　本品为灰白色粗粉，气微香。

【炮制作用】紫苏子味辛，性温。归肺经。具有降气化痰，止咳平喘，润肠通便的功能。用于痰壅气逆，咳嗽气喘，肠燥便秘。生品多用于肠燥便秘，如益血润肠丸(《活人书》)。

炒紫苏子辛散之性缓和，多用于喘咳，如治风寒喘咳的华盖散(《局方》)。

蜜苏子长于润肺止咳，降气平喘。

苏子霜有降气平喘之功，但无滑肠之虑，多用于脾虚便溏的喘咳患者。

【炮制研究】紫苏子含蛋白质、不饱和脂肪酸、亚麻酸和亚油酸等。

苏子经炒制后香气更浓。双紫苏子迷迭香酸含量最高，为单紫苏子的 1.54 倍、白苏子的 2.71 倍。白苏子经炒制后迷迭香酸含量升高，单紫苏子和双紫苏子则相应降低。白苏子、单紫苏子和双紫苏子经蜜制、制霜后迷迭香酸含量均下降，蜜制下降的幅度更大，因迷迭香酸对热不稳定定，遇热易分解。

【贮存】贮干燥容器内，密闭，置通风干燥处。防蛀。

酸枣仁

【处方用名】酸枣仁、炒酸枣仁。

【来源】本品为鼠李科植物酸枣 Ziziphus jujuba Mill. var. spinosa (Bunge) Hu ex H. F. Chou 的干燥成熟种子。秋末冬初采收成熟果实，除去果肉及核壳，收集种子，晒干。

【历史沿革】酸枣仁的炮制初见于《雷公炮炙论》，云："凡使，采得后，（晒）干，取叶重拌酸枣人，蒸半日了，去皮尖了，任研用。"宋代有微炒、炒香熟（《圣惠方》）；酒浸（《百问》）。其后历代都以炒法为主。现在主要的炮制方法有炒黄等。现版药典收载酸枣仁和炒酸枣仁。

【炮制方法】

1. 酸枣仁 取原药材，去净杂质。用时捣碎。

2. 炒酸枣仁 取净酸枣仁，置炒制容器内，用文火加热，炒至鼓起，颜色加深，断面浅黄色时取出。用时捣碎。

【质量要求】

1. 酸枣仁 本品呈扁圆形或扁椭圆形，表面紫红色或紫褐色，平滑有光泽，有的有裂纹。有的两面均呈圆隆状突起；有的一面较平坦，中间有一条隆起的纵线纹；另一面稍凸起，一端凹陷，可见线形种脐；另端有细小突起的合点。种皮较脆。气微，味淡。

酸枣仁饮片水分不得过 9.0%，总灰分不得过 7.0%，含酸枣仁皂苷 A 不得少于 0.030%，含斯皮诺素不得少于 0.080%。

2. 炒酸枣仁 本品形如酸枣仁，微鼓起，表面颜色加深，微具焦斑，断面浅黄色，略有焦香气，味淡。

炒酸枣仁含水分不得过 7.0%，总灰分不得过 4.0%，含酸枣仁皂苷 A 和斯皮诺素同生品。

【炮制作用】酸枣仁味甘、酸，性平。归肝、胆、心经。具有养心、补肝、宁心安神、敛汗、生津的功能。用于虚烦不眠，惊悸多梦，体虚多汗，津伤口渴。尤其是其养心安神作用很好，多用于心阴不足和肝肾亏损的惊悸、健忘、眩晕、虚烦不眠等症，如酸枣仁汤（《金匮》）。

炒酸枣仁种皮开裂，易于粉碎和煎出；同时炒制能起到杀酶保苷的作用。其作用与生酸枣仁相近，养心安神作用强于生酸枣仁。如治疗心虚血少之心悸健忘、失眠多梦的养心汤（《良方》）；治疗劳伤心脾、气血不足常与人参、白术、茯苓、远志等配伍，如归脾汤（《济生方》）。治疗阴亏血少，虚烦少寐常与人参、远志、柏子仁、麦冬等配伍，如天王补心丹（《中国药典》）。

【炮制研究】酸枣仁含酸枣仁皂苷 A 和 B、黄酮类、三萜类化合物、脂肪、蛋白质、甾醇、维生素 C 等。尚含微量具强烈刺激性的挥发油。

酸枣仁自古生熟同治，但从宋代以后逐渐出现了生熟异治之说。如《证类本草》记载："睡多生使，不得睡炒熟。"后来历代有沿用，即使现在也有此类用法。那么酸枣仁到底是生熟同治还是生熟异治呢？经过对古今文献研究，认为是生熟同治。如《证类本草》云："陶云醒睡，而经云疗不得眠，子肉味酸，食之使不思睡，核中仁服之疗不得眠。正如麻黄发汗，根节止汗也。"又云："子似武昌枣而味极酸，东人啖之以醒睡，与此疗不得眠正相反矣。"清《本草从新》亦有论述："（酸枣仁汤）一方加桂一两，二方枣仁皆生用，治不得眠。则生用疗胆热好眠之说，未可信也，盖胆热必有心烦口苦之症，何以反能好眠乎？若肝火郁于胃中，以致倦怠嗜卧，则当用辛泻透发肝火，如柴薄之属，非枣仁所得司也。"另《本草便读》云："至于炒熟治胆虚不眠，生用治胆热好眠之说，亦习俗相治，究竟不眠好眠，各有成病之由，非一物枣仁可以统治也。"

从现代资料看，生、炒酸枣仁的化学成分到目前为止尚未发现明显不同。实验证明，微炒或炒黄的酸枣仁，水提取物或乙醚提取物含量均比生品增高；炒焦和炒黑均低于生品，尤以炒黑为甚。乙醇提取物含量各炒制品均低于生品，微炒差异较小，烘制差异较大，炒焦和炒黑差异最显著。实验结果表明，生、炒酸枣仁无论用热回流提取或冷浸提取均含有酸枣仁皂苷 A 和 B，黄酮 C（spinosin 与 zivulgarin 的混合物）和黄酮 D(swertisin)，薄层层析亦显示，生酸枣仁在清炒和回流提取过程中，有效成分基本没有发生变化，二种酸枣仁皂苷和黄酮成分相同。又以薄层扫描法测定其生、炒酸枣仁两种提取液中的酸枣仁皂苷含量，结果表明，炒酸枣仁中的酸枣仁总皂苷（苷 A 和苷 B 之和）明显高于生枣仁，其中酸枣仁皂苷 A 的含量差别较大，酸枣仁皂苷 B 的含量差别较小，这说明炒酸枣仁中酸枣仁皂苷易于煎提。

药理作用上，生、炒酸枣仁均有镇静安眠作用，只是炒品略强于生品。曾用枣仁甘草合剂治疗失眠 60 例，分三组，酸枣仁分为炒、半生半炒和生用各 20 例，另 20 例直接用炒枣仁粉 6g。结果各煎剂、粉剂均有很好的镇静安眠作用。另有研究也证明生酸枣仁有同样的安眠作用，还有镇痛、降温（降血压）及抗惊厥作用。用生、炒酸枣仁给大鼠灌胃，记录睡眠脑电波，发现慢波睡眠深睡平均时间明显增加，深睡发作频率亦增加，且发作时间持续延长，总睡眠量增加。对浅睡阶段无明显影响，主要影响深睡。通过生、炒酸枣仁水煎剂对小白鼠镇静、安眠、抗惊厥作用的比较，生、炒酸枣仁对中枢神经系统均呈现镇静、安眠、抗惊厥作用，二者之间无差别。

另据报道，生酸枣仁经清炒和微波炮制后，其水溶性浸出物含量及酸枣仁皂苷 A、B 的含量均有所提高。各样品中浸出物含量及酸枣仁皂苷 A、B 含量由低到高依次为：生品＜炒黄品＜微波炮制品。

【贮存】贮干燥容器内，密闭，置通风干燥处。

火麻仁

【处方用名】火麻仁、大麻仁、麻子仁、麻仁、炒火麻仁、炒麻仁。

【来源】本品为桑科植物大麻 *Cannabis sativa* L. 的干燥成熟果实。秋季果实成熟时采收，除去杂质，晒干。

【历史沿革】唐代有"净拣择，以水淘洗，曝干""研如脂"；另有"蒸麻子使熟，更暴令干，贮于净器中，欲服，取麻子熬令黄香，惟须缓火，勿令焦"；还有"熬令香，熟捣，取酒三升熟研，滤取汁"（《千金》）。宋代有炒令香熟（《证类》）。明、清多沿用唐、宋之法，仍以炒法为主流炮制方法。现在主要的炮制方法有炒黄等。现版药典收载火麻仁和炒火麻仁。

【炮制方法】

1. 火麻仁 取原药材，除去杂质，筛去灰屑。用时捣碎。

2. 炒火麻仁 取净火麻仁，置炒制容器内，用文火加热，炒至呈微黄有香气，取出，放凉。用时捣碎。

【质量要求】

1. 火麻仁 本品呈卵圆形，表面灰绿色或灰黄色，有网纹，两侧有棱线，顶端略尖。果皮薄而脆，内有白色种仁。富油性，气微，味淡。

2. 炒火麻仁 本品形如火麻仁，表面淡黄色，微具焦香气，味淡。

【炮制作用】火麻仁味甘，性平。归脾、胃、大肠经。具有润肠通便的功能。用于血虚津亏，肠燥便秘。生品、制品功用一致。

炒火麻仁可提高煎出效果。如治疗肠燥便秘的麻子仁丸（《伤寒论》），原方中麻子仁生用，临床作汤剂时常炒用。《求真》云："性生走熟守，生用破血利小便，捣汁治难产胎衣不下，熟用治崩中不止。"

【贮存】贮干燥容器内，密闭，置阴凉干燥处，防热，防蛀。

莲 子

【处方用名】莲子、莲子肉、炒莲子、炒莲子肉。

【来源】本品为睡莲科植物莲 *Nelumbo nucifera* Gaertn. 的干燥成熟种子。秋季果实成熟时采割莲房，取出果实，除去果皮，干燥。

【历史沿革】唐代有蒸（《食疗》）、干捣破之（《新修》）。宋代有去皮心（《三因》）、麸炒香（《总录》）。明代有泡去皮心（《正宗》）；去心并炒焦黄（《醒斋》）；酒煮（《普济方》）。现在主要的炮制方法有炒黄等。现版药典收载莲子。

【炮制方法】

1. 莲子肉 取原药材，去净杂质，用温水略浸，捞出润软，剥开去心（另作药用），干燥。

2. 炒莲子肉 取净莲子肉，置炒制容器内，用文火加热，炒至表面颜色加深，内表面微黄色，有香气逸出，取出晾凉。

【质量要求】

1. 莲子肉 本品略呈椭圆形或类球形，中心有凹槽。外表面红棕色，黄白色。气微，味甘、微涩。

2. 炒莲子肉 本品形如莲子肉，外表面颜色加深，内表面微黄色，略有焦斑。

【炮制作用】莲子肉甘、涩，性平。归脾、肾、心经。具有补脾止泻、止带、益肾涩精、养心安神的功能。生品常用于心肾不交，睡眠不宁。

炒莲子肉气味甘香，用于脾虚泄泻，肾虚遗精，妇女带下。如启脾丸（《中国药典》）。

【贮存】贮干燥容器内，密闭，置通风干燥处。防蛀。

芡 实

【处方用名】芡实、鸡头实、炒芡实、炒鸡头实。

【来源】本品为睡莲科植物芡 *Euryale ferox* Salisb. 的干燥成熟种仁。秋末冬初采收成熟果实，除去果皮，取出种子，洗净，再除去硬壳（外种皮），晒干。

【历史沿革】唐代有蒸后晒干，去皮取仁（《食疗》）。明代有炒法（《景岳》）、防风汤浸（《纲目》）。现在主要的炮制方法有炒黄、麸炒等。现版药典收载芡实和麸炒芡实。

【炮制方法】

1. 芡实 取原药材，除去硬壳及杂质。用时捣碎。

2. 炒芡实　取净芡实，置炒制容器内，用文火加热，炒至表面微黄色，取出晾凉。用时捣碎。

3. 麸炒芡实　先将锅用中火加热，均匀撒入麦麸即刻烟起，随即投入净芡实，迅速拌炒至表面亮黄色或微黄色时，取出，筛去麸皮，放凉。

每 100kg 芡实，用麦麸 15kg。

【质量要求】

1. 芡实　本品为类球形，多为半球形破粒。表面有红棕色内种皮，一端黄白色，约占全体的 1/3，有凹点状种脐痕，除去内种皮显白色。质较硬，断面白色，粉性。气微，味淡。

芡实饮片含水分不得过 14.0%，总灰分不得过 1.0%。

2. 炒芡实　本品形如芡实，表面淡黄色至黄色，偶有焦斑。

3. 麸炒芡实　本品形如芡实表面黄色或微黄色。味淡、微酸。略有香气。

麸炒芡实含水分不得过 10.0%，总灰分同生品。

【炮制作用】芡实味甘、涩，性平。归脾、肾经。具有益肾固精、补脾止泻、祛湿止带的功能。生品性平，涩而不滞，补脾肾而兼能祛湿，常用于遗精滑精，遗尿尿频，带下，白浊，小便不禁，兼有湿浊者尤宜。如治遗精、带下的水陆二仙丹（《洪氏》）；治梦遗滑精的玉锁丹（《杨氏家藏方》）。

炒芡实性偏温，补脾和固涩作用增强，适用于脾虚之证和虚多实少者。清炒芡实和麸炒芡实功效相似，均以补脾固涩力胜。主要用于脾虚泄泻和肾虚精关不固的滑精，亦可用于脾虚带下。如治脾气虚弱，泄泻急迫，不能稍停的甘缓汤（《罗氏会约医镜》）；治肾虚精关不固的滑精，腰膝酸软，头昏耳鸣，四肢无力等的锁阳固精丸（《中国药典》）。

【贮存】置通风干燥处，防蛀。

水红花子

【处方用名】水红花子、蓼实、水红子、炒水红花子。

【来源】本品为蓼科植物红蓼 *Polygonum orientale* L. 的干燥成熟果实。秋季果实成熟时采割果穗，晒干，打下果实，除去杂质。

【历史沿革】唐代有"熬令香"（《千金》）。宋代有微炒入药（《圣惠方》）。明、清两代仍沿用炒法。现在主要的炮制方法有炒爆花等。现版药典收载水红花子。

【炮制方法】

1. 水红花子　取原药材，除去杂质及灰屑。用时捣碎。

2. 炒水红花子　取净水红花子，置炒制容器内，用中火加热，迅速拌炒至爆花，取出晾凉。

【质量要求】

1. 水红花子　本品呈扁圆形，两面微凹，顶端有短突尖，基部有果梗痕。表面棕黑色或红棕色，有光泽。质硬。气微，味淡。

2. 炒水红花子　本品质疏松，大部分爆裂成白花，具香气。

【炮制作用】水红花子味咸，性微寒。归肝、胃经。具有散瘀消癥、消积止痛、利水消肿的功能。生品力较猛，长于消瘀破癥、化痰散结。用于癥瘕痞块、瘿瘤。如治腹部痞块胀痛，可与八月札、玫瑰花、石见穿、白花蛇舌草等合用，或者用本品煎膏摊贴痞块，并用酒调膏内服（《保寿堂经验方》）。治瘿瘤肿痛，可与夏枯草、昆布、海藻、贝母等同用，或本品生熟各半，研末，酒调服（《衍义》）。

炒水红花子药性缓和，消食止痛和健脾利湿作用较好。用于食积腹痛，慢性肝炎、肝硬化腹水。如治疗食积胃脘胀痛，可与山楂、莱菔子、麦芽、枳实、槟榔等配伍；治慢性肝炎、肝硬化腹水，可与大腹皮、牵牛子同用（《新疆中草药手册》）。

【炮制研究】水红花子主要含有黄酮类、木脂素类、二苯乙烯类成分及脂肪油等，其中脂肪油中化学成分主要为不饱和脂肪酸。

研究表明，生品的得油率为 5.99%，炮制品的得油率为 2.08%。炮制品中脂肪油的化学成分种类增加，但生品中含量较大的（E,E）9,12- 十八碳二烯酸甲酯在炮制品中并未检出。

【贮存】贮干燥容器内，密闭，置通风干燥处。

赤 芍

【处方用名】赤芍、赤芍药、炒赤芍、酒赤芍。

【来源】本品为毛茛科植物芍药 *Paeonia lactiflora* Pall. 或川赤芍 *Paeonia veitchii* Lynch 的干燥根。春、秋二季采挖，除去根茎、须根及泥沙，晒干。

【历史沿革】唐代有酒浸一宿（《理伤》）。宋代有烧灰（《圣惠方》）、焙制（《洪氏》）、炒制（《妇人》）、煮制（《百问》）等。元代有"泔浸去油，用川椒、葱白煮令黑色，焙用"（《世医》）、煨法（《丹溪》）。明代有酒炒（《景岳》），并认为生用"能泻能散"（《蒙筌》）。清代有酒洗（《大成》）、蜜水拌蒸（《钩元》）、醋炒（《备要》）等。还提出了"今人多生用，惟避中寒以酒炒，入女人血分药以醋炒"（《钩元》）。现在主要的炮制方法有炒黄、酒炒等。现版药典收载赤芍。

【炮制方法】

1. 赤芍 取原药材，除去杂质，分开大小，洗净，润透，切厚片，干燥，筛去碎屑。

2. 炒赤芍 取净赤芍片，置炒制容器内，用文火加热，炒至颜色加深，取出晾凉，筛去碎屑。

3. 酒赤芍 取净赤芍片，加黄酒拌匀，稍闷，待酒被吸尽后，置炒制容器内，用文火加热，炒至微黄色，取出晾凉，筛去碎屑。

每 100kg 赤芍片，用黄酒 12kg。

【质量要求】

1. 赤芍 本品为类圆形厚片。外表皮棕褐色，切面粉白色或粉红色，皮部窄，木部放射状纹理明显，有的有裂隙。质硬而脆。味微苦。

赤芍饮片含芍药苷不得少于 1.5%。

2. 炒赤芍 本品形如赤芍，颜色加深，偶有焦斑。

3. 酒赤芍 本品形如赤芍，微黄色，略有酒气。

【炮制作用】赤芍味苦，性微寒。归肝经。具有清热凉血、散瘀止痛的功能。赤芍生品

NOTE

以清热凉血力胜。多用于瘟病热入血分的身热出血，目赤肿痛，痈肿疮毒。如治疗疮疡肿痛的仙方活命饮（《妇人》）以及治疗双目红肿、流泪、灼热疼痛的祛风消赤散（《上海中医药杂志》）。

炒赤芍药性缓和，活血止痛而不寒中，可用于瘀滞疼痛。常与川芎、白芷、当归、红花等配伍治疗头部外伤之瘀血疼痛。

酒赤芍以活血散瘀见长，清热凉血作用甚弱。多用于闭经或痛经，跌打损伤，常与当归、狗脊、自然铜等配伍应用。

【炮制研究】赤芍主要含有单萜类化合物，如芍药苷、芍药内酯苷、氧化芍药苷等。

对于赤芍是否去皮进行了研究，认为去皮后芍药苷降低，皮部含量占 2.54%，髓部仅含 1.77%。另有研究认为，酒炙后没食子酸含量随酒炙时间的延长呈增加趋势，d- 儿茶精含量呈下降趋势。研究表明，赤芍炮制后芍药苷含量均下降，但降低幅度不一：生品＞炒制品＞酒制品。炮制后芍药苷减少，是由于芍药苷不稳定，具挥发性，而炮制过程中由于温度较高，使部分芍药苷损失。因此，芍药苷在不同程度上有所减少，使赤芍药性稍缓，以养血敛阴为主。

【贮存】贮干燥容器内，密闭，置通风干燥处。

槐　花

【处方用名】槐花、炒槐花、槐花炭。

【来源】本品为豆科植物槐 *Sophora japonica* L. 的干燥花及花蕾。夏季花开放或花蕾形成时采收，及时干燥，除去枝、梗及杂质。前者习称"槐花"，后者习称"槐米"。

【历史沿革】宋代有微炒（《圣惠方》）、炒黄黑色（《苏沈》）、炒焦（《史载》）、麸炒（《总录》）、地黄汁炒（《产育》）。明代增加了醋煮（《奇效》）、烧灰存性（《济阴》）、酒浸炒（《大法》）。同时还论述了炮制作用，如"若止血炒黑"（《大法》）；"肠风泻血赤白痢，并炒研服，凉大肠炒香"（《原始》）。清代多沿用炒法。现在主要的炮制方法有炒黄、炒炭等。现版药典收载槐花、炒槐花和槐花炭。

【炮制方法】

1. 槐花　取原药材，除去杂质及枝梗，筛去灰屑。

2. 炒槐花　取净槐花，置炒制容器内，用文火加热，炒至表面深黄色，取出晾凉。

3. 槐花炭　取净槐花，置炒制容器内，用中火加热，炒至表面焦褐色，取出凉透。

【质量要求】

1. 槐花　本品皱缩而卷曲，花瓣多散落，完整者花萼钟状，黄绿色，花瓣黄色或黄白色，体轻。气微，味微苦。

槐花饮片含水分不得过 11.0%，总灰分不得过 14.0%，酸不溶性灰分不得过 8.0%，醇溶性浸出物不得少于 37.0%，含总黄酮以芦丁计不得少于 8.0%。

2. 槐米　卵圆形或椭圆形。花萼黄绿色，上方为未开放的黄白色花瓣，内呈黄褐色。质轻。气微，味微苦涩。

3. 炒槐花　本品形如槐花，表面深黄色。

4. 槐花炭 本品形如槐花，表面焦褐色。

【炮制作用】槐花味苦，性微寒。归肝、大肠经。具有凉血止血、清肝泻火的功能。生品以清肝泻火、清热凉血见长。多用于血热妄行，肝热目赤，头痛眩晕，疮毒肿痛。如治疗肠胃湿热，胀满下血的槐花散（《丹溪》）；治杨梅疮、下疳的槐花蕊（《新方八阵》）；治肝阳眩晕、头痛（如高血压），可单用煎水代茶饮，或与豨莶草、钩藤等合用（《中药临证应用》）。

炒槐花苦寒之性缓和，有杀酶保苷的作用。其清热凉血作用次于生品。

槐花炭清热凉血作用极弱，涩性增加，以凉血止血力胜。用于咯血、衄血、便血、崩漏下血、痔疮出血等出血证。如治久痢出血不止，无腹痛和里急后重症状的槐花散（《洁古家珍》）。

【炮制研究】槐花主要含芦丁，槐花米甲、乙、丙素，槲皮素，异鼠李素，槐花皂苷Ⅰ、Ⅱ、Ⅲ等。

关于槐米的炮制研究，国内外都做了很多工作。炒槐米的主要作用是杀酶保苷，因为温度不高，时间不长，所以破坏了酶，保存了苷，一般炒后芦丁含量略有增加。若温度增高，时间增长，芦丁的含量则随之降低，有研究报道，综合考虑指纹图谱变化及能源合理利用，槐花制炭温度以185℃±2℃、加热为30分钟为宜。

槐米炒炭后止血作用增强，主要可归纳为：

1. 鞣质增加而止血 鞣质本身就有收敛止血的作用，槐米炒炭后鞣质含量增加，但随温度升高会下降，一般在190℃时可使鞣质增加达到高峰。

2. 槲皮素增加而止血 研究表明，在鞣质降低情况下，槐花炭的止血作用也很好，因此首次发现槲皮素有止血作用，经含量测定，槲皮素确实有增加，国外学者测定炒炭品是生品的1.5倍，国内学者测定炒炭品是生品的3倍或10倍。由此解释了槐米炒炭即使鞣质降低但止血作用也增强的原因。

3. 异鼠李素降低而止血 在研究槐米炭中槲皮素止血的同时发现，总有一种干扰物质，对抗槲皮素的止血作用，经进一步跟踪分离，发现这种抗止血成分是异鼠李素。炒炭后异鼠李素的含量几乎减少一半。由此看来，槐米炒炭，使止血作用增强具有双重意义：即止血成分增加，抗止血成分减少。

【贮存】贮干燥容器内，密闭，置通风干燥处，防潮，防蛀。

九香虫

【处方用名】九香虫、炒九香虫。

【来源】本品为蝽科昆虫九香虫 *Aspongopus chinensis* Dallas 的干燥体。11月至次年3月前捕捉。置适宜容器内，用酒少许将其闷死，取出阴干；或置沸水中烫死，取出干燥。

【历史沿革】九香虫始载于《本草纲目》，其炮制方法很少见。现在主要的炮制方法有炒黄等。现版药典收载九香虫和炒九香虫。

【炮制方法】

1. 九香虫 取原药材，除去杂质，筛去灰屑。

2. 炒九香虫 取净九香虫，置炒制容器内，用文火加热，炒至有香气，颜色加深，取出晾凉。

NOTE

【质量要求】

1. 九香虫 本品略呈六角状扁椭圆形。表面棕褐色或棕黑色，略有光泽；腹部棕红色或棕黑色。质脆，折断后内有浅棕色内含物。有特异臭气，味咸。

2. 炒九香虫 本品形如九香虫，颜色加深，有香气。

【炮制作用】九香虫味咸，性温。归肝、脾、肾经。具有理气止痛、温中助阳的功能。九香虫虽有"九香"之名，但实际上具有特异的臭气，故有"打屁虫"之俗称。

九香虫多炒后应用，以去其腥臭气味，还可增强行气温阳作用。常与白术、厚朴、香附等配伍，用于胃寒胀痛，肝胃气滞。与淫羊藿、蛇床子、鹿茸等配伍，用于肾虚阳痿，腰膝酸痛。

【贮存】置木箱内衬以油纸，防潮，防蛀。

海螵蛸

【处方用名】海螵蛸、乌贼骨、炒海螵蛸、炒乌贼骨。

【来源】本品为乌贼科动物无针乌贼 *Sepiella maindroni de* Rochebrune 或金乌贼 *Sepia esculenta* Hoyle 的干燥内壳。收集乌贼鱼的骨状内壳，洗净，干燥。

【历史沿革】南北朝刘宋时期有卤制（《雷公》）。唐代有烧成屑（《千金》）、炙令黄（《食疗》）。宋代有炒法（《证类》）。明代炮制方法较多，有蜜炙（《普济方》）、纸裹煨（《粹言》）、三黄汤制、槐花汁制（《一草亭》）等。清代增加了鱼骨卤制（《求真》）、童便制、醋炙（《治裁》）等。现在主要的炮制方法有炒黄等。现版药典收载海螵蛸。

【炮制方法】

1. 海螵蛸 取原药材，除去杂质，用清水洗净，干燥，砸成小块。

2. 炒海螵蛸 取净海螵蛸小块，置炒制容器内，用文火加热，炒至表面微黄色，取出晾凉。

【质量要求】

1. 海螵蛸 本品为不规则小块或类方形小块，表面类白色或微黄色。体轻，易折断，断面粉质，显疏松层纹，具吸水性。气微腥，味微咸。

海螵蛸饮片含重金属及有害元素：铅不得过 5mg/kg，镉不得过 5mg/kg，砷不得过 5mg/kg，汞不得过 0.2mg/kg，铜不得过 20mg/kg，含碳酸钙不得少于 86.0%。

2. 炒海螵蛸 本品表面微黄色，略有焦斑。

【炮制作用】海螵蛸味咸、涩，性温。归脾、肾经。具有收敛止血、涩精止带、制酸、敛疮的功能。海螵蛸生品临床常用，有收敛止血、固精止带、制酸等作用。常用于吐血衄血，崩漏出血，梦遗滑精，赤白带下，胃痛吐酸。如治妇女血崩的固冲汤（《参西录》）；治妇女赤白带下的清带汤（《参西录》）；治胃痛泛酸的乌贝散（《实用中药学》）。

炒海螵蛸敛湿作用增强，温涩作用也略胜于生品。可用于疮疡湿疹，创伤出血。如治阴囊湿疹，与蒲黄共研末扑之（《医宗三法》）；治下肢溃疡，同制炉甘石、赤石脂、煅石膏共研细末外用；外伤出血，可单用研末敷之（《仁斋直指方》）。若生品所治之病症需温涩者，亦可用炒品。

【炮制研究】海螵蛸主要含碳酸钙 87.3%～91.7%。

通过对海螵蛸的坚壳质、全海螵蛸、去坚壳的海螵蛸的制酸力和总钙溶出度的测定结果表明，各值都非常接近，所以认为海螵蛸入药可不去坚壳，粉碎适宜即可。

【贮存】贮干燥容器内，密闭，置通风干燥处。

苍耳子

【处方用名】苍耳子、炒苍耳子。

【来源】本品为菊科植物苍耳 *Xanthium sibiricum* Patr. 的干燥成熟带总苞的果实。秋季果实成熟时采收，干燥，除去梗、叶等杂质。

【历史沿革】苍耳子始载于《神农本草经》，原名枲耳实。其炮制南北朝刘宋时期为："凡采得，去心。取黄精，用竹刀细切，拌之，同蒸，从巳至亥，去黄精，取出，阴干用"（《雷公》）。唐代有烧灰的方法（《千金》）。宋代有微炒（《圣惠方》）。明代有酥制（《普济方》）、酒拌蒸（《乘雅》）。清代基本沿用前法。现在主要的炮制方法有炒黄等。现版药典收载苍耳子和炒苍耳子。

【炮制方法】

1. 苍耳子 取原药材，除去杂质，用时捣碎。

2. 炒苍耳子 取净苍耳子，置炒制容器内，用中火加热，炒至黄褐色，刺焦时即可，碾去刺，筛净。用时捣碎。

【质量要求】

1. 苍耳子 本品呈纺锤形，或卵圆形，一面较平坦。表面黄棕色或黄绿色，全体有刺，体轻质坚。破开后内有双仁。有油性，气微，味微苦。

苍耳子饮片含水分不得过 12.0%，总灰分不得过 5.0%，含羧基苍术苷不得过 0.35%，含绿原酸不得少于 0.25%。

2. 炒苍耳子 本品形如苍耳子，表面黄褐色，有刺痕。微有香气。

炒苍耳子含水分不得过 10.0%，总灰分同生品，苍术苷应为 0.10%～0.30%，绿原酸含量同生品。

【炮制作用】苍耳子味辛、苦，性温；有毒。归肺经。具有散风湿、通鼻窍的功能。生品消风止痒力强，多用于皮肤痒疹、疥癣等皮肤病。如治疗疔疮初起的七星剑（《正宗》）。治白癜风和麻风，可用苍耳子煎汤内服（《金鉴》）。

炒苍耳子可降低毒性，偏于通鼻窍，祛风湿，止痛。常用于鼻渊头痛，风湿痹痛。如治鼻渊头痛的苍耳子散（《济生方》）。治风湿痹痛、关节不利、挛急麻木，取苍耳子煎服有效（《食医心镜》）。

【炮制研究】苍耳子含苍耳子苷、树脂、脂肪油、生物碱、维生素 C 及色素等。

据初步研究，多数学者认为苍耳子的毒性与其所含毒性蛋白有关；部分学者认为毒性物质常损害肝、心、肾等内脏实质细胞，导致黄疸、心律不齐和蛋白尿，尤以损害肝脏为甚，能引起肝昏迷而迅速死亡，即便治愈，也易留下肝肿大后遗症。

苍耳子毒蛋白为其毒性成分之一，经水浸泡或加热处理，可降低毒性，如炒焦、炒炭后能

NOTE

破坏其毒性。有人认为苍耳子药用必须炒至焦黄，使脂肪油中所含毒蛋白变性，凝固在细胞中不被溶出，而达到去毒目的。有报道采用 HPLC 法比较苍耳子生品、炒黄品、炒焦品、炒炭品中毒性成分的含量，结果表明，苍耳子炒制后羧基苍术苷含量显著降低，苍术苷含量先升高后降低。苍耳子炒制后能较大程度地降低毒性，故应炒制后入药。药理研究表明，苍耳子生、炒品均可使小鼠肝脏组织的 AST、ALT、丙二醛的含量升高并对肝脏有脂质过氧化损伤，但炒品较生品对肝脏的损伤轻，也表明苍耳子炒制后具有降毒的作用。

另有研究报道，苍耳子炒品和炒去刺品水浸出物含量明显高于生品，脂肪油含量则低于生品，镇痛作用强于生品，毒性低于生品。

【贮存】贮干燥容器内，密闭，置通风干燥处。

白　果

【处方用名】白果、白果仁、炒白果、炒白果仁。

【来源】本品为银杏科植物银杏 *Ginkgo biloba* L. 的干燥成熟种子。秋季种子成熟时采收，除去肉质外种皮，洗净，稍蒸或略煮后，烘干。

【历史沿革】白果古代炮制不多，明代有去壳切碎、炒制（《回春》）、同糯米蒸（《滇南》）、火煨去壳用（《品汇》）。现在主要的炮制方法有炒黄等。现版药典收载白果仁和炒白果仁。

【炮制方法】

1. 白果仁　取原药材，除去杂质，去壳取仁。用时捣碎。

2. 炒白果仁　取净白果仁，置炒制容器内，用文火加热，炒至深黄色，有香气，取出，晾凉，用时捣碎。

【质量要求】

1. 白果仁　本品为扁椭圆形，一端淡棕色，另一端金黄色，断面外层黄色，胶质样，内层淡黄色或淡绿色，粉性，中间有空隙，气微，味甘、微苦。

2. 炒白果仁　本品表面黄色，有火色斑点，气香。

【炮制作用】白果味甘、苦、涩，性平；有毒。归肺经。具有敛肺定喘，止带缩尿的功能。用于痰多喘咳、带下白浊，遗尿尿频。生白果有毒，内服用量宜小。常用于疥癣，酒皶，阴虱。如治疗面鼻酒皶，用生白果，捣烂，夜涂旦洗（《医林集要》）。

炒白果仁毒性降低，常用于气逆喘咳，带下。如治疗痰热内蕴所致哮喘咳嗽的定喘汤（《摄生众妙方》）。

【贮存】贮干燥容器内，密闭，置通风干燥处。防蛀。

花　椒

【处方用名】花椒、蜀椒、南椒、川椒、炒花椒、炒川椒。

【来源】本品为芸香科植物青椒 *Zanthoxylum schinifolium* Sieb. et Zucc. 或花椒 *Zanthoxylum bungeanum* Maxim. 的干燥成熟果皮。秋季采收成熟果实，晒干，除去种子及杂质。

【历史沿革】汉代有炒去汗（《金匮》）。晋代有"熬令黄末之"（《肘后方》）。南北朝刘宋时期有"凡使，须去目，及闭口者，不用其椒子，先须酒拌令湿蒸，从巳至午，放冷，密盖，除向下火，四畔无气后取出，便入瓷器中盛，勿令伤风，用也"（《雷公》）。唐代有"开口者，醋浸"（《心鉴》）。宋代有"醋浸一宿，取出用炭火半秤，先烧地令通赤，将椒薄摊于地上，以盆子盖一宿取出"（《圣惠方》）。明代有酒、醋、童便、米泔制，去油，酒闷（《普济方》）。"甘草二两，水二碗，煮尽，去甘草"（《要诀》）。金代有炒黑色（《保命》）。清代有面炒制（《食物》）、酒蒸、盐炙（《得配》）。现在主要的炮制方法有炒黄等。现版药典收载花椒和炒花椒。

【炮制方法】

1. 花椒　取原药材，除去椒目（另作药用）、果柄及杂质。

2. 炒花椒　取净花椒，置炒制容器内，用文火炒至出汗，呈油亮光泽，颜色加深，有香气逸出时，取出晾凉。

【质量要求】

1. 花椒　本品略呈球形，裂开为两瓣状。外表灰绿色至暗绿色，散有多数油点及细密网状隆起的皱纹，内表面类白色。气香，味微甜而辛（青椒）。或外表紫红色至棕红色，散有多数疣状突起的油点，内表面淡黄色，香气浓，味麻辣而持久。

2. 炒花椒　本品形如花椒，颜色加深，具油亮光泽，香气更浓。

【炮制作用】花椒味辛，性温；归脾、胃、肾经。具有温中止痛、杀虫止痒的功能。用于脘腹冷痛，呕吐泄泻，虫积腹痛，蛔虫症。生品辛热之性甚强，外用杀虫止痒作用较强。用于疥疮、湿疹、阴痒或皮肤瘙痒。如治女阴溃疡、漆疮、过敏性皮炎、疥虫感染的一扫光（《串雅内》）；治疗妇人阴痒不可忍的椒茱汤（《医级》）。

炒花椒可减毒，辛散作用稍缓，长于温中散寒，驱虫止痛。用于脘腹寒痛，寒湿泄泻，虫积腹痛或吐蛔。如治胸中大寒痛、呕吐不能食的大建中汤（《金匮》）；治胸中气满，心痛引背的蜀椒丸（《外台》）；治蛔厥证的乌梅丸（《伤寒》）。

【贮存】置通风干燥处。

决明子

【处方用名】决明子、草决明、炒决明子。

【来源】本品为豆科植物决明 *Cassia obtusifolia* L. 或小决明 *Cassia tora* L. 的干燥成熟种子。秋季采收成熟果实，晒干，打下种子，除去杂质。

【历史沿革】决明子的炮制最早见于梁代的《集注》，有"火炙，作饮极香"的记载。唐代有醋渍（《千金翼》）。宋代有微炒（《圣惠方》）。明、清基本沿用炒法。但《握灵本草》记载了酒煮法。现在主要的炮制方法有炒黄等。现版药典收载决明子和炒决明子。

【炮制方法】

1. 决明　取原药材，去净杂质，洗净，干燥。用时捣碎。

2. 炒决明子　取净决明子，置炒制容器内，用中火加热，炒至颜色加深，微鼓起，断面浅黄色，并有香气逸出时，取出即可。用时捣碎。

【质量要求】

1. 决明子　本品略呈菱方形或短圆柱形，两端平行倾斜，表面绿棕色或暗棕色，平滑有光

NOTE

泽。一端较平坦，另端尖斜，背腹面各有 1 条突起的棱线，棱线两侧各有 1 条斜向对称而颜色较浅的线形凹纹。质坚硬。气微，味微苦。小决明呈短圆柱形，表面棱线两侧各有 1 片宽广的浅黄棕色带。

决明子饮片含水分不得过 15.0%，总灰分不得过 5.0%，含大黄酚不得少于 0.20%，含橙黄决明素不得少于 0.080%。每 1000g 含黄曲霉素 B_1 不得过 5μg，黄曲霉素 G_2、黄曲霉素 G_1、黄曲霉素 B_2、黄曲霉素 B_1 总量不得过 10μg。

2. 炒决明子　本品形如决明子，微鼓起，表面绿褐色或暗棕色，偶见焦斑。微有香气。

炒决明子含水分不得过 12.0%，总灰分不得过 6.0%，含大黄酚不得少于 0.12%，含橙黄决明素同生品。

【炮制作用】决明子味甘、苦、咸，性微寒。归肝、大肠经。具有清热明目、润肠通便的功能。生决明子长于清肝热，润肠燥。用于目赤肿痛，大便秘结。如治疗肝火上冲，目赤肿痛，羞明多泪的决明子汤（《总录》）及风热上扰而致目痒、红肿疼痛的清上明目丸（《回春》）。治肠燥便秘或热结便秘，可用生品大剂量打碎水煎服或与火麻仁或瓜蒌仁合用。

炒决明子能缓和寒泻之性，有平肝养肾的功效。可用于头痛、头晕、青盲内障。如治肝肾亏损、青盲内障的石斛夜光丸（《中成药制剂手册》）；高血压头痛、头晕，可用决明子炒黄，水煎代茶饮（《江西草药》）。

【炮制研究】决明子主要含蒽醌化合物大黄素、大黄酚、大黄素甲醚、决明素、黄决明素及其苷类。决明子还含红镰霉素及其苷类、决明内酯等。

在 HPLC 指纹图谱研究的过程中，发现决明子中 2 个萘并吡喃酮苷和 3 个蒽醌苷元成分在炮制前后变化较为显著，生品中 2 个萘并吡喃酮苷成分的总含量约为炒品的 2 倍，而炒制以后饮片中蒽醌苷元的含量显著增加，总含量约为生品的 4 倍，其中以大黄酚的增加幅度最明显，约为生品的 6.5 倍。也有报道在采用 HPLC 测定决明子中活性成分萘并吡喃酮苷和蒽醌苷元类成分含量时发现，炮制后的决明子中 3 种萘并吡喃酮苷类成分含量均有明显下降，其中红镰霉素龙胆二糖苷下降约 21%，决明子苷下降约 60%，决明子苷 C 下降约 87%；3 种蒽醌苷元变化情况为，橙黄决明素和甲基钝叶决明素的含量变化没有显著性差异，钝叶素的含量升高 48%。

通过对比生品、传统最佳工艺的炒黄品、最佳微波炮制品三者所得浸出物得率、游离蒽醌、结合蒽醌含量，结果发现生品中浸出物得率和游离蒽醌含量最低，而结合蒽醌含量最高，经传统炮制和微波炮制品其浸出物得率和游离蒽醌含量均增加，而结合蒽醌含量均有所降低。

有药理研究表明，决明子的明目机制可能是通过增加眼组织抗氧化物，提高局部一氧化氮含量，调节舒张血管因素，间接改善视网膜和眼底微循环来实现的。其中，生品抗氧化方面的作用略强，而炒品调节舒张血管因素的作用更明显，但二者差异不显著。通过对比生、炒决明子对 CCl_4 致大鼠急性肝损伤保护作用的影响，结果表明，两者对 CCl_4 所致的大鼠急性肝损伤均具有保护作用，炒品作用强于生品。

【贮存】贮干燥容器内，密闭，置通风干燥处。

蔓荆子

【处方用名】蔓荆子、炒蔓荆子。

【来源】本品为马鞭草科植物单叶蔓荆 *Vitex trifolia* L. var. *simplicifolia* Cham. 或蔓荆 *Vitex trifolia* L. 的干燥成熟果实。秋季果实成熟时采收，除去杂质，晒干。

【历史沿革】南北朝刘宋时期名蔓荆实，其炮制为"去蒂子下白膜一重，用酒浸一伏时后蒸，从巳至未，出，干用"（《雷公》）。宋代增加了炒熟、单蒸、酒煮等炮制方法（《圣惠方》）。元代增加了炒黑（《丹溪》）。明代有酒炒（《粹言》）。清代基本同前朝方法。现在主要的炮制方法有炒黄等。现版药典收载蔓荆子和炒蔓荆子。

【炮制方法】

1. 蔓荆子 取原药材，去净杂质，筛去灰屑。用时捣碎。

2. 炒蔓荆子 取净蔓荆子，置炒制容器内，用文火加热，炒至颜色加深，取出，搓去蒂下白膜（宿存萼）及枝梗，筛净。用时捣碎。

【质量要求】

1. 蔓荆子 本品呈球形，表面灰黑色或黑褐色，被灰白色粉霜状茸毛，有纵向浅沟4条，顶端微凹，基部有灰白色宿萼及短果梗。体轻，质坚韧，不易破碎。气特异而芳香，味淡、微辛。

蔓荆子饮片水分不得过14.0%，总灰分不得过7.0%，醇溶性浸出物不得少于8.0%，含蔓荆子黄素不得少于0.030%。

2. 炒蔓荆子 本品表面黑色或黑褐色，基部有的可见残留宿萼和短果梗。气特异而芳香，味淡、微辛。

炒蔓荆子含水分不得过7.0%，总灰分、醇溶性浸出物、蔓荆子黄素含量同生品。

【炮制作用】蔓荆子味辛、苦，性微寒。归膀胱、肝、胃经。具有疏散风热、清利头目的功能。用于风热感冒头痛，齿龈肿痛，目赤多泪，目睛不明，头晕目眩。生品常用于治疗头痛、鼻塞，如香芷汤（《医醇》）；治疗风热犯目、赤肿疼痛的洗肝明目散（《回春》）。

炒蔓荆子辛散之性缓和，长于升清阳之气，祛风止痛。用于耳目失聪，风湿痹痛，偏正头痛。如芎菊上清丸（《中国药典》）。

【炮制研究】蔓荆子含挥发油、微量生物碱、蔓荆子黄酮苷、维生素A及γ-氨基丁酸等。

现代药理研究表明，以蔓荆子黄素为代表的黄酮类成分为其解热、解痉主要成分。有研究表明，蔓荆子经过炮制，挥发油显著下降，而总黄酮含量显著上升，蔓荆子黄素含量变化不显著。不同炮制方法对蔓荆子中蔓荆子黄素的含量有不同程度影响，炒焦法、炒炭法对其影响更大：蔓荆子经清炒炮制后，蔓荆子黄素含量略有上升；经炒焦、炒炭炮制后，蔓荆子黄素含量下降，并以炒炭法含量最低。

【贮存】贮干燥容器内，密闭，置阴凉干燥处。

牛蒡子

【处方用名】牛蒡子、大力子、炒牛蒡子、炒大力子。

【来源】本品为菊科植物牛蒡 *Arctium lappa* L. 的干燥成熟果实。秋季果实成熟时采收果序，晒干，打下果实，除去杂质，再晒干。

【历史沿革】牛蒡子在《神农本草经》中名恶实。其炮制初见于《雷公炮炙论》，"凡使，采之净拣，勿令有杂子，然后用酒拌蒸，待上存薄白霜重出，却用布拭上，然后焙干，别捣如粉用"。唐代开始炒用（《食疗》）。宋代增加了制、酒拌蒸（《局方》）。金元时有烧存性（《儒门》）。明代炮制方法较多，有去油、焙黄（《普济方》）、水煮晒干炒香（《准绳》）、酥炙（《启玄》）、蒸制（《景岳》）、酒炒（《必读》）等方法。清代基本同前法。现在主要的炮制方法有炒黄等。现版药典收载牛蒡子和炒牛蒡子。

【炮制方法】

1. 牛蒡子　取原药材，除去杂质，洗净，干燥。用时捣碎。

2. 炒牛蒡子　取净牛蒡子，置炒制容器内，用文火加热，炒至略鼓起，微有香气，断面浅黄色时，取出。用时捣碎。

【质量要求】

1. 牛蒡子　本品呈长倒卵形，略扁，微弯曲。表面灰褐色，带紫黑色斑点，有数条纵棱。果皮较硬，富油性。气微，味苦后微辛而稍麻舌。

牛蒡子饮片含水分不得过 9.0%，总灰分不得过 7.0%，含牛蒡苷不得少于 5.0%。

2. 炒牛蒡子　本品微鼓起，深灰色，微有光泽，略具香气。

炒牛蒡子含水分不得过 7.0%，总灰分、牛蒡苷含量同生品。

【炮制作用】牛蒡子味辛、苦，性寒。归肺、胃经。具有疏散风热，宣肺透疹，解毒利咽的功能。用于风热感冒，咳嗽痰多，麻疹，风疹，咽喉肿痛，痄腮，丹毒，痈肿疮毒。生品长于疏散风热，解毒散结。可用于风温初起，痄腮肿痛，痈毒疮疡。如治温病初起的银翘散（《条辨》）；治痄腮肿痛的普济消毒饮（《东垣试效方》）；治疗疮疡，乳痈初起，证见寒热的荆芥牛蒡汤（《金鉴》）。

炒牛蒡子能缓和寒滑之性，以免伤中，并且气香，宣散作用更强，长于解毒透疹，利咽散结，化痰止咳。用于麻疹不透，咽喉肿痛，风热咳喘。如治麻疹透发不畅的宣毒发表汤（《金鉴》）；炒后还可杀酶保苷，利于煎出。

【炮制研究】牛蒡子含牛蒡苷、脂肪油、牛蒡酚等。研究表明，随着炒制温度的升高和炒制时间的延长，牛蒡苷的含量下降，牛蒡苷元的含量增加。

据报道，用黑曲霉 Aspergillus niger ZJUT712 菌株固态发酵和水煮工艺相耦合炮制牛蒡子的研究结果表明，最佳固态发酵炮制条件为：0.5g 牛蒡子粉、3g 麸皮、2g 甘蔗渣、0.33g 蛋白胨和 10mL Mandels 营养液，固液比 1∶3.6g/mL，初始 pH5.6，30℃发酵 7 天。牛蒡子苷元产率随底物初始浓度的增加而降低。牛蒡子苷的产率可达 93.0%。该工艺提高了牛蒡子中有效成分牛蒡子苷元的含量，从而有利于促进牛蒡子摄入体内迅速起效。

【贮存】贮干燥容器内，密闭，置通风干燥处。防蛀。

牵牛子

【处方用名】牵牛子、黑丑、白丑、二丑、草金铃、炒牵牛子、炒二丑。

【来源】本品为旋花科植物裂叶牵牛 *Pharbitis nil* (L.) Choisy 或圆叶牵牛 *Pharbitis purpurea* (L.) Voigt 的干燥成熟种子。秋末果实成熟、果壳未开裂时采割植株，晒干，打下种子，除去杂质。

【历史沿革】牵牛子的炮制《雷公炮炙论》首先记载了酒蒸法，即："凡用，晒干，却入水中淘，浮者去之。取沉者晒干，拌酒蒸，从巳至未，晒干，临用舂去黑皮用。"唐代有熬（《外台》）、炒熟、石灰炒（《理伤》）。宋代有炒、生姜汁酒制（《圣惠方》）；麸炒（《博济方》）；童便制（《证类》）；盐制、米炒、蒸制、吴茱萸制等法（《总录》）。明清基本沿用前法，《普济方》还有醋煮、水煮。《保元》有牙皂汁浸等法。现在主要的炮制方法有炒黄等。现版药典收载牵牛子和炒牵牛子。

【炮制方法】

1. 牵牛子 取原药材，去净杂质。用时捣碎。

2. 炒牵牛子 取净牵牛子，置炒制容器内，用文火加热，炒至稍鼓起，颜色加深，断面浅黄色，即可。

【质量要求】

1. 牵牛子 本品似橘瓣状，表面灰黑（黑丑）或淡黄白色（白丑）。背面有 1 条浅纵沟，腹面棱线的下端有一点状种脐，微凹。质硬。气微，味辛、苦，有麻感。

牵牛子饮片含水分不得过 10.0%，总灰分不得过 5.0%，醇溶性浸出物不得少于 15.0%。

2. 炒牵牛子 本品表面黑褐色或黄棕色，稍鼓起，断面浅黄色，微具香气。

炒牵牛子含水分不得过 8.0%，总灰分不得过 5.0%，醇溶性浸出物不得少于 12.0%。

【炮制作用】牵牛子味苦，性寒；有毒。归肺、肾、大肠经。具有泻水通便，消痰涤饮，杀虫攻积的功能。用于水肿胀满，二便不通，虫积肢痛，痰饮积聚，气逆咳喘。生牵牛子偏于逐水消肿，杀虫。用于水肿胀满，二便不通，虫积腹痛。如治水肿胀满的舟车丸（《景岳》）；治虫积腹痛的牵牛散（《沈氏尊生书》）。

炒牵牛子可降低毒性，缓和药性，免伤正气，易于粉碎和煎出，以消食导滞见长。多用于食积不化，气逆痰壅。如治小儿停乳停食，腹胀便秘，痰盛喘咳的一捻金（《中国药典》）。

【炮制研究】牵牛子含牵牛苷、脂肪油及其他糖类。

研究表明，牵牛子炒品水浸出物含量较高，脂肪油含量降低，生物碱等有效成分的含量有减少。有研究认为，炒制后牵牛子泻下作用缓和的主要原因是：牵牛子苷在肠内遇胆汁和肠液分解出牵牛子素，对肠道有强烈刺激作用，增加肠蠕动，引起肠黏膜充血，分泌增加而致泻。炒制后破坏部分牵牛子苷，从而使泻下作用缓和，毒性降低。除牵牛子苷外，尚含其他泻下成分。牵牛子能加速菊糖在肾脏中的排出，提示可能有利尿作用。

【贮存】贮干燥容器内，密闭，置干燥处。

薏苡仁

【处方用名】薏苡仁、苡仁、苡米、炒苡仁、炒苡米、麸苡仁。

【来源】本品为禾本科植物薏苡 *Coix lacryma-jobi* L. var. *mayuen* (Roman.) Stapf 的干燥成熟种仁。秋季果实成熟时采割植株，晒干，打下果实，再晒干，除去外壳、黄褐色种皮及杂质，收集种仁。

【历史沿革】南北朝刘宋时代有"夫用一两，以糯米二两同熬，令糯米熟，去糯米取使，若更以盐汤煮过，别是一般修制亦得"(《雷公》)。宋代有微炒黄(《圣惠方》)。明代有盐炒(《入门》)。清代增加了土炒《本草述》、姜汁拌炒(《逢原》)、拌水蒸透(《拾遗》)。现在主要的炮制方法有炒黄、麸炒等。现版药典收载薏苡仁和麸炒薏苡仁。

【炮制方法】

1. 薏苡仁　取原药材，除去杂质。

2. 炒薏苡仁　取净薏苡仁，置炒制容器内，用中火加热，炒至表面黄色，略鼓起，表面有突起，取出。

3. 麸炒薏苡仁　先将锅烧热，撒入麦麸即刻烟起，再投入薏苡仁迅速拌炒至微黄色，微鼓起，取出，筛去麦麸即得。

每 100kg 薏苡仁，用麦麸 15kg。

【质量要求】

1. 薏苡仁　本品呈宽卵形或长椭圆形。表面乳白色，光滑，偶有残存的黄褐色种皮；一端钝圆，另端较宽而微凹，有 1 淡棕色点状种脐；背面圆凸，腹面有 1 条较宽而深的纵沟。质坚实，断面白色，粉性。气微，味微甜。

薏苡仁饮片含杂质不得过 1.0%，水分不得过 15.0%，总灰分不得过 2.0%，含甘油三油酸酯不得少于 0.50%。

2. 炒薏苡仁　本品形如薏苡仁，微鼓起，表面淡黄色，略有焦斑和突起。

3. 麸炒薏苡仁　本品形如薏苡仁，微鼓起，表面微黄色，略有香气。

麸炒薏苡仁含水分不得过 12.0%，总灰分、醇溶性浸出物同生品，含甘油三油酸酯不得少于 0.40%。

【炮制作用】薏苡仁味甘、淡，性凉。归脾、胃、肺经。具有利水渗湿，健脾止泻，除痹，排脓，解毒散结的功能。用于水肿，脚气，小便不利，脾虚泄泻，湿痹拘挛，肺痈，肠痈，赘疣，癌肿。生品偏寒凉，长于利水渗湿，清热排脓，除痹止痛。可用于小便不利，水肿，脚气，肺痈，肠痈，风湿痹痛，筋脉挛急及湿温病在气分。如治脚气水肿的薏苡杜仲汤(《中药临床应用》)；治肺痈咳吐脓痰的苇茎汤(《备急千金要方》)；治肠痈初起的薏苡汤(《证治准绳》)；治风湿痹痛的薏苡仁散(《普济》)；治疗湿温病在气分，湿邪偏盛的三仁汤(《条辨》)。

炒薏苡仁或麸炒薏苡仁寒凉之性偏于平和，长于健脾止泻，可用于脾虚泄泻，纳少腹胀。如参苓白术散(《中国药典》)。

【贮存】贮干燥容器内，密闭，置通风干燥处。防蛀。

二、炒焦

炒焦是将净选或切制后的药物，置炒制容器内，用中火或武火加热，炒至药物表面呈焦黄或焦褐色，内部颜色加深，并具有焦香气味。

炒焦的目的主要是增强药物消食健脾的功效或减少药物的刺激性，如山楂、栀子等。

山　楂

【处方用名】山楂、炒山楂、焦山楂、焦楂、山楂炭。

【来源】本品为蔷薇科植物山里红 *Crataegus pinnatifida* Bge. var. *major* N. E. Br. 或山楂 *Crataegus pinnatifida* Bge. 的干燥成熟果实。秋季果实成熟时采收，切片，干燥。

【历史沿革】宋代有炒磨去子（《疮疡》）的炮制方法。元代用炒法亦用蒸法（《丹溪》）。明代除沿用上述方法外，还提出了"核有功力不可去"（《通玄》）。清代增加了炒炭（《全生集》）、姜汁拌炒黑（《钩元》）、姜汁炒（《暑疫》）、童便浸（《逢原》）等炮制方法。同时还对炮制的作用有较多论述。如生食损齿（《握灵》）；炒黑，能治血积（《钩元》）；去核不发热（《逢原》）；"去核用，核能化食磨积，治疝，催生，研碎化瘀，勿研消食，童便浸、姜汁炒炭，去积血甚效"（《得配》）。现在主要的炮制方法有炒黄、炒焦、炒炭等。现版药典收载山楂、炒山楂和焦山楂。

【炮制方法】

1. 山楂 取原药材，除去杂质及脱落的核及果柄，筛去碎屑。

2. 炒山楂 取净山楂，置炒制容器内，用中火加热，炒至颜色加深，取出晾凉，筛去碎屑。

3. 焦山楂 取净山楂，置炒制容器内，用武火加热，炒至外表焦褐色，内部黄褐色，取出晾凉，筛去碎屑。

4. 山楂炭 取净山楂，置炒制容器内，用武火加热，炒至表面焦黑色，内部焦褐色，取出晾凉，筛去碎屑。

【质量要求】

1. 山楂 本品呈圆片状，皱缩不平。外皮红色。断面黄白色，中间有浅黄色果核，多脱落。气微清香，味酸微甜。

2. 炒山楂 本品形如山楂片，表面颜色加深，偶见焦斑，味酸微甜。

炒山楂有机酸以枸橼酸计，不得少于 4.0%。

3. 焦山楂 本品形如山楂片，表面焦褐色，内部黄褐色，味微酸。

焦山楂有机酸以枸橼酸计，同炒山楂。

4. 山楂炭 本品形如山楂片，表面焦黑色，内部焦褐色，味涩。

【炮制作用】山楂味酸、甘，性微温。归脾、胃、肝经。具有消食健胃、行气散瘀的功能。山楂长于活血化瘀，常用于血瘀经闭，产后瘀阻，心腹刺痛，疝气疼痛，以及高脂血症、高血压病、冠心病。如治疗妇女气滞血瘀的通瘀煎（《景岳》）；治痛经、闭经的散结定痛丸（《傅青主》）；治高脂血症的降脂通脉饮（《中医杂志》）。

炒山楂酸味减弱，可缓和对胃的刺激性，善于消食化积。用于脾虚食滞，食欲不振，神倦乏力。

焦山楂不仅酸味减弱，且增加了苦味，长于消食止泻。用于食积兼脾虚和痢疾，如治疗饮食积滞的保和丸（《中国药典》）。

山楂炭其性收涩，具有止血、止泻的功效。可用于胃肠出血或脾虚腹泻兼食滞者。如用酸枣并山楂肉核烧灰，米饮调下，治肠风下血（《百一选方》）。

【炮制研究】山楂主要含黄酮类、有机酸类、糖分、鞣质、维生素 C、微量元素及磷脂等成分。

NOTE

山楂中的总黄酮和总有机酸都集中在果肉中，山楂核中含量甚微，而山楂核又占整个药材重量的40%左右，故去核的方法是合理的（核可另作药用）。山楂不同炮制品中，总黄酮和有机酸类成分含量差异很大，这与受热程度有关。炒山楂对黄酮类成分无明显影响，有机酸稍有减量。焦山楂黄酮类成分、有机酸则大大降低。用电烘箱加热的烘烤品则与烘烤温度关系密切，超过175℃后，减量幅度明显增大，当温度为200℃，总黄酮类成分下降40%，总有机酸下降55%。总之，加热时间越长，温度越高，两类成分被破坏越多。以水分、总灰分、醇浸出物、有机酸含量、金丝桃苷含量为质量评价因子，综合评价了山楂不同炮制品的差异，结果醇浸出物、有机酸和金丝桃苷含量均为生山楂＞炒山楂＞焦山楂。山楂加热前后，枸橼酸含量变化较大，同样在加热条件下，炒山楂与焦山楂相比，枸橼酸含量也有显著差异。用薄层扫描法测得生山楂（北山楂）和焦山楂中熊果酸的含量无显著的差异。采用钼蓝比色法和薄层扫描法测定山楂及其6种炮制品中总磷脂含量及磷脂组成分布，结果表明，随着炮制温度升高和加热时间的延长，总磷脂含量明显下降。

考察山楂不同炮制品对离体胃肠平滑肌的影响，结果发现山楂、炒山楂、焦山楂、山楂炭对离体胃肠肌条均有促进收缩作用，且炮制后作用均强于生山楂，各炮制品能明显增高胃肠平滑肌的振幅，对收缩频率影响不大。另通过抑菌实验表明，焦山楂和生山楂对福氏痢疾杆菌、宋内痢疾杆菌、变形杆菌、大肠杆菌等均有很强的抑制作用，两者无明显差别，其乙醇提取物抑菌作用较水煎剂强。

【贮存】贮干燥容器内，密闭，置通风干燥处。防蛀。

川楝子

【处方用名】川楝子、金铃子、炒川楝子。

【来源】本品为楝科植物川楝 Melia toosendan Sieb. et Zucc. 的干燥成熟果实。冬季果实成熟时采收，除去杂质，干燥。

【历史沿革】原名楝实。南北朝刘宋时代有"酒拌浸令湿，蒸，待上皮软，剥去皮，取肉去核，勿单用其核"（《雷公》）的炮制方法。唐代有"炒去核"（《理伤》）的方法。宋代对其炮制方法有较大发展，增加了火炮（《博济》）、酒浸（《苏沈》）、童便浸后煮烂、面裹煨（《总微》）、茴香炒、陈皮炒（《朱氏》）、醋煮（《百问》）等法。元代除沿用炒法外，又有盐炒、酥制（《瑞竹》）、酒煮（《宝鉴》）、牡蛎炒（《丹溪》）等炮制方法。明代又增加了盐加茴香炒、海金沙同僵蚕炒、酥炙、麸炒（《普济方》）等炮制方法。清代除沿用酒蒸、面裹煨、麸炒的方法外，又增加了火煅（《大成》）、火烧存性（《全生集》）、盐水泡（《金鉴》）等炮制方法。对炮制目的亦有记述，如"清火生用，治疝煨用，气痛酒蒸用"（《得配》）。现在主要的炮制方法有炒焦、盐炙等。现版药典收载川楝子和炒川楝子。

【炮制方法】

1. 川楝子　取原药材，除去杂质。用时捣碎。

2. 炒川楝子　取净川楝子，切片或砸成小块，置炒制容器内，用中火加热，炒至表面焦黄色或焦褐色，取出晾凉，筛去灰屑。

3. 盐川楝子　取净川楝子片或碎块，用盐水拌匀，稍闷，待盐水被吸尽后，置炒制容器内，用文火加热，炒至深黄色，取出晾凉，筛去碎屑。

每 100kg 川楝子，用食盐 2kg。

【质量要求】

1. 川楝子 本品呈类球形，表面金黄色或棕黄色，微有光泽，具深棕色小点，顶端有花柱残痕，基部凹陷。外果皮革质，果肉松软，淡黄色，遇水湿润显黏性。果核球形或卵圆形，质坚硬。气特异，味酸苦。

川楝子饮片含水分不得过 12.0%，总灰分不得过 5.0%，水溶性浸出物不得少于 32.0%，川楝素应为 0.060%～0.20%。

2. 炒川楝子 本品呈半球状、厚片或不规则碎块，表面焦黄色，发泡，有焦香气，味苦涩。

炒川楝子水分不得过 10.0%，总灰分不得过 4.0%，水溶性浸出物同生品，川楝素应为 0.040%～0.20%。

3. 盐川楝子 本品呈半球状、厚片或不规则碎块，表面深黄色，味微咸。

【炮制作用】 川楝子味苦，性寒。归肝、小肠、膀胱经。具有舒肝行气，止痛，驱虫的功能。川楝子生品有小毒，长于杀虫、疗癣，兼能止痛。用于虫积腹痛，头癣。如治小儿虫积的安虫散（《药证》）；治头癣以本品焙干为末，用猪油或麻油调成油膏，涂患处。

炒川楝子可缓和苦寒之性，降低毒性，减少滑肠之弊，以疏肝理气止痛力胜。用于胁肋疼痛及胃脘疼痛。如治肝郁化热，心腹胁肋诸痛和肝肾阴亏而又肝气横逆所致之胸脘胁肋疼痛，吞酸吐苦。

盐川楝子能引药下行，作用专于下焦，长于疗疝止痛。常用于疝气疼痛，睾丸坠痛。

【炮制研究】 川楝子含川楝素、异川楝素、川楝苷 A、B 及己酸、龙脑、异龙脑等多种挥发性成分。

以川楝子中川楝素为指标，采用 HPLC 法对生品、炒品、醋炙品、盐炙品、酒炙品进行比较研究，结果表明，各炮制品中川楝素含量较生品均有降低。川楝素可能是川楝子中的毒性成分之一，川楝素含量的降低可能与炮制后能降低毒性有关。

【贮存】 置干燥容器内，盐川楝子密闭，置通风干燥处。防蛀，防霉。

栀 子

【处方用名】 栀子、山栀、黄栀子、炒栀子、焦栀子、栀子炭。

【来源】 本品为茜草科植物栀子 *Gardenia jasminoides* Ellis 的干燥成熟果实。9～11 月果实成熟呈红黄色时采收，除去果梗及杂质，蒸至上汽或置沸水中略烫，取出，干燥。

【历史沿革】 汉代有擘破（《伤寒》）的炮制方法。晋代有炒炭、烧末（《肘后》）的方法。南北朝刘宋时代有甘草水制（《雷公》）。唐代有炙法（《千金》）。宋代增加了"炙酥拌微炒"（《圣惠方》）、姜汁炒焦黄（《产宝》）等炮制方法。元代提出"炒令十分有二焦黑"（《丹溪》）及蒸制（《世医》）。明代炮制方法较多，有微炒、煮制（《普济方》）、纸裹煨（《奇效》）、酒浸（《理例》）、童便炒（《入门》）、蜜制（《保元》）、盐水炒黑（《宋氏》）、炒焦（《景岳》）、酒洗（《瑶函》）等炮制方法。清代多用辅料制，有酒炒（《大成》）、姜汁炒黑（《逢原》）、乌药拌炒、蒲黄炒（《得配》）。同时还对炮制作用的论述也比较多，如"生用泻火，炒黑止血，姜汁炒止

NOTE

烦呕，内热用仁，表热用皮"（《备要》）；"淋症童便炒，退虚火盐水炒，劫心胃火痛姜汁炒，热痛乌药拌炒，清胃血蒲黄炒"（《得配》）。现在主要的炮制方法有炒黄、炒焦、炒炭等。现版药典收载栀子、炒栀子和焦栀子。

【炮制方法】

1.栀子　取原药材，除去杂质，碾碎。

2.炒栀子　取栀子碎块，置炒制容器内，用文火加热，炒至黄褐色，取出晾凉。

3.焦栀子　取栀子碎块，置炒制容器内，用中火加热，炒至焦褐色或焦黑色，取出晾凉。

4.栀子炭　取栀子碎块，置炒制容器内，用武火加热，炒至黑褐色，喷淋少许清水熄灭火星，取出晾干。

【质量要求】

1.栀子　本品为不规则碎块状。表面红黄色或棕红色。果皮薄而脆，略有光泽。种子扁卵圆形，红黄色。味微酸而苦。

栀子饮片水分不得过 8.5%，总灰分不得过 6.0%，栀子苷含量不得少于 1.8%。

2.炒栀子　本品形如栀子碎块，表面为深黄色或黄褐色。

炒栀子水分、总灰分同生品，栀子苷含量不得少于 1.5%。

3.焦栀子　本品形如栀子碎块，表面为焦褐色或焦黑色。

焦栀子水分、总灰分同生品，栀子苷含量不得少于 1.0%。

4.栀子炭　本品形如栀子碎块，表面黑褐色或焦黑色。

【炮制作用】栀子味苦，性寒。归心、肺、三焦经。具有泻火除烦，清热利尿，凉血解毒的功能。栀子长于泻火利湿，凉血解毒。常用于温病高热，湿热黄疸，湿热淋症，疮疡肿毒；外治扭伤跌损。如治温病高热烦躁，神昏谵语的栀子仁汤（《不居集》），治湿热黄疸的茵陈蒿汤（《伤寒》），治跌打损伤，青肿疼痛，可用栀子研末与面粉、黄酒调敷。

栀子苦寒之性甚强，易伤中气，且对胃有刺激性，脾胃较弱者服后易吐，炒后可除此弊。炒栀子与焦栀子功用相似，炒栀子比焦栀子苦寒之性略强，一般热较甚者可用炒栀子，脾胃较虚弱者可用焦栀子。二者均有清热除烦的功用。常用于热郁心烦，肝热目赤。如治热病心烦，胬肉攀睛，羞涩难开。

栀子炭善于凉血止血，多用于吐血、咯血、咳血、衄血、尿血、崩漏下血等。如十灰散（《十药》）。

【炮制研究】栀子含都桷子苷（京尼平苷）、栀子苷、山栀子苷、栀子酮苷等多种环烯醚萜苷类以及熊果酸、绿原酸等多种有机酸类。

以栀子中京尼平苷为指标，用 TLC 法和 HPLC 法对栀子及其炮制品进行分析比较，结果表明，京尼平苷主要集中在栀子仁中，栀子壳中含量相当低；炒栀子和焦栀子中京尼平苷含量均有所下降，焦栀子比炒栀子更明显，炒炭后栀子苷含量下降幅度较大。另有研究表明，栀子生品、炒品、炒焦品、姜炙品和烘品中熊果酸含量无明显差异，但炒炭品及烘制温度高于200℃的炮制品中熊果酸含量较生品明显降低。栀子不同炮制品中绿原酸和栀子苷含量有明显变化，炒品和炒焦品中该两种成分含量较生品显著降低，而炒焦品中各成分含量较炒品更低。加热炒制还可使栀子中西红花苷 - Ⅰ、西红花苷 - Ⅱ含量显著降低，经炒黄、炒焦后可产生西红花酸。

生栀子与焦栀子给家兔注射 1.5g 的剂量时均有显著缩短血凝时间的作用，但在 0.75g 剂量时，生山栀仍有作用，焦山栀则无此作用。对注射酵母液而引起发热的家兔，生山栀有明显的解热作用，而焦山栀无此作用。生栀子的抗炎作用最强，经不同方法炮制后抗炎作用明显减弱，且随温度升高，抗炎作用逐渐降低。当温度超过 175℃时，抗炎作用消失。主要原因可能在于京尼平苷受热破坏或分解。栀子水煎液对胃酸分泌和胃蛋白酶活性均有明显抑制作用，有明显对抗 CCl_4 所引起动物肝急性中毒的作用，经不同方法炮制后，抑制作用明显减弱或消失。

实验初步认为，栀子若用于急性黄疸型肝炎应以生品为好。另据报道，生山栀与焦山栀对金黄色葡萄球菌、链球菌、白喉杆菌的抑菌作用相似；对溶血性链球菌、伤寒杆菌、副伤寒杆菌的抑制作用以生山栀为佳；焦山栀则对痢疾杆菌的作用较生栀子略强，这一点和中医对大便溏薄者用焦山栀是一致的。

通过对烘法是否能代替炒法进行研究，结果发现，用烘的方法炮制得到的结果比较恒定，便于控制质量。考察不同温度炮制栀子炭对化学成分的影响，结果表明，栀子炮制后，栀子苷和鞣质均有明显变化，随温度增高，栀子苷的含量递减，鞣质含量随温度的升高而增加，但当高于 200℃以上时，鞣质含量下降，且大部分炭化。

【贮存】贮干燥容器内，密闭，置通风干燥处。

槟 榔

【处方用名】槟榔、大白、焦槟榔、槟榔炭。

【来源】本品为棕榈科植物槟榔 *Areca catechu* L. 的干燥成熟种子。春末至秋初采收成熟果实，用水煮后，干燥，除去果皮，取出种子，干燥。

【历史沿革】南北朝刘宋时期有"凡使，先以刀刮去底，细切"（《雷公》）。唐代有"捣末服"及煮熟蒸干后用（《新修》）。宋代炮制方法较多。有炒（《圣惠方》）、炮（《博济》）、烧灰存性（《旅舍》）、面裹煨、吴茱萸炒（《总微》）、火煅（《朱氏》）等多种炮制方法。明代基本沿用宋代的炮制方法，并增加了麸炒法（《普济方》）。清代有醋制（《本草述》）、童便洗晒（《幼幼》）、酒浸（《大全》）等法。现在主要的炮制方法有炒黄、炒焦等。现版药典收载槟榔、炒槟榔和焦槟榔。

【炮制方法】

1. 槟榔 取原药材，除去杂质，用水浸泡 3～5 天，捞出，置容器内，经常淋水，润透，切薄片，干燥，筛去碎屑。

2. 炒槟榔 取槟榔片，置炒制容器内，用文火加热，炒至微黄色，取出晾凉，筛去碎屑。

3. 焦槟榔 取槟榔片，置炒制容器内，用中火加热，炒至焦黄色，取出晾凉，筛去碎屑。

【质量要求】

1. 槟榔 本品为类圆形薄片。表面呈棕、白色相间的大理石样花纹。周边淡黄棕色或淡红棕色。质坚脆易碎。气微，味涩微苦。

槟榔饮片水分不得过 10.0%，每 1000g 含黄曲霉素 B_1 不得过 5μg，黄曲霉素 G_2、黄曲霉素 G_1、黄曲霉素 B_2、黄曲霉素 B_1 总量不得过 10μg，槟榔碱含量不得少于 0.20%。

2. 炒槟榔　本品形如槟榔片，表面呈浅黄色。

炒槟榔水分、黄曲霉素、槟榔碱含量同生品。

3. 焦槟榔　本品形如槟榔片，表面焦黄色。

焦槟榔水分不得过 9.0%，总灰分不得过 2.5%，槟榔碱含量不得少于 0.10%。

【炮制作用】槟榔味苦、辛，性温。归胃、大肠经。具有杀虫，消积，降气，行水，截疟的功能。槟榔生品力峻，常用于治绦虫、姜片虫、蛔虫及水肿、脚气、疟疾。如治虫积腹痛，大便秘结的万应丸（《医学正传》）；治水肿实证的疏凿饮子（《济生方》）；治脚气肿痛的鸡鸣散（《准绳》）；治疟疾的截疟七宝饮（《杨氏家藏方》）。

炒槟榔可缓和药性，以免克伐太过而耗伤正气，并能减少服后恶心、腹泻、腹痛的副作用。炒槟榔和焦槟榔功用相似，长于消食导滞。用于食积不消，痢疾里急后重。但炒槟榔较槟榔作用稍强，而克伐正气的作用也略强于焦槟榔，一般身体素质稍强者可选用炒槟榔，身体素质较差者应选用焦槟榔。如治饮食停滞、腹中胀痛的开胸顺气丸（《中成药制剂手册》）。

【炮制研究】槟榔含生物碱、鞣质、脂肪油及槟榔红色素、氨基酸等。生物碱主要为槟榔碱，其余有槟榔次碱、去甲基槟榔次碱、去甲基槟榔碱、槟榔副碱、高槟榔碱等。

槟榔经浸泡后切片，醚溶性生物碱损失很大；在水浸泡过程中，其生物碱含量，换水比不换水的方法损失大。加热对槟榔的成分也有影响，随着受热时间的增加，槟榔碱的含量逐渐降低。干燥方法对生物碱含量也有影响。切片后曝干其生物碱损失比阴干大得多，晒干也比阴干的含量低，烘干则与阴干含量接近。加热同时也影响槟榔中鞣质和氨基酸含量，研究表明，鞣质的含量依次为制槟榔（微波炉 70℃加热 5 分钟）＞炒槟榔＞生品＞焦槟榔；氨基酸总量和必需氨基酸总量依次为生槟榔＞制槟榔＞炒槟榔＞焦槟榔。

通过正常小鼠胃排空和小肠推进实验，有阿托品负荷的小鼠胃排空和小肠推进实验，以及胃液分泌实验考察了槟榔不同炮制品的差异，结果表明，生槟榔对正常小鼠胃排空有轻微抑制作用，炒槟榔、焦槟榔、槟榔炭能促进胃排空，焦槟榔有明显促进肠推进作用，各槟榔组胃液量均增加，以焦槟榔组最为明显，除槟榔炭组外各槟榔组胃液 pH 值均降低，其中焦槟榔组胃液 pH 值最低。说明槟榔炮制后有促胃排空和小肠推进作用，并对阿托品负荷有抑制作用，尤以焦槟榔作用为佳。槟榔生品和炒焦品均能促进大鼠离体胃肠平滑肌肌条的收缩活动，炒焦品效果明显好于生品组；而敲除生物碱后的生品和炒焦品对肌条的收缩作用很弱，说明生物碱对胃肠平滑肌的收缩起主要作用。

槟榔质地坚硬，传统方法加工，浸泡时间长（夏季 7 天，冬季 40 天），有效成分流失严重，甚至腐烂，影响饮片质量。采用减压冷浸软化方法能提高软化效率，缩短浸泡时间，保证饮片质量。

对槟榔不同工艺炮制品（清炒、炒焦、微波炮制）中醚溶性生物碱、鞣质、脂肪类成分进行了测定，并对小鼠急性毒性进行了比较。结果微波炮制的槟榔与炒品、焦品相比，槟榔碱的损失最少，其他各类成分含量最高，炮制过程中药材无损失，收得率最高。同时与生品比较，各炮制品毒性都有所降低，且作用无明显差异。

【贮存】贮干燥容器内，密闭，置通风干燥处。

三、炒炭

炒炭是将净选或切制后的药物，置炒制容器内，用武火或中火加热，炒至药物表面焦黑色或焦褐色，内部呈棕褐色或棕黄色。

炒炭要求存性。"炒炭存性"是指药物在炒炭时只能使其部分炭化，不能灰化，未炭化部分仍应保存药物的固有气味。花、叶、草等炒炭后，仍可清晰辨别药物原形，如槐花、侧柏叶、荆芥之类。

（一）炒炭的目的

经炒炭炮制后可使药物增强或产生止血、止泻作用。

药物炒炭后理化性质可产生明显变化。对于增强或产生止血作用的物质基础一直在不断研究中，有学者认为是中药中的钙离子，也有人认为是鞣质的含量变化所致。止血中药的物质基础是多种成分组成，药物经制炭后，其所含成分一般均有较为复杂的变化，而且大多有止血活性的新成分产生，因此，炭药的止血作用不能单独取决于某一种或某一类成分含量上的变化。

（二）注意事项

1. 操作时要适当掌握好火力，质地坚实的药物宜用武火，质地疏松的花、花粉、叶、全草类药物可用中火，视具体药物灵活掌握。

2. 在炒炭过程中，药物炒至一定程度时，因温度很高，易出现火星，特别是质地疏松的药物如蒲黄、荆芥等，须喷淋适量清水熄灭，以免引起燃烧。取出后必须摊开晾凉，经检查确无余热后再收贮，避免复燃。

干 姜

【处方用名】干姜、炮姜、姜炭。

【来源】本品为姜科植物姜 *Zingiber officinale* Rosc. 的干燥根茎。冬季采挖，除去须根及泥沙，晒干或低温干燥。

【历史沿革】汉代有火炮（《金匮》）的方法。宋代有甘草水制、烧存性（《圣惠方》）、"炒令黑"（《证类》）、盐炒（《总录》）、煅存性（《疮疡》）、熘制、巴豆制（《局方》）、黄泥裹、地黄汁炒（《妇人》）、土炒（《朱氏》）等多种炮制方法。元代仍用"慢火炮裂"（《宝鉴》）。明代有硇砂炒（《奇效》）、童便炒黑（《入门》）、水浸火煨、慢火煨至极黑（《保元》）等法，并认为"童便炒黑止鼻衄、唾血、血痢、崩漏"（《入门》），"若治产后血虚发热及止血俱炒黑，温中炮用，散寒邪、理肺气、止呕生用"（《大法》）。清代尚有姜炭（《大成》）、炮姜炭（《全生集》）、酒蒸炮姜（《幼幼》）等炮制品种。现在主要的炮制方法有砂烫、炒炭等。现版药典收载有干姜、炮姜和姜炭。

【炮制方法】

1. 干姜 取原药材，除去杂质，略泡，洗净，润透，切厚片或块，干燥，筛去碎屑。

2. 炮姜 先将净河砂置炒制容器内，用武火炒热，再加入干姜片或块，不断翻动，炒至鼓起，表面棕褐色，取出，筛去砂，晾凉。

3. 姜炭 取干姜块，置炒制容器内，用武火加热，炒至表面焦黑色，内部棕褐色，喷淋少

NOTE

许清水，灭尽火星，略炒，取出晾干，筛去碎屑。

【质量要求】

1. 干姜　本品为不规则的厚片或丁块。表面灰棕色或淡黄棕色。切面黄白色，有明显的筋脉小点，显粉性，有特异香气，味辛辣。

干姜饮片水分不得过 19.0%，灰分不得过 6.0%，水溶性浸出物不得少于 22.0%，挥发油含量不得少于 0.8%（mL/g），6- 姜辣素含量不得少于 0.6%。

2. 炮姜　本品形如干姜，表面鼓起，棕褐色，内部深黄色，质地疏松，断面边缘显棕黄色，气香，特异，味微辛、辣。

炮姜水分不得过 12.0%，总灰分不得过 7.0%，水溶性浸出物不得少于 26.0%，6- 姜辣素含量不得少于 0.30%。

3. 姜炭　本品形如干姜，表面焦黑色，内部棕褐色，体轻，质松脆。味苦微辣。

姜炭水溶性浸出物不得过 26.0%，6- 姜辣素含量不得少于 0.050%。

【炮制作用】干姜味辛，性热。归脾，胃，肾，心，肺经。具有温中散寒、回阳通脉、燥湿消痰的功能。干姜能守能走，故对中焦寒邪偏盛而兼湿者以及寒饮伏肺的喘咳颇为相宜。又因为本品力速而作用较强，故用于回阳救逆，其效甚佳。常用于脘腹冷痛，呕吐泄泻，肢冷脉微，痰饮喘咳。如温中散寒的大建中汤（《金匮》）；回阳救逆的四逆汤（《伤寒》）；温肺散寒而化痰饮的小青龙汤（《伤寒》）。

炮姜味苦、辛，性热，归脾、胃、肾经。具有温中散寒、温经止血的功能。其辛燥之性较干姜弱，温里之力不如干姜迅猛，但作用缓和持久，且长于温中止痛、止泻和温经止血。可用于中气虚寒的腹痛、腹泻和虚寒性出血。如治疗脾胃虚寒之腹痛、腹泻、霍乱转筋的附子理中丸（《局方》）；治脾胃虚寒便血的艾叶丸（《圣惠方》）。

姜炭味苦、涩，性温。归脾、肝经。其辛味消失，守而不走，长于止血温经。其温经作用弱于炮姜，固涩止血作用强于炮姜，可用于各种虚寒性出血，且出血较急，出血量较多者。如治疗血崩的如圣散（《丹溪》）；或用干姜烧黑存性，为末，米饮调服，治血痢不止（《姚氏集验方》）。

【炮制研究】干姜的主要化学成分有挥发油、姜辣素和二苯基庚烷类成分，其中姜辣素类成分是姜中辣味的特征性成分，它是由 6- 姜酚，8- 姜酚，10- 姜酚，6- 姜烯酚等多种成分构成的一类混合物。

对干姜、炮姜、姜炭的挥发油含量进行比较，结果表明，干姜含量最高，颜色较浅；炮姜含量明显下降；姜炭含量最低，约为干姜的 1/2，且后二者挥发油颜色较深。GC-MS 分析分别鉴定出干姜中 27 种、炮姜中 24 种、姜炭中 27 种挥发油成分。对干姜、炮姜及姜炭的挥发油、水溶性成分、醇溶性成分的 TLC 鉴别研究表明，干姜、炮姜、姜炭的层析图谱大致相同，但也存在明显差异，可简易区别开干姜及其不同炮制品。干姜经加热炮制后，部分斑点消失，同时也出现了一些新斑点，相同 R_f 值之间相对含量也产生了明显变化。以 6- 姜酚、8- 姜酚、10- 姜酚、6- 姜烯酚及姜酮为指标，HPLC 法测定干姜及其不同炮制品中这几个成分的含量，结果表明 6- 姜酚，8- 姜酚，10- 姜酚这 3 个姜酚类成分含量的高低顺序均为干姜＞炮姜＞姜炭；随着炮制程度的加深，6- 姜烯酚含量呈先升高后降低的抛物线状趋势变化；姜酮则是干姜在高温炮制时，姜辣素发生麦氏重排裂解反应生成的新成分，且其含量是姜炭＞炮姜。从干姜及其不同炮制品的指纹图谱研究显示，干姜与炮姜、姜炭的相似度分别为0.8和0.4，炮姜与姜炭的相似度则为0.6，这表明干姜在炮制前后其化学成分发生了很多变化；姜酚等类成分含量随着炮制程度的加深而降低甚至是消失，随即又产生了些极性较大的成分。随着炮制条件的加剧，大部分成分炭化或挥散。

研究表明，炮姜对应激性胃溃疡、醋酸诱发胃溃疡、幽门结扎型胃溃疡均呈明显的抑制倾向，干姜无此作用。炮姜和姜炭均能缩短小鼠的出血、凝血时间，与对照组比较，具有极显著性差异。姜炭的作用又比炮姜强，两者比较，也有显著性差异。而生姜和干姜水煎液均无缩短凝血时间的作用。

小鼠急性毒性试验表明，炮姜水煎液灌胃毒性较干姜增大，表明干姜经加热炮制后水溶性毒性成分可能有某些变化。

【贮存】贮干燥容器内，密闭，置通风干燥处。

【备注】清代开始有炮姜炭、黑炮姜等名称，把炮姜和姜炭混为一个品种，近代有一部分地区也把两者作为一个炮制品，按炮制火候及成品性状分析，炮姜炭和黑炮姜实为姜炭。

大 蓟

【处方用名】大蓟、大蓟炭。

【来源】本品为菊科植物蓟 *Cirsium japonicum* Fisch. ex DC. 的干燥地上部分。夏、秋二季花开时采割地上部分，除去杂质，晒干。

【历史沿革】唐代有切制（《千金翼》）、"捣取自然汁"（《食疗》）、酒渍（《外台》）的方法。宋代有焙法（《总录》）。元代有烧灰存性（《十药》）。明代有童便浸后曝干（《奇效》）、剉碎（《品汇》）之法，并有"消肿捣汁，止血烧灰存性"（《大法》）的记述。清代有酒洗后童便拌炒（《本草汇》）以及捣汁入童便和酒饮（《得配》）等法。现在主要的炮制方法有炒炭等。现版药典收载有大蓟和大蓟炭。

【炮制方法】

1. 大蓟 取原药材，除去杂质，抢水洗净，润软，切段，干燥。

2. 大蓟炭 取大蓟段，置炒制容器内，用武火加热，炒至表面焦黑色，内部棕褐色，喷洒少许清水，灭尽火星，取出晾干。

【质量要求】

1. 大蓟 本品为不规则段状。茎短圆柱形，表面绿褐色，有数条纵棱，被丝状毛；切面灰白色，髓部疏松或中空。叶皱缩，多破碎，边缘具不等长的针刺；两面均具灰白色丝状毛。头状花序多破碎。气微，味淡。

大蓟饮片柳穿鱼叶苷含量不得少于0.20%。

2. 大蓟炭 本品形如大蓟，表面黑褐色。质地疏脆，断面棕黑色。气焦香。

大蓟炭醇溶性浸出物不得少于13.0%。

【炮制作用】大蓟味甘、苦，性凉。归心、肝经。具有凉血止血，祛瘀消肿的功能。生大蓟以凉血消肿力胜，常用于热淋，痈肿疮毒及热邪偏盛的出血证。治心热吐血及衄血、崩中下血，均可用本品捣后绞取汁内服（《圣惠方》）。大蓟炭味涩、凉性减弱，收敛止血作用增强。用于吐血、呕血、咯血、嗽血等出血较急剧者。如十灰散（《十药》）。

【炮制研究】大蓟主要含有黄酮和黄酮苷类、三萜、挥发油等成分。

通过对大蓟炮制前后的 TLC 及 HPLC 研究，结果表明大蓟炒炭前后存在着化学成分的变化。其中大蓟炭 HPLC 图谱与大蓟 HPLC 图谱比较，前者在 55 分钟后产生了 2 个新的主峰。

动物实验表明，大蓟炭确能缩短出血和凝血时间。通过对大蓟炭各部位止血作用比较研究发现，黄酮类部位具有明显的止血作用，认为其中发挥主要止血作用成分应为柳穿鱼黄素而非柳穿鱼叶苷。

【贮存】贮干燥容器内，大蓟炭密闭，置通风干燥处。

小　蓟

【处方用名】小蓟、小蓟炭。

【来源】本品为菊科植物刺儿菜 Cirsium setosum (Willd.) MB. 的干燥地上部分。夏秋二季花开时采割，除去杂质，晒干。

【历史沿革】唐代有捣汁（《千金》）、酒渍（《外台》）、细切（《千金翼》）。宋代有"切研"（《指迷》）。元代有"烧存性，为灰"（《十药》）的方法。清代则有童便拌微焙（《握灵》）和童便拌微炒、酒洗（《本草汇》）等炮制方法，并有"消肿捣汁用，止血烧灰存性用"（《钩元》）的论述。现在主要的炮制方法有炒炭等。

【炮制方法】

1. 小蓟　取原药材，除去杂质，稍润，切段，干燥，筛去碎屑。

2. 小蓟炭　取小蓟段，置炒制容器内，用武火加热，炒至表面黑褐色，内部黄褐色，喷淋少许清水，熄灭火星，取出晾干。

【质量要求】

1. 小蓟　本品为不规则小段，叶、茎、花混合。茎圆柱形，表面绿褐色或带紫色。叶多皱缩或破碎，具针刺。花球形或椭圆形，总苞钟状，黄绿色，花紫色。气微，味微苦。

小蓟饮片水分不得过 12.0%，酸不溶性灰分不得过 5.0%，醇溶性浸出物不得少于 14.0%，蒙花苷的含量不得少于 0.7%。

2. 小蓟炭　本品形如小蓟，外表黑褐色，内黄褐色。质松脆。具焦香气，味苦。

【炮制作用】小蓟味甘、苦，性凉。归心、肝经。具有凉血、止血、祛瘀消痈的功能。小蓟生品凉血消肿力胜，多用于血热出血，痈肿疮毒，热淋等。

小蓟炭凉性减弱，收敛止血作用增强。多用于吐血、呕血、咳血等出血症。如十灰散（《十药神书》）。常与大蓟配伍应用。

【炮制研究】小蓟主含黄酮类、有机酸类、生物碱及皂苷等类成分。

小蓟中止血有效成分主要为黄酮类、有机酸类成分，包括蒙花苷、芦丁、刺槐素、绿原酸、咖啡酸等。小蓟炒炭后蒙花苷、芦丁、绿原酸含量呈显著性降低。

动物实验证明，小蓟炭确能缩短出血时间和凝血时间。以止血作用为指标，采用正交试验法对小蓟炭的炮制工艺进行了优选。结果表明，小蓟炭炮制的最佳工艺是温度 260℃，炒制 5

分钟，在此条件下炮制小蓟炭具有显著缩短小鼠凝血时间的作用。

小蓟炭炮制过程中应注意劳动保护，防止在炒制过程中小蓟花絮因质地轻松而飘散污染环境。

【贮存】置干燥容器内。小蓟炭密闭，置通风干燥处。

石榴皮

【处方用名】石榴皮、石榴皮炭。

【来源】本品为石榴科植物石榴 *Punica granatum* L. 的干燥果皮。秋季果实成熟后收集果皮，晒干。

【历史沿革】南北朝刘宋时代用浆水浸制（《雷公》）。唐代有烧灰（《千金》）和炙黄（《食疗》）。宋代有微炒、炒焦、蒸制（《圣惠方》）、烧制（《证类》）、酒制（《总录》）、涂蜜炙焦（《总微》）、醋制（《百问》）等方法。明代有用醋炒、醋焙（《普济方》）、醋浸炙黄（《要诀》）和醋煮焙干（《准绳》）等炮制方法。清代有煅末（《从新》）、烧灰存性、焙制、煎制（《得配》）等方法。现在主要的炮制方法有炒炭等。现版药典收载炮制品有石榴皮和石榴皮炭。

【炮制方法】

1. 石榴皮　取原药材，除去杂质，去净残留的瓤及种子，洗净，切块，干燥。筛去碎屑。

2. 石榴皮炭　取净石榴皮块，置炒制容器内，用武火加热，炒至表面黑褐色，内部焦黄色，喷淋少许清水灭尽火星，取出晾干。筛去碎屑。

【质量要求】

1. 石榴皮　本品为不规则的长条状或不规则的块状。外表面红棕色、棕黄色或暗棕色，略有光泽，有多数疣状突起，有时可见筒状宿萼及果梗痕。内表面黄色或红棕色，有种子脱落后的小凹坑及隔瓤残迹。切面黄色或鲜黄色，略显颗粒性，气微，味苦涩。

石榴皮饮片含水分不得过 15.0%，总灰分不得过 7.0%。

2. 石榴皮炭　本品形同石榴皮丝或块，表面黑褐色，断面焦黄色。

【炮制作用】石榴皮味酸、涩，性温。归胃、大肠经。具有涩肠止泻、止血、驱虫的功能。生石榴皮长于驱虫、涩精、止带。多用于虫积腹痛，滑精，白带，脱肛，疥癣。如驱虫的石榴皮散（《圣惠方》）。

石榴皮炭收涩力增强，多用于久泻，久痢，崩漏。如治久漏不瘥的神授散（《普济方》）及治妊娠暴下不止，腹痛等。

【炮制研究】石榴皮主要含有多酚类成分，包括鞣质类、黄酮类和有机酸类化合物。炮制工艺研究结果表明，最优工艺为取石榴皮饮片 200g，置于炒药锅中 400℃炒制 20 分钟。炒炭品中鞣质含量降低，鞣花酸含量升高。这是因为在加热炮制过程中，石榴皮可水解鞣质的苷键或酯键断裂，分解产生游离的鞣花酸等成分。传统认为，鞣质是"炭药止血"的物质基础，鞣质增加则止血作用增强；有研究表明鞣花酸具有凝血作用，是一种有效的凝血剂，且小分子的鞣花酸更有利于人体吸收。石榴皮炒炭后止血作用增强是鞣质和鞣花酸等成分共同作用的结果。

【贮存】贮干燥容器内。石榴皮炭密闭，置通风干燥处。防潮。

白茅根

【处方用名】白茅根、茅根、茅根炭。

【来源】本品为禾本科植物白茅 *Imperata cylindrica* Beauv. var. *major* (Nees) C. E. Hubb. 的干燥根茎。春、秋二季采挖，除去地上部分及泥土，洗净，干燥，除去须根及膜质叶鞘，捆成小把。

【历史沿革】元代有蜜炒（《宝鉴》）和烧灰存性（《十药》）的方法。明代有炒黄、枣制（《普济方》）、蜜炙炒（《禁方》）、捣汁用（《正宗》）等法。清代有炒黑（《金鉴》）的炮制方法。现在主要的炮制方法有炒炭等。现版药典收载有白茅根和白茅根炭。

【炮制方法】

1. 白茅根　取原药材，微润，切段，干燥，筛去碎屑。

2. 茅根炭　取茅根段，置炒制容器内，用中火加热，炒至表面焦褐色，内部焦黄色，喷淋少许清水，灭尽火星，取出晾干。

【质量要求】

1. 白茅根　本品为圆柱状短段。表面黄白色或淡黄色，微有光泽，具纵皱纹，有时可见稍隆起的节，呈浅黄棕色。切面皮部白色，多有裂隙，放射状排列，中柱淡黄色或中空，易与皮部剥离。体轻，质略脆。气微，味微甜。

白茅根饮片含水分不得过 12.0%，总灰分不得过 5.0%，水溶性浸出物不得少于 28.0%。

2. 茅根炭　本品形如白茅根，表面黑褐色至黑色，具纵皱纹，有的可见淡棕色稍隆起的节。略具焦香气，味苦。

茅根炭水溶性浸出物不得少于 7.0%。

【炮制作用】白茅根味甘，性寒。归肺、胃、膀胱经。具有凉血止血、清热利尿的功能。生白茅根长于凉血、清热利尿。常用于血热妄行的多种出血证，热淋，小便不利，水肿，湿热黄疸，热盛烦渴，胃热呕哕及肺热咳嗽。治血热偏盛的出血证可单用大剂量煎服，尤其对尿血可起到利尿与止血二者兼顾的作用。如治气虚血热、小便出血的茅根饮子（《外台》）；治热病呕哕、不能下食的茅根散（《圣惠方》）；治疗急性肾炎水肿的急性肾炎方（《中药临床应用》）。

茅根炭味涩，寒性减弱。清热凉血作用轻微，止血作用增强，专用于出血证，并偏于收敛止血，常用于出血证较急者。如十灰散（《十药》）。

【炮制研究】茅根中含有三萜类、有机酸、茅根糖（约 18.8% ）及可溶性钙、多种钾盐。

动物实验证明，白茅根不同提取物对阿霉素肾病大鼠有不同程度的保护作用，其中乙酸乙酯部位组作用最强，其作用机制可能是通过降低 TGF-β1 以及 NF-κBp65 的表达，抑制 TNF-α 的活性，进而改善阿霉素肾病大鼠肾组织病变；茅根炭止血作用比生品强，出血时间和凝血时间均比炒炭前缩短；茅根的水煎液具有显著的降压和利尿作用，其利尿作用可能与其含有多种钾盐有关。

【贮存】贮干燥容器内。茅根炭密闭，置通风干燥处。

牡丹皮

【处方用名】牡丹皮、丹皮、丹皮炭。

【来源】本品为毛茛科植物牡丹 *Paeonia suffruticosa* Andr. 的干燥根皮。秋季采挖根部，除去细根，剥取根皮，晒干。

【历史沿革】汉代有去心（《金匮》）。南北朝梁代有"槌破去心"（《集注》）的方法。刘宋时代有清酒拌蒸（《雷公》）的方法。宋代则有酒浸、焙制（《传信》）、炒（《背疽方》）、煮制（《百问》）等炮制方法。元代有烧灰存性（《十药》）和"铡细用"（《宝鉴》）。明代有醋制（《仁术》）、酒洗（《济阴》）、童便浸炒（《瑶函》）等炮制方法。清代还有面裹煨（《全生集》）、炒焦（《医案》）等方法。现在主要的炮制方法有炒炭等。现版药典载有牡丹皮。

【炮制方法】

1. 牡丹皮 取原药材，除去杂质，抢水洗净，润透，切薄片，干燥，筛去碎屑。

2. 牡丹皮炭 取净牡丹皮片，置炒制容器内，用中火加热，炒至表面黑褐色，内部黄褐色，喷淋少许清水，灭尽火星，取出晾干，筛去碎屑。

【质量要求】

1. 牡丹皮 本品为圆形或卷曲型薄片。连丹皮外表面灰褐色或黄褐色，栓皮脱落处粉红色。刮丹皮外表面红棕色或淡灰黄色。内表面有时可见发亮的结晶。切面淡粉红色，粉性。气芳香，味微苦而涩。

牡丹皮饮片含水分不得过 13.0%，总灰分不得过 5.0%，醇溶性浸出物不得少于 15.0%，含丹皮酚不得少于 1.2%。

2. 牡丹皮炭 本品形如牡丹皮，呈黑褐色，气香，味微苦而涩。

【炮制作用】牡丹皮味苦、辛，性微寒。归心、肝、肾经。具有清热凉血、活血散瘀的功能。生牡丹皮长于清热凉血，活血散瘀，用于温毒发斑或发疹，阴虚发热，无汗骨蒸，肠痈，痈肿疮毒，肝火头痛，经闭，痛经，跌打损伤。如治温热病、身热发疹的化疹汤（《温病述要》）；治阴虚发热的青蒿鳖甲汤（《条辨》）及肠痈初起的大黄牡丹皮汤（《金匮》）。

丹皮炭清热凉血作用较弱，具有止血凉血作用，常用于血热出血。如治吐血、衄血等的十灰散（《十药》）。

【炮制研究】牡丹皮中含有牡丹酚、牡丹酚苷、牡丹酚原苷和牡丹酚新苷，还含有芍药苷、氧化芍药苷、苯甲酰芍药苷、苯甲酰氧化芍药苷和鞣质等成分。

研究表明，丹木（丹皮根木质部）中所含化学成分与丹皮相似，并且细根的丹皮酚和单萜苷均较粗根为高。丹木仅占全根重的 10%，丹皮和全根在相同条件下进行提取，总提取物收率相近似。对牡丹皮在切片前软化处理中丹皮酚的损失情况进行研究，结果表明，其损失量为：水淋法＜水洗法＜水浸泡 24 小时淋润＜浸泡至软。干燥时阴干又比烘干损失小。实验表明，各炮制品中丹皮酚的含量比生品均有下降，尤以丹皮炭损失最多，其丹皮酚的含量为生品的 1/5～1/4，可能由于丹皮酚易挥发所致。采用高效液相色谱法，对不同工艺条件炮制丹皮炭中丹皮酚的含量进行测定，结果表明，随着炮制温度的升高和加热时间的延长，丹皮酚的含量逐渐降低，没食子酸和 5- 羟甲基糠醛含量随炒制时间和炒制温度的增加而增加，但当增加一定程度后开始降低；黄酮类成分槲皮素、山奈素、异鼠李素等含量下降。丹皮炮制后，丹皮苷含量比生品增加，炒炭后鞣质含量增加不明显，但具有强致癌作用的成分苯并（α）芘含量大幅度下降。不同炮制方法对牡丹皮中成分的影响研究结果表明，丹皮酚、芍药苷、总黄酮及

NOTE

总多糖在不同炮制品中含量排序分别为酒炙品＞生品＞炒黄品＞炒焦品＞炒炭品，炒黄品＞生品＞酒炙品＞炒焦品＞炒炭品，酒炙品＞生品＞炒黄品＞炒焦品＞炒炭品，生品＞酒炙品＞炒黄品＞炒焦品＞炒炭品。

现代药理研究表明，牡丹皮具有抗菌消炎、保肝护肾、降血糖、抗心率失常等作用。丹木与丹皮水提取液对血小板聚集的抑制作用、抑制纤维蛋白酶原活性及抗纤维蛋白原作用等药理活性相同。甲醇提取液对抑制纤维蛋白溶酶活性及抗纤维蛋白原的作用，丹木比丹皮强。

【贮存】贮干燥容器内。丹皮炭密闭，置阴凉干燥处。

乌　梅

【处方用名】乌梅、乌梅肉、乌梅炭、醋乌梅

【来源】本品为蔷薇科植物梅 Prunus mume (Sieb.) Sieb. et Zucc. 的干燥近成熟果实。夏季果实近成熟时采收，低温烘干后闷至色变黑。

【历史沿革】汉代有"醋浸一宿，去核再蒸熟捣如泥"（《玉函》）的方法。晋代有炙制、熬制（《肘后》）法。唐代除沿用汉代方法外，还有蜜醋渍蒸、单蒸、熬制（《千金》）等法。宋代有制炭（《证类》）、焙（《洪氏》）、炒焦（《朱氏》）等炮制方法。元代有煮法（《世医》）。明代用醋煮（《普济方》）、酒浸（《保婴》）、蜜拌蒸（《保元》）等法。清代有麸炒（《食物》）、盐水浸（《便读》）的方法。现在主要的炮制方法有去核取乌梅肉、炒炭、醋蒸等。现版药典收载有乌梅、乌梅肉、乌梅炭。

【炮制方法】

1.乌梅　取原药材，除去杂质，洗净，干燥。

2.乌梅肉　取净乌梅，用清水润软或蒸软后，剥取净肉，干燥，筛去碎屑。

3.乌梅炭　取净乌梅或乌梅肉，置炒制容器内，用武火加热，炒至皮肉发泡，表面呈焦黑色，取出晾凉，筛去碎屑。

乌梅色黑，炒炭不易掌握颜色变化，以炒至皮肉鼓起，黏质变枯，色焦黑为宜。

4.醋乌梅　取净乌梅或乌梅肉，用米醋拌匀，闷润至醋被吸尽，置适宜容器内，密闭，隔水加热 2～4 小时，取出干燥。

每 100kg 净乌梅或乌梅肉，用米醋 10kg。

【质量要求】

1.乌梅　本品为不规则的球形或扁圆形，表面乌黑色，皱缩不平。果肉柔软，果核坚硬，椭圆形，棕黄色，内含淡黄色种子 1 粒。味极酸。

乌梅饮片含水溶性浸出物不得少于 24.0%，含枸橼酸不得少于 12.0%。

2.乌梅肉　本品为去核果肉，呈乌黑色或棕黑色，气特异，味极酸。

3.乌梅炭　本品皮肉鼓起发泡，质较脆，表面呈焦黑色，味酸兼苦。

乌梅炭含水溶性浸出物不得少于 18.0%，含枸橼酸不得少于 6.0%。

4.醋乌梅　本品形如乌梅或乌梅肉，质较柔润，略有醋气。

【炮制作用】乌梅味酸、涩，性平。归肝、脾、大肠经。具有敛肺，涩肠，生津安蛔的功能。生乌梅长于生津止渴，敛肺止咳，安蛔。多用于虚热消渴，肺虚久咳，蛔厥腹痛。如治消

渴证，烦渴多饮的玉泉丸（《丹溪》）；治肺虚久咳的一眼散（《杂病源流犀烛》）；治蛔厥腹痛呕吐的乌梅丸（《伤寒》）。

乌梅肉的功效和适用范围与乌梅同，因去核用肉，故作用更强。

乌梅炭长于涩肠止泻，止血，常用于久泻，久痢及便血，崩漏下血等。如治下痢不能食的乌梅丸（《杂病源流犀烛》）；用乌梅烧存性为末，醋打米糊为丸，可治大便下血不止（《济生方》）；治小便尿血（《纲目》）；或烧灰为末，乌梅汤调下，治妇人血崩（《妇人良方》）。

醋乌梅功用与生乌梅相似，但收敛固涩作用更强，尤其适用于肺气耗散之久咳不止和蛔厥腹痛。

【炮制研究】乌梅中含有有机酸、黄酮、萜类、甾醇、脂类、挥发性成分、生物碱、糖类等。

研究表明，乌梅生品中有机酸和鞣质的含量最高，乌梅炭随着制炭程度的加深，其含量逐渐降低。有机酸和鞣质含量最高的乌梅生品无凝血作用，乌梅中鞣质与有机酸的含量高低与其凝血作用的强弱不成平行关系。

乌梅主要有抑菌、镇咳、安蛔、抗肿瘤、抗过敏、抗氧化等作用。通过炭末法小鼠小肠推进运动试验，小鼠眼眶静脉丛取血测定血糖值及试管法体外抗菌试验，对乌梅、乌梅肉、乌梅炭、苹果酸、枸橼酸进行药理作用研究。结果表明，乌梅、乌梅炭、乌梅肉、苹果酸均能明显提高小鼠小肠炭末推进百分率；乌梅炭、乌梅肉、苹果酸、枸橼酸可使正常小鼠血糖降低；乌梅、乌梅炭、乌梅肉、苹果酸、枸橼酸对金黄色葡萄球菌、大肠杆菌、铜绿假单胞菌、白色念珠菌有不同程度的抑菌作用。对乌梅生品及其不同制炭品止血作用研究表明，炒炭品及烘炭品水煎液均能显著缩短小鼠出血、凝血时间，缩短 PT、APTT、TT，增加 PLT 数量，而生品则无此效果。乌梅与乌梅炭石油醚部位无明显凝血作用，乌梅炭氯仿、醋酸乙酯等部位凝血作用显著，乌梅炭氯仿部位为最佳活性部位。

【贮存】贮干燥容器内，密闭，置通风干燥处。

鸡冠花

【处方用名】鸡冠花、鸡冠花炭。

【来源】本品为苋科植物鸡冠花 *Celosia cristata* L. 的干燥花序。秋季花盛开时采收，晒干。

【历史沿革】宋代有微炒和焙令香（《圣惠方》）的方法。明代则沿用微炒的方法。清代有烧灰（《幼幼》）或烧灰存性（《串雅内》）及炒法（《从新》）。现在主要的炮制方法有炒炭等。现版药典收载有鸡冠花和鸡冠花炭。

【炮制方法】

1. 鸡冠花 取原药材，除去杂质及残留的茎叶，切段。

2. 鸡冠花炭 取净鸡冠花段，置炒制容器内，用中火加热，炒至表面焦黑色，喷淋少许清水，灭净火星，取出晾干。

【质量要求】

1. 鸡冠花 本品为鸡冠状不规则块段。扁平，有的呈鸡冠状。表面紫色或红色（鸡冠花），或者黄白色（白鸡冠花）。种子黑色，细小，有光泽。质轻，味淡。

2. 鸡冠花炭 本品形如鸡冠花，表面焦黑色，内部焦黄色，可见黑色种子，具焦香气。质轻，味涩。

鸡冠花炭含水溶性浸出物不得少于 16.0%。

【炮制作用】鸡冠花味甘、涩，性凉。归肝、大肠经。具有收涩止血、止带、止痢的功能。生鸡冠花性凉，收涩之中兼有清热作用，多用于湿热带下，湿热痢疾，湿热便血和痔血等证。如治五痔肛边肿痛的淋泽鸡冠散（《宝鉴》）。

鸡冠花炭凉性减弱，收涩作用增强。常用于吐血、便血、崩漏反复不愈及带下、久痢不止。如炒白鸡冠花、棕榈炭、羌活为末服用，治下血脱肛（《永类钤方》）。或本品煎酒服治赤白下痢（《濒湖集简方》）。

【炮制研究】鸡冠花活性成分主要有黄酮类、皂苷等化合物。

鸡冠花炮制后，糠酸的量均有不同程度的增加。鸡冠花炒炭前后无机元素的种类不变，炒炭后除了 Ca 含量明显升高，Na 的含量明显降低之外，其余各无机元素含量变化不明显。

【贮存】贮干燥容器内。鸡冠花炭密闭，置通风干燥处。

莲 房

【处方用名】莲房、莲房炭。

【来源】本品为睡莲科植物莲 *Nelumbo nucifera* Gaertn. 的干燥花托。秋季果实成熟时采收，除去果实，晒干。

【历史沿革】宋代有煅灰（《疮疡》）的方法。明代则有烧灰存性（《普济方》）和炒法（《济阴》）。清代亦沿用前代方法。现在主要的炮制方法有炒炭等。现版药典收载有莲房和莲房炭。

【炮制方法】

1. 莲房 取原药材，除去杂质，切成小方块。

2. 莲房炭 取净莲房碎块，置炒制容器内，用武火加热，炒至外表焦黑色，内部棕褐色，喷淋少许清水，灭尽火星，取出晾干。

【质量要求】

1. 莲房 本品为不规则的方块。表面灰棕色至紫棕色，具细纵纹及皱纹，有的可见圆形孔洞。质轻松。气微。味微涩。

2. 莲房炭 本品形如莲房，表面焦黑色，内部焦褐色。

【炮制作用】莲房味苦、涩，性温。归肝经。具有化瘀止血的功能。生品化瘀之力偏胜，止血力较弱。多用于胎衣不下、痔疮及产后恶露不绝。如本品用甜酒煎服，治胎衣不下（《岭南采药录》）；以及治疗痔疮的莲房枳壳汤（《疡科选粹》）。

临床多用莲房炭，制炭后收涩力增强。常用于崩漏、尿血、痔血等下部出血证。如治疗血崩的莲壳散（《儒门》）、莲房饮方（《温热经纬》）；以及治经血不止的瑞莲散（《妇人经验方》）。

【炮制研究】莲房富含多酚类成分，主要为莲房原花青素及胡萝卜素、硫胺素、核黄素、烟酸、抗坏血酸和微量的莲子碱，以及含有黄酮类成分，主要有金丝桃苷、腊梅苷、槲皮素等。

现代研究表明，莲房原花青素具有抗氧化、肿瘤抑制、改善记忆、保护心脑血管系统、调节血脂、抗辐射等多方面的作用。对不同产地及采收期对莲房中原花青素量的影响研究表明，宜选用与莲子采收保持一致的成熟莲房，采摘后宜采用烘干或阴干法干燥处理，不宜置烈日下暴晒。研究表明，莲房经炒炭或煅炭后，金丝桃苷含量下降，而槲皮素含量显著增加。说明加热炮制对莲房中金丝桃苷和槲皮素含量有显著影响。金丝桃苷的熔点为197℃～199℃，其苷元为槲皮素，槲皮素熔点为315℃～317℃，槲皮素对热比较稳定，莲房制炭后槲皮素含量显著升高，可能与金丝桃苷受热后分解生成槲皮素有关。

【贮存】贮干燥容器内。莲房炭密闭，置通风干燥处。

【备注】莲房也可用闷煅法制炭，功用与炒炭相同，均作莲房炭用。

蒲 黄

【处方用名】蒲黄、生蒲黄、炒蒲黄、蒲黄炭。

【来源】本品为香蒲科植物水烛香蒲 *Typha angustifolia* L.、东方香蒲 *Typha orientalis* Presl 或同属植物的干燥花粉。夏季采收蒲棒上部的黄色雄花序，晒干后碾轧，筛取花粉。剪取雄花后，晒干，成为带有雄花的花粉，即为草蒲黄。

【历史沿革】南北朝刘宋时代有蒸、焙法（《雷公》）。唐代有炒黄（《产宝》）的方法。宋代仍用炒法，并有微炒（《圣惠方》），纸包炒（《苏沈》）。清代则沿用炒黑（《说约》）和蒸法（《钩元》）。现在主要的炮制方法有炒炭等。现版药典收载有生蒲黄和蒲黄炭。

【炮制方法】

1. 蒲黄　取原药材，揉碎结块，除去花丝及杂质。

2. 蒲黄炭　取净蒲黄，置炒制容器内，用中火加热，炒至棕褐色，喷淋少许清水，灭尽火星，取出晾干。

蒲黄为花粉类药物，质轻松，炒制时火力不可过大，出锅后应摊晾散热，防止复燃，检查确已凉透，方能收贮。如喷水较多，则须晾干，以免发霉。

【质量要求】

1. 蒲黄　本品为黄色粉末。体轻，放水中漂浮水面。手捻有滑腻感，粘手而不成团。气微，味淡。

蒲黄饮片含杂质不得过10.0%，水分不得过13.0%，总灰分不得过10.0%，酸不溶性灰分不得过4.0%，醇溶性浸出物不得少于15.0%，含异鼠李素–3–O–新橙皮糖苷和香蒲新苷的总量不得少于0.50%。

2. 蒲黄炭　本品形如蒲黄，表面棕褐色或黑褐色。气焦香，味微苦、涩。

蒲黄炭含醇溶性浸出物不得少于11.0%。

【炮制作用】蒲黄味甘，性平。归肝、心包经。具有行血化瘀、利尿通淋的功能。用于瘀血阻滞的心腹疼痛，痛经，产后瘀痛，跌打损伤，血淋涩痛。如治疗心腹疼痛、产后恶露不行或月经不调、少腹急痛的失笑散（《局方》）；治疗血淋涩痛的蒲黄散（《准绳》）。

蒲黄炭性涩，止血作用增强。常用于咯血、吐血、衄血、尿血、便血、崩漏及外伤出血。如治崩中漏下的蒲黄丸（《总录》）；治疗崩漏下血的五灰散（《沈氏尊生方》）。

NOTE

【炮制研究】蒲黄含香蒲新苷、异鼠李素 -3-O- 新橙皮糖苷、柚皮素、异鼠李素、槲皮素、β - 谷甾醇及棕榈酸、琥珀酸、氨基酸和 20 余种微量元素。

研究结果表明蒲黄炮制后化学组分发生了明显变化，其中黄酮类组分中苷类明显减少，苷元减少不明显，黄酮苷含量：生品＞炒黄＞炒炭。

蒲黄具有降血脂、抗动脉粥样硬化、保护心肌、抗炎、影响免疫、兴奋子宫及肠平滑肌和促进凝血等药理作用。其生、炒品均有止血作用，但蒲黄炭具有加快血小板凝聚速度的作用，能缩短出血时间和凝血时间，能改善血瘀大鼠异常的血液流变学指标，缩短 APTT，降低纤维蛋白原含量，改善舌象血瘀体征，而表现出一定的化瘀止血功效。

有报道以水浸出物、醇浸出物、鞣质含量、微量元素为成分指标，以小鼠凝血时间为药理指标，优选蒲黄炒炭的最佳炮制工艺参数。

【贮存】贮于干燥容器内，密闭，置通风干燥处。防蛀。

荆　芥

【处方用名】荆芥、荆芥炭。

【来源】本品为唇形科植物荆芥 *Schizonepeta tenuifolia* Briq. 的干燥地上部分。夏、秋二季花开到顶、穗绿时采割，除去杂质，晒干。

【历史沿革】宋代有焙（《普本》）、烧灰（《总微》）的方法。明代有微炒（《济阴》）、炒黑（《万氏》）等法。清代增加了童便制（《逢原》）、醋调制（《玉楸》）、醋制（《治裁》）。对炮制目的论述有"生用解散风邪，清利头目……若炒黑用，须炒极黑存性，至肠红下血，女人崩漏，产后血晕，取其凉血及血遇黑则止之义也"（《辨义》）和"止血炒炭，散风生用，敷毒醋调，治崩漏童便炒黑"（《得配》）。现在主要的炮制方法有炒黄、炒炭等。现版药典收载有荆芥、荆芥炭。

【炮制方法】

1. 荆芥　取原药材，除去杂质，抢水洗净，稍润，切断，干燥，筛去碎屑。

2. 炒荆芥　取荆芥段，置炒药锅内，用文火加热，炒至微黄色，取出，放凉。

3. 荆芥炭　取荆芥段，置炒药锅内，用武火加热，炒至表面黑褐色，内部焦褐色时，喷淋少量清水，灭尽火星。取出，晾干凉透。

【质量要求】

1. 荆芥　本品为不规则的小段，茎、叶、穗混合。茎呈方柱形，淡黄绿色至淡紫棕色，被短柔毛。叶片皱缩卷曲，破碎。气芳香，味微涩而辛凉。

荆芥饮片含挥发油不得少于 0.30%（mL/g），含胡薄荷酮不得少于 0.020%。

2. 炒荆芥　本品形如荆芥，表面棕黄色，略有焦斑，气味稍弱，微具焦香气。

3. 荆芥炭　本品形如荆芥，表面黑褐色，内部焦褐色，略具香气，味苦而稍辛。

荆芥炭含 70% 乙醇浸出物不得少于 8.0%。

【炮制作用】荆芥味辛，性微温。归肺、肝经。具有解表散风的功能。一般多生用。用于感冒，头痛，麻疹，风疹，咽喉不利，疮疡初起等。如治疗风寒感冒或疮疡初起的荆防败毒散（《摄生众妙方》）；治疗风热感冒，头痛发热的银翘散（《条辨》）；治疗咽喉肿痛的荆芥汤（《三因》）；治疗麻疹初起的竹叶柳蒡汤（《醒斋》）。

炒荆芥具有祛风理血的作用。可用于妇人产后血晕，如治疗产后出血过多，头目眩晕的华佗愈风散（《妇人良方》）。

荆芥炭辛散作用极弱，具有止血的功效。可用于便血、崩漏等证。如治疗妇女血崩的黑蒲黄散（《素庵医要》）；配伍人参、当归、熟地等可治疗产后血崩及虚人血崩，如升举大补汤（《傅青主》）。

【炮制研究】荆芥主要含挥发油，油中主要成分为右旋薄荷酮、消旋薄荷酮及少量右旋柠檬烯。

荆芥挥发油 GC-MS 分析研究共鉴定 70 个成分，其中以荆芥穗的挥发油含量最高，达到 1.6% 左右，其次是荆芥叶为 1.1% 左右，荆芥茎最低。而挥发油种类以叶中最多，茎中最少。炒炭后，荆芥挥发油含量显著降低，油中所含成分也发生了质的变化。荆芥炭中有 8 种成分未检出，但另检出了 9 种成分，主要成分薄荷酮、胡薄荷酮仍存在。同时，荆芥炒炭后挥发油折光率增大，并与炒炭程度有关。对荆芥生品及不同炮制品进行质量考察，发现橙皮苷和挥发油的含量差异很大。

荆芥具有解热、镇痛、消炎、祛痰作用。荆芥油有直接松弛豚鼠气管平滑肌作用，对神经系统具有镇静、降温作用。研究结果表明，荆芥炭混悬液和荆芥炭挥发油乳剂均有明显的止血作用，生品则无此作用。荆芥炭和荆芥炭挥发油的止血作用与剂量有关。同时，荆芥炭的止血活性部位为脂溶性提取物（StE），其作用机理为：明显缩短实验动物的凝血酶原时间、凝血酶时间、白陶土部分凝血活酶时间、血浆复钙时间，并且具有体内抗肝素作用，从而对内源性和外源性凝血系统中的多种凝血因子表现出可靠的激活作用。有研究发现，高、中、低剂量的荆芥挥发油均可减轻大鼠肺组织的炎性病变。荆芥挥发油体外可剂量依赖性地抑制大鼠胸腔白细胞 5-脱氧酶的活性，表明其良好的抗炎作用与抑制 5-脱氧酶活性、减少致炎物质白三烯的生成有关。

【贮存】贮干燥容器内，密闭，置通风干燥处。

第二节 加辅料炒法

将净制或切制后的药物与固体辅料共同加热，并翻炒至一定程度的方法，称为加辅料炒法。加辅料炒的主要目的是降低毒性，缓和药性，增强疗效和矫臭矫味等。同时，某些辅料具有中间传热的作用，能使药物受热均匀，炒后的饮片色泽一致，外观质量好。

常用的加辅料炒法根据所加辅料的不同又分为麸炒、米炒、土炒、砂炒、蛤粉炒、滑石粉炒等。

一、麸炒

将净制或切制后的药物用麦麸熏炒的方法，称为麸炒。

麸炒又称为"麦麸炒"或"麸皮炒"。炒制药物时所用的麦麸为未制者称净麸炒或清麸炒；麦麸经用蜂蜜或红糖制过者，则分别称蜜麸炒或糖麸炒。麦麸味甘性平，具有和中作用。明代

《本草蒙筌》有"麦麸皮制抑酷性勿伤上膈"的记载。故常用麦麸炒制补脾胃或作用强烈及有腥味的药物。

（一）炮制目的

1. 增强疗效 如山药、白术等。

2. 缓和药性 如苍术、枳实等。

3. 矫臭矫味 如僵蚕等。

（二）操作方法

1. 净麸炒 先用中火或武火将锅烧热，再将麦麸均匀撒入热锅中，至起烟时投入药物，快速均匀翻动并适当控制火力，炒至药物表面呈黄色或深黄色时取出，筛去麦麸，放凉。

麦麸用量一般为：每 100kg 药物，用麦麸 10～15kg。

2. 蜜麸炒 先用中火或武火将锅烧热，再将蜜麸均匀撒入热锅中，至起烟时投入药物，快速均匀翻动并适当控制火力，炒至药物表面金黄色或老黄色时取出，筛去麦麸，放凉。

蜜麸用量一般为：每 100kg 药物，用蜜麸 10kg。

蜜麸的制备方法：将麸皮与熟蜜（加适量开水稀释）拌匀，搓散，干燥至不粘手为度，过筛，放凉，贮藏，备用。每 100kg 麸皮，用熟蜜 20～30kg。

3. 糖麸炒 先用中火或武火将锅烧热，再将糖麸均匀撒入热锅中，至起烟时投入药物，快速均匀翻动并适当控制火力，炒至药物表面颜色加深时取出，筛去糖麸，放凉。

糖麸用量一般为：每 100kg 药物，用糖麸 10kg。

糖麸的制备方法：将红糖（或砂糖）放入锅内，加水溶解（糖、水比例为 2∶1），加热炼至满锅鱼眼泡时，加入麦麸，炒至麦麸亮黄色略粘手（手捏为团，揉之即散）为度，过筛，放凉，贮藏，备用。

每 100kg 麸皮，用红糖（或砂糖）30～40kg。

（三）注意事项

1. 辅料用量适当。麦麸量少则烟气不足，达不到熏炒效果；麦麸量多，使温度下降过快，延长饮片受热时间，亦达不到麸炒要求且造成浪费。

2. 注意炒制火力适当。麸炒一般用中火或武火，并要求火力均匀；锅需事先预热；可取少量麦麸投锅预试，以"麸下烟起"为度。

3. 注意操作方法。麦麸撒布要均匀，待起烟投药。

4. 麸炒的药物要求干燥，以免药物黏附焦化麦麸。

5. 麸炒药物达到标准时要求迅速出锅，以免造成炮制品发黑、火斑过重等现象。

苍 术

【处方用名】 苍术、茅苍术、炒苍术、焦苍术。

【来源】 本品为菊科植物茅苍术 *Atractylodes lancea*（Thunb.）DC. 或北苍术 *Atractylodes chinensis*（DC.）Koidz. 的干燥根茎。春、秋二季采挖，除去泥沙，晒干，撞去须根。

【历史沿革】 唐代有米汁浸炒、醋煮（《理伤》）的方法。宋代有炒黄（《圣惠方》）、米泔浸后麸炒（《衍义》）、米泔浸后醋炒、皂角煮后盐水炒（《总录》）、米泔水浸后葱白罨再炒黄（《局方》）、米泔浸后盐炒（《总微》）、土炒（《妇人》）等炮制方法。金、元时代增加了用多种辅料制，"米泔水浸，椒炒，盐炒，醋煮，酒煮"（《儒门》），茴香炒、茱萸炒、猪苓炒、童便浸、东流水浸焙（《世医》），米泔浸后乌头、川楝子同炒焦黄，川椒、破故纸、陈皮、酒浸后炒，酒或醋浸炒（《瑞竹》）等方法。明代有了制炭、蒸法、茱萸制（《普济方》）、土米泔并制、姜汁炒（《仁术》）、桑椹取汁制（《景岳》）、米泔浸后牡蛎粉炒（《济阴》）、米泔浸后黑豆蜜酒人乳并制（《大法》）、米泔浸后再用土、水浸，并与脂麻粳米糠拌炒（《乘雅》）等方法。同时对炮制目的也有了阐述，如"苍术性燥，故以糯米泔浸，去其油，切片焙干用。亦有用脂麻同炒，以制其燥者"（《纲目》）。清代增加了九蒸九晒法（《集解》）、炒焦法、土炒炭法（《全生集》）和烘制（《丛活》）等方法。现在主要的炮制方法有炒焦、麸炒等。现版药典收载苍术和麸炒苍术。

【炮制方法】

1. 苍术 取原药材，除去杂质，用水浸泡，洗净，润透，切厚片，干燥，筛去碎屑。

2. 麸炒苍术 先将锅烧热，撒入麦麸，用中火加热，待冒烟时投入净苍术片，不断翻炒，炒至苍术表面深黄色时，取出，筛去麦麸，放凉。

每 100kg 苍术片，用麦麸 10kg。

3. 焦苍术 取苍术片置热锅内，用中火加热，炒至焦褐色时，喷淋少许清水，再用文火炒干，取出放凉，筛去碎屑。

【质量要求】

1. 苍术 本品为不规则的厚片，边缘不整齐，周边灰棕色，有皱纹、横曲纹，片面黄白色或灰白色，散有多数橙黄色或棕红色的油点（俗称"朱砂点"），并析出白毛状结晶（习称"起霜"）。质坚实。气香特异，味微甘、辛、苦。

苍术饮片水分不得过 11.0%，总灰分不得过 5.0%，苍术素含量不得少于 0.30%。

2. 麸炒苍术 本品表面深黄色或焦黄色，散有多数棕褐色油室，香气较生品浓。

麸炒苍术水分不得过 10.0%，总灰分同生品，苍术素含量不得少于 0.20%。

3. 焦苍术 焦苍术表面焦褐色，有焦香气。

【炮制作用】苍术味辛、苦，性温。归脾、胃、肝经。具有燥湿健脾，祛风，散寒，明目的功能。

生苍术温燥而辛烈，燥湿，祛风，散寒力强。用于风湿痹痛，肌肤麻木不仁，脚膝疼痛，风寒感冒，肢体疼痛，湿温发热，肢节酸痛。如治风湿痹痛的薏苡仁汤（《治裁》）及湿温发热的白虎加苍术汤（《活人书》）；治风寒夹湿之感冒的九味羌活汤（《此事难知》）。

麸炒苍术辛味减弱，燥性缓和，气变芳香，增强了健脾和胃的作用，用于脾胃不和，痰饮停滞，脘腹痞满，青盲，雀目。如治脾胃不和的平胃散和痰饮内停的不换金正气散（《局方》）；治青盲、雀盲眼目昏涩的二术散（《准绳》）。

焦苍术辛燥之性大减，以固肠止泻为主。用于脾虚泄泻，久痢，或妇女的淋带白浊。如治脾虚泄泻的椒术丸（《保命集》）。

【炮制研究】苍术主含挥发油，其中主要成分为苍术酮、苍术素、茅术醇及 β-桉油醇等。

苍术经炮制（清炒、麸炒、米泔水制）后挥发油中各主要成分含量均明显减少，苍术挥发油对青蛙有镇静作用，并略使脊髓反射亢进。大剂量使中枢神经抑制，终致呼吸麻痹而死亡。

物理常数（比重、比旋度、折光率）有所不同，挥发油的组分无明显改变。采用 GC-MS 方法分析南北苍术炮制前后的超临界 CO_2 萃取物，结果表明，苍术经麸炒后，所含成分在质的方面变化不明显，但相对含量发生了变化，低沸点成分含量降低，高沸点成分含量上升。另有研究表明，南苍术和北苍术炮制（麸炒）前后 HPLC 特征图谱中成分的种类变化较小，主要是各成分的含量及成分间的比例关系差异明显，其中炮制后苍术素含量均明显降低。

选用小鼠大黄致脾虚模型，观察苍术不同炮制品（麸炒、米泔水制）对其作用的影响。结果各炮制品组较生品组均能明显增加脾虚小鼠体重，改善小鼠脾虚症状，抑制炭末在小肠中的推进率，减轻泄泻程度，延长游泳时间，且以麸炒及泔润炒的作用更为明显，而生品作用不明显，表明苍术麸炒与泔润炒品有较强的健脾作用。研究发现苍术提取物也可改善脾虚大鼠胃肠动力，调节胃肠激素的分泌及免疫功能，且麸炒苍术作用优于生苍术。

以多指标综合分析，采用正交设计法筛选苍术炮制工艺，结果显示，麦麸加入量、炒制时间、翻炒频率为影响炮制品中有效成分 β-桉叶醇含量的主要因素；以苍术水浸出物、醇浸出物综合指标考察，则麦麸加入量为主要影响因素。

【贮存】贮干燥容器内，置通风干燥处。防霉，防蛀。

僵 蚕

【处方用名】僵蚕、白僵蚕、炒僵蚕。

【来源】本品为蚕蛾科昆虫家蚕 *Bombyx mori* Linnaeus 4～5 龄的幼虫感染（或人工接种）白僵菌 *Beauveria bassiana*（Bals.）Vuillant 而致死的干燥体。多于春、秋季生产，将感染白僵菌病死的蚕干燥。

【历史沿革】南北朝刘宋时代有米泔制（《雷公》）。唐代有炒制（《千金》）、熬制（《千金翼》）。宋代增加了姜汁制（《博济》）、面炒制（《脚气》）、酒炒、灰炮（《药证》）、麸炒、蜜制、盐制（《总录》）、油制（《朱氏》）等炮制方法。明代有醋制（《普济方》）的记载。清代增加了糯米炒（《尊生》）、制炭（《备要》）、红枣制（《全生集》）等炮制方法。现在主要的炮制方法有麸炒等。现版药典收载僵蚕和麸炒僵蚕。

【炮制方法】

1. 僵蚕　取原药材，除去杂质及残丝，洗净，晒干。

2. 麸炒僵蚕　先用中火将锅烧热，均匀撒入定量麦麸，待起烟时加入净僵蚕，急速翻炒至僵蚕表面呈黄色时出锅，筛去麸皮，放凉。

每 100kg 僵蚕，用麦麸 10kg。

【质量要求】

1. 僵蚕　本品略呈圆柱形，多弯曲皱缩，表面灰黄色。被有白色粉霜，质硬而脆，易折断。断面棕黄色，有光泽，气微腥，味微咸。

僵蚕饮片醇溶性浸出物不得少于 20.0%。

2. 麸炒僵蚕　本品表面黄色，偶有焦黄斑，腥气减弱。

【炮制作用】僵蚕味咸、辛，性平。归肝、肺、胃经。具有祛风定惊、化痰散结的功能。僵蚕辛散之力较强，药力较猛。用于惊痫抽搐，风疹瘙痒，肝风头痛。如治惊痫抽搐，口眼喝斜的牵正散（《杨氏家藏方》）。

麸炒僵蚕疏风解表之力稍减，长于化痰散结。用于瘰疬痰核，中风失音。如治中风失音或喉中痰声作响的通关散（《准绳》）；治喉风，咽喉肿痛的白僵蚕散（《魏氏家藏方》）。同时有助于除去生僵蚕虫体上的菌丝和分泌物，矫正气味，便于粉碎和服用。

【炮制研究】僵蚕主要含有蛋白质、酶、氨基酸、草酸铵等成分。

草酸铵是僵蚕息风止痉、抗惊厥的有效成分。但生品中过多的草酸铵容易引起人体血氮升高，从而导致患者昏迷和抽搐，经过炮制后可以适度降低草酸铵的含量，减少其副作用。研究表明：僵蚕经不同方法炮制后，各炮制品的薄层色谱未见明显差异，但游离氨基酸和草酸铵的含量均有不同程度的下降。其中，游离氨基酸总量由大到小顺序为：生品＞姜麸炒品＞清炒品＞糖麸炒品＞蜜麸炒品＞姜炙品＞麸炒品；草酸铵的含量由大到小顺序为：生品＞麸炒品＞蜜麸炒品＞清炒品＞姜麸炒品＞姜炙品＞糖麸炒品。

【贮存】贮干燥容器内，置通风干燥处。防蛀。

枳 壳

【处方用名】枳壳、炒枳壳。

【来源】本品为芸香科植物酸橙 *Citrus aurantium* L. 及其栽培变种的干燥未成熟果实。7月果皮尚绿时采收，自中部横切为两半，晒干或低温干燥。

【历史沿革】南北朝刘宋时代有麸炒（《雷公》）。唐代有炒焦炙（《产宝》）等炮制方法。宋代提出了麸炒醋熬（《圣惠方》）、米泔浸后麸炒（《总录》）、制炭（《博济》）和面炒（《产育》）等炮制方法。金元时代有炒制（《儒门》）、火炮、煨（《世医》）等法。明代不仅增加了炮制方法而且对炮制目的也有阐述。如米炒（《普济方》）；萝卜制（《奇效》）；米泔水浸（《保婴》）；"（苍术、萝卜、干漆、茴香）四炒枳壳丸，治气血凝滞，腹内蛊胀"（《医学》）；"热水浸一时，取起晾干，慢火煨透热即起，切片用，破至高之气，消食去积滞用麸炒，不尔气刚，恐伤元气"（《粹言》）等。清代有酒炒（《本草述》）、醋炒（《金鉴》）、蜜水炒（《医醇》）等法。现在主要的炮制方法有麸炒等。现版药典收载枳壳和麸炒枳壳。

【炮制方法】

1. 枳壳 原药材，除去杂质，洗净，润透，去瓤，切薄片，干燥，筛去碎落的瓤核。

2. 麸炒枳壳 先将锅烧热，均匀撒入定量麦麸，用中火加热，待烟起投入枳壳片，不断翻动，炒至淡黄色时取出，筛去麦麸，放凉。

每100kg枳壳片，用麦麸10kg。

【质量要求】

1. 枳壳 本品为不规则弧形条状薄片，长达5cm，宽达1.3cm，表面黄白色，近外缘有1～2列点状油室，内侧具瓤脱落后的凹窝。周边绿褐色或棕褐色，粗糙。质脆。气清香，味苦微酸。

枳壳饮片水分不得过12.0%，总灰分不得过7.0%，含柚皮苷不得少于4.0%，新橙皮苷不得少于3.0%。

2. 麸炒枳壳 本品形如枳壳片，色较深，偶有焦斑，质脆，气香，味较弱。

麸炒枳壳水分、总灰分、柚皮苷含量、新橙皮苷含量同枳壳饮片。

【炮制作用】枳壳味苦、辛、酸，性温。归脾、胃经。具有理气宽中、消滞除胀的功能。

枳壳辛燥，作用较强，偏于行气宽中除胀。用于气实壅满所致之脘腹胀痛或胁肋胀痛，瘀滞疼痛；子宫下垂，脱肛，胃下垂。如治胁肋胀痛的枳壳散（《本事方》）；治瘀血疼痛的膈下逐瘀汤（《医林改错》）。

麸炒枳壳可缓和其峻烈之性，偏于理气健胃消食。用于宿食停滞，呕逆嗳气，风疹瘙痒。如治积滞内停，胃脘痞满的木香槟榔丸（《局方》）；治呕逆嗳气兼脾胃虚弱，里急后重的宽肠理气汤（《婴童》）。麸炒枳壳因其作用缓和，适宜于年老体弱而气滞者。

【炮制研究】枳壳主含挥发油（主要为柠檬烯）、黄酮类成分（主要为柚皮苷、橙皮苷、新橙皮苷等）及生物碱成分（主要为辛弗林和 N– 甲基酪胺等）。

对不同产地枳壳饮片炮制前后挥发油 GC–MS 分析结果表明：在 4 个主产地品种中，经过炮制后，柠檬烯含量均呈增加趋势。挥发油种类及含量发生明显变化，都有新成分增加，同时还存在部分化合物含量增加或减少的现象。

枳壳及其果瓤和中心柱三种不同药用部位均含挥发油、柚皮苷及具有升压作用的辛弗林和 N– 甲基酪胺。但果瓤和中心柱中前两种成分含量甚少。枳壳瓤约占整个药材重量的 20%，并极易发霉变质和虫蛀，水煎液味极苦酸涩，不堪入口，因此传统炮制中将枳壳瓤作为质次部分和非药用部位除去是有科学道理的。用 HPLC 法对枳壳不同炮制品中柚皮苷、橙皮苷和新橙皮苷含量进行测定，结果表明：枳壳经药典麸炒法炮制和樟帮法炮制后，其中的柚皮苷和橙皮苷含量下降较多，新橙皮苷的含量下降则不明显。

枳壳和麸炒枳壳水煎液对兔离体肠管、兔离体子宫及小白鼠胃肠运动均有影响，但麸炒品水煎液作用强度低于生品，从而减缓了枳壳对肠道平滑肌的刺激，这点符合古人"麸皮制其燥性而和胃"及有关文献对枳壳生用峻烈，麸炒略缓的记载。

以柚皮苷含量、新橙皮苷含量、橙皮苷含量、色度差为指标，用正交试验法研究樟帮枳壳蜜麸炒工艺，结果表明：炮制温度、炮制时间为主要影响因素。炮制温度与柚皮苷含量之间存在显著的负相关，柚皮苷含量、橙皮苷含量、新橙皮苷含量之间存在正相关。色度差与柚皮苷含量和新橙皮苷含量之间存在显著的负相关，饮片色度差越小，即饮片色泽越接近标准饮片的色泽，柚皮苷和新橙皮苷的含量就越高，由此说明枳壳传统樟帮炮制工艺中以色泽来控制饮片的质量具有一定的科学性。

【贮存】贮干燥容器内，密闭，置阴凉干燥处。防蛀。

枳　实

【处方用名】枳实、炒枳实。

【来源】本品为芸香科植物酸橙 Citrus aurantium L. 及其栽培变种或甜橙 Citrus sinensis Osbeck 的干燥幼果。5 ～ 6 月收集自落的果实，除去杂质，自中部横切为两半，晒干或低温干燥，较小者直接晒干或低温干燥。

【历史沿革】汉代有去瓤炒（《玉函》）、制炭（《金匮》）、炙（《伤寒》）等炮制方法。唐代有熬制（《千金》）、炒黄（《外台》），并提出"炒令黑，拗破看内外相似"（《颅囟》）。宋代有麸炒（《圣惠方》）、面炒（《史载》）、醋炒（《妇人》）等方法。元代有"苦寒炙用，破水积以泄里除气（《汤液》）"。明代增加了米泔浸后麸炒（《普济方》）；"以蜜炙用，则破水积以泄气，除内热"（《纲目》）；"面炒，若恶心加姜汁炒"（《准绳》）；饭上蒸（《景岳》）等炮制方法。清代有酒炒（《幼幼》）、土炒（《丛话》）等方法。现在主要的炮制方法有麸炒等。现版药典收载枳实和麸炒枳实。

【炮制方法】

1. 枳实 取原药材，除去杂质，洗净，润透，切薄片，干燥，筛去碎屑。

2. 麸炒枳实 先将锅烧热，均匀撒入定量的麦麸，用中火加热，待冒烟时投入枳实片，急速翻炒至淡黄色时取出，筛去麦麸，放凉。

每 100kg 枳实片，用麦麸 10kg。

【质量要求】

1. 枳实 本品为不规则弧状条形或圆形薄片，条片长达 2.5cm，宽达 1.2cm，圆片直径 0.3～1.5cm。切面外果皮黑绿色至暗棕色，中果皮部分黄白色至黄棕色，近外缘有 1～2 列点状油室，条片内侧或圆片中央具棕褐色瓤。质脆，气清香，味苦微酸。

枳实饮片水分不得过 15.0%，总灰分均不得过 7.0%，70% 乙醇浸出物不得少于 12.0%，含辛弗林不得少于 0.30%。

2. 麸炒枳实 本品形如枳实片，色较深，略有焦斑，质脆易折断，气焦香，味微苦，微酸。

麸炒枳实水分不得过 12.0%，总灰分、辛弗林含量同枳实饮片。

【炮制作用】枳实味苦、辛、酸，性微温。归脾、胃经。具有破气消积、化痰散痞的功能。

枳实性较峻烈，以破气化痰为主，但破气作用强烈，有损伤正气之虑，适宜气壮邪实者。用于胸痹、痰饮；近年亦用于胃下垂。如治痰浊内阻，胸阳不振，胸痹疼痛的枳实薤白桂枝汤（《金匮》）；治痰厥吐逆，头目眩晕的导痰汤（《济生方》）。

麸炒枳实可缓和其峻烈之性，以免损伤正气，以散结消痞力胜。用于食积胃脘痞满，积滞便秘，湿热泻痢。如治食积不化而致脘腹胀满的枳术丸和治下痢泄泻的枳实导滞丸（《内外伤辨惑论》）；治大肠热结，便秘腹满的大承气汤（《伤寒》）。

【炮制研究】枳实主含挥发油（主要为柠檬烯）、黄酮类成分（主要为柚皮苷、橙皮苷、新橙皮苷等）及生物碱成分（主要为辛弗林和 N- 甲基酪胺等）等。

研究表明：枳实经不同方法炮制（麸炒、醋炙）后，柠檬烯的含量呈下降趋势，其中麸炒品含量降低了约 1/2。比较枳实生品及不同炮制品中橙皮苷、辛弗林、柚皮苷和新橙皮苷的含量，结果表明，橙皮苷含量由高到低依次为：醋炙品＞酒炙品＞炒炭品＞砂炒品＞生品＞土炒品＞麸炒品；辛弗林含量由高到低依次为：醋炙品＞生品＞麸炒品＞砂炒品＞土炒品＞炒炭品＞酒炙品；柚皮苷含量由高到低依次为：炒黄品＞麸炒品＞醋炙品＞蜜炙品＞生品＞砂炒品＞炒炭品，新橙皮苷含量由高到低依次为：生品＞炒黄品＞麸炒品＞醋炙品＞蜜炙品＞砂炒品＞炒炭品。

对离体肠管作用的研究显示：枳实挥发油能刺激平滑肌，使其处于痉挛状态。经麸炒后，可以降低挥发油的含量，从而缓解该刺激作用。

【贮存】贮干燥容器内，密闭，置阴凉干燥处。防蛀。

NOTE

二、米炒

将净制或切制后的药物与米同炒的方法，称为米炒。

米炒药物一般以糯米为佳，有些地区用"陈仓米"，现通常多用大米。大米甘平，健脾和中，除烦止渴。《修事指南》载："米制润燥而泽。"故米炒法常用于炮制某些补中益气的中药及某些具有毒性的昆虫类中药。

（一）炮制目的

1. 增强药物的健脾止泻作用，如党参。
2. 降低药物的毒性，如红娘子、斑蝥。
3. 矫正不良气味，如昆虫类药物。

（二）操作方法

1. 米拌炒法　先将锅烧热，加入定量的米，用中火炒至冒烟时，投入药物，拌炒至所需程度，取出，筛去米，放凉。

2. 米上炒法　先将锅烧热，撒上浸湿的米，使其平贴锅上，用中火加热炒至米冒烟时投入药物，轻轻翻动米上的药物，至所需程度取出，筛去米，放凉。

米的用量一般为：每 100kg 药物，用米 20kg。

（三）注意事项

炮制昆虫类药物时，一般以米的色泽观察火候，炒至米变焦黄或焦褐色为度。炮制植物类药物时，观察药物色泽变化，炒至黄色为度。

党　参

【处方用名】党参、炒党参、炙党参。

【来源】本品为桔梗科植物党参 *Codonopsis pilosula*（Franch.）Nannf.、素花党参 *Codonopsis pilosula* Nannf. var. *modesta*（Nannf.）L.T.Shen 或川党参 *Codonopsis tangshen* Oliv. 的干燥根。秋季采挖，洗净，晒干。

【历史沿革】清代始见"补肺拌蜜蒸熟"（《得配》）、蜜炙（《治全》）及米炒（《时病》）等方法。并提出去皮时要用"竹刀刮"（《害利》）。现在主要的炮制方法有米炒、蜜炙等。现版药典收载党参和米炒党参。

【炮制方法】

1. 党参　取原药材，除去杂质，洗净，润透，切厚片，干燥。

2. 米炒党参　将大米置热的炒药锅内，用中火加热至米冒烟时，投入党参片拌炒，至党参呈黄色时取出，筛去米，放凉。

每 100kg 党参片，用米 20kg。

3. 蜜炙党参　取熟蜜用适量开水稀释后，与党参片拌匀，闷透，置热炒药锅内，用文火加热，不断翻炒至黄棕色，不粘手时取出，放凉。

每 100kg 党参片，用熟蜜 20kg。

【质量要求】

1. 党参　本品为椭圆形或类圆形的厚片，外表皮淡黄白色至黄棕色，有纵皱纹，切面皮部黄白色或黄棕色，木部淡黄色，有裂隙或放射性纹理。有特殊香气，味微甜。

党参饮片水分不得过 16.0%，总灰分不得过 5.0%，醇溶性浸出物不得少于 55.0%。

2. 米炒党参 本品形如党参表面老黄色，偶有焦斑，具香气，余同生党参片。

米炒党参水分不得过 10.0%，总灰分、醇溶性浸出物同党参饮片。

3. 蜜党参 本品形如党参片，表面黄棕色，略有焦斑，显光泽，味甜。

【炮制作用】党参味甘，性平。归脾、肺经。具有补中益气、健脾益肺的功能。

党参擅长益气生津。常用于气津两伤或气血两亏。如治气阴两亏的上党参膏（《得配》）；治气血两亏的两仪膏（《中药成方集》）。

米炒党参气变清香，能增强和胃、健脾止泻作用。多用于脾胃虚弱，食少，便溏。如治脾虚泄泻的理中汤（《伤寒论》）。

蜜党参增强了补中益气润燥养阴的作用。用于气血两虚之证。如参芪白术汤（《不知医必要》），具补中益气、升阳举陷的作用，可治中气下陷，内脏下垂者。

【炮制研究】党参主要含有皂苷、微量生物碱、菊糖及植物甾醇。

对党参米炒前后化学成分对比研究发现，炮制后有新成分产生，经分离鉴定新增成分之一为 5-羟甲基糠醛（5-HMF），党参多糖与阿魏酸等有机酸共同加热是生成 5-HMF 的主要途径。

党参补气，能提高人体非特异性免疫功能。药理研究表明，在提高小白鼠巨噬细胞吞噬能力和抗疲劳能力方面，蜜炙党参强于生党参和米炒党参，而米炒党参又弱于生党参，因此，蜜炙能增强党参补中的作用。

【贮存】贮干燥容器内。蜜党参密闭，置通风干燥处。防蛀。蜜炙品防尘。

红娘子

【处方用名】生红娘子、红娘、红娘虫、炒红娘、米炒红娘。

【来源】本品为蝉科昆虫黑翅红娘 *Huechys sanguinea* De Geer 的干燥虫体。夏季，早起露水未干时，戴好手套及口罩，进行捕捉。捉后投入沸水中烫死，捞出，干燥。

【历史沿革】宋代有糯米炒（《总录》）。元代有去头、足、翅（《世医》）制法。明代有粳米炒（《普济方》）；面炒（《原始》）；去头足，水略润，同糯米微火炒透熟，去米另研（《仁术》）等炮制方法。现在主要的炮制方法有米炒等。现版药典未收载。

【炮制方法】

1. 生红娘子 取原药材，除去头、足、翅等杂质。

2. 米炒红娘子 将米置热锅内，用文火加热炒至冒烟时，投入净红娘子拌炒，至米呈焦黄色为度，取出，筛去米，摊晾。

每 100kg 红娘子，用米 20kg。

注意事项：红娘子能分泌毒液，刺激皮肤发泡，故在捕捉或炮制时宜戴防护用品；同时炮制后的米宜妥善处理，避免人畜中毒。

【质量要求】

1. 生红娘子 本品为去除头、足、翅的干燥躯体，形似蝉而较小。前胸背板前狭后宽，黑色；中胸背板黑色，左右两侧有 2 个大形斑块，呈朱红色；可见鞘翅残痕。体轻，质脆，有特殊臭气。味辛。

2. 米炒红娘子 本品形同红娘子表面老黄色，臭气轻微。

【炮制作用】红娘子味苦、辛，性平；有毒。归肝经。具有攻毒、通瘀破积的功效。

生红娘子毒性较大，有腥臭味。多作外用，可解毒蚀疮。用于瘰疬结核，疥癣恶疮。

米炒后毒性降低，除去了腥臭气味，可供内服，以破瘀通经为主。用于月经闭塞，狂犬咬伤。红娘子在《药品管理法》中收载为二类毒性中药，故要用米制降低毒性，一般不生用。

【贮存】贮干燥容器内，置通风干燥处。防蛀。按毒性中药管理。

斑 蝥

【处方用名】生斑蝥、米斑蝥、炒斑蝥、米炒斑蝥。

【来源】本品为芫青科昆虫南方大斑蝥 *Mylabris phalerata* Pallas 或黄黑小斑蝥 *Mylabris cichorii* Linnaeus 的干燥体。夏、秋二季晨露未干时捕捉，放入容器内闷死或烫死，干燥。

【历史沿革】晋代有炙、炒、烧令烟尽（《肘后》）等炮制方法。南北朝刘宋时代有糯米、小麻子同炒法。并要求"待米黄黑出，去两翅足并头"（《雷公》）。宋代《博济》中记有"麸慢火炒，令黄色""著豆面炒，焦黄为度"及"酒浸后炒，令焦黑止"，还有醋煮（《苏沈》）、米炒焦法（《朱氏》）。明代增加了醋煮焙干（《普济方》）、牡蛎炒（《粹言》）、麸炒醋煮（《通玄》）等。清代又有蒸制（《本草述》）、米泔制（《串雅补》）、土炒（《治全》）等炮制方法。现在主要的炮制方法有米炒等。现版药典收载斑蝥和米炒斑蝥。

【炮制方法】

1. 生斑蝥 取原药材，除去杂质，或取原药材，除去头、足、翅及杂质。

2. 米炒斑蝥 将米置热锅内，用中火加热至冒烟，投入斑蝥拌炒，至米呈黄棕色，取出，筛去米，除去头、足、翅，摊开晾凉。或者投入去头、足、翅的斑蝥拌炒，至米呈黄棕色，取出，筛去米，摊开放凉。

每 100kg 斑蝥，用米 20kg。

注意事项：斑蝥在炮制和研粉加工时，操作人员宜带眼罩或防毒面具进行操作，以保护眼、鼻黏膜免受其损伤，炒制后的米要妥善处理，以免伤害人畜，发生意外事故。

【质量要求】

1. 生斑蝥 本品为干燥虫体（或为去除头、足、翅的干燥躯体），略呈长圆形，背部具革质鞘翅 1 对，黑色，有三条黄色或棕黄色的横纹；鞘翅下面有棕褐色薄膜状透明的内翅 2 片。胸腹部乌黑色，胸部有足 3 对。有特殊的臭气。

斑蝥饮片含斑蝥素不得少于 0.35%。

2. 米炒斑蝥 本品形同斑蝥，微挂火色，显光泽，臭味轻微。

米炒斑蝥含斑蝥素应为 0.25%～0.65%。

【炮制作用】斑蝥味辛，性热；有大毒。归肝、胃、肾经。具有破血逐瘀，散结消癥，攻毒蚀疮的功效。

生斑蝥多外用，毒性较大，以攻毒蚀疮为主。用于瘰疬瘘疮，痈疽肿毒，顽癣瘙痒。

如治瘰疬结核，疮瘘流脓，久不敛口的生肌干脓散（《验方》）；治顽癣瘙痒的顽癣必效方（《正宗》）。

米炒斑蝥毒性降低，可内服。以通经、破散结为主。用于经闭癥瘕，狂犬咬伤，瘰疬，肝癌，胃癌。如治瘀血阻滞，月经闭塞的斑蝥通经丸（《济阴》）。民间常用配方"斑蝥煮鸡蛋"弃斑蝥食鸡蛋，用以治疗肝癌、胃癌。

【炮制研究】斑蝥主要含有斑蝥素、脂肪、树脂、蚁酸及色素等。

斑蝥中的有毒有效物质为斑蝥素，对皮肤、黏膜有强烈的刺激性，能引起充血、发赤和起泡。口服毒性很大，可引起口咽部灼烧感、恶心、呕吐、腹部绞痛、血尿及中毒性肾炎等症。往往引起肾功能衰竭或循环衰竭而致死亡。故斑蝥生品不内服，只能作外用，口服必须经过炮制。

斑蝥适宜采用米炒法炮制。从斑蝥素理化特性来说，其在84℃开始升华，其升华点为110℃，米炒时锅温为128℃，正适合于斑蝥素的升华，又不至于温度太高致使斑蝥焦化。当斑蝥与米同炒时，由于斑蝥均匀受热，使斑蝥素部分升华而含量降低，从而使其毒性降低。研究表明，总斑蝥素含量下降了54.54%～59.15%，其次，斑蝥呈乌黑色，单炒难以判断炮制火候，而米炒可准确地指示炮制程度。

斑蝥头足翅中总斑蝥素的含量为0.61%，远低于去掉头足翅的生品饮片，且占比重大约为30%。斑蝥不同部位中微量元素 Mg、Zn、Cu 等含量，去头翅者与未去者及头、翅部位比较依次升高，而有害元素 Pb 却依次降低。

通过米炒和其他加热处理，可使斑蝥的 LD_{50} 升高。能显著地降低其毒性，对大鼠的肾脏毒性亦有一定的降低。但对体重与肝脏毒性均无明显影响。

采用低浓度的药用氢氧化钠溶液炮制斑蝥，可以使斑蝥素在虫体内转化成斑蝥酸钠（见图11-4），以达到降低毒性、保留和提高斑蝥抗癌活性的目的。

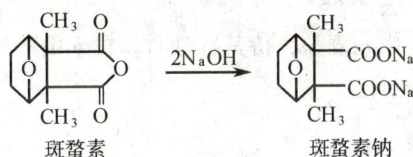

图11-4 斑蝥素的转化

【贮存】贮干燥容器内，置于干燥处。防蛀。按毒性中药管理。

三、土炒

将净选或切制后的药物与灶心土（伏龙肝）拌炒的方法，称为土炒。亦有用黄土、赤石脂炒者。

（一）土炒的目的

灶心土味辛，性温，能温中止血，止呕，止泻。明《本草蒙筌》有"陈壁土制，窃真气骤补中焦"的记载。故常用来炮制补脾止泻的药物。如山药等。

（二）土炒的操作方法

将灶心土研成细粉，置于锅内，用中火加热，炒至土呈灵活状态时投入净药物，翻炒至药物表面均匀挂上一层土粉，并透出香气时，取出，筛去土粉，放凉。

NOTE

土的用量一般为：每 100kg 药物，用土粉 25 ～ 30kg。

（三）注意事项

1. 灶心土呈灵活状态时投入药物后，要适当调节火力，一般用中火，防止药物烫焦。
2. 用土炒制同种药物时，土可连续使用，若土色变深时，应及时更换新土。

山　药

【处方用名】山药、怀山药、土炒山药、炒山药。

【来源】本品为薯蓣科植物薯蓣 *Dioscorea opposita* Thunb. 的干燥根茎。冬季茎叶枯萎后采挖，切去根头，洗净，除去外皮及须根，干燥，或趁鲜切厚片，干燥，称为"山药片"；也有选择肥大顺直的干燥山药，置清水中，浸至无干心，闷透，切齐两端，用木板搓成圆柱状，晒干，打光，习称"光山药"。

【历史沿革】南北朝开始有蒸法（《雷公》）。唐代提出熟者和蜜（《食疗》）。宋代增加了姜炙（《普本》）、炒黄（《妇人》）、酒浸、酒蒸（《朱氏》）等炮制方法。金元时代有白矾水浸焙（《儒门》）、酒浸、火炮（《瑞竹》）法。明、清时代又增加了乳汁浸（《滇南》）、葱盐炒黄姜汁拌蒸（《保元》）、酒炒（《景岳》）、乳汁拌微焙（《正宗》）、醋煮（《醒斋》）、乳汁蒸（《幼幼》）、炒焦（《医案》）、土炒、盐水炒（《害利》）等炮制方法。现在主要的炮制方法有土炒、麸炒等。现版药典收载山药和麸炒山药。

【炮制方法】

1. 山药　取原药材，除去杂质，大小分档，洗净，润透，切厚片，干燥，筛去碎屑。

2. 土炒山药　先将土粉置锅内，用中火加热至灵活状态，再投入山药片拌炒，至表面均匀挂土粉时，取出，筛去土粉，放凉。

每 100kg 山药片，用灶心土 30kg。

3. 麸炒山药　将锅烧热，撒入麦麸，待其冒烟时，投入山药片，用中火加热，不断翻动至黄色时，取出，筛去麦麸，晾凉。

每 100kg 山药片，用麦麸 10kg。

注意事项：①山药切片以春秋季为宜，在切制水处理过程中，防止发黏变质，切片后宜及时干燥。②土经加热后逐渐变色，因此炒山药的土稍显黑色时及时换新土，以保持药色美观。

【质量要求】

1. 山药　本品呈类圆形厚片，表面类白色或淡黄白色，质坚脆，易折断，切面类白色，富粉性。气微，味淡、微酸。

山药饮片水分不得过 16.0%，总灰分不得过 2.0%，水溶性浸出物不得少于 4.0%，二氧化硫残留量不得过 400mg/kg。

2. 土炒山药　本品表面土红色，粘有土粉，偶见焦斑，略具焦香气。

3. 麸炒山药　本品切面黄白色或微黄色，偶见焦斑，略具焦香气。

麸炒山药水分 12.0%，水溶性浸出物不得过 4.0%，总灰分、二氧化硫残留量同生品。

【炮制作用】山药味甘，性平。归脾、胃、肾经。具有补脾养胃，生津益肺，补肾涩精的功能。山药以补肾生精，益肺阴为主。用于肾虚遗精、尿频，肺虚喘咳，阴虚消渴。如治虚劳不足的薯蓣丸（《金匮》）；治阴虚消渴的玉液汤（《参西录》）及治肾阴虚的六味地黄丸（《药证》）。

土炒山药以补脾止泻为主，用于脾虚久泻，或大便泄泻。

麸炒山药以补脾健胃为主。用于脾虚食少，泄泻便溏，白带过多。

【炮制研究】山药主要含有薯蓣皂苷元、皂苷、黏液质、氨基酸及淀粉等。薯蓣皂苷元也是合成甾体激素药物的原料。

土炒、清炒和麸炒能促使山药中薯蓣皂苷元的溶出（为生品的 2～3 倍）。土炒山药除了 Co 元素以外，各种微量元素含量均较生品有大幅升高，而麸炒品中某些微量元素含量却降低。其游离氨基酸总含量亦是以山药的土炒品、麸炒品为最低。山药经炒制后，部分磷脂成分被破坏。麸炒后总糖含量有所增加。

研究表明，山药能刺激小肠运动，促进肠道排空，具有助消化作用；可降低血糖，预防和治疗四氧嘧啶引起的小鼠糖尿病；能增强机体免疫力、有显著的常压耐缺氧作用以及滋补和延缓衰老的作用。

【贮存】贮干燥容器内，密闭，置阴凉干燥处。防蛀、防潮。

白 术

【处方用名】白术、土炒白术、麸炒白术。

【来源】本品为菊科植物白术 Atractylodes macrocephala Koidz. 的干燥根茎。冬季下部叶枯黄、上部叶变脆时采挖，除去泥沙，烘干或晒干，再除去须根。

【历史沿革】唐代有熬黄（《千金翼》）、土炒（《外台》）的方法。宋代有炮、炒黄、米泔浸（《博济》）、米泔水浸后麸炒（《苏沈》）、醋浸炒（《总录》）、煨制、焙制（《局方》）等炮制方法。明代增加了蜜炒、水煮、绿豆炒（《普济方》），附子、生姜、醋煮（《奇效》），酒制（《理例》），乳汁制（《蒙筌》），米泔浸后黄土拌九蒸九晒（《准绳》），盐水炒（《保元》），面炒（《景岳》），炒焦（《必读》），姜汁炒（《通玄》）等多种辅料炮制的方法。清代又增加了枳实煎水渍炒（《握灵》）；香附煎水渍炒（《钩元》），酒浸九蒸九晒（《拾遗》）等方法。现在主要的炮制方法有土炒、麸炒等。现版药典收载白术和麸炒白术。

【炮制方法】

1. 白术 取原药材，除去杂质，洗净，润透，切厚片，干燥，筛去碎屑。

2. 土炒白术 先将土粉置锅内，用中火加热，炒至土呈灵活状态时，投入白术片，炒至白术表面均匀挂土粉时，取出，筛去土粉，放凉。

每 100kg 白术片，用灶心土 25kg。

3. 麸炒白术 先将锅用中火烧热，撒入麦麸（或蜜炙麦麸），待冒烟时，投入白术片，不断翻炒，至白术呈焦黄色，逸出焦香气，取出，筛去麦麸，放凉。

每 100kg 白术片，用麦麸 10kg。

【质量要求】

1. 白术 本品呈不规则厚片，外表皮灰棕色或灰黄色，切面黄白色至淡棕色，散生棕黄色的点状油室，木部有放射状纹理。气清香，味甘、微辛，嚼之略带黏性。

白术饮片水分不得过 15.0%，总灰分不得过 5.0%，二氧化硫残留量不得过 400mg/kg，色

NOTE

度与黄色 9 号标准比色液比较不得更深，醇溶性浸出物不得少于 35.0%。

2. 土炒白术 本品表面杏黄土色，附有细土末，有土香气。

3. 麸炒白术 本品表面焦黄色或黄棕色，偶见焦斑，略有焦香气。

麸炒白术水分、总灰分、二氧化硫残留量、醇溶性浸出物同生品，色度与黄色 10 号标准比色液比较不得更深。

【炮制作用】白术味苦、甘，性温。归脾、胃经。具有健脾益气，燥湿利水，止汗，安胎的功能。白术以健脾燥湿，利水消肿为主，用于痰饮，水肿，以及风湿痹痛。如治四肢水肿，小便不利的五苓散（《伤寒论》）；治痰饮内停，脾失健运，心悸的苓桂术甘汤（《金匮》）；治风湿痹痛的白术附子汤（《金匮》）。

土炒白术，借土气助脾，补脾止泻力胜，用于脾虚食少，泄泻便溏，胎动不安。如治脾虚泄泻的理中丸（《脾胃论》）和附子理中丸（《局方》）；治脾虚食少的大健脾丸（《古今医统》）；以及胎动不安的千金保胎丸（《玉尺》）。

麸炒白术能缓和燥性，借麸入中，增强健脾、消胀作用。用于脾胃不和，运化失常，食少胀满倦怠乏力，表虚自汗。如治脾虚气滞，脘腹胀满的枳术丸；以及脾气不足，中气下陷的补中益气汤（《脾胃论》）；治气虚自汗的玉屏风散（《世医》）。

【炮制研究】白术主含挥发油（约 1.5%），其主要成分为苍术酮、苍术醇等；白术的内酯类化合物为白术活性成分之一，有白术内酯Ⅰ、白术内酯Ⅱ、白术内酯Ⅲ、双白术内酯等。

白术所含有的内酯类成分和挥发性成分在炮制前后变化明显，不同炮制品变化不同。苍术酮结构不稳定可转化为白术内酯类成分。白术经炮制后挥发油含量有所减少，煎剂的挥发油减少更多。麸炒品的成分有所增加，尤其是内酯类成分含量增多，提示生品含挥发油较多，可用于燥湿，而炒制品则可缓和其燥性，并用内酯类或其他成分达到和胃或消导等作用。采用高效液相色谱法对白术生品及 4 种炒制品中白术内酯含量进行分析比较，结果不同炮制方法及时间对白术中白术内酯Ⅲ含量有一定影响。

生、炒白术对兔离体肠管活动皆有双向调节作用，生白术作用较炒白术强些。一般认为白术经麸炒或土炒后健脾作用增强，并能缓和燥性。有报道白术生品、麸炒品对脾虚大鼠体重及进食量的影响，发现通过治疗后比较各组大鼠体重与进食量，除模型组与空白组在体重与进食量方面有显著性差异外，其他各组与空白组并未表现出显著性差异，说明白术生品、麸炒品对脾虚大鼠有着良好的治疗作用。白术麸炒品较生品能更好地促进脾虚大鼠胃泌素、P 物质、胆碱酯酶、一氧化氮分泌，从而改善黏膜局部供血保护胃黏膜，促进胃酸分泌、胃肠蠕动，进而缓解以泄泻为表证的脾虚症状。

【贮存】贮干燥容器内，置阴凉干燥处。防霉、防蛀。

四、砂炒

将净选或切制后的药物与热砂共同拌炒的方法，称为砂炒法。亦称砂烫法。

砂作为中间传热体，由于质地坚硬，传热较快，与药物接触面积较大，所以用砂炒药物可使其受热均匀，又因砂炒火力强，温度高，故适用于炒制质地坚硬的药材。

（一）砂炒的目的

1. 增强疗效，便于调剂和制剂 如狗脊、穿山甲等。

2. 降低毒性 如马钱子等。

3. 便于去毛 如骨碎补等。

4. 矫臭矫味 如鸡内金、脐带等。

（二）制砂方法

1. 制普通砂 选用颗粒均匀的洁净河砂，先筛去粗砂粒及杂质，再置锅内用武火加热翻炒，以除净其中夹杂的有机物及水分等。取出晾干，备用。

2. 油砂的制备 取筛去粗砂和细砂的中粗河砂，用清水洗净泥土，干燥后置锅内加热，加入1%～2%的食用植物油拌炒至油尽烟散，砂的色泽均匀加深时取出，放凉备用。

（三）砂炒的操作方法

取制过的砂置炒制容器内，用武火加热至滑利状态，容易翻动时，投入药物，不断用砂掩埋，翻动，至质地酥脆或鼓起，外表呈黄色或较原色加深时，取出，筛去砂，放凉。或趁热投入醋中略浸，取出，干燥即得。

砂的用量以能掩盖所加药物为度。

（四）注意事项

1. 用过的河砂可反复使用，但需将残留在其中的杂质除去。炒过毒性药物的砂不可再炒其他药物。

2. 若反复使用油砂时，每次用前均需添加适量油拌炒后再用。

3. 砂炒温度要适中，温度过高时可采取添加冷砂或减小火力等方法调节。砂量也应适宜，量过大易产生积热使砂温过高，反之砂量过少，药物受热不均匀，易烫焦，也会影响炮制品质量。

4. 砂炒时一般使用武火，温度较高，因此操作时翻动要勤，成品出锅要快，并立即将砂筛去。药物如需醋浸淬，砂炒后应趁热浸淬，干燥。

龟 甲

【处方用名】龟甲、龟板、炙龟甲、制龟甲、酥龟甲、烫龟甲、醋龟甲。

【来源】本品为龟科动物乌龟 *Chinemys reevesii*（Gray）的背甲及腹甲。全年均可捕捉，以秋、冬二季为多，捕捉后杀死，或用沸水烫死，剥取背甲及腹甲，除去残肉，晒干。

【历史沿革】唐代有炙法（《千金翼》）。宋代有酥炙、醋炙（《证类》），酒浸炙（《总录》），酒醋炙（《局方》），煅制（《朱氏》），童便制（《疮疡》）等方法。元代有酒浸法（《丹溪》）。明代有酥油、猪脂炙（《发挥》），灰火炮后酥炙（《纲目》）等炮制方法。清代增加了油制（《奥旨》）、熬胶（《医案》）等法。现在主要炮制方法有砂炒醋淬等。现版药典收载龟甲和醋龟甲。

【炮制方法】

1. 龟甲 取原药材，置蒸锅内，沸水蒸45分钟，取出，放入热水中，立即用硬刷除净皮肉，洗净，晒干。或取原药材用清水浸泡，不换水，使皮肉筋膜腐烂，与甲骨容易分离时取出，用清水洗净，日晒夜露至无臭味，晒干。

2. 醋龟甲 取砂置炒制容器内，用武火加热至滑利状态，容易翻动时，投入大小分档的净龟甲，炒至表面淡黄色，质酥脆时，取出，筛去砂子，立即投入醋中淬之，捞出，干燥，用时捣碎。

每 100kg 龟甲，用醋 20kg。

【质量要求】

1. 龟甲 本品背甲呈长椭圆形拱状，外表面棕褐色或黑褐色；腹甲呈板片状，外表面淡黄棕色至棕黑色，常具紫褐色放射状纹理，内表面黄白色至灰白色，边缘有的呈锯齿状。质坚硬。气微腥，味微咸。

龟甲饮片水溶性浸出物不得少于 4.5%。

2. 醋龟甲 本品呈不规则的块状。背甲盾片略呈拱状隆起，腹甲盾片呈平板状，大小不一。表面黄色或棕褐色，有的可见深棕褐色斑点，有不规则纹理。内表面棕黄色或棕褐色，边缘有的呈锯齿状。断面不平整，有的有蜂窝状小孔。质松脆。气微腥，味微咸，微有醋香气。

醋龟甲水溶性浸出物不得少于 8.0%。

【炮制作用】龟甲味咸、甘，性微寒。归肝、肾、心经。具有滋阴潜阳，益肾强骨，养血补心，固经止崩的功能。龟甲质地坚硬，有腥气，功善滋阴潜阳，用于肝风内动，肝阳上亢。如治肝肾阴虚，肝阳上亢的镇肝息风汤（《参西录》）及虚风内动的大定风珠（《条辨》）。

醋龟甲质变酥脆，易于粉碎，利于煎出有效成分，并能矫臭矫味。制龟甲以补肾健骨，滋阴止血力胜，常用于劳热咯血，脚膝痿弱，潮热盗汗，痔疮肿痛。如治阴虚发热，骨蒸盗汗的大补阴丸；筋骨痿弱的虎潜丸（《丹溪》）；治经行不止或崩中漏下的固经丸（《入门》）。

【炮制研究】龟甲主含骨胶原和多种氨基酸，如天门冬氨酸、苏氨酸、丝氨酸、谷氨酸、甘氨酸、脯氨酸、胱氨酸、缬氨酸、赖氨酸等；还含铬、锰、铜、锌、磷、镁、铁、钾、钙等多种无机元素。

龟甲砂炒品、砂炒醋淬品的煎出量高于生品，总氨基酸含量、总含氮量顺序均是砂炒醋淬品＞砂炒品＞生品，说明砂炒醋淬龟甲有助于成分的溶出。龟背甲和龟腹甲的化学成分基本相同，仅含量上有所差异。微量元素 Zn 和 Mn 的含量，龟腹甲明显高于龟背甲，而砂炒醋淬品的煎出物含量也是龟腹甲高。

在净制工艺方面，传统的水浸泡去除筋膜残肉，受季节气候影响很大。一般夏季浸泡需 20 天左右，冬季浸泡需 30 天以上。由于药物在浸泡过程中，大量细菌生长繁殖，导致药物腐烂发臭，影响了药物疗效，为此进行了工艺改进研究，主要分为热解法和酶解法两大类。热解法主要用蒸法、高压蒸法、水煮法、水煮闷法和砂炒法处理；酶解法则采用蛋白酶法、酵母菌法和猪胰脏法处理。用食用菌炮制龟甲，游离氨基酸、水解后氨基酸、总含氮量、水浸出物、醇浸出物和灰分含量均高于传统法，对人体有害的 As、Pb 含量低于传统法，认为改进后的质量优于传统法。

【贮存】贮干燥容器内，密闭，置阴凉干燥处。防蛀。

鳖 甲

【处方用名】鳖甲、炙鳖甲、制鳖甲、酥鳖甲、烫鳖甲、醋鳖甲。

【来源】本品为鳖科动物鳖 *Trionyx sinensis* Wiegmann 的背甲。全年均可捕捉，以秋、冬二季为多。捕捉后杀死，置沸水中烫至背甲上的硬皮能剥落时，取出，剥取背甲，除去残肉，晒干。

【历史沿革】 汉代有炙法（《金匮》）。南北朝刘宋时代有醋煮、童便制（《雷公》）。唐代有烧焦末（《千金翼》），烧灰捣筛为散（《外台》）等炮制方法。宋代有酥炙（《史载》），蛤粉炒、童便浸炙（《总录》），醋硇砂炙、醋浸反复炙（《局方》）等方法。明代有童便酒醋炙（《普济方》）、酒洗醋炒、桃仁酒醋反复制（《奇效》）。现在主要的炮制方法有砂炒醋淬等。现版药典收载鳖甲和醋鳖甲。

【炮制方法】

1. 鳖甲 取原药材，置蒸锅内，沸水蒸45分钟，取出，放入热水中，立即用硬刷除去皮肉，洗净，干燥。或取原药材用清水浸泡，不换水，至皮肉筋膜与甲骨容易分离时取出背甲，洗净，日晒夜露至无臭味，干燥。

2. 醋鳖甲 取砂置炒制容器内，用武火加热至滑利状态，容易翻动时，投入大小分档的净鳖甲，炒至外表淡黄色，质酥脆时，取出，筛去砂，趁热投入醋液中稍浸，捞出，干燥，用时捣碎。

每100kg鳖甲，用醋20kg。

【质量要求】

1. 鳖甲 本品呈不规则的碎片，外表面黑褐色或墨绿色，略有光泽，内表面类白色，质坚硬。气微腥，味淡。

2. 醋鳖甲 本品呈深黄色，质酥脆，略具醋气。

【炮制作用】 鳖甲味咸，性微寒。归肝、肾经。具有滋阴潜阳，退热除蒸，软坚散结的功能。鳖甲质地坚硬，有腥臭气。养阴清热、潜阳息风之力较强，多用于热病伤阴或内伤虚热，虚风内动。如阳热生风，阴虚肝旺的大定风珠（《条辨》）；虚风内动的三甲复脉汤（《条辨》）。

醋鳖甲质变酥脆，易于粉碎及煎出有效成分，并能矫臭矫味。醋制还能增强药物入肝消积、软坚散结的作用。常用于癥瘕积聚，月经停闭。如治癥瘕、疟疾的鳖甲饮（《济生方》）；妇人月水不通而成癥块的鳖甲丸（《圣惠方》）。

【炮制研究】 鳖甲主含动物胶、角蛋白、维生素D、蛋白质以及天冬氨酸、丝氨酸、甘氨酸等17种氨基酸，还含有铁、铜、锌、镁、磷等微量元素。

鳖甲炮制前后蛋白质含量基本相近，但炮制后煎出率显著增高，煎煮3小时后，蛋白质煎出量是生品的11.6倍，钙的煎出率较生品高10倍以上。此外，鳖甲炮制后Zn、Fe、Se含量明显增加，Ca的含量也有所增加。

生鳖甲与醋鳖甲抗肝纤维化有效物质部位的高效毛细管电泳（HPCE）指纹图谱表明，鳖甲炮制前后化学成分及其含量发生了变化，且炮制后产生了一些新的有效成分。醋鳖甲抗肝纤维化活性部位游离氨基酸含量较小，其质量分数仅为1.32%，而水解氨基酸质量分数为58.0%。鳖甲和醋鳖甲抗肝纤维化活性部位均含有多肽类成分，两者的吸收光谱存在明显差异；图谱显示醋鳖甲所含的成分较鳖甲多，而且含量有所增加；醋鳖甲的氨基酸分析结果表明，有效部位的主要成分为肽类物质。传统炮制理论认为醋制具有增强药物入肝消积、软坚散结的作用，醋鳖甲的成分不仅增多，而且含量增加，与其作用增强应具有一定相关性。

【贮存】 贮干燥容器内，密闭，置阴凉干燥处。防蛀。

NOTE

豹　骨

【处方用名】豹骨、醋豹骨、油制豹骨。

【来源】本品为猫科动物豹 *Panthera pardus* Linnaeus 的干燥骨骼。全年均可捕捉，捕获后，剥去皮肉，剔净残余筋肉，阴干。

【历史沿革】豹骨始载于清代《医林纂要》，谓其"功用略同虎骨"。现在主要的炮制方法有砂炒醋淬、油制等。现版药典未收载。

【炮制方法】

1.豹骨　取原药材，用水浸泡，除去残余筋肉，洗净，阴干，锯段，砸碎。

2.醋豹骨　取砂置炒制容器内，用武火加热至滑利状态，容易翻动时，加入净豹骨段，拌炒至黄色，取出，筛去砂子，趁热倒入醋液中淬酥，取出晾干，捣碎。

每 100kg 豹骨，用醋 25kg。

3.油制豹骨　先将麻油置锅内，加热至沸时投入豹骨段，用文火加热，炸至酥脆，捞出沥去油。或取净豹骨，用麻油涂抹后，在无烟火上烤至黄酥，取出，砸碎。

每 100kg 豹骨，用麻油 25kg。

【质量要求】

1.豹骨　本品呈不规则的碎块或小段，表面淡黄白色，断面类白色。气微腥。

2.醋豹骨　本品深黄色，质酥脆，略有腥气。

3.油制豹骨　本品焦黄色，质较酥脆，气腥香。

【炮制作用】豹骨味辛，性温。归肝、肾经。具有强筋骨，祛风湿，止痛的功能。豹骨质地坚硬，有腥气。

砂炒醋淬或油制后，质变酥脆，易于粉碎和煎出有效成分，并可除去腥气，便于服用，增强止痛作用。

【贮存】贮干燥容器内，密闭，置阴凉干燥处。防蛀。

穿山甲

【处方用名】穿山甲、山甲、炮山甲、炮甲珠、山甲珠、醋山甲、醋甲片。

【来源】本品为鲮鲤科动物穿山甲 *Manis pentadactyla* Linnaeus 的鳞甲。收集鳞甲，洗净，晒干。

【历史沿革】唐代有烧灰（《千金翼》），炒黄法（《理伤》）。宋代有炙黄、童便浸炙（《圣惠方》），炙焦（《总病论》），醋浸炒（《产育》），蚌粉炒（《普本》），蛤粉炒（《局方》），酒制（《朱氏》），土炒（《急救》）等炮制方法。元代有石灰炒制（《世医》），酥炙（《瑞竹》）、炮黄法（《宝鉴》）。明代有桑灰制、热灰炮焦、谷芒灰炒、醋炙、麸炒（《普济方》），皂角灰制（《奇效》），油煎（《纲目》），砂土炒（《仁术》）等方法。清代增加了乳制（《得配》），红花牙皂紫草节苏木制（《串雅内》）等炮制方法。现在主要的炮制方法有砂炒、砂炒醋淬等。现版药典收载穿山甲、炮山甲和醋山甲。

【炮制方法】

1.穿山甲　取原药材，除去杂质，洗净，干燥。

2. 炮山甲 取砂置炒制容器内，用武火加热至滑利状态，容易翻动时，投入大小一致的穿山甲片，拌炒至鼓起，呈金黄色时，取出，筛去砂子，放凉。用时捣碎。

3. 醋山甲 取砂置热锅内，用武火加热至滑利状态，容易翻动时，投入大小一致的穿山甲片，拌炒至鼓起，呈金黄色时，取出，筛去砂子，趁热倒入醋液中，略浸，捞出，干燥。用时捣碎。

每 100kg 穿山甲，用醋 30kg。

【质量要求】

1. 穿山甲 本品呈扇面形、三角形、菱形或盾形，大小不一，中央较厚，边缘较薄。外表面黑褐色或黄褐色，宽端有数十条排列整齐的纵纹及数条横线纹；窄端光滑。内表面色较浅，中部有一条弓形的横向棱线。角质，半透明，坚韧有弹性，不易折断。气微腥，味淡。

穿山甲饮片杂质不得过 4%，总灰分不得过 3.0%。

2. 炮山甲 本品膨胀呈卷曲状，黄色，质酥脆，易碎。

炮山甲杂质、总灰分同生品。

3. 醋山甲 本品膨胀呈卷曲状，金黄色，质松脆，易碎，有醋香气。

醋山甲杂质、总灰分同生品。

【炮制作用】穿山甲味咸，性微寒。归肝、胃经。具有活血消癥，通经下乳，消肿排脓，搜风通络的功能。穿山甲质地坚硬，不易煎煮和粉碎，并有腥臭气。一般炮制后用。

砂炒或砂炒醋淬后质变酥脆，易于粉碎及煎出有效成分，矫正其腥臭之气。

炮山甲善于消肿排脓，搜风通络，用于痈疽肿毒，风湿痹痛。如治痈毒初起，赤肿痛的仙方活命饮（《外科发挥》）；治风湿痹痛，筋脉拘挛的透痹解挛汤（《治裁》）。

醋山甲通经下乳力强，用于经闭不通，乳汁不下。如治经闭不通的穿山甲散（《妇科大全》）及产妇乳汁不下的涌泉散（《宝鉴》）；还可治跌打损伤，瘀血肿痛，如复元活血汤（《医学发明》）。

【炮制研究】穿山甲主含蛋白质、硬脂酸、胆甾醇、氨基酸以及锌、钠、钙等多种元素。

穿山甲炮制前后的化学成分基本相同，但炮制后 L– 丝 –L– 酪环二肽和 D– 丝 –L– 酪环二肽的含量显著增高，分别为生品的 7.14 倍和 44 倍。穿山甲各炮制品煎煮和释放液中的蛋白质含量均明显高于生品，穿山甲炮制后不仅易于粉碎，且煎煮量及体外溶出量均明显增加，表明穿山甲炮制后入药合理。对穿山甲生品与不同炮制品的煎液分析结果表明，总浸出物、总蛋白质和钙的含量是醋淬品＞砂炒品＞生品。因此，认为醋淬品质量为最好，砂炒品次之，生品不应直接入药。

有研究以 L– 丝 –L– 酪环二肽和 D– 丝 –L– 酪环二肽的含量为指标，优选醋淬穿山甲的最佳炮制工艺。

【贮存】贮干燥容器内，密闭，置通风干燥处。

骨碎补

【处方用名】骨碎补、申姜、制骨碎补、烫骨碎补。

【来源】本品为水龙骨科植物槲蕨 *Drynaria fortunei*（Kunze）J. Sm. 的干燥根茎。全年均可采挖，除去泥沙，干燥，或再燎去茸毛（鳞片）。

【历史沿革】南北朝刘宋时期有蜜拌润后蒸（《雷公》）的方法。唐代有炒制、姜制（《理伤》）。宋代有火炮（《证类》），盐炒（《总录》），去毛、酒拌蒸（《局方》），酒浸炒、焙制（《妇人》）等方法。明代有炒黑（《普济方》），炙制（《理例》）等法。清代有蒸焙（《本草汇》），蜜水焙（《逢原》），酒炒（《增广》）等方法。现在主要的炮制方法有砂炒等。现版药典收载骨碎补和烫骨碎补。

【炮制方法】

1. 骨碎补 取原药材，除去杂质，洗净，润透，切厚片，干燥。筛去碎屑。

2. 烫骨碎补 取砂置炒制容器内，用武火加热至滑利状态，容易翻动时，投入骨碎补片，不断翻动，炒至鼓起，取出，筛去砂，放凉，撞去毛。

【质量要求】

1. 骨碎补 本品为不规则的厚片，表面深棕色至棕褐色，常残留细小棕色的鳞片，有的可见圆形的叶痕。切面红棕色，黄色的维管束点状排列成环。气微，味淡、微涩。

骨碎补饮片水分不得过 14.0%，总灰分不得过 7.0%，醇溶性浸出物不得少于 16.0%，柚皮苷不得少于 0.50%。

2. 烫骨碎补 本品体膨大鼓起，质轻、酥松，表面棕褐色或焦黄色，无鳞叶。断面淡棕褐色或淡棕色。味微涩。

【炮制作用】骨碎补味苦，性温。归肝、肾经。具有疗伤止痛、补肾强骨的功能。骨碎补密被鳞片，不易除净，且质地坚硬而韧，不利于粉碎和煎煮出有效成分，故临床多用其炮制品。

烫骨碎补，质地松脆，易于除去鳞片，便于调剂和制剂，有利于煎出有效成分，以补肾强骨、续伤止痛为主。如治跌打损伤、腰脚疼痛的骨碎补散（《妇人》）及肾虚耳鸣、泄泻的加味地黄汤（《本草汇言》）。

【炮制研究】骨碎补主含柚皮苷、二氢黄酮苷等。

骨碎补经去毛净制后，可提高总黄酮及柚皮苷的含量；砂烫、砂烫酒制及砂烫盐制后，不影响总黄酮及柚皮苷含量，却有利于有效成分的溶出。另有研究表明，骨碎补经炮制去毛后可以提高总黄酮及浸出物的含量；经砂烫、恒温烘烤及微波炮制后并不影响总黄酮及浸出物的含量。此外，骨碎补烫制前后二氢黄酮苷含量变化不大，但烫制后明显提高其溶出率。

有报道以总黄酮含量、煎出物含量、膨胀率等指标，结合收率、去毛、形态与色泽等传统指标，优选的砂烫骨碎补炮制工艺为用 6 倍油砂、210℃、加热炮制 3 分钟。以柚皮苷、总黄酮和煎出物含量等多指标评价综合评分法优选砂烫骨碎补的炮制工艺，得到的工艺参数与以上相同。

【贮存】置干燥处。

马钱子

【处方用名】马钱子、制马钱子。

【来源】本品为马钱子科植物马钱 *Strychnos nux-vomica* L. 的干燥成熟种子。冬季采收成熟果实，取出种子，晒干。

【历史沿革】明代有豆腐制（《纲目》），牛油炸（《禁方》），炒黑（《保元》）等炮制方法。清代有炒焦（《尊生》），香油炸（《良朋》），水浸油煮后土粉制、炙炭存性（《全生集》），水浸后土炒、甘草水煮后麻油炸（《串雅补》），切片炒研（《得配》），土炒（《拾遗》）等方法。现在主要的炮制方法有砂烫法、油炸法及制马钱子粉等。现版药典收载生马钱子、制马钱子和马钱子粉。

【炮制方法】

1. 马钱子　取原药材，除去杂质。

2. 制马钱子

（1）砂烫将砂置炒制容器内，用武火加热至滑利状态，容易翻动时，投入大小一致的马钱子，不断翻动，炒至棕褐色或深棕色，鼓起，内部红褐色，并起小泡时，取出，筛去砂子，放凉。亦可供制马钱子粉用。

（2）油炸取麻油适量置锅内，加热至230℃左右，投入马钱子，炸至老黄色时，立即取出，沥去油，放凉。用时碾粉。

3. 马钱子粉　取制马钱子，粉碎成细粉，测定士的宁的含量后，加适量淀粉，使含量符合规定，混匀，即得。

【质量要求】

1. 马钱子　本品呈纽扣状圆板形，常一面隆起，一面稍凹下，直径1.5～3cm，厚0.3～0.6cm。表面密被灰棕色或灰绿色绢状茸毛，自中间向四周呈辐射状排列，有丝样光泽。边缘稍隆起，较厚，有突起的珠孔，底面中心有突起的圆点状种脐。质坚硬，平面剖面可见淡黄白色胚乳，角质状，子叶心形，叶脉5～7条。气微，味极苦。

马钱子饮片水分不得过13.0%，总灰分不得过2.0%，含士的宁应为1.20%～2.20%，马钱子碱不得少于0.80%。

2. 制马钱子　砂烫马钱子两面均膨胀鼓起，边缘较厚。表面棕褐色或深棕色，断面红褐色，中间有裂隙，质坚脆，微有香气，味极苦。油炸马钱子中间略鼓，表面老黄色，质坚脆，有油香气，味苦。

制马钱子水分不得过12.0%，总灰分，含士的宁、马钱子碱同生品。

3. 马钱子粉　本品为黄褐色粉末，气微香，味极苦。

马钱子粉水分不得过14.0%，含士的宁应为0.78%～0.82%，马钱子碱不得少于0.50%。

【炮制作用】马钱子味苦，性温；有大毒。归肝、脾经。具有通络止痛、散结消肿的功能。生马钱子毒性剧烈，而且质地坚硬，仅供外用。常用于局部肿痛或痈疽初起。如伤湿止痛膏。

制马钱子毒性降低，质地酥脆，易于粉碎，可供内服，常制成丸散剂应用。多用于风湿痹痛，跌打损伤，骨折瘀痛，痈疽疮毒，瘰疬，痰核，麻木瘫痪。如治风湿疼痛的疏风定痛丸；治跌打损伤疗疮肿痛的马钱散（《救生苦海》）；治瘰疬痰核痈疽发背肿毒的五虎散（《串雅补》）；以及麻木瘫痪的振颓丸（《参西录》）。

【炮制研究】马钱子主含生物碱，其中以番木鳖碱（即士的宁）和马钱子碱为多，还有伪

NOTE

番木鳖碱、伪马钱子碱、异番木鳖碱、异马钱子碱等生物碱和马钱子苷。

马钱子主要成分士的宁和马钱子碱既是有效成分也是有毒成分。马钱子经炮制后，士的宁、马钱子碱含量均有不同程度下降，但以士的宁下降较少，马钱子碱下降明显。马钱子碱的药理强度仅为士的宁的 1/40，通过炮制可除去疗效较差而毒性较大的马钱子碱。炮制时士的宁和马钱子碱的减少是在高温条件下，加速其氧化分解的物理化学变化过程。在相同条件下，马钱子碱相对比士的宁易于分解破坏，这与其结构上的 C_2-OCH_3、C_3-OCH_3 取代有关。

从生品和砂烫、油炸炮制品的生物碱种类鉴别可以看出，炮制后马钱子增加了异马钱子碱、2-羟基-3-甲氧基士的宁、异马钱子氮氧化物、异士的宁氮氧化物 4 种生物碱，其生物碱的种类增加了，但其总生物碱的含量下降甚微，与生品比较仍达 92%～98% 以上，损失率只有 1.4%～7.9%，而 LD_{50} 和生品比较则下降了 48.5%～52.2%，毒性的下降与生物碱的减少并不呈平行关系。通过炮制既降低其毒性，又减少了内在成分的损失。

士的宁氮氧化合物和马钱子碱氮氧化物的毒性仅为士的宁以及马钱子碱的约 1/10 或 1/15，士的宁和马钱子碱的氮氧化合物，尤其是马钱子碱氮氧化合物，其药理作用与马钱子碱相近。说明士的宁和马钱子碱的氮氧化合物不仅降低了毒性，而且保留了药理活性。由此可见，马钱子炮制后毒性降低，不仅是单纯减少剧毒成分士的宁、马钱子碱的含量，更重要的是士的宁和马钱子碱在加热过程中醚键断裂开环，转化成了氮氧化物和异型生物碱。

当温度在 230℃～240℃、时间为 3～4 分钟时，士的宁转化了 10%～15%，马钱子碱转化了 30%～35%，而士的宁和马钱子碱的异型和氮氧化合物含量最高。如果低于该炮制温度和小于该炮制时间，士的宁则不易转化成异型和氮氧化物，士的宁减少甚微；如果高于该炮制温度和延长炮制时间，士的宁、马钱子碱，连同生物碱的异型和氮氧化合物等马钱子中大部分成分将一同被破坏成无定形的产物。士的宁和马钱子碱的异型化如图 11-5、图 11-6 所示。

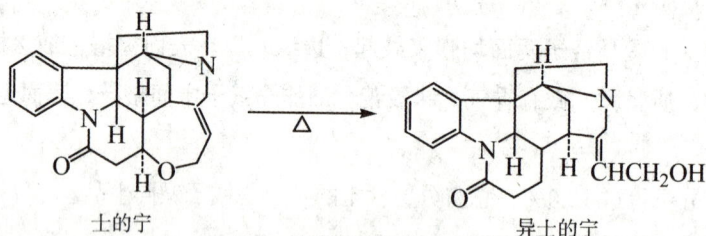

图 11-5　士的宁的异型变化

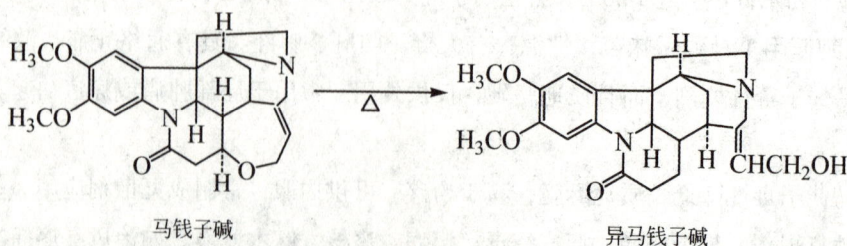

图 11-6　马钱子碱的异型变化

士的宁熔点为 280℃～282℃，马钱子碱熔点为 180℃～182℃，通常炮制马钱子的温度为 230℃～240℃，该温度似不足以破坏士的宁的结构，而只能破坏马钱子碱的结构。实际上，马钱子经炮制后士的宁和马钱子碱的含量均明显减少，只是士的宁减少得少一些，而异士的宁、异马钱子碱等有明显增加。经精密测定，士的宁加热到230℃～240℃还相当稳定，若将士的宁和马钱子碱的单体混合加热，则士的宁形成氮氧化物和异型生物碱的速度大大加快，并且在230℃～240℃达到高峰。即两种单体混合后，降解士的宁的温度降低了，产生了共熔现象，士的宁在马钱子中与另外10多种生物碱及其他成分共存，也会产生此现象。

此外，经过砂烫、油炸等法炮制后，马钱子苷含量均大幅度下降，可能是经高温加热后，马钱子苷被破坏所致。马钱子砂烫后水煎液中锌、锰、钙、铁、磷等24种微量元素含量明显增高，而汞等9种有害元素含量大大降低。这也为马钱子炮制降低毒性，提供了一定依据。

士的宁及马钱子碱的毒性分别比其氮氧化物大10倍和15.3倍，其药理作用与氮氧化物相似。而马钱子碱氮氧化物的镇痛作用强于马钱子碱，具有药效发挥迟但药力持久的特点；马钱子碱氮氧化物在化痰和止咳方面优于马钱子碱；马钱子碱氮氧化物对实验性炎症和抗血栓形成有明显作用；马钱子炮制后虽然毒性大幅降低，但未降低炮制品及经炮制后转化的生物碱对呼吸中枢和血管运动中枢的作用；异马钱子碱和异马钱子碱氮氧化物对心肌细胞有保护作用，而马钱子碱则无此作用；马钱子类生物碱能抑制肿瘤细胞，而以异士的宁氮氧化物和异马钱子碱氮氧化物作用最强。马钱子经炮制后，生物碱转化为相应的氮氧化物，毒性较低，作用较强，因此，马钱子应炮制后入药。

各种炮制方法均能降低马钱子的毒性，但从总生物碱的得率综合考虑，醋制、醋制砂烫、尿泡、甘草制炮制品得率较低，并且费时、费料，不太经济，而砂烫、油炸法炮制品生物碱得率高，炮制时间短，操作简便，为可取的炮制方法。《中国药典》即收载砂烫法作为马钱子规范的炮制方法。

用烘法炮制马钱子，发现温度和时间两个因素对马钱子中士的宁含量有显著影响，而时间又是主要因素。炮制温度在200℃～240℃，炮制时间在5～12分钟范围内，马钱子中士的宁含量可达到传统砂烫的炮制结果。

马钱子的皮毛中未发现与种仁不同的成分，两者成分仅在含量上有所不同，毒性实验结果显示，去毛与不去毛的马钱子两者无显著差异。因此，现已不作去毛的法定要求。

【贮存】贮干燥容器内，密闭，置干燥处。按毒性中药管理。

狗 脊

【处方用名】狗脊、金毛狗脊、炒狗脊、烫狗脊、制狗脊、炙狗脊。

【来源】本品为蚌壳蕨科植物金毛狗脊 *Cibotium barometz* (L.) J. Sm. 的干燥根茎。秋、冬二季采挖，除去泥沙，干燥；或去硬根、叶柄及金黄色绒毛，切厚片，干燥，为"生狗脊片"；蒸后晒至六七成干，切厚片，干燥，为"熟狗脊片"。

【历史沿革】南北朝刘宋时代有酒拌蒸（《雷公》）的方法。宋代有火燎去毛（《博济》），去毛醋炙、酥炙去毛（《总录》），炙去毛后焙制（《普本》），火燎去毛酒浸蒸焙干（《局方》），煻制（《洪氏》），火炮（《百问》）等方法。明代有去毛净后米醋煮、炒去毛净、火煅后去毛用肉（《普济方》），炙制（《医学》），去毛酒浸（《启玄》）等方法。清代有酒浸炒去毛（《逢原》）等炮制方法。现在主要的炮制方法有砂炒法、蒸法、酒制法等。现版药典收载狗脊和烫狗脊。

NOTE

【炮制方法】

1. 狗脊 取原药材，除去杂质；未切片者，洗净，润透，切厚片（或蒸软后切片），干燥。筛去碎屑。

2. 烫狗脊 将砂置炒制容器内，用武火加热至滑利状态，容易翻动时，投入狗脊片，不断翻动，炒至鼓起，鳞片呈焦褐色时取出，筛去砂，放凉后除去残存绒毛。

3. 蒸狗脊 取净狗脊片置蒸笼内，用武火加热，蒸 4～6 小时，停火，闷 6～8 小时，取出，干燥。

4. 酒狗脊 取净狗脊片，加定量黄酒拌匀，润透后，置蒸制容器内，用武火加热，蒸 4～6 小时，停火，闷 6～8 小时，取出，干燥。

每 100kg 狗脊片，用黄酒 15kg。

【质量要求】

1. 狗脊 本品为不规则长条形或圆形厚片，切面浅棕色，较平滑，近边缘 1～4mm 处有一条棕黄色隆起的木质部环纹或条纹，中间浅棕色，满布小点，周边不整齐，偶有金黄色绒毛残留；质脆，易折断，有粉性。味微涩。

狗脊饮片水分不得过 13.0%，总灰分不得过 3.0%，醇溶性浸出物不得少于 20.0%。

2. 烫狗脊 本品略鼓起，表面棕褐色，质松脆，无绒毛。气微，味淡、微涩。

砂炒狗脊水分、总灰分、醇溶性浸出物同生品，含原儿茶酸不得少于 0.020%。

3. 蒸狗脊 本品表面暗褐色，质地坚硬，角质，微有香气，味微甘。

4. 酒狗脊 本品表面暗褐色，质坚硬，角质，微有酒香气。

【炮制作用】 狗脊味苦、甘，性温。归肝、肾经。具有祛风湿，补肝肾，强腰膝的功能。狗脊质地坚硬，并在边缘覆有金黄色绒毛，不易除去。以祛风湿，利关节为主，用于风寒湿痹，关节疼痛，屈伸不利。如治风湿痹痛的狗脊散（《圣惠方》）及肾虚腰痛的肾气丸（《古今录验方》）。

狗脊砂炒后质变酥脆，便于粉碎和煎出有效成分，也便于除去残存绒毛。烫狗脊以补肝肾，强筋骨为主。用于肝肾不足或冲任虚寒的腰痛脚软，遗精，遗尿，妇女带下等。如治腰痛脚软的狗脊饮，治遗精、遗尿及女子带下的白蔹丸（《圣惠方》）。

蒸狗脊或酒狗脊补肝肾、强腰膝的作用增强。

【炮制研究】 狗脊根茎主含淀粉、挥发油、黄酮类、有机酸类成分。

采用薄层色谱法、高效液相色谱法研究狗脊炮制前后化学成分变化，并利用色谱法分离鉴定炮制前后有明显变化的化学成分，结果发现，狗脊炮制前后化学成分有较大变化，炮制过程中发生了梅拉德反应，从烫狗脊中分离到的 γ-吡喃酮和糠醛类化合物在狗脊生品中无法检出。伴随狗脊炮制过程中的梅拉德反应不仅会改变其化学成分，而且对药物性、味都有较大影响。有实验经 GC-MS 法分析鉴定了狗脊挥发油中的 12 个组分，主要为高级脂肪酸类成分，含量最高的是十六碳酸和十八碳二烯酸。前者具抗炎作用，后者具抗凝血作用。狗脊炮制后挥发油含量明显降低，但单蒸品和酒蒸品中十六碳酸和十八碳二烯酸含量明显增加，砂烫品中十六碳酸减少而十八碳二烯酸含量增加。炮制对狗脊甾体类化合物影响较小，炮制前后含量几乎没有变化。有实验采用分光光度法测定生狗脊及砂烫狗脊、酒狗脊、盐狗脊、蒸狗脊等 4 种不同炮制品水煎液中水溶性总蛋白、总酚酸、总多糖的含量，结果不同的炮制方法对狗脊中 3

种成分的含量均有一定的影响，其中水溶性蛋白质的含量在炮制后均呈现一定程度的降低，总酚酸和总多糖的含量在炮制后均呈现一定程度的升高。

狗脊能够改善佐剂性关节炎大鼠及肾阳虚佐剂性关节炎大鼠血液流变性，通过活血化瘀起到一定的治疗作用，砂烫炮制后其作用增强。镇痛作用研究表明，狗脊毛镇痛作用不明显，低剂量生狗脊、砂烫狗脊未表现显著镇痛作用，高剂量生狗脊、砂烫狗脊具有显著镇痛作用。

【贮存】贮干燥容器内，密闭，置阴凉干燥处。防潮。

鸡内金

【处方用名】鸡内金、内金、鸡肫皮、炒鸡内金、焦鸡内金、醋鸡内金。

【来源】本品为雉科动物家鸡 *Gallus gallus domesticus* Brisson 的干燥沙囊内壁。杀鸡后，取出鸡肫，立即剥下内壁，洗净，干燥。

【历史沿革】宋代有炙制（《圣惠方》），蜜炙（《总录》），焙、麸炒（《三因》），煅制（《疮疡》）等炮制方法。明代有酒制（《景岳》）、炒制（《必读》）法。清代增加了猪胆汁制（《大成》）等法。现在主要的炮制方法有清炒、砂炒、醋炙等。现版药典收载鸡内金、炒鸡内金和醋鸡内金。

【炮制方法】

1. 鸡内金 取原药材，除去杂质，洗净，干燥。

2. 炒鸡内金

（1）将净鸡内金置热锅内，用中火加热，炒至表面焦黄色，取出，放凉。

（2）取砂置炒制容器内，用中火加热至滑利状态，容易翻动时，投入大小一致的鸡内金，不断翻动，炒至鼓起卷曲、酥脆、呈淡黄色时取出，筛去砂子，放凉。

3. 醋鸡内金 将鸡内金压碎，置锅内用文火加热，炒至鼓起，喷醋，取出，干燥。

每 100kg 鸡内金，用醋 15kg。

注意事项：砂炒鸡内金宜用中火，选用中粗河砂进行炒制，否则成品会出现粘砂现象。

【质量要求】

1. 鸡内金 本品呈不规则的卷状片，表面黄色、黄褐色或黄绿色，片薄而半透明，具明显的条状皱纹。质脆，易碎，断面角质样，气微腥，味微苦。

2. 炒鸡内金 本品表面暗黄褐色或焦黄色，用放大镜观察，显颗粒状或微细泡状。轻折即断，断面有光泽。

3. 醋鸡内金 本品褐黄色，鼓起，略有醋气。

【炮制作用】鸡内金味甘，性平。归脾、胃、小肠、膀胱经。具有健胃消食，涩精止遗，通淋化石的功能。鸡内金长于攻积，通淋化石。用于泌尿系结石和胆道结石。如治砂石淋证的砂淋丸（《参西录》）。

炒鸡内金质地酥脆，便于粉碎，矫正不良气味，并能增强健脾消积、固精缩尿止遗的作用。用于消化不良，食积不化，脾虚泄泻及遗精、遗尿等。如治饮食停滞，食积不化的反胃吐食方（《千金方》），以及治脾虚泄泻的益脾饼（《参西录》）。

NOTE

醋鸡内金质酥易碎，矫正了不良气味。有疏肝助脾的作用，用于脾胃虚弱或肝脾失调，消化失常，脘腹胀满。如治肝脾失调，消化失常，腹满鼓胀的鸡胵汤（《参西录》）。

【炮制研究】鸡内金主含胃液素（胃激素）、角蛋白、氨基酸、微量胃蛋白酶、淀粉酶、多种维生素及微量元素等。

清炒和醋制鸡内金中的无机元素略有升高，Pb降低。两种炮制品均显著地增加了无机元素的溶出率，有利于人体的吸收利用。

鸡内金炮制后，淀粉酶的活性下降，蛋白酶的含量升高，活性增高。其原因是淀粉酶对温度敏感，蛋白酶对温度不敏感，其在酸性环境中活力强，故醋制鸡内金的活力高于鸡内金。选择生鸡内金、清炒、炒焦、砂炒、醋炒这几种常用且具代表性的炮制品，比较炮制方法对鸡内金中淀粉酶比活力的影响，醋炒法对淀粉酶活力破坏最小。

鸡内金经清炒、砂烫、醋制、烘制后，水和乙醇浸出物含量均较生品增加，氯仿浸出物含量清炒品和烘制品也高于生品。亚硝酸盐含量清炒、烘制和砂烫均较生品明显降低，可能是由于加热使有毒的亚硝酸盐转化为硝酸盐之故。

口服制鸡内金后，能使胃液分泌量增加，胃液酸度增高，胃运动期延长及蠕动增强，胃排空速率加快，胃运动功能明显增强。制鸡内金可用于各种消化不良症。鸡内金生品及不同炮制品的药液，给小鼠灌胃30分钟内，小鼠胃中游离酸、总酸、胃蛋白酶基本无变化，而灌胃60分钟后，各项指标显著增高，其中砂烫、烘制品优于其他炮制品。鸡内金及其炮制品的混悬液和100%煎液在灌胃30分钟及煎液灌胃60分钟，小鼠肠胃推进功能有增强趋势，尤以砂烫品及烘品增强较多，但不显著。以上实验结果表明，鸡内金的消食作用出现缓慢，但较持久，其作用不是在胃内的局部作用或者直接刺激肠胃运动引起的，可能是药物消化后进入血液循环刺激胃腺分泌增加而引起间接助消化作用。

有实验以可溶性蛋白质含量为评价指标，选择砂量，炒制时间，炒制温度为考察因素，优选鸡内金的最佳炮制工艺为：每30kg鸡内金用砂量1200kg，锅底温度200℃～210℃，炒制60秒。机械化炒制时还可选择翻炒速度等因素。

【贮存】贮干燥容器内，密闭，置阴凉干燥处。防蛀。

脐　带

【处方用名】脐带、坎炁、坎脐、炒脐带。

【来源】本品为人科初生健康婴儿的干燥脐带。

【历史沿革】明代有瓦上炙焦法（《醒斋》）。清代有制炭法（《握灵》）、煅法（《逢原》）等。现在主要的炮制方法有砂炒等。现版药典未收载。

【炮制方法】

1.脐带　取干净脐带，洗净，用湿纸包裹，置火中，煨软，或用文火烘软，切片或段，干燥。

2.砂炒脐带　取砂置炒制容器内，用武火加热至滑利状态，容易翻动时，投入脐带片或段拌炒，至发泡、质酥时取出，筛去砂，放凉，碾为细粉。

【质量要求】

1. 脐带　本品呈片或段状，淡黄色或浅棕色，切面有三个小孔，质坚韧，气微腥。

2. 砂炒脐带　脐带粉为淡黄色或浅棕色细粉。

【炮制作用】脐带味甘、咸，性温。归心、肺、肝、肾经。具有益肾纳气的功能。脐带质地坚韧，有腥气。

砂炒脐带，质变酥脆，易于粉碎，便于制剂，并能矫臭，以利服用。用于虚劳羸弱、气血不足、肾虚喘咳等症。如治气血不足，毛悴精寒不育的坎炁丹（《古方选注》）。

【贮存】贮干燥容器内，密闭，置阴凉干燥处。防蛀。

五、蛤粉炒

将净制或切制后的药物与蛤粉共同拌炒的方法，称为蛤粉炒或蛤粉烫。

蛤粉是软体动物文蛤或青蛤的贝壳，经洗净晒干研粉或煅后研粉而成。其味咸性寒，有清热利湿、软坚化痰的功能。

蛤粉炒由于火力较弱，而且蛤粉颗粒细小，传热作用较砂稍慢，故能使药物缓慢受热，而适于炒制胶类药物。

（一）蛤粉炒的目的

1. 使药物质地酥脆，便于制剂和调剂。

2. 降低药物的滋腻之性，矫正不良气味。如阿胶、鹿角胶等。

（二）蛤粉炒的操作方法

将研细过筛后的蛤粉置热锅内，中火加热至蛤粉滑利易翻动时减小火力，投入经加工处理后的药物，不断沿锅底轻翻烫炒至膨胀鼓起，内部疏松时取出，筛去蛤粉，放凉。

每100kg药物，用蛤粉30～50kg。

（三）注意事项

1. 胶块切成立方丁，再大小分档，分别炒制。

2. 炒制时火力不宜过大，以防药物黏结、焦糊或"烫僵"。如温度过高可酌加冷蛤粉调节温度。

3. 胶丁下锅翻炒要速度快而均匀，否则会引起互相粘连，造成不圆整而影响外观。

4. 蛤粉烫炒同种药物可连续使用，但颜色加深后需及时更换。

5. 贵重、细料药物如阿胶之类，在大批炒制前最好先采取试投的方法，以便掌握火力，保证炒制品质量。

阿　胶

【处方用名】阿胶、阿胶珠、胶珠、炒阿胶。

【来源】本品为马科动物驴 *Equus asinus* L. 的干燥皮或鲜皮经煎煮、浓缩制成的固体胶。

【历史沿革】汉代有炙令尽沸（《玉函》）。南北朝刘宋时代有猪脂浸炙（《雷公》）。唐代出现了炒制，熬制（《千金翼》）、炙珠（《外台》）。宋代增加了蛤粉炒（《指迷》）、炒黄（《圣惠方》）、米炒（《总录》）、麸炒（《产育》）、水浸蒸（《朱氏》）等方法。明、清增加了草灰炒

NOTE

（《普济方》）、面炒（《纲目》）、蒲黄炒、牡蛎粉炒（《钩元》）、酒蒸（《得配》）等方法。现在主要的炮制方法有蛤粉炒、蒲黄炒等。现版药典收载阿胶和阿胶珠。

【炮制方法】

1. 阿胶　取阿胶捣成碎块；或置文火上烘软，趁热切成 1cm 左右的丁块。

2. 阿胶珠　取蛤粉适量置热锅内，用中火加热炒至灵活状态时，投入阿胶丁，不断翻动，炒至鼓起呈类圆球形，内无溏心时取出，筛去蛤粉，放凉。

每 100kg 阿胶丁，用蛤粉 30 ～ 50kg。

3. 蒲黄炒阿胶　将蒲黄适量置热锅内，用中火加热炒至稍微变色，投入阿胶丁，不断翻动，炒至鼓起呈类圆球形，内无溏心时取出，筛去蒲黄，放凉。

【质量要求】

1. 阿胶　本品呈长方形、方形块或丁状。棕色至黑褐色，有光泽。质硬而脆，断面光亮，碎片对光照视呈棕色半透明状。气微，味微甘。

2. 阿胶珠　本品呈类球形，表面棕黄色或灰白色，附有白色粉末。体轻，质酥，易碎。断面中空或多孔状，淡黄色至棕色。气微，味微甜。

阿胶珠水分不得过 10.0%，总灰分不得过 4.0%。

3. 蒲黄炒阿胶　本品呈棕褐色，其余同蛤粉炒。

【炮制作用】阿胶味甘，性平。归肺、肝、肾经。具有补血滋阴，润燥，止血的功能。用于血虚萎黄，眩晕心悸，肌痿无力，心烦不眠，虚风内动，肺燥咳嗽，劳嗽咯血，吐血尿血，便血崩漏，妊娠胎漏。如治阴虚火旺，心烦失眠的黄连阿胶汤（《伤寒》）；治疗温燥伤肺，干咳无痰，咽喉干燥，心烦口渴，舌干无苔的清燥救肺汤（《法律》）。

蛤粉炒阿胶降低了滋腻之性，质变酥脆，利于粉碎，同时也矫正了不良气味，善于益肺润燥。用于阴虚咳嗽，久咳少痰或痰中带血。如治肺虚火盛，咳喘咽干痰少，或痰中带血的补肺阿胶汤（《药证》）。

蒲黄炒阿胶以止血安络力强，多用于阴虚咳血，崩漏，便血。如治脾阳不足所致的大便下血，或吐血，血色黯淡，四肢不温的黄土汤（《金匮》）；治冲任不固，崩中漏下，妊娠下血的胶艾汤（《金匮》）。

【炮制研究】阿胶多由骨胶原及其部分水解产物组成，总氮量为 16%，含 17 种氨基酸、糖胺聚糖类 – 硫酸皮肤素及 K、Mg、Ca 等 18 种微量元素等。

研究表明，阿胶含甘氨酸最多，其次为脯氨酸，不同的产地含量不一。炮制后某些氨基酸含量稍有下降，某些氨基酸含量略有增加，对大多数氨基酸含量基本无影响，微量元素含量因产地不同而有明显差异。

阿胶珠与阿胶丁的比较研究表明，两者均含相同种类的氨基酸，但阿胶丁氨基酸总量为 63.55%，阿胶珠氨基酸总量为 73.13%。阿胶珠较阿胶丁含量高，是因经烫珠后水分大大降低，同时烫珠温度可达 140℃，肽键易断裂，亦使氨基酸含量提高。而烫炒受热时间短，氨基酸种类并无变化。阿胶烫珠后，可入汤剂煎煮，而且易于粉碎制备丸、散等制剂。

对阿胶丁、烤阿胶珠、烫阿胶珠进行了总氨基酸测定，以及烊化速率、溶出度的比较实验，结果表明：含氨基酸量三者无明显差异，但阿胶丁溶出慢，烫阿胶珠因表面部分蛋白质焦化、变质，含量略低，而烤阿胶珠质量较好。

实验证明，阿胶的烫制条件与蛤粉温度和烫制时间呈函数关系。蛤粉温度在145℃～160℃之间，时间在3～5分钟时，炮制品质量较好。另有以烘箱烘烤蛤粉阿胶丁的工艺改进报道。

【贮存】密闭，置阴凉干燥处。防热，防潮。

鹿角胶

【处方用名】鹿角胶、鹿角胶珠。

【来源】本品为鹿科动物马鹿 *Cervus elaphus* Linnaeus 或梅花鹿 *Cervus nippon* Temminck 已骨化的角或锯茸后翌年春季脱落的角基（即鹿角盘）经水煎煮，浓缩制成的固体胶块。

【历史沿革】梁代有作白胶法（《本经集注》）。南北朝有以无灰酒煮成胶（《雷公》）。唐代有炙、熬令色黄的方法（《外台》）。宋代有蛤粉炒、螺粉炒（《朱氏》）等法。明代增加了炒如珠子（《普济方》）、鹿角霜拌炒成珠（《准绳》）等方法。现在主要的炮制方法有捣碎、切块、蛤粉炒等。现版药典收载鹿角胶。

【炮制方法】

1. 鹿角胶　去净杂质，擦去灰尘，捣成碎块，或烘软后，切成小方块（丁）。

2. 鹿角胶珠　将蛤粉置热锅内，中火加热炒至灵活状态时，投入鹿角胶丁，不断翻动，炒至鼓起呈类圆球形，内无溏心时取出，筛去蛤粉，放凉。

每100kg鹿角胶块，用蛤粉30～50kg。

【质量要求】

1. 鹿角胶　本品呈扁方形块或丁状，黄棕色或红棕色，半透明，有的块上有黄白色泡沫层。质脆，易碎，断面光亮。气微，味微甜。

2. 鹿角胶珠　本品呈类圆形，表面黄白色或淡黄色，光滑，附有蛤粉。质松泡而易碎。气微，味微甜。

【炮制作用】鹿角胶味甘、咸，性温。入肝、肾经。具有温补肝肾，益精养血的功能。用于肝肾不足所致的腰膝酸冷，阳痿遗精，虚劳羸瘦，崩漏下血，便血尿血，阴疽肿痛。如治妊娠胎动，漏血不止的鹿角胶汤（《总录》）；治五劳七伤，腰脊疼痛的鹿角胶煎方（《圣惠方》）。

蛤粉炒鹿角胶可降低其黏腻之性，矫正其不良气味便于服用，并使之质地酥脆，利于粉碎，可入丸、散剂。

【贮存】贮干燥容器内，置阴凉干燥处，防潮。

六、滑石粉炒

将净制或切制后的药物与滑石粉共同拌炒的方法，称为滑石粉炒或滑石粉烫。

滑石粉味甘性寒，具清热利尿作用。滑石粉质地细腻而滑利，传热较缓慢，用滑石粉炒制药物，由于其滑利细腻，与药物接触面积大，使药物受热均匀。滑石粉炒适用于韧性较大的动物类药物。

（一）滑石粉炒的目的

1. 使药物质地酥脆，便于粉碎和煎煮。如象皮、黄狗肾等。

2. 降低毒性及矫正不良气味。如刺猬皮、水蛭等。

（二）滑石粉炒的操作方法

将滑石粉置热锅内，用中火加热至灵活状态时，投入经加工处理后的药物，不断翻动，至药物质酥或鼓起或颜色加深时取出，筛去滑石粉，放凉。

每 100kg 药物，用滑石粉 40 ～ 50kg。

（三）注意事项

1. 滑石粉炒一般用中火，操作时适当调节火力，防止药物生熟不均或焦化。如温度过高时，可酌加冷滑石粉调节。

2. 滑石粉可反复使用，色泽变灰暗时应及时更换，以免影响成品外观色泽。

鱼鳔胶

【处方用名】鱼鳔、鱼胶、炒鱼鳔胶、鱼鳔珠。

【来源】本品为石首鱼科动物大黄鱼 *Pseudosciaena crocea* (Richardson)、小黄鱼 *Pseudosciaena polyactis* Bleeker 或鲟科动物中华鲟 *Acipenser sinensis* Gray、鳇鱼 *Huso dauricus* (Georgi) 等的干燥鱼鳔。取得鱼鳔后，剖开，压扁或制成一定形状，干燥。

【历史沿革】宋代有炙令焦黄（《总录》）、制炭（《三因》）、炒制（《疮疡》）的炮制方法。明代有炮（《普济方》）、焙（《正宗》）、蛤粉炒（《醒斋》）的记载。清代增加了螺粉炒（《本草汇》）、香油炸（《大成》）、麸炒（《良朋》）、牡蛎粉炒（《增广》）等方法。现在主要的炮制方法有滑石粉炒等。现版药典未收载。

【炮制方法】

1. 鱼鳔胶 取鱼鳔胶，除去杂质，微火烘软，切成小方块或丝。

2. 滑石粉炒鱼鳔胶 将滑石粉置热锅内，用中火加热炒至灵活状态时，投入净鱼鳔块或丝，不断翻动，至发泡鼓起，颜色加深时，取出，筛去滑石粉，放凉。

每 100kg 鱼鳔，用滑石粉 40kg。

【质量要求】

1. 鱼鳔胶 本品呈小方块状或不规则条状，黄白色或淡黄色，半透明角质样，质坚韧，气微腥，味淡。

2. 滑石粉炒鱼鳔胶 本品呈黄色，表面鼓胀发泡，质地酥脆，气微香。

【炮制作用】鱼鳔胶味甘、咸，性平。归肾经。具有补肾益精，滋养筋脉，止血，散瘀的功能。

滑石粉炒鱼鳔胶滋腻之性降低，矫正腥臭味；炒制还能使其质地酥脆，利于粉碎。临床多用其制品，用于肾虚滑精，吐血，血崩。如治肾虚气弱，阳痿不举，命门火衰，腰腿酸痛，精神疲倦，食欲不佳的三肾丸（《处方集》）及肾水不足、阴虚血虚的鱼鳔丸（《拔萃良方》）。

【炮制研究】主含生胶质。有研究以 185℃恒温箱内烘烤至鱼鳔形体鼓起，松泡，呈黄色时，取出放凉。此法可使制品受热均匀，色泽一致，且无糊化现象。

【贮存】贮干燥容器内，密闭，置通风干燥处。防霉、防蛀。

黄狗肾

【处方用名】黄狗肾、制黄狗肾。

【来源】本品为犬科动物黄狗 *Canis familiaris* Linnaeus 的干燥阴茎和睾丸。捕获后，割取生殖器（阴茎及睾丸），置阴凉处风干。

【历史沿革】宋代有炙黄（《圣惠方》）、酒煮焙干（《朱氏》）等方法。明代有酒煮烂（《景岳》）、酥拌炒（《大法》）。清代有酥炙（《良朋》）的记载。现在主要的炮制方法有滑石粉炒等。现版药典未收载。

【炮制方法】

1. 黄狗肾 取原药材，用碱水洗净，再用清水洗涤，润软或蒸软，切成小段或片，干燥。

2. 滑石粉炒黄狗肾 将滑石粉置热锅内，用中火加热至灵活状态时，投入黄狗肾段或片，炒至松泡，呈黄褐色时取出，筛去滑石粉，放凉。

每100kg黄狗肾，用滑石粉40kg。

【质量要求】

1. 黄狗肾 本品呈圆柱状小段或圆形片状，黄棕色，有少许毛黏附，质地坚韧，有腥臭味。

2. 滑石粉炒黄狗肾 本品呈黄褐色，质地松泡，腥臭味减弱。

【炮制作用】黄狗肾味咸，性温。归肾经。具有暖肾、壮阳、益精的功能。黄狗肾因气腥、质坚韧，一般不生用。

滑石粉炒黄狗肾质地松泡酥脆，便于粉碎和煎煮，同时矫正其腥臭味，便于服用。临床多用其制品。主要用于肾虚阳衰所致的阳痿、阴冷，以及畏寒肢冷，腰酸尿频。

【贮存】贮干燥容器内，密闭，置通风干燥处。防霉、防蛀。

刺猬皮

【处方用名】刺猬皮、猬皮、炒刺猬皮。

【来源】本品为刺猬科动物刺猬 *Erinaceus europaeus* Linnaeus 或短刺猬 *Hemiechinus dauricus* Sundevall 的干燥外皮。捕获后，将皮剥下，除去肉脂，撒上一层石灰，于通风处阴干。

【历史沿革】汉代有酒煮（《本经》）的方法。晋代出现烧末（《肘后》）的记载。唐代有炙、炙令焦（《千金》）、炒令黑（《食疗》）的方法。宋代出现了炙令焦黄（《圣惠方》）、酒浸炙（《总录》）、煅黑存性（《朱氏》）、炒黄（《疮疡》）等法。明代增加了麸炒（《普济方》）、酥炙（《品汇》）、蛤粉炒（《瑶函》）等法。清代又有土炒（《说约》）、酒醋童便浸炙（《大成》）等方法。现在主要的炮制方法有滑石粉炒、砂炒或砂炒醋浸等。现版药典未收载。

【炮制方法】

1. 刺猬皮 取原药材，用碱水浸泡，将污垢洗刷干净，再用清水洗净，润透，剁成小方块，干燥。

2. 滑石粉炒刺猬皮　取滑石粉置热锅内，用中火加热炒至灵活状态时，投入净刺猬皮块，拌炒至黄色、鼓起、皮卷曲、刺尖秃时，取出，筛去滑石粉，放凉。

每 100kg 刺猬皮，用滑石粉 40kg。

3. 砂炒刺猬皮　取砂适量置热锅内，用武火加热炒至灵活状态时，投入净刺猬皮块，不断翻埋，至刺尖卷曲焦黄，质地发泡时，取出，筛去砂，放凉。另有用砂炒至上述规格时，取出，筛去砂，趁热投入醋液中稍浸，捞出，干燥。

每 100kg 刺猬皮，用醋 10kg。

【质量要求】

1. 刺猬皮　本品呈密生硬刺的不规则小块，外表面灰白色，黄色或灰褐色，皮内面灰白色，边缘有毛，质坚韧，有特殊腥臭气。

2. 滑石粉炒刺猬皮　本品质地发泡，刺尖秃，易折断，边缘皮毛脱落，呈焦黄色，皮部边缘向内卷曲，微有腥臭气味。

3. 砂炒刺猬皮　本品同滑石粉炒刺猬皮，但色泽较深，醋浸有醋气。

【炮制作用】刺猬皮味苦，性平。归胃、大肠经。具有止血行瘀、固精缩尿、止痛的功能。因腥臭气味较浓，很少生用。

炒刺猬皮质地松泡酥脆，便于煎煮和粉碎。并能矫臭矫味。临床多用其炮制品。醋淬后矫味矫臭效果更佳，并能增强行瘀止痛的作用。用于胃痛吐食，痔瘘下血，遗精，遗尿等。如治痔漏的猬皮丸（《总录》）；治肠风下血的猬皮散（《杨氏家藏方》）。

【炮制研究】　刺猬皮含蛋白质、钙盐等。刺猬皮上层刺主要含角蛋白，下层真皮层主要含胶原、弹性硬蛋白和脂肪等。短刺猬中含有 17 种氨基酸，其中谷氨酸含量最高。

刺猬皮经炒后，由于高温的作用，使钙盐生成氧化钙，收涩之性大增。内服后在胃酸作用下形成可溶性钙盐，易于吸收，从而增加人体内钙的含量，促进血凝，增强收敛止血的作用。

【贮存】贮干燥容器内，密闭，置通风干燥处。防霉，防蛀。

水　蛭

【处方用名】水蛭、制水蛭、炒水蛭。

【来源】本品为水蛭科动物蚂蟥 *Whitmania pigra* Whitman、水蛭 *Hirudo nipponica* Whitman 或柳叶蚂蟥 *Whitmania acranulata* Whitman 的干燥全体。夏、秋二季捕捉，用沸水烫死，晒干或低温干燥。

【历史沿革】汉代有熬（《金匮》）、暖水洗去腥（《伤寒》）。宋代有炒令微黄、煨令微黄（《圣惠方》）、炒焦（《普本》）、水浸去血子后米炒（《总病论》）、石灰炒过再熬（《活人书》）及米泔浸一宿后暴干，以冬猪脂煎令焦黄、焙干（《证类》）等法。元代出现盐炒（《瑞竹》）。明代出现了油炙（《医学》）。清代又增加了香油炒焦（《医案》）的方法。现在主要的炮制方法有滑石粉炒等。现版药典收载滑石粉烫水蛭。

【炮制方法】

1. 水蛭　取水蛭，洗净，闷软，切段，晒干。

2. 烫水蛭　取滑石粉置热锅内，中火加热炒至灵活状态时，投入水蛭段，勤加翻动，拌炒至微鼓起，呈黄棕色时取出，筛去滑石粉，放凉。

每 100kg 水蛭，用滑石粉 40kg。

【质量要求】

1. 水蛭　本品呈不规则小段，长 10 ～ 15mm，扁平，有环纹，背部呈褐色，腹部黄棕色，质韧，有腥气。

2. 烫水蛭　本品呈不规则扁块状或扁圆柱形，略鼓起，表面棕黄色至黑褐色，附有少量白色滑石粉。断面松泡，灰白色至焦黄色，气微腥。

烫水蛭水分不得过 14.0%，总灰分不得过 10.0%，酸不溶性灰分不得过 3.0%，酸碱度应为 5.0 ～ 7.5，重金属及有害元素：铅不得过 10mg/kg、镉不得过 1mg/kg、砷不得过 5mg/kg、汞不得过 1mg/kg，本品每 1kg 含黄曲霉毒素 B_1 不得过 5μg，黄曲霉毒素 G_2、黄曲霉毒素 G_1、黄曲霉毒素 B_2 和黄曲霉毒素 B_1 的总量不得过 10μg。

【炮制作用】　水蛭味咸、苦，性平；有小毒。归肝经。具有破血通经、逐瘀消癥的功能。生品有毒，多入煎剂，以破血逐瘀为主。如治瘀滞癥瘕、经闭及跌打损伤、瘀滞疼痛的化回生丹（《条辨》）。

烫水蛭能降低毒性，质地酥脆，利于粉碎，多入丸散。如治跌打损伤，内损瘀血，心腹疼痛，大便不通的夺命散（《济生方》）；治热入下焦与血瘀结滞引起的癥瘕痞块、胁腹胀满的抵当汤（《金匮》）。

【炮制研究】　水蛭主含蛋白质。新鲜水蛭唾液腺中含水蛭素、伪水蛭素、肝素、抗血栓素等。水蛭粉经水解后已分离出 19 种氨基酸，总含量达 49.38%。此外，还含有 28 种无机元素。

对水蛭及其炮制品中氨基酸的分析结果认为，清炒品与砂炒品氨基酸总量、人体必需氨基酸总量均较生品大为降低，而滑石粉炒后其氨基酸总量和人体必需氨基酸总量都有所增高。氨基酸在人体内直接参与合成各种酶、激素，发挥着特殊的生理功能。作为破血逐瘀药，临床应用以滑石粉炒为宜。

生水蛭灌胃具有显著延长小鼠凝血时间、出血时间和体内抗血栓作用；制水蛭能使出血时间延长，但对凝血时间和体内血栓形成无明显影响。另据报道，温浸或冷提的水蛭生粉提取液的抗凝作用很显著，而煎煮或炮制后的水蛭粉末提取液抗凝作用剧减，烫制后抗凝活性降低。研究表明，水蛭生品、烫品或制品（酒润麸制）灌胃高脂血症大鼠 10 天，均可纠正血浆脂蛋白紊乱，生品并能降低实验性高脂血症小鼠的血清胆固醇含量。水蛭生品、烫品或制品（酒润麸制）灌胃，对巴豆油诱发的小鼠耳郭肿胀均有显著抑制作用，均能明显减轻小鼠腹腔毛细血管的通透性，其作用强度烫品＞制品＞生品。

生水蛭、烫水蛭、制水蛭 24 小时内给小鼠灌胃 3 次，给药剂量相当于《中国药典》规定成人每日 3g 量的 200 倍，未见毒性反应与死亡。

【贮存】　贮干燥容器内，密闭，置通风干燥处。防潮，防蛀。

玳　瑁

【处方用名】　玳瑁、制玳瑁。

【来源】　本品为海龟科动物玳瑁 *Eretmochelys imbricata*（Linnaeus）的干燥背甲。全年均产，捕捉后，用沸醋浇泼，剥下甲片，除净残肉，洗净、干燥。

【历史沿革】宋代有细锉，捣罗为末（《圣惠方》）及水磨浓汁（《旅舍》）的方法。明代有锉碎（《品汇》）、研（《准绳》）的炮制方法。现在主要的炮制方法有滑石粉炒等。现版药典未收载。

【炮制方法】

1. 玳瑁　取原药材，刷净，用温水浸软或蒸软，切成细丝，干燥或研成细粉。

2. 制玳瑁　取滑石粉置热锅内，用文火加热至灵活状态时，加入净玳瑁丝，拌炒至表面微黄色，鼓起，取出，筛去滑石粉，放凉。

每 100kg 玳瑁丝，用滑石粉 30～50kg。

【质量要求】

1. 玳瑁　本品呈不规则的细丝状，外表面淡黄棕色，光滑，内表面有白色沟纹，切面角质样，对光照视可见紧密透明小点。质坚韧，不易折断。气微腥，味淡。

2. 制玳瑁　本品呈深黄色，形如玳瑁丝，表面鼓起，质脆，微具香气。

【炮制作用】玳瑁味甘，性寒。归心、肝经。具有清热解毒、镇心平肝的功能。玳瑁多生用，用于热病神昏，谵语惊狂，斑疹吐衄，惊风抽搐，痈肿疮毒。如治急风中恶、神志不清、四肢厥冷的玳瑁丸（《圣惠方》）。

制玳瑁质地酥脆，便于粉碎，并可除去腥气。

【贮存】贮干燥容器内，密闭，置通风干燥处。防霉，防蛀。

第十二章 炙 法

将净选或切制后的药物，加入定量的液体辅料拌炒，使辅料逐渐渗入药物组织内部的炮制方法称为炙法。

药物吸入辅料经加热炒制后在性味、功效、作用趋向、归经和理化性质方面均能发生某些变化，起到降低毒性、抑制偏性、增强疗效、矫臭矫味、使有效成分易于溶出等作用，从而达到最大限度地发挥疗效。

炙法与加辅料炒法在操作方法上基本相似，但二者又略有区别。加辅料炒法使用固体辅料，掩埋翻炒使药物受热均匀或黏附表面共同入药；而炙法则是用液体辅料，拌匀闷润使辅料渗入药物内部发挥作用。加辅料炒的温度较高，一般用中火或武火，在锅内翻炒时间较短，药物表面颜色变黄或加深；炙法所用温度较低，一般用文火，在锅内翻炒时间稍长，以药物炒干为宜。炙法根据所用辅料不同，可分为酒炙、醋炙、盐炙、姜炙、蜜炙、油炙等。

第一节　酒炙法

将净选或切制后的药物，加入定量黄酒拌炒的方法称为酒炙法。

黄酒味甘、辛，性大热。气味芳香，能升能散，宣行药势，具有活血通络、祛风散寒、矫臭去腥的作用。故酒炙法多用于苦寒清热药、活血散瘀药、祛风通络药及动物类中药。

（一）酒炙法的主要目的

1. 改变药性，引药上行　如大黄、黄连、黄柏等。

2. 增强活血通络作用　如当归、川芎、桑枝等。

3. 矫臭去腥　如乌梢蛇、蕲蛇、地龙等。

（二）酒炙的操作方法

1. 先拌酒后炒药　将净选或切制后的药物与定量黄酒拌匀，稍闷润，待黄酒被吸尽后，置炒制容器内，用文火炒干，取出晾凉。此法适用于质地较坚实的根及根茎类药物，如黄连、川芎、白芍等。

2. 先炒药后加酒　先将净制或切制后的药物，置炒制容器内，文火加热至一定程度，再喷洒定量黄酒炒干，取出晾凉。此法多用于质地疏松的药物，如五灵脂。

酒炙法的操作方法，一般多采用第一种方法，因第二种方法不易使酒渗入药物内部，加热翻炒时，酒易迅速挥发，所以一般少用，只有个别药物适用此法。

酒炙时，除另有规定外，一般用黄酒。黄酒的用量：一般为每100kg药物，用黄酒10～20kg。

（三）注意事项

1. 加黄酒拌匀闷润过程中，容器上面应加盖，以免黄酒迅速挥发。

2. 若黄酒的用量较少，不易与药物拌匀时，可先将黄酒加适量水稀释后，再与药物拌润。

3. 药物在加热炒制时，火力不宜过大，一般用文火，勤加翻动，炒至近干，颜色加深时，即可取出，晾凉。

黄　连

【处方用名】黄连、川连、酒黄连、姜黄连、吴萸连、萸黄连。

【来源】本品为毛茛科植物黄连 *Coptis chinensis* Franch、三角叶黄连 *Coptis deltoidea* C. Y. Cheng et Hsiao 或云连 *Coptis teeta* Wall. 的干燥根茎。以上三种分别习称"味连""雅连""云连"。秋季采挖，除去须根和泥沙，干燥，撞去残留须根。

【历史沿革】唐代有润切和熬（《千金翼》）。宋代除沿用唐代的炒法外，还出现了微炒（《圣惠方》）、炒焦（《博济》）、制炭（《史载》）、酒炒（《扁鹊》）、酒蒸（《丹溪》）、姜炒（《旅舍》）、蜜制（《局方》）、蜜泔制（《药证》）、麸炒（《总录》）、吴茱萸制（《总录》）等方法。元代增加了土炒（《丹溪》）、童便制（《原机》）等方法。明清以后又增加了醋制、盐制、乳制（《蒙筌》）、茱萸益智制（《医学》）、黄土姜酒蜜制（《本草汇》）、胆汁制、槐花炒（《景岳》）、酒萸制（《回春》）等。并对其炮制目的有较多阐述，如"黄连入手少阴心经，为治火之主药；治本脏之火，则生用之；治肝胆之火，则以猪胆汁浸炒；治下焦之火，则以盐水或朴硝研细调水和炒；治气分湿热之火，则以茱萸汤浸炒；治血分块中伏火，则以干漆末调水炒；治食积之火，则以黄土研细调水和炒"（《纲目》）。"白痢加茱萸炒，赤痢用湿槐花炒，去槐花"（《醒斋》）。现在主要的炮制方法有酒炙、姜炙、吴茱萸炙等。现版药典收载黄连、酒黄连、姜黄连和萸黄连。

【炮制方法】

1. **黄连**　取原药材，除去杂质，抢水洗净，润透，切薄片，晾干，或用时捣碎。

2. **酒黄连**　取黄连片，加黄酒拌匀，稍闷润，待酒被吸尽后，置炒制容器内，用文火加热，炒干，色泽加深，取出晾凉。

每 100kg 黄连片，用黄酒 12.5kg。

3. **姜黄连**　取黄连片，用姜汁拌匀，稍闷润，待姜汁被吸尽后，置炒制容器内，用文火加热炒干，取出晾凉。

每 100kg 黄连片，用生姜 12.5kg。

4. **萸黄连**　取吴茱萸加适量水煎煮，取汁去渣，煎液与黄连片拌匀，稍闷润，待药液被吸尽后，置炒制容器内，用文火加热，炒干，取出晾凉。

每 100kg 黄连片，用吴茱萸 10kg。

【质量要求】

1. **黄连**　本品呈不规则的薄片或碎块，黄色，周边暗黄色，粗糙，附有残存细小须根，质坚硬，气微，味极苦。

黄连饮片水分不得过 12.0%，总灰分不得过 3.5%，醇溶性浸出物不得少于 15.0%，含小檗碱以盐酸小檗碱计不得少于 5.0%，含表小檗碱、黄连碱、巴马汀的总量以盐酸小檗碱计不得少于 3.3%。

2. 酒黄连 本品形如黄连，表面色泽加深，味苦，略具酒气。

酒黄连饮片水分、总灰分、醇溶性浸出物、小檗碱含量及表小檗碱、黄连碱与巴马汀总量同生品。

3. 姜黄连 本品形如黄连片，表面棕黄色，味苦，略具姜的辛辣味。

姜黄连饮片水分、总灰分、醇溶性浸出物、小檗碱含量及表小檗碱、黄连碱与巴马汀的总量同生品。

4. 萸黄连 本品形如黄连片，表面暗黄色，味苦，略具吴茱萸辛辣味。

萸黄连饮片水分、总灰分、醇溶性浸出物、小檗碱含量、表小檗碱、黄连碱与巴马汀的总量同生品。

【炮制作用】黄连味苦，性寒。归心、脾、胃、肝、胆、大肠经。具有清热燥湿、泻火解毒的功能，用于湿热痞满，呕吐吞酸，泻痢，黄疸，高热神昏，心火亢盛，心烦不寐，血热吐衄，目赤，牙痛，消渴，痈肿疔疮；外治湿疹，湿疮，耳道流脓。如治热毒壅盛、高热烦躁及痈疽疔疮的黄连解毒汤（《正宗》）；治气血两燔的清瘟败毒饮（《疫疹一得》）；治热痢泄泻的白头翁汤（《伤寒论》）。

酒炙黄连能引药上行，缓其寒性，善清头目之火。如治目赤肿痛、口舌生疮的黄连天花粉丸（《准绳》）。

姜炙黄连其苦寒之性缓和，止呕作用增强。如治湿热中阻，胃失和降，呕吐，泄泻的香姜散（《准绳》）；治脘胁疼痛，嗳气吞酸，大便热泻的萸连丸（《四川省药品标准》1983 年）。

吴茱萸制黄连抑制其苦寒之性，使黄连寒而不滞，以清气分湿热，散肝胆郁火为主。如治积滞内阻，胸膈痞闷，胁肋胀满或下痢脓血的大香连丸（《局方》）。

【炮制研究】黄连中含有小檗碱、黄连碱、掌叶防己碱、药根碱、甲基黄连碱、木兰花碱等。

黄连切制时，宜在水温较低时进行，并尽量减少在水中的浸润时间，否则损失药效。目前实际应用中，黄连多在用时捣碎，以避免在切制过程中成分的流失。

黄连用不同方法炮制后，小檗碱含量均有不同程度下降，以黄连炭最为显著；黄连不同炮制品中小檗碱、巴马汀、药根碱总量次序为：酒黄连＞醋黄连＞姜黄连＞萸黄连＞盐制黄连＞胆汁黄连＞生黄连。但也有研究表明，萸黄连水煎液中总生物碱、小檗碱、巴马汀含量均降低，认为与吴茱萸制后降低黄连寒性的传统认识吻合。

黄连在加热过程中，可生成小檗红碱。其含量随加热温度的升高和时间的延长而增加，同时小檗碱相应减少。加热也能使掌叶防己碱、药根碱等发生结构变化。

生黄连水煎剂或超微粉浸提液对大肠杆菌和金黄色葡萄球菌的抑制作用均明显优于酒黄连。黄连经酒、姜汁、吴茱萸汁炮制后，仍有不同程度的抗菌活性，且均出现了炮制前未有的对铜绿假单胞菌的抑制作用。此外，黄连经姜汁制后对变形杆菌的抑制作用增强，并优于其他炮制品。以辣椒酒和无水乙醇造大鼠实验性胃溃疡模型，比较黄连和萸黄连对胃溃疡模型大鼠胃黏膜损伤的抑制作用，同时用放射免疫分析法测定并研究黄连、萸黄连对胃溃疡大鼠血液中与胃损伤和机能相关的生化指标 6- 酮 - 前列腺素 F1-α、白细胞介素 -8、肿瘤坏死因子 -α

NOTE

的作用。结果表明，萸黄连对实验性胃溃疡的抑制作用优于黄连；相同剂量的萸黄连和黄连相比，萸黄连组 6-酮-前列腺素 F1-α、白细胞介素 -8、肿瘤坏死因子 -α 的含量均较黄连组低。认为黄连经吴茱萸炮制后，能增强黄连防治和抵抗胃溃疡的作用，可辅佐黄连治疗胃溃疡等消化系统疾病。

黄连生品、萸炙、酒炙、酒蒸、姜炙及醋炙品均能明显降低小鼠四氧嘧啶糖尿病模型和小鼠 STZ 高脂复合 2 型糖尿病模型血清 GSP 和 FBG 的含量；其中，黄连萸炙、酒炙和酒蒸品还能明显降低高浓葡萄糖引起的小鼠血糖急性升高，降低小鼠 STZ 高脂复合 2 型糖尿病模型血清 TC 和 TG 的含量，改善糖脂代谢紊乱，黄连萸炙、酒炙及酒蒸品在改善胰岛素抵抗，降低血糖，改善糖脂代谢紊乱等方面作用优于黄连生品。

【贮存】贮干燥容器内，炮制品密闭，置阴凉干燥处，防潮。

大　黄

【处方用名】大黄、生大黄、川军、酒军、酒大黄、醋大黄、熟军、熟大黄、大黄炭。

【来源】本品为蓼科植物掌叶大黄 *Rheum palmatum* L.、唐古特大黄 *Rheum tanguticum* Maxim. ex Balf. 或药用大黄 *Rheum officinale* Baill. 的干燥根和根茎。秋末茎叶枯萎或次春发芽前采挖，除去细根，刮去外皮，切瓣或段，绳穿成串干燥或直接干燥。

【历史沿革】汉代有炮熟、酒洗、酒浸（《玉函》）、蒸制（《金匮》）等方法。唐代有炒制、制炭（《千金》）、醋煎制（《食疗》）、湿纸裹煨（《颅囟》）等法。宋代有九蒸九暴干、酒浸炒、蜜焙、醋炒、姜制（《总录》）、湿纸裹蒸（《普本》）、酒蒸（《药证》）、醋蒸（《博济》）、麸煨蒸（《三因》）、童便制（《苏沈》）、米泔浸（《活人书》）等方法。明、清以后又增加了酒煮（《普济方》）、醋煨（《准绳》）、黄连吴萸制（《保元》）等方法。对其炮制目的阐述，如："欲使上行须资酒制，酒浸过巅顶上，酒洗至胃脘中……如欲下行务分缓速，欲速生使，投滚汤一泡便吞，欲缓熟宜同诸药入煎方服"（《蒙筌》）。现在主要的炮制方法有酒炙、酒蒸、醋炙、炒炭、清蒸等。现版药典收载大黄、酒大黄、熟大黄、大黄炭。

【炮制方法】

1. 大黄　取原药材，除去杂质，大小分开，洗净，捞出，淋润至软后，切厚片或小方块，晾干或低温干燥，筛去碎屑。

2. 酒大黄　取大黄片或块，用黄酒喷淋拌匀，稍闷润，待黄酒被吸尽后，置炒制容器内，用文火炒干，色泽加深，取出晾凉，筛去碎屑。

每 100kg 大黄片或块，用黄酒 10kg。

3. 熟大黄　取大黄片或块，用黄酒拌匀，闷润至黄酒被吸尽，装入炖药罐内或适宜蒸制容器内，密闭，隔水炖或蒸至大黄内外均呈焦黑色时，取出，干燥。

每 100kg 大黄片或块，用黄酒 30kg。

4. 大黄炭　取大黄片或块，置炒制容器内，用武火加热，炒至外表呈焦黑色时，取出，晾凉。

5. 醋大黄　取大黄片或块，用米醋拌匀，稍闷润，待醋被吸尽后，置炒制容器内，用文火加热，炒干，取出，晾凉，筛去碎屑。

每 100kg 大黄片或块，用米醋 15kg。

6. 清宁片　取大黄片或块，置煮制容器内，加水超过药面，用武火加热，煮烂时，加入黄酒（100∶30）搅拌，再煮成泥状，取出晒干，粉碎，过 100 目筛，取细粉，再与黄酒、熟蜜混合成团块状，置笼屉内蒸至透，取出揉匀，搓成直径约 14mm 的圆条，于 50℃～55℃低温干燥，烘至七成干时，装入容器内，闷约 10 天至内外湿度一致，手摸有挺劲，取出，切厚片，晾干。筛去碎屑。

每 100kg 大黄片或块，用黄酒 75kg，熟蜜 40kg。

【质量要求】

1. 大黄　本品为不规则厚片或块，黄棕色或黄褐色，中心有纹理，微显朱砂点，习称"锦纹"，质轻，气清香，味苦而微涩。

大黄饮片水分不得过 15.0%，总灰分不得过 10.0%，水溶性浸出物不得少于 25.0%，含总蒽醌以芦荟大黄素、大黄酸、大黄素、大黄酚和大黄素甲醚的总量计不得少于 1.5%，含游离蒽醌以芦荟大黄素、大黄酸、大黄素、大黄酚和大黄素甲醚的总量计不得少于 0.35%。

2. 酒大黄　本品形如大黄片，表面深棕色或棕褐色，偶有焦斑，内部呈浅棕色，质坚实，略具酒香气。

酒大黄饮片水分、总灰分、水溶性浸出物、总蒽醌含量同生品，含游离蒽醌以芦荟大黄素、大黄酸、大黄素、大黄酚和大黄素甲醚的总量计不得少于 0.5%。

3. 熟大黄　本品形如大黄块，表面黑褐色，质坚实，有特异芳香气，味微苦。

熟大黄饮片水分、总灰分、水溶性浸出物、总蒽醌含量同生品，含游离蒽醌以芦荟大黄素、大黄酸、大黄素、大黄酚和大黄素甲醚的总量计不得少于 0.5%。

4. 大黄炭　本品形如大黄片，表面表面焦黑色，内部深棕色或焦褐色，质轻而脆，有焦香气，味微苦。

大黄炭饮片水分、总灰分、水溶性浸出物同生品，含总蒽醌以芦荟大黄素、大黄酸、大黄素、大黄酚和大黄素甲醚的总量计不得少于 0.9%，含游离蒽醌以芦荟大黄素、大黄酸、大黄素、大黄酚和大黄素甲醚的总量计不得少于 0.5%。

5. 醋大黄　本品形如大黄片，表面表面深棕色或棕褐色，断面浅棕色，略有醋香气。

6. 清宁片　本品为圆形厚片，乌黑色；有香气，味微苦、甘。

【炮制作用】大黄味苦，性寒。归脾、胃、大肠、肝、心包经。生大黄苦寒沉降，气味重浊，走而不守，直达下焦，泻下作用峻烈，具有泻下攻积、清热泻火、凉血解毒、逐瘀通经、利湿退黄的功能。用于实热便秘，高热，谵语，发狂，吐血，衄血，湿热黄疸，跌打瘀肿，血瘀经闭，产后瘀阻腹痛，痈肿疔毒；外治烧烫伤。如治热结便秘，潮热谵语的大承气汤（《伤寒论》）；治湿热黄疸的茵陈蒿汤（《伤寒论》）；治热毒肠痈的大黄牡丹皮汤（《金匮》）；治疮痈肿毒，或烧伤、烫伤的金黄散（《外科精义》）。

酒炙大黄其苦寒泻下作用稍缓，并借酒升提之性，引药上行，善清上焦血分热毒。用于目赤咽肿，齿龈肿痛。如治眼暴热痛，头肿起的大黄汤（《总录》）。

熟大黄，经酒蒸后，泻下作用缓和，腹痛之副作用减轻，并能增强活血祛瘀之功。如治瘀血内停、腹部肿块、月经停闭的大黄䗪虫丸（《金匮》）。治跌打损伤，瘀血凝积，气绝欲死，烦躁疼痛的鸡鸣散（《三因方》）。

NOTE

大黄炭泻下作用极微，并有凉血化瘀止血作用。用于血热有瘀出血。如治大肠有积滞的大便出血及热邪伤络，血不循经之呕血、咯血的十灰散（《十药》）。

醋大黄泻下作用减弱，以消积化瘀为主，用于食积痞满，产后瘀停，癥瘕癖积。如治小儿饮食过多，痞闷疼痛，食不消化，久而成癖；并治妇人气滞血结，经闭不通的三棱煎丸（《宝鉴》）。

清宁片泻下作用缓和，具缓泻而不伤气，逐瘀而不败正之功。用于饮食停滞，口燥舌干，大便秘结之年老、体弱者及久病患者，可单用。

【炮制研究】 大黄中含有游离型和结合型蒽醌类衍生物，尚含鞣质类、二苯乙烯苷类、萘酚苷类和苯丁酮类成分等。结合型蒽醌和番泻苷类成分为大黄泻下主要成分。大黄酚、大黄素 –6– 甲醚具有止血作用。

酒炒、醋炒对大黄中番泻苷及大黄酸苷无明显影响，但酒炖品、清宁片、醋煮品、热压制品及大黄炭中大黄酸苷减量 1/3 ～ 1/2，番泻苷仅存微量或完全破坏。大黄经不同方法炮制后，结合蒽醌及还原型蒽醌（番泻苷 A、B、C 为还原型蒽醌的主要成分）含量均降低，而游离蒽醌含量均有不同程度的增加。炒大黄和大黄炭中大黄酚含量为生大黄的 2.7 倍，大黄素 –6– 甲醚分别为生大黄的 4.5 倍和 4.1 倍，芦荟大黄素和大黄素的含量，炒大黄为生品的 2.7 倍和 3.4 倍，大黄炭为生品的 1.9 倍和 2.8 倍。熟大黄、大黄炭与生大黄相比，蒽醌苷总量分别降低了 55% 和 95%，而蒽醌苷元总量分别增加了 75% 和 46%；熟大黄和大黄炭中没食子酸的含量分别为生大黄 2.4 倍和 1.3 倍。总鞣质量，酒炒、醋炒下降约 18%，酒炖大黄降低 50% 以上，大黄炭减少约 80%。

酒炒大黄泻下效力比生品降低 30%，熟大黄、清宁片比生品降低 95%，大黄炭无泻下作用。生品、炮制品在同等剂量下，泻下物干重基本一致。说明酒炖大黄和清宁片既可使泻下作用缓和，又能达到排除肠内积滞的目的。对大鼠结肠肠壁细胞 Na^+-K^+-ATP 酶的活性，各炮制品都对其产生明显抑制作用，生大黄的酶抑制作用强于其他。

生大黄、酒大黄、熟大黄和大黄炭均有不同程度的解热作用，但解热作用强度前两者明显高于后两者。

体外抑菌实验表明，大黄生品、制品煎剂对金黄色葡萄球菌、铜绿假单胞菌、痢疾杆菌、伤寒杆菌、大肠杆菌等菌种均有一定抑制作用。对金黄色葡萄球菌最敏感。酒炒与酒炖大黄保持了与生品相近的抑菌效力，特别是对金黄色葡萄球菌、痢疾杆菌、伤寒杆菌等抑制作用较好。选择治疗痢疾进行临床验证比较生、熟大黄两组，从副作用及机体一般情况恢复快慢来看，以熟大黄为优。其他炮制品如醋炒大黄、石灰炒大黄及大黄炭对痢疾杆菌、伤寒杆菌的抑制作用明显减弱，但对铜绿假单胞菌、金黄色葡萄球菌仍保持较好抑制作用。

对大鼠关节肿、巴豆油诱发小鼠耳部炎症及棉球肉芽肿等模型，酒炒大黄消炎作用与生大黄近似，熟大黄、大黄炭消炎作用减弱。但在临床应用中，熟大黄在治疗成人及儿童化脓性扁桃体炎时，不仅有较好的解热抑菌作用，还显示了较好的消炎作用。

生大黄、熟大黄、大黄炭内服，对实验性胃溃疡的出血和出血灶的发生均有良好的止血和预防作用。生大黄在治疗上消化道出血临床验证中显示止血速度快、作用好等优点，在止血天数上明显优于熟大黄（酒炖），但熟大黄胃肠道副作用小，较生大黄更受患者欢迎。

酒炖大黄可显著降低血瘀大鼠血小板黏附与聚集作用，使凝血酶原时间、凝血酶时间、凝血活酶时间显著延长，其作用较生大黄显著增强，故认为酒炖大黄可增强其活血化瘀作用。

炮制能降低大黄的毒副作用，在临床应用中，生大黄的主要副作用是引起腹痛、恶心、呕吐等胃肠道反应，而熟大黄在应用中，则无上述消化道不适反应，说明适宜的炮制程度可消除这一副作用。急性与亚急性毒性实验表明，熟大黄和大黄炭的毒性显著减弱。炮制可减弱生大黄抑制胃酸分泌和消化酶活性的作用，熟大黄、大黄炭、清宁片达到了消除或缓和"苦寒败胃"的副作用。炮制能缓和大黄的泻下作用，对不需要攻下的大黄适应证患者，特别是年老体弱、婴幼儿、孕妇及长期服药者，既可排除其肠内积滞，又可降低其"伤阴血"的副作用。

大黄中所含大类成分与肝肾毒性的相关性顺序为：总结合蒽醌＞总鞣质＞总游离蒽醌；游离态蒽醌肝肾毒性顺序为：芦荟大黄素＞大黄素甲醚＞大黄酸＞大黄素＞大黄酚；结合态蒽醌肝肾毒性顺序为：结合芦荟大黄素＞结合大黄素甲醚＞结合大黄酚＞结合大黄素＞结合大黄酸。提示炮制可降低大黄肝肾毒性，其机制与结合蒽醌和鞣质类成分的下降有关，其中游离和结合态的芦荟大黄素和大黄素甲醚与毒性相关性最强。

炮制工艺研究方面，有人将大黄与黄酒拌润后加压蒸制来制备熟大黄。另外，大黄经酒精酵母、面包酵母分别发酵后，能使大黄结合型蒽醌转化为游离型蒽醌，发酵法可作为炮制大黄的新法。

【贮存】贮干燥容器内，炮制品密闭，置阴凉干燥处。防蛀。

常　山

【处方用名】常山、黄常山、炒常山、酒常山。

【来源】本品为虎耳草科植物常山 *Dichroa febrifuga* Lour. 的干燥根。秋季采挖，除去须根，洗净，晒干。

【历史沿革】晋代有酒渍、酒煮（《肘后》）法。刘宋时代有酒熬（《雷公》）。唐代有酒渍法（《外台》）。宋代有酒蒸（《局方》）法。明、清又增加了酒浸炒透（《通玄》）、醋制炒、醋焙、水煮制（《普济方》）、醋煮（《入门》）、清炒（《奇效》），并加用甘草、瓜蒌汁等作炮制辅料（《得配》）。并有"生用，则上行必吐；酒蒸、炒熟用，则气稍缓；少用亦不致吐也"（《纲目》）的记载。现在主要的炮制方法有酒炙、炒黄等。现版药典收载常山和炒常山。

【炮制方法】

1. 常山　取原药材，除去杂质及残茎，分开大小浸泡至三四成透时，取出润透，切薄片，干燥，筛去碎屑。

2. 炒常山　取净常山片，置炒制容器内，用文火加热，翻炒至常山色变深，取出晾凉。

3. 酒常山　取净常山片，加定量黄酒拌匀，稍闷润，待酒被吸尽后，置炒制容器内，用文火加热，炒干，取出晾凉，筛去碎屑。

每 100kg 常山片，用黄酒 10kg。

【质量要求】

1. 常山　本品为不规则的薄片，片面黄白色，有放射状纹理，周边棕黄色，有细纵纹。质坚脆。无臭，味苦。

常山饮片水分不得过 10.0%，总灰分不得过 4.0%。

2. 炒常山　本品形如常山片，表面黄色，略有香气。

炒常山饮片水分、总灰分同生品。

3. 酒常山　本品形如常山，深黄色，略有酒气。

【炮制作用】常山味苦、辛，性寒；有毒。归肺、肝、心经。生用上行，具有涌吐痰涎、截疟的功能。用于痰饮停聚，胸膈痞塞，截疟。如治胸中多痰，头痛不欲食以本品配甘草煎汤和蜜服，以吐去痰饮而起效（《肘后方》）；治痰厥头痛，往来寒热以本品配云母粉为散盐汤送下得吐为效（《圣惠方》）。治食中失惊，发搐涎塞，可单用本品冷水如茶，调灌吐涎即苏（《宝庆本草折衷》）。

炒常山或酒常山可减轻恶心呕吐的副作用，毒性降低，既可单用浸酒或酒煎服以治疟疾，也可配伍以祛痰截疟。如治一切疟病，寒热往来，发作有时的胜金丸（《局方》）。

【炮制研究】常山主含常山碱甲、乙、丙，常山定碱，4- 喹酮及伞形花内酯等。

常山经浸泡、炒制、酒炒处理，常山总生物碱含量均降低，各炮制品中常山碱含量：生常山＞黄酒炒常山＞醋炒常山＞炒常山＞白酒炒常山。

对不同炮制品进行抗疟试验研究，抗疟效价依次为：生常山＞浸常山＞酒常山＞炒常山。毒性试验结果：生常山＞酒常山＞浸常山＞炒常山。常山生品的毒性较炮制品大 5 ～ 7 倍。常山炮制后虽然毒性降低了，但疗效和药效成分含量亦降低，以 LD_{50} 的 1/2 用量，对鼠疟的抑制率来看，以生常山为好。因此，认为常山用于治疗疟疾时，以常山药材直接切片或打成粗末生用为宜，而不须经其他炮制处理。

【贮存】贮干燥容器内，酒常山密闭，置阴凉干燥处。

乌梢蛇

【处方用名】乌梢蛇、乌蛇、乌梢蛇肉、制乌梢蛇。

【来源】本品为游蛇科动物乌梢蛇 *Zaocys dhumnades*（Cantor）的干燥体。多于夏、秋二季捕捉，剖开腹部或先剥皮留头尾，除去内脏，盘成圆盘状，干燥。

【历史沿革】唐代有炙去头尾，取肉炙过（《外台》）的方法。宋代增加了酒炙制、醋制、焙制（《圣惠方》）、酒焙制（《药证》）、酒煨制、酥制、药汁制（《总录》）、酒煮制（《扁鹊》）、烧制（《证类》）等法。清代又增加了酒蒸制（《本草述》）、清蒸制（《握灵》）法。现在主要的炮制方法有酒浸、酒炙等。现版药典收载乌梢蛇、乌梢蛇肉、酒乌梢蛇。

【炮制方法】

1. 乌梢蛇　取原药材，去头及鳞片，切寸段。

2. 乌梢蛇肉　取原药材，去头及鳞片后，用黄酒闷透，除去皮骨，干燥。

3. 酒乌梢蛇　取净乌梢蛇段，加入定量黄酒拌匀，稍闷润，待酒被吸尽后，置炒制容器内，用文火加热，炒至微黄色，取出晾凉，筛去碎屑。

每 100kg 乌梢蛇，用黄酒 20kg。

【质量要求】

1. 乌梢蛇　本品呈段状，表皮黑褐色或绿黑色，无光泽，切面黄白色或灰棕色。质坚硬，气腥，味淡。

2. 乌梢蛇肉　本品呈段片状，无皮骨，肉厚柔软。黄白色或灰黑色。质韧。气腥，略有酒气。

3. 酒乌梢蛇　本品形如乌梢蛇段，棕褐色或黑色，略有酒气。

【炮制作用】乌梢蛇味甘，性平。归肝经。具有祛风、通络、止痉的功能。用于风湿顽痹，麻木痉挛，中风口眼㖞斜，半身不遂，抽搐痉挛，破伤风，麻风，疥癣。如治瘾疹瘙痒的乌梢蛇膏（《外台秘要》）。

酒炙乌梢蛇能增强祛风通络止痉作用，并能矫臭、防腐，利于服用和贮存。多用于风湿痹痛，肢体麻木，筋脉拘急，中风，口眼㖞斜，半身不遂，痉挛抽搐，惊厥，皮肤顽癣，麻风。如治风湿痹痛，手足缓弱不能伸举的乌蛇丸（《圣惠方》）；治破伤风，颈项紧硬，身体强直的定命散（《总录》）；治麻风的乌蛇丸（《秘传大麻风丸》）；治一切干湿癣的三味乌蛇散（《总录》）。

【炮制研究】乌梢蛇全体含赖氨酸、亮氨酸、天门冬氨酸等 17 种氨基酸成分，还含有脂肪和蛋白质等。

乌梢蛇酒制可使不溶于水的脂类成分容易煎出，提高其抗惊厥作用。同时，可防止乌梢蛇霉烂、变质和虫蛀。

乌梢蛇的头与皮是品种鉴别的主要依据，产地加工时应该保留，以供鉴别。另有认为乌梢蛇是无毒蛇，头部无毒腺，为节约药材，炮制时可考虑不去头部。

对酒炙乌梢蛇炮制工艺研究，有用定量黄酒拌匀，放容器内加盖后烘箱低温干燥的报道。

【贮存】贮放于石灰缸内，或与花椒共贮，或喷酒精少许，密闭，置通风干燥处。防潮，防蛀。

蕲　蛇

【处方用名】蕲蛇、大白花蛇、蕲蛇肉、酒蕲蛇。

【来源】本品为蝰科动物五步蛇 *Agkistrodon acutus*（Guenther）的干燥体。多于夏、秋二季捕捉，剖开蛇腹，除去内脏，洗净，用竹片撑开腹部，盘成圆盘状，干燥后拆除竹片。

【历史沿革】刘宋时代有苦酒浸后酒煮法（《雷公》）。宋代有酒浸炙、酥制（《圣惠方》）、酒浸焙（《三因》）等法。明代还有砂炒（《回春》）、炙制、焙制（《正宗》）等法。清代对其炮制目的有所阐述，如："头尾各有大毒，中段以酒浸过，骨刺须远弃之"（《尊生》）；"皮骨尤毒，宜去净"（《分经》）。现在主要的炮制方法有酒浸、酒炙等。现版药典收载蕲蛇、蕲蛇肉、酒蕲蛇。

【炮制方法】

1. 蕲蛇　取原药材，除去头、鳞，切成寸段。

2. 蕲蛇肉　取蕲蛇，除去头，用黄酒润透后，除去鳞、骨，干燥。

3. 酒蕲蛇　取蕲蛇段，加入定量黄酒拌匀，稍闷润，待酒被吸尽后，置炒制容器内，用文火加热，炒至黄色，取出晾凉，筛去碎屑。

每 100kg 蕲蛇，用黄酒 20kg。

【质量要求】

1. 蕲蛇　本品呈段状，表皮乌黑色或黑褐色，无光泽，切面黄白色或灰棕色。质坚硬。气腥，味微咸。

2. 蕲蛇肉 本品呈小段片状，黄白色，质较柔软，略有酒气。

3. 酒蕲蛇 本品形如蕲蛇段，棕褐色或黑色，略有酒气。

【炮制作用】蕲蛇味甘、咸，性温；有毒。除去头、鳞，可除去毒性。生品气腥，不利于服用和粉碎，临床较少应用。

酒蕲蛇能增强祛风、通络、止痉的作用，并可矫味，减少腥气，便于粉碎和制剂，临床多用酒制品。用于风湿顽痹，肢体麻木，筋脉拘挛，中风，口眼㖞斜，半身不遂，破伤风，小儿急慢性惊风，痉挛抽搐，惊厥。如治小儿急惊，高热抽搐及中风的白花蛇丸（《总录》）；治破伤风颈项紧硬，身体强直的定命散（《总录》）；治风湿痹痛的白花蛇酒（《濒湖集简方》）；治卒中急风的蛇蝎续命汤（《御药院方》）；治瘰疬的白花蛇散（《三因》）。

【炮制研究】蕲蛇含 3 种毒蛋白，并含透明质酸酶、出血毒素，还含出血因子。蕲蛇毒腺在头部，去头的目的是为了降低毒性。

【贮存】贮存于石灰缸内，或与花椒共贮，或喷少许酒精，密闭，置通风干燥处。防霉，防蛀。

蛇 蜕

【处方用名】蛇蜕、蛇退、蛇皮、龙衣、酒蛇蜕。

【来源】本品为游蛇科动物黑眉锦蛇 *Elaphe taeniura* Cope、锦蛇 *Elaphe carinata*（Guenther）或乌梢蛇 *Zaocys dhumnades*（Cantor）等蜕下的干燥表皮膜。春末夏初或冬初采集，除去泥沙，干燥。

【历史沿革】汉代有"火熬"（《本经》）。晋代有烧炭（《肘后》）。刘宋时代有醋炙法（《雷公》）。唐代有烧炭、炙制（《千金》）。宋代增加了炒制（《指迷》）、马勃与皂角子制（《药证》）、甘草制（《急救》）。明代又增加了焙制、酒浸、酒炒（《普济方》）、酒炙、蜜炙（《纲目》）、油制（《奇效》）、盐制（《理例》）等法。现在主要的炮制方法有酒浸、酒炙、煅炭等。现版药典收载蛇蜕和酒蛇蜕。

【炮制方法】

1. 蛇蜕 取原药材，除去杂质，洗净，切段，干燥。

2. 酒蛇蜕 取蛇蜕段，加入定量黄酒拌匀，稍闷润，待酒被吸尽后，置炒制容器内，用文火加热，炒至表面微显黄色，取出晾凉。

每 100kg 蛇蜕段，用黄酒 15kg。

3. 蛇蜕炭 取净蛇蜕段置锅内，上扣一较小的锅，两锅结合处用盐泥封严，上压重物，扣锅底部贴一白纸条，或放几粒大米，用武火加热，煅至白纸或大米呈深黄色为度，离火，待凉后取出。

【质量要求】

1. 蛇蜕 本品为圆筒形小段，多压扁而皱缩，背部银灰色或淡灰棕色，有光泽，具菱形或椭圆形鳞迹，鳞迹衔接处呈白色，略抽皱或凹下，腹部乳白色或略显黄色，鳞迹长方形，呈覆瓦状排列。体轻，质微韧，手捏有润滑感，略具弹性，轻轻搓揉，沙沙作响。气微腥，味淡或微咸。

2. 酒蛇蜕 本品形如蛇蜕段，表面微黄色，略具酒气。

3. 蛇蜕炭 本品形如蛇蜕段，表面黑褐色。

【炮制作用】蛇蜕味咸、甘，性平。归肝经。具有祛风，定惊，解毒，退翳的功能。生品有腥气，不利于服用和粉碎，多入煎剂。如以蛇蜕煎液调牛黄顿服，治急慢惊风（《幼幼新书》）。

酒蛇蜕可增强祛风定惊、退翳疗效，并能减少腥气，利于服用和粉碎，多入散剂。用于小儿惊风，抽搐痉挛，角膜出翳，喉痹，疔肿，皮肤瘙痒。如治小儿百种风邪，惊痫癫疾以酒蛇蜕配雄黄、胆星等共为散剂薄荷汤调服（《本草汇言》）；治诸障翳的开障散（《直指方》）；治风疹瘙痒不止的蛇蜕散（《古今医统》）。

蛇蜕炭便于粉碎和制剂，具解毒消肿作用，以外用为主，亦有内服者。用于痈肿疔毒，瘰疬恶疮。如治妇人乳痈痛甚的无比散（《传信》）；治发背肿毒的蛇蜕皮散（《圣惠方》）；治疗毒的蛇蜕散（《总录》）。

【贮存】贮干燥容器内，置通风干燥处。防蛀。

桑 枝

【处方用名】桑枝、嫩桑枝、酒桑枝、炒桑枝。

【来源】本品为桑科植物桑 *Morus alba* L. 的干燥嫩枝。春末夏初采收，去叶，晒干，或趁鲜切片，晒干。

【历史沿革】唐代有醋淬、制炭（《理伤》）的方法。宋代增加了醋炙、米醋炒黑存性为末（《总录》）、细切炒香（《普本》）等法。清代又增加了酒蒸（《得配》）、蜜炙（《良朋》）法。现在主要的炮制方法有酒炙、清炒等。现版药典收载桑枝和炒桑枝。

【炮制方法】

1. 桑枝 取原药材，除去杂质，稍浸洗净，润透，切薄片，晒干，筛去碎屑。

2. 酒桑枝 取桑枝片，加入定量黄酒拌匀，待酒被吸尽后，置炒制容器内，用文火加热，炒至黄色，取出晾凉，筛去碎屑。

每 100kg 桑枝片，用黄酒 12kg。

3. 炒桑枝 取桑枝片，置炒制容器内，用文火加热，炒至微黄色，取出晾凉，筛去碎屑。

【质量要求】

1. 桑枝 本品为椭圆形的斜薄片，俗称瓜子片，片面黄白色，呈放射状纹理，中心有髓，白色，海绵状，周边灰黄色或黄褐色。质坚韧。气微，味淡。

桑枝饮片水分不得过 10.0%，总灰分不得过 4.0%，醇溶性浸出物不得少于 3.0%。

2. 炒桑枝 本品形如桑枝片，表面微黄色，偶有焦斑，微有香气。

炒桑枝饮片水分、总灰分、醇溶性浸出物同生品。

3. 酒桑枝 本品形如桑枝片，表面呈黄色，略带焦斑，稍有酒气。

【炮制作用】桑枝味微苦，性平。归肝经。生品以祛血中风热为主，可用于风热入营血所致遍体风痒，肌肤干燥，紫白癜风。多煎汤外洗或炼膏涂抹，也可内服。如治内外障及翳膜，赤脉，昏涩的洗眼方（《总录》）；治紫癜风的桑枝煎（《圣惠方》）。

炒桑枝善达四肢经络，通利关节，用于肩臂关节酸痛麻木，水肿脚气等。如治风湿热痹，尤宜上肢臂痛，单用本品炒香煎服（《本事方》）；治水气、脚气亦以桑条炒香水煎（《总录》）；治筋骨酸痛，四肢麻木或脚气水肿的桑枝膏（《景岳》）。

酒桑枝，祛风除湿、通络止痛的作用增强。如治风寒湿痹，关节疼痛，四肢拘挛的桑尖汤（《中药临床应用》）。

【贮存】贮干燥容器内，置通风干燥处。防霉。

地　龙

【处方用名】地龙、酒地龙。

【来源】本品为钜蚓科动物参环毛蚓 *Pheretima aspergillum*（E. Perrier）、通俗环毛蚓 *Pheretima vulgaris* Chen、威廉环毛蚓 *Pheretima guillelmi*（Michaelsen）或栉盲环毛蚓 *Pheretima pectinifera* Michaelsen 的干燥体。前一种习称"广地龙"，后三种习称"沪地龙"。广地龙春季至秋季捕捉，沪地龙夏季捕捉，及时剖开腹部，除去内脏和泥沙，洗净，晒干或低温干燥。

【历史沿革】宋代有炙干为末、熬制、煅炭（《证类》）、微炒（《圣惠方》）、醋炙、焙制（《总录》）等方法。元代增加了酒浸、油炙（《世医》）、酒炒（《丹溪》）等方法。明、清以后又增加了蛤粉炒（《普济方》）、盐制（《蒙筌》）、炒炭（《释谜》）等方法。现在主要的炮制方法有酒炙、醋炙等。现版药典收载地龙。

【炮制方法】

1. 地龙　取原药材，除去杂质，洗净，切段，干燥，筛去碎屑。沪地龙，碾碎，筛去土。

2. 酒地龙　取净地龙段，加入定量黄酒拌匀，稍闷润，待酒被吸尽后，置炒制容器内，用文火加热，炒至表面呈棕色时，取出晾凉。

每 100kg 地龙段，用黄酒 12.5kg。

【质量要求】

1. 地龙　广地龙为薄片状小段，边缘略卷，具环节，背部棕褐色至紫灰色，腹部浅黄棕色，生殖环较光亮，体轻，略呈革质，质韧不易折断，气腥，味微咸；沪地龙为不规则碎段，棕褐色或黄褐色，多皱缩不平，体轻，质脆易折断，肉薄。

地龙饮片每 1000g 含黄曲霉毒素不得过 5μg，黄曲霉毒素 G_2、黄曲霉毒素、黄曲霉毒素 B_2 和黄曲霉毒素 B_1 的总量不得过 10μg。

2. 酒地龙　形如地龙段，棕色，偶见焦斑，略具酒气。

【炮制作用】地龙味咸，性寒。归肝、脾、膀胱经。具有清热定惊，通络，平喘，利尿的功能。用于高热神昏，惊痫抽搐，肢体麻木，半身不遂，肺热喘咳，水肿尿少。如治热狂癫痫，即以本品同盐化为水饮服（《本草拾遗》）；治惊风，可用本品研烂，同朱砂末作丸服（《应验方》）；治高热惊风抽搐，常与石膏、钩藤等同用；治肝阳上亢，头痛眩晕，则与石决明、黄芩等配伍；治中风偏瘫，肢体麻木，又常与天麻、南星、半夏等合用，如治中风半身不遂的补阳还五汤（《医林改错》）。

酒地龙利于粉碎和解腥矫味，便于内服外用，又可增强通经活络作用，用于偏正头痛，寒湿痹痛，骨折肿痛。如治风头痛的地龙散（《总录》）；治寒湿痹痛，肢体屈伸不利的小活络丹（《局方》）。

【炮制研究】地龙含溶血成分蚯蚓素、解热成分蚯蚓解热碱、有毒成分蚯蚓毒素。还含丁二酸、黄嘌呤、丝氨酸蛋白酶等。其中丁二酸和黄嘌呤为平喘的有效成分。

地龙和酒地龙的热浸液均能降低大鼠血液黏度，以酒地龙与土地龙作用显著。降低大鼠红细胞压积尤以广地龙与酒地龙为佳。体外抗血栓的溶解作用：酒地龙＞广地龙＞沪地龙＞土地龙。

对广地龙不同炮制品（蛤粉制、黄酒制、白酒制、醋制、净制）进行止咳、化痰、平喘作用比较，结果蛤粉制品化痰、止咳、平喘作用效果最佳，其次是黄酒制品。

地龙还可采用酒润麸炒法和辅料拌润后置烘箱烘至地龙表面棕色的炮制方法。

【贮藏】置通风干燥处，防霉，防蛀。

龙 胆

【处方用名】龙胆、龙胆草、酒龙胆。

【来源】本品为龙胆科植物条叶龙胆 *Gentiana manshurica* Kitag.、龙胆 *Gentiana scabra* Bge.、三花龙胆 *Gentiana triflora* Pall. 或坚龙胆 *Gentiana rigescens* Franch. 的干燥根及根茎。前三种习称"龙胆"，后一种习称"坚龙胆"。春、秋二季采挖，洗净，干燥。

【历史沿革】晋代有酒煮服（《肘后》）的炮制方法。宋代有酒炒、炒制、制炭、煅制（《妇人》）等方法，并加用甘草、姜等作为炮制辅料（《证类》）。明、清以后又增加了酒洗（《医学》）、焙制（《普济方》）、蜜炒（《得配》）等炮制方法，在辅料制方面又增加了防己、酒制（《发挥》）、柴胡制（《大成》）、胆汁制（《得配》）等。对其炮制作用有"生用下行；酒炒上行；蜜炒中行；猪胆汁拌炒，降火欲速"（《得配》）的记载。现在主要的炮制方法有酒炙等。现版药典收载龙胆和坚龙胆。

【炮制方法】

1.龙胆 取原药材，除去杂质及残茎，洗净，闷润至透，切厚片或段，干燥，筛去碎屑。

2.酒龙胆 取龙胆片或段，喷淋定量黄酒拌匀，稍闷润，待酒被吸尽后，置炒制容器内，用文火加热，炒干，取出晾凉，筛去碎屑。

每 100kg 龙胆片或段，用黄酒 10kg。

【质量要求】

1.龙胆 龙胆：呈类圆柱形或不规则的段。根茎呈不规则块状，表面暗灰棕色或深棕色，根呈类圆柱形，表面淡黄色至黄棕色，有的有横皱纹，具纵皱纹。切面皮部黄白色至棕黄色，木部色较浅。气微，味甚苦。

坚龙胆：呈类圆柱形或不规则形的段。根表面无横皱纹，膜质外皮已脱落，表面黄棕色至深棕色，切面皮部黄棕色，木部色较浅。气微，味甚苦。

龙胆饮片水分不得过 9.0%，总灰分不得过 7.0%，酸不溶性灰分不得过 3.0%，水溶性浸出物不得少于 36.0%，龙胆含龙胆苦苷不得少于 3.0%，坚龙胆含龙胆苦苷不得少于 1.5%。

2.酒龙胆 本品形如龙胆段，色泽加深，略有酒气。

【炮制作用】龙胆味苦，性寒。归肝、胆经。具有清热燥湿、泻肝胆火的功能。用于湿热黄疸，阴肿阴痒，白带，湿疹。如治阴黄的龙胆汤（《总录》）；治惊疳热搐的凉惊丸（《药

NOTE

证》）；治小儿惊热不退，变而为痫的龙胆丸（《圣惠方》）；治湿热下注之阴肿阴痒，白带，阴囊湿疹，以本品配苦参、黄柏等，煎汤内服或外用。

酒龙胆，升提药力，引药上行。用于肝胆实火所致的头胀头痛，耳鸣耳聋，以及风热目赤肿痛等。如治肝胆火旺，心烦不宁，头晕目眩，耳鸣耳聋的当归龙荟丸（《中国药典》）；治肝胆实火而致的目赤肿痛，胁痛口苦及阴肿阴痛，妇女带下的龙胆泻肝汤（《医方集解》）；治目赤肿痛，胬肉翳障，以酒浸龙胆草配柴胡同用。

【炮制研究】龙胆和三花龙胆含龙胆苦苷等成分。坚龙胆含龙胆碱等成分。

龙胆切制软化过程中，不宜用水泡，应采用润软的方法，切制后应尽快干燥，避免龙胆苷类成分水解。龙胆经酒炙、醋炙和盐炙后，当药苷、龙胆苦苷、獐牙菜苦苷、马钱苷酸含量均呈降低趋势。

【贮存】贮干燥容器内，酒制品密闭，置通风干燥处。防潮。

丹　参

【处方用名】丹参、酒丹参。

【来源】本品为唇形科植物丹参 *Salvia miltiorrhiza* Bge. 的干燥根和根茎。春、秋二季采挖，除去泥沙，干燥。

【历史沿革】唐代有"熬令紫色"（《千金》）的炮制方法。宋代有炒制、炙制（《总录》）、焙制（《宝产》）等方法。明、清有酒洗（《入门》）、酒浸（《原始》）、酒炒（《辨义》）、酒蒸（《笔花》）、猪心拌炒（《害利》）等炮制方法。现在主要的炮制方法有酒炙等。现版药典收载丹参和酒丹参。

【炮制方法】

1. 丹参　取原药，除去杂质及残茎，洗净，润透，切厚片，干燥。筛去碎屑。

2. 酒丹参　取丹参片，加入定量黄酒拌匀，稍闷润，待酒被吸尽后，置炒制容器内，用文火加热，炒干，取出晾凉。

每 100kg 丹参片，用黄酒 10kg。

【质量要求】

1. 丹参　本品呈类圆形或椭圆形的厚片。外表皮棕红色或暗棕红色，粗糙，具纵皱纹。切面有裂隙或略平整而致密，有的呈角质样，皮部棕红色，木部灰黄色或紫褐色，有黄白色放射状纹理。气微，味微苦涩。

丹参饮片水分不得过 13.0%，总灰分不得过 10.0%，酸不溶性灰分不得过 2.0%，醇溶性浸出物不得少于 11.0%，水溶性浸出物不得少于 35.0%。

2. 酒丹参　本品形如丹参片，表面红褐色，略具酒香气。

酒丹参饮片水分不得过 10.0%，总灰分、醇溶性浸出物、水溶性浸出物同生品。

【炮制作用】丹参味苦，性微寒。归心、肝经。具有祛瘀止痛、清心除烦、通血脉的功能。善调妇女经脉不匀，因其性偏寒凉，故多用于血热瘀滞所致的疮痛，产后瘀滞疼痛，经闭腹痛，心腹疼痛及肢体疼痛。如治心腹诸痛的丹参饮（《医学金针》）；治乳痈肿痛的消乳汤（《参西录》）；治温热病热入营血的清营汤（《条辨》）。

酒丹参寒凉之性缓和，活血祛瘀、调经止痛之功增强。多用于月经不调，血滞经闭，恶露不下，心胸疼痛，癥瘕积聚，风湿痹痛。如治月经不调的丹参散加减（《妇人明理论》）；治气血凝滞，心胸疼痛的活络效灵丹（《参西录》）；治风湿痹痛的独活散（《普济方》）。

【炮制研究】丹参含脂溶性成分丹参酮类、丹参酮醌类、丹参内酯类等；水溶性成分主要是丹酚酸类、丹参素、原儿茶醛、迷迭香酸、紫草酸等。

丹参切片前后水溶性成分的分析证明，丹参切片前经水浸泡，水溶性成分损失严重。由于酚性成分易氧化变质，用闷润法软化时，总酚类成分也损失近50%。

丹参饮片经酒炙、醋炙或炒炭后，水溶性总酚浸出量显著增高，说明丹参经酒、醋等辅料炮制后，能显著提高丹参水溶性总酚浸出量，与文献所载"酒制助其活血调经，能增强活血、镇痛作用"相符。

丹参酮 II_A 对光和热不稳定，随加热温度的升高和时间延长而损失的程度加重，且在饮片加工过程中丹参酮 II_A 损失严重，但不同炮制品中水溶性总酚和总丹参酮的含量均有不同程度的提高。测定丹参生品及其炮制品的水浸出物、醇浸出物、总丹参酮、丹参酮 II_A 的含量，结果酒炙丹参质量最好。

原儿茶醛性质不稳定，不同炮制品含量均有不同程度的降低。酒炙时通过加热，可使部分原儿茶醛破坏，并使其在水中易氧化变色。

白花丹参不同炮制品中酚酸类成分丹参素、原儿茶醛、迷迭香酸和丹酚酸B的含量顺序为：生品＜酒炙品＜炒炭品；以丹参素含量变化最为显著，生品为0.55%，酒炙品为0.85%，炒炭品为4.55%。

生丹参经黄酒、白酒炙后的水煎液和生丹参醇提液均有明显降低全血黏度、血浆黏度、红细胞压积、血沉、血浆总蛋白、纤维蛋白原、红细胞电泳、聚集指数等作用；酒炙丹参与生丹参水煎液比较，均有增强趋势，说明酒炙确有增强丹参活血作用，并且白酒炙较黄酒炙作用稍好。

生丹参、黄酒与白酒炙丹参均可显著降低血瘀模型大鼠血小板黏附与聚集，使凝血酶原时间、凝血酶时间、凝血活酶时间显著延长，但酒炙丹参较生丹参作用显著增强，白酒炙又优于黄酒炙。

以丹参中总酚性成分、丹参素、原儿茶醛含量为指标，考察丹参软化工艺和饮片切制规格。结果表明，常压蒸制软化优于湿热软化、润法软化及浸润软化；切薄片优于切厚片和段，横切片优于斜切片。

【贮存】贮干燥容器内，酒丹参密闭，置通风干燥处，防潮。

益母草

【处方用名】益母草、酒益母草。

【来源】本品为唇形科植物益母草 *Leonurus japonicus* Houtt. 的新鲜或干燥地上部分。鲜品春季幼苗期至初夏花前期采割；干品夏季茎叶茂盛、花未开或初开时采割，晒干，或切段晒干。

【历史沿革】宋代有烧灰存性（《圣惠方》）法。明、清有醋制（《蒙筌》）、炒制（《汇

NOTE

篡》)、炒炭（《增广》)、蜜炙、酒蒸（《得配》)等方法。现在主要的炮制方法有酒炙等。现版药典收载鲜益母草和干益母草。

【炮制方法】

1. 鲜益母草　取鲜药材除去杂质，迅速洗净。

2. 干益母草　取原药材，除去杂质，切去残根，迅速洗净，略润，切段，干燥。

3. 酒益母草　取净干益母草段，喷洒定量黄酒拌匀，稍闷润，待酒被吸尽后，置炒制容器内，用文火加热，炒干，取出晾凉。

每 100kg 益母草段，用黄酒 15kg。

【质量要求】

1. 鲜益母草　本品幼苗期无茎，基生叶圆心形，边缘 5～9 浅裂，每裂片有 2～3 钝齿。花前期茎呈方柱形，上部多分枝，四面凹下成纵沟；表面青绿色；质鲜嫩，断面中部有髓。叶交互对生，有柄；叶片青绿色，质鲜嫩，揉之有汁；下部茎生叶掌状 3 裂，上部叶羽状深裂或浅裂成 3 片，裂片全缘或具少数锯齿。气微，味微苦。

2. 干益母草　本品呈不规则的段。茎方形，四面凹下成纵沟，灰绿色或黄绿色。切面中部有白髓。叶片灰绿色，多皱缩、破碎。轮伞花序腋生，花黄棕色，花萼筒状，花冠二唇形。气微，味微苦。

干益母草饮片水分不得过 13.0%，总灰分不得过 11.0%，水溶性浸出物不得少于 12.0%，含盐酸水苏碱不得少于 0.40%，含盐酸益母草碱不得少于 0.040%。

3. 酒益母草　本品形如干益母草段，表面色泽加深，偶见焦斑，略具酒气。

【炮制作用】益母草味苦、辛，性微寒。临床多生用或鲜用，具有活血调经、利水消肿、清热解毒的功能。用于月经不调，痛经，经闭，恶露不尽，水肿尿少，疮疡肿毒。如治月经不调的益母草丸（《奇方类编》)；治水肿，小便不利常与白茅根、车前子等同用，可提高利尿消肿效果；疔疮、乳痈常与菊花、金银花等同用，有清热解毒之效。

酒益母草寒性缓和，活血祛瘀、调经止痛的作用增强。多用于月经不调，恶露瘕痕，瘀滞作痛及跌打伤痛等。如治月经不调，血结作痛，腹有瘕痕的益母丸（《入门》)；治产后恶露不尽，瘀滞腹痛的益母草膏（《惠直堂经验方》)；治跌打损伤所致瘀血疼痛的益母丸（《说约》)。

【炮制研究】益母草的全草主要含生物碱类、酚酸类、黄酮及黄酮醇类化合物。

益母草炒炭后，总生物碱明显损失，其药材损失近 50%。益母草经醋炙或酒炙后，益母草碱、芦丁和金丝桃苷含量均显著降低。

比较益母草不同炮制品 95% 乙醇热回流提取物对小鼠的急性毒性，结果以鲜益母草毒性最大，干益母草次之，酒炙益母草毒性最低。鲜益母草和干益母草 LD_{50} 按含生药量计算，分别为 83.089g/kg 和 102.93g/kg，酒炙益母草无法测出 LD_{50}，说明炮制可降低益母草的毒性。

以干燥时间与温度为考察因素，以盐酸水苏碱含量、含水量为考察指标，采用正交设计，可优化益母草的炮制工艺。

【贮存】贮干燥容器内，置通风干燥处。防潮。

川芎

【处方用名】川芎、芎、酒川芎。

【来源】本品为伞形科植物川芎 *Ligusticum chuanxiong* Hort. 的干燥根茎。夏季当茎上的节盘显著突出，并略带紫色时采挖，除去泥沙，晒后烘干，再去须根。

【历史沿革】唐代有熬制（《千金翼》）法。宋代有微炒、醋炒（《博济》）、米泔水浸（《证类》）、焙制（《普本》）、煅制（《传信》）、酒炒（《扁鹊》）等方法。元代有米水炒、茶水炒（《世医》）、童便浸（《丹溪》）。明、清除沿用元代以前的炮制方法外，增加了清蒸（《入门》）、盐水煮（《回春》）、盐酒炙（《一草亭》）、煅炭、蜜炙（《济阴》）、药汁制（《得配》）等炮制方法。现在主要的炮制方法有酒炙等。现版药典收载川芎。

【炮制方法】

1. 川芎 取原药材，除去杂质，大小分开，洗净，用水泡至指甲能掐入外皮为度，取出，润透，切薄片，干燥。筛去碎屑。

2. 酒川芎 取川芎片，加入定量黄酒拌匀，稍闷润，待酒被吸尽后，置炒制容器内，用文火加热，炒至棕黄色时，取出晾凉。筛去碎屑。

每 100kg 川芎片，用黄酒 10kg。

本品含挥发油，在闷润时注意检查，防止出油变质，并忌高温干燥。

【质量要求】

1. 川芎 本品为不规则的厚片，外表皮黄褐色，有皱缩纹，切面黄白色或灰黄色，具有明显波状环纹或多角形纹理，散有黄棕色油点。质坚实。气浓香，味苦、辛，微甜。

川芎饮片水分不得过 12.0%，总灰分不得过 6.0%，醇溶性浸出物不得少于 12.0%，含阿魏酸不得少于 0.10%。

2. 酒川芎 本品形如川芎片，色泽加深，偶见焦斑，质坚脆，略具酒气。

【炮制作用】川芎味辛，性温。归肝、胆、心包经。具有活血行气，祛风止痛的功能。临床多生用，用于胸痹心痛，胸胁刺痛，跌打肿痛，月经不调，经闭痛经，癥瘕腹痛，头痛，风湿痹痛。如治产后血虚受寒，恶露不行的生化汤（《傅青主》）；治冲任虚寒，月经不调的温经汤（《金匮》）；治肝气郁结，胸胁疼痛的柴胡疏肝散（《景岳》）；治风邪头痛的川芎茶调散（《局方》）；治痈肿疮疡的芷香苏散（《世医》）。

酒川芎能引药上行，增强活血行气止痛作用。多用于血瘀头痛，偏头痛，风寒湿痛，产后瘀阻腹痛等。如治血瘀头痛的通窍活血汤（《医林改错》）；治偏头痛，用本品细锉，酒浸服之（《斗门方》）；治风寒湿痹，肢体关节疼痛的蠲痹汤（《医学心悟》）；治产后恶露不下，瘀阻腹痛的生化汤（《傅青主》）。

【炮制研究】川芎含挥发油、生物碱、酚性成分、内酯、有机酸等。

对川芎药用部位不同干燥状态切制饮片的方法进行考察，并与传统方法炮制的饮片进行比较研究，以探讨饮片产地加工的可行性。结果川芎药材趁鲜切制时，有效成分藁本内酯的含量最高；当含水量降至 22%～38% 时，不仅适宜切制饮片，而且有效成分含量与传统饮片相近。

川芎炮制品中总生物碱含量依次为：醋炙品＞酒炙品＞生品。川芎嗪含量依次为：醋炙品＞生品＞酒炙品。川芎嗪的熔点为 80℃～82℃，受热易升华散失，因此酒炙品中川芎嗪含量较生品低，但醋炙品含量比生品高，是因酸与生物碱成盐易于溶出所致。川芎各炮制品挥发油含量以生品最高。水煎液中阿魏酸含量酒炙品最高。

生川芎黄酒炙、白酒炙后的水煎液和生川芎醇提液均有明显降低全血黏度、血浆黏度、红细胞压积、血沉、血浆总蛋白、纤维蛋白原、红细胞电泳、红细胞聚集指数的作用；酒炙与生川芎水煎液比较，均有增强趋势，说明酒炙确有增强川芎活血的作用。

以阿魏酸和藁本内酯的含量为评价指标，优选酒炙川芎的微波炮制工艺。

【贮存】贮干燥容器内，密闭，置阴凉干燥处。防霉、防蛀。

白 芍

【处方用名】白芍、炒白芍、酒白芍、醋白芍、土炒白芍。

【来源】本品为毛茛科植物芍药 Paeonia lactiflora Pall. 的干燥根。夏、秋二季采挖，洗净，除去头尾和细根，置沸水中煮后除去外皮或去皮后再煮，晒干。

【历史沿革】汉代有切（《伤寒》）。南北朝时期有蜜水拌蒸（《雷公》）。唐代有熬令黄（《千金》）。宋代有微炒、炒焦（《妇人》）、焙制（《普本》）、煮制（《总微》）、酒炒（《扁鹊》）等方法。元代有酒浸（《汤液》）、酒制、炒炭（《丹溪》）、米水浸炒（《世医》）等法。明、清增加了酒蒸（《大法》）、米炒（《宋氏》）、土炒（《时病》）、煨制（《奇效》）、煅炭（《医学》）等炮制方法。并有"今人多生用，惟避中寒者以酒炒用，入女人血药以醋炒耳"（《纲目》）及"伐肝生用，补肝、行经酒炒，入脾肺炒用"（《药品化义》）的记载。现在主要的炮制方法有酒炒、醋炒、炒黄、土炒等。现版药典收载白芍、炒白芍和酒白芍。

【炮制方法】

1. 白芍 取原药材，除去杂质，大小条分开，洗净，浸泡至六七成透，取出，闷润至透，切薄片，干燥。

2. 酒白芍 取白芍片，加入黄酒拌匀，稍闷润，待酒被吸尽后，置炒制容器内，用文火加热，炒至表面微黄色，取出晾凉。

每 100kg 白芍片，用黄酒 10kg。

3. 炒白芍 取白芍片，置炒制容器内，用文火加热，炒至表面微黄色，取出晾凉。

4. 醋白芍 取白芍片，加入定量米醋拌匀，稍闷润，待醋被吸尽后，置炒制容器内，用文火加热，炒干，取出晾凉。

每 100kg 白芍片，用米醋 15kg。

5. 土炒白芍 取定量灶心土（伏龙肝）细粉，置炒制容器内，用中火加热，炒至土呈灵活状态，加入白芍片，炒至表面挂土色，微显焦黄色时，取出，筛去土粉，摊开放凉。

每 100kg 白芍片，用灶心土粉 20kg。

【质量要求】

1. 白芍 本品呈类圆形薄片。表面淡棕红色或类白色，平滑。切面类白色或微带棕红色，形成层环明显，可见稍隆起的筋脉纹呈放射状排列。气微，味微苦、酸。

白芍饮片水分不得过 14.0%，总灰分不得过 4.0%，二氧化硫残留量不得过 400mg/kg，水溶性浸出物不得少于 22.0%，芍药苷不得少于 1.2%。

2. 酒白芍 本品形如白芍片，表面微黄色或淡棕黄色，有的可见焦斑。微有酒香气。

酒白芍饮片水溶性浸出物不得少于 20.5%，水分、总灰分、芍药苷含量同生品。

3. 炒白芍 本品形如白芍片，表面微黄色或淡棕黄色，有的可见焦斑。气微香。

炒白芍饮片水分不得过 10.0%，总灰分、水溶性浸出物、芍药苷含量同生品。

4. 醋白芍　本品形如白芍片，表面微黄色，微有醋气。

5. 土炒白芍　本品形如白芍片，表面土黄色，微有焦土气。

【炮制作用】白芍味苦、酸，性微寒。归肝、脾经。具有养血调经，敛阴止汗，柔肝止痛，平抑肝阳的功能。多用于血虚萎黄，月经不调，自汗，盗汗，胁痛，腹痛，四肢挛痛，头痛眩晕。如治肝阳上亢，头痛眩晕的建瓴汤（《参西录》）；治积热不散，目赤肿痛，或生翳障的泻肝汤（《总录》）；治阴虚发热的芍药散（《普济方》）；治产后虚烦不得眠的芍药栀豉汤（《济阴》）。

炒白芍寒性缓和，以养血和营，敛阴止汗为主。用于血虚萎黄，腹痛泄泻，自汗盗汗。如治肝旺脾虚之肠鸣腹痛、泄泻的痛泻要方（《景岳》）；治泻痢日久，腹痛喜按喜温的养脏汤（《局方》）；治虚劳自汗不止的芍药黄芪汤（《赤水玄珠》）；治酒毒下血的芍药丸（《朱氏集验方》）。

酒白芍酸寒伐肝之性降低，入血分，善于调经止血，柔肝止痛，用于肝郁血虚，胁痛腹痛，月经不调，四肢挛痛。如治血崩腹痛的六一散（《一盘珠》）；治妇人血伤兼赤白带下的芍药浸酒方（《普济方》）；治骨髓虚冷，疼痛倦怠的芍药虎骨散（《总录》）。

醋炙白芍可引药入肝，增强敛血养血、疏肝解郁的作用。用于肝郁乳汁不通，尿血等。如治产后郁结，乳汁不通的通肝生乳汤（《傅青主》）；治尿血，血色鲜红的加减黑逍遥散（《医略六书》）。

土炒白芍可借土气入脾，增强养血和脾、止泻作用，适用于肝旺脾虚，腹痛腹泻。如配伍土炒白术、广陈皮、炮姜炭等治伏气、泄泻及风痢（《时病论》）；配伍西洋参、米炒黄芪、土炒白术等治泄痢不已，气虚下陷，谷道不合，肛门下脱（《时病论》）。

【炮制研究】白芍含芍药苷，氧化芍药苷及芍药内酯等。尚含挥发油等成分。

白芍切片时，水洗后闷润至软切片，芍药苷含量最高，与生品无显著差异，水浸泡软化或水蒸气软化及水煮处理后的白芍，其芍药苷、苯甲酸含量最低，丹皮酚含量几乎为零。故白芍加工以水洗闷润切片或直接刮去外皮为佳。

测定白芍及其炮制品中芍药苷和芍药内酯苷的量，结果白芍经炮制后芍药苷的量均有所下降，而芍药内酯苷的量均有所升高。

测定白芍及其炮制品中芍药苷、芍药内酯苷及苯甲酰芍药苷含量，结果表明，生白芍、酒白芍、麸炒白芍中芍药苷含量依次降低，麸炒白芍、酒白芍、生白芍中芍药内酯苷和苯甲酰芍药苷含量依次降低。

白芍不同炮制品水煎液均能使离体兔肠自发性收缩活动的振幅加大，以醋炙品作用最强；对氯化钡引起的兔肠收缩加强，生品有明显的拮抗作用，其他炮制品拮抗作用不明显；白芍清炒品、酒炒品、醋炒品对肾上腺素引起的肠管活动抑制均有不同程度的拮抗作用，以醋炙品拮抗作用为最明显，生品和麸炒品作用不明显。

白芍炮制品镇痛作用强于生品。白芍不同炮制品配伍组成的芍药甘草汤均有镇痛作用，以醋炙白芍甘草汤镇痛作用最为显著。

以芍药苷含量为指标，对常水常压浸润、常水减压浸润、常水减压冷浸、温水减压温浸软化进行比较，结果 3 种改进方法加压冷浸、减压冷浸和减压温浸都较传统自然浸润好，芍药苷含量高而且省工省时，其中减压温浸效果最佳。

有报道以外观性状、芍药苷及水溶性浸出物含量为指标，优化白芍的酒炙工艺。

【贮存】贮干燥容器内，密闭，置阴凉干燥处。防潮，防蛀。

续 断

【处方用名】续断、川断、酒续断、盐续断。

【来源】本品为川续断科植物川续断 *Dipsacus asper* Wall. ex Henry 的干燥根。秋季采挖，除去根头和须根，用微火烘至半干。堆至"发汗"内部变绿色时，再烘干。

【历史沿革】刘宋时代有酒浸（《雷公》）法。唐代有米泔制（《理伤》）法。宋代有酒浸（《百问》）、酒浸炒（《妇人》）、焙制（《普本》）等炮制方法。元代有面制（《世医》）法。明、清增加了酒洗（《万氏》）、酒拌（《宋氏》）、酒蒸（《醒斋》）、酒煎（《玉尺》）、炒制（《医学》）等。现在主要的炮制方法有酒炒、盐水炒等。现版药典收载续断、酒续断、盐续断。

【炮制方法】

1. 续断 取原药材，除去杂质，洗净，润透，切厚片，干燥，筛去碎屑。

2. 酒续断 取净续断片，加入定量黄酒拌匀，稍闷润，待酒被吸尽后，置炒制容器内，用文火加热，炒至微带黑色时，取出晾凉，筛去碎屑。

每 100kg 续断片，用黄酒 10kg。

3. 盐续断 取净续断片，用盐水拌匀，稍闷润，待酒被吸尽后，置炒制容器内，用文火加热，炒干，取出晾凉，筛去碎屑。

每 100kg 续断片，用食盐 2kg。

【质量要求】

1. 续断 本品呈类圆形或椭圆形的厚片。外表皮灰褐色至黄褐色，有纵皱。切面皮部墨绿色或棕褐色，木部灰黄色或黄褐色，可见放射状排列的导管束纹，形成层部位多有深色环。气微，味苦、微甜而涩。

续断饮片水分不得过 10.0%，总灰分不得过 12.0%，酸不溶性灰分不得过 3.0%，水溶性浸出物不得少于 45.0%，含川续断皂苷Ⅵ不得少于 1.5%。

2. 酒续断 本品形如续断片，表面浅黑色或灰褐色，略有酒香气。

酒续断饮片水分、总灰分、酸不溶性灰分、水溶性浸出物、川续断皂苷Ⅵ含量同生品。

3. 盐续断 本品形如续断片，表面黑褐色，味微咸。

盐续断饮片水分、总灰分、酸不溶性灰分、水溶性浸出物、川续断皂苷Ⅵ含量同生品。

【炮制作用】续断味苦、辛，性微温。具有补肝肾、强筋骨、续折伤、止崩漏的功能。用于肝肾不足，腰膝酸软，风湿痹痛，跌扑损伤，筋伤骨折，崩漏，胎漏。如治肝肾不足，腰痛并脚软的续断丸（《扶寿精方》）；治风寒湿痹，肢体麻木的续断丸（《局方》）；治老人风冷，转筋骨痛的续断散（《杨氏家藏方》）。

酒续断，能增强通血脉、续筋骨、止崩漏作用。多用于崩漏经多，胎漏下血，跌打损伤，乳痈肿痛。如治跌打损伤，疼痛剧烈的接骨散（《临床常用中药手册》）；治下血久不止，虚寒色淡红的断红丸（《张氏医通》）；治妊娠胎动两三月堕以酒浸川续断配姜杜仲、枣肉为丸，米饮下

（《本草纲目》）；治乳痈以酒炒续断和炒蒲公英共为散剂，初起可消，久患可愈（《本草汇言》）。

盐续断引药下行，补肝肾、强腰膝的作用增强。用于腰背酸痛，足膝软弱。如治肾虚腰痛，损伤性腰痛或腰痛腰酸的补肾壮筋汤（《临床常用中药手册》）。

【炮制研究】续断主要含有皂苷类、生物碱类、挥发油等。

与续断生品相比较，盐制续断中总生物碱含量较高，而清炒续断与酒炙续断中总生物碱的含量相对较低。续断经酒炙和盐炙后，川续断皂苷Ⅵ含量增加，川续断皂苷Ⅹ含量减少。

【贮存】贮干燥容器内，密闭，置阴凉干燥处。防潮、防蛀。

当 归

【处方用名】当归、秦归、归头、归身、归尾、全当归、酒当归、土炒当归、当归炭。

【来源】本品为伞形科植物当归 *Angelica sinensis*（Oliv.）Diels 的干燥根。秋末采挖，除去须根和泥沙，待水分稍蒸发后，捆成小把，上棚，用烟火慢慢熏干。

【历史沿革】南齐有炒法（《鬼遗》）。唐代有酒浸（《理伤》）。宋代有酒洗（《产育》）、酒润、米拌炒（《总录》）、酒拌（《妇人》）、酒炒（《宝产》）、醋炒（《博济》）等方法。元代有头止血，身和血，梢破血（《汤液》）之说。明、清增加了酒蒸（《本草汇》）、酒煮、童便制（《本草述》）、盐水炒（《普济方》）、姜汁浸（《蒙筌》）、姜汁炒（《入门》）、米泔浸炒（《婴童》）、土炒（《金鉴》）、制炭（《奇效》）、黑豆汁制（《良朋》）、吴茱萸制（《解要》）、芍药汁制（《得配》）等炮制方法，并提出"头止血上行，梢破血下行，身养血而中守，全活血而不定"的论述。现在主要的炮制方法有酒炙、土炒、炒炭等。现版药典收载当归和酒当归。

【炮制方法】

1. 当归（全当归） 取原药材，除去杂质，洗净，润透，切薄片，晒干或低温干燥。

2. 酒当归 取净当归片，加入定量黄酒拌匀，稍闷润，待酒被吸尽后，置炒制容器内，文火加热，炒至深黄色，取出晾凉。

每 100kg 当归片，用黄酒 10kg。

3. 土炒当归 将灶心土粉置预热适度的炒制容器内，中火加热炒至土呈灵活状态，倒入净当归片，炒至当归片上粘满细土时（俗称挂土），取出。筛去土，摊凉。

每 100kg 当归片，用灶心土粉 30kg。

4. 当归炭 取当归片，置预热适度的炒制容器内，中火加热，炒至微黑色，取出晾凉。

【质量要求】

1. 当归（全当归） 本品呈类圆形、椭圆形或不规则薄片。外表皮黄棕色至棕褐色。切面黄白色或淡棕黄色，平坦，有裂隙，中间有浅棕色的形成层环，并有多数棕色的油点，香气浓郁，味甘、辛、微苦。

当归饮片水分不得过 15.0%，总灰分不得过 7.0%，酸不溶性灰分不得过 2.0%，醇溶性浸出物不得少于 45.0%。

2. 酒当归 本品形如当归片，切面深黄色或浅棕黄色，略有焦斑。香气浓郁，并略有酒香气。

酒当归饮片水分不得过 10.0%，总灰分、酸不溶性灰分同生品，醇溶性浸出物不得少于 50.0%。

NOTE

3. 土炒当归 本品形如当归片，表面土黄色，具土香气。

4. 当归炭 本品形如当归片，表面黑褐色，内部灰棕色，质枯脆，气味减弱，并带涩味。

【炮制作用】当归味甘、辛，性温。归肝、心、脾经。生品质润，具有补血活血，调经止痛，润肠通便的功能。传统习惯止血用当归头，如治血崩不止的当归头散（《杏苑生春》）；补血用归身，如治血虚烦躁的当归补血汤（《兰室秘藏》）；破血用当归尾，如治月经逆行从口鼻出（《简单便方》）；补血活血用全当归，如治痔漏及脱肛便血的连归丸（《入门》）。当归生用质润，长于补血润肠，多用于血虚萎黄，眩晕心悸肠燥便秘。如治血虚体亏的当归补血汤（《内外伤辨惑论》）；治血虚肠燥便秘的润肠丸（《沈氏尊生书》）。

酒当归，活血通经、祛瘀止痛作用增强。用于经闭痛经，风湿痹痛，跌打损伤，瘀血肿痛。如治血虚血滞，崩中漏下的四物汤（《局方》）；治血瘕痛胀，脉滞涩的当归蒲延散（《医略六书》）；治风湿相搏，手足冷痹的蠲痹汤（《杨氏家藏方》）；治从高坠堕，损伤肢体的当归汤（《总录》）。

土炒当归，既能增强入脾补血作用，又能缓和油润而不滑肠。可治血虚便溏，腹中时痛。

当归炭，以止血和血为主。用于崩中漏下，月经过多。如治妇人血崩，以本品与白芍、干姜、棕榈同为炭药，共入散剂（《百一选方》）。

【炮制研究】当归含挥发油、有机酸类、糖类及尿嘧啶、腺嘌呤、胆碱、维生素、微量元素等。

当归头、身、尾三部分挥发油含量、比重、折光率及糖含量均无明显差别，但微量元素的含量有差别；归头中的钙、铜、锌最高，为归身归尾中的 1.5 ～ 6.8 倍，归尾中钾、铁含量高，为归头或归身中的 1.5 ～ 2 倍；挥发油含量，归尾比归头高，但挥发油中藁本内酯含量，却以归尾中最低。阿魏酸含量以归尾最高，归身次之，归头最低。这与传统经验认为归尾破血的经验似相吻合。

当归不同炮制品中阿魏酸含量为：生当归≈酒当归＞当归炭；藁苯内酯含量为：当归炭＞酒当归＞生当归。当归中阿魏酸含量随着炮制温度升高而降低；当归酒炒后水溶性成分增高，阿魏酸几无降低，与其他炮制品比较收敛成分鞣质最少；制炭后阿魏酸含量显著降低。炭化后 Ni、Ca 含量增加，其他元素均有下降。当归及其炮制品的还原性糖、水溶性糖和水溶性多糖的含量：酒炒当归最高，当归炭最低。当归不同炮制品中挥发油含量顺序为：酒当归＞生当归＞土炒当归。

当归对子宫有"双向性"调节作用，其水溶性和醇溶性成分能兴奋子宫，高沸点挥发油能抑制子宫。当归头、身、尾三种煎剂均有明显兴奋家兔子宫平滑肌的作用。

以软化方法、干燥温度为考察因素，以水溶性成分阿魏酸、脂溶性成分藁本内酯为考察指标，可优选当归最佳切制工艺；以黄酒用量、闷润时间、炒制温度和炒制时间为考察因素，以挥发油和阿魏酸含量为指标，采用正交试验法，可优选酒当归的最佳炮制工艺。

【贮存】贮干燥容器内，密闭，置阴凉干燥处。防霉、防蛀。

牛 膝

【处方用名】牛膝、怀牛膝、酒牛膝、盐牛膝。

【来源】本品为苋科植物牛膝 *Achyranthes bidentata* Bl. 的干燥根。冬季茎叶枯萎时采挖，除去须根和泥沙，捆成小把，晒至干瘪后，将顶端切齐，晒干。

【历史沿革】晋代有酒渍服（《肘后》）。刘宋时，有黄精汁制（《雷公》）。唐代有酒浸（《理伤》）法。宋代增加了酒煮、酒熬膏（《博济方》）、酒炒（《妇人》）、酒洗、盐水炒（《扁鹊》）、制炭、炙制（《圣惠方》）、炒制（《宝产》）等方法，并加用生地黄（《圣惠方》）等作为炮制辅料。明、清又增加了酒拌（《理例》）、酒蒸（《景岳》）、炒炭（《治裁》）、盐酒制（《尊生》）等炮制方法。并有"欲下行则生用，滋补则酒炒"（《通玄》）；"破血敷金疮，生用，引火下趋，童便炒，引诸药至膝盖，生熟俱可用"（《得配》）的记载。现在主要的炮制方法有酒炙、盐炙等。现版药典收载牛膝和酒牛膝。

【炮制方法】

1. 牛膝 取原药材，除去杂质，洗净，润透，除去芦头，切段，晒干或低温干燥。

2. 酒牛膝 取牛膝段，加入定量黄酒拌匀，稍闷润，待酒被吸尽后，置炒制容器内，用文火加热，炒干，取出晾凉。

每 100kg 牛膝段，用黄酒 10kg。

3. 盐牛膝 取牛膝段，加入定量食盐水拌匀，稍闷润，待盐水被吸尽后，置炒制容器内，用文火加热，炒干，取出晾凉。

每 100kg 牛膝段，用食盐 2kg。

【质量要求】

1. 牛膝 本品呈圆柱形的段。外表皮灰黄色或淡棕色，有微细的纵皱纹及横长皮孔。质硬脆，易折断，受潮变软。切面平坦，淡棕色或棕色，略呈角质样而油润。气微，味微甜而稍苦涩。

牛膝饮片水分不得过 15.0%，总灰分不得过 9.0%，二氧化硫残留量不得过 400mg/kg，醇溶性浸出物不得少于 5.0%，含 β-蜕皮甾酮不得少于 0.030%。

2. 酒牛膝 本品形如牛膝段，表面色略深，偶见焦斑。微有酒香气。

酒牛膝饮片醇溶性浸出物含量不得少于 4.0%，水分、总灰分、二氧化硫残留量、β-蜕皮甾酮含量同生品。

3. 盐牛膝 本品形如牛膝段，多有焦斑，微有咸味。

【炮制作用】牛膝味苦、酸，性平。归肝、肾经。生牛膝具有逐瘀通经、补肝肾、强筋骨、利尿通淋、引血下行的功效。用于经闭，痛经，腰膝酸痛，筋骨无力，淋证，水肿，头痛，眩晕，牙痛，口疮，吐血。如治胎衣半出不出或子死腹中，血气上冲，以本品配伍冬葵子、榆白皮等同用（《产宝》）；治女人血风走注，腰脚疼痛的牛膝散（《圣惠方》）；治阴虚阳亢，头目眩晕的镇肝息风汤（《参西录》）；治胃热阴虚之牙痛、头痛、牙龈出血的玉女煎（《景岳》）。

酒炙牛膝，可增强补肝肾、强筋骨和祛瘀止痛作用。用于腰膝酸痛，筋骨无力，经闭癥瘕。如治肝肾不足之腰腿疼痛、软弱无力的酒浸牛膝丸（《张氏医通》）；治血滞经闭的牛膝散（《准绳》）；治冷痹脚膝疼痛无力的牛膝散（《总录》）；治血瘕、脐腹坚胀的牛膝丸（《鸡峰普济方》）。

盐炙牛膝，能引药下行走肾经，增强通淋行瘀的作用。用于小便淋沥涩痛，尿血，小便不利。如治淋浊涩痛的石韦散（《普济本事方》）。

NOTE

【炮制研究】牛膝主要含有糖类、皂苷类、植物甾酮类及黄酮类成分。

牛膝经酒炙后，蜕皮甾酮含量升高。牛膝生品与酒制品蜕皮甾酮含量为：白酒炙品＞花雕酒炙品＝河南黄酒炙品＞加饭酒炙品＞生品＞蒸馏水炙品，且蜕皮甾酮含量与炮炙用酒酒精含量成正比。牛膝不同种类、不同浓度酒炮制品中甜菜碱的含量为：生品＞白酒炙品＞花雕酒炙品＞加饭酒炙品＞河南黄酒炙品。牛膝炮制后齐墩果酸含量生牛膝最高，酒牛膝次之，盐牛膝最低。切制、酒炙对牛膝重金属含量及农药残留量有一定降低作用。

牛膝不同炮制品均有一定程度的镇痛作用，以酒牛膝镇痛作用强而持久，并且抗炎作用最显著。进一步研究表明，牛膝酒炙后活血化瘀作用增强。

牛膝不同炮制品均可改善急性血瘀模型大鼠血液流变学指标，总体上，22%黄酒制品＞16%黄酒制品＞生品＞56%白酒制品＞蒸馏水制品。提示酒制牛膝宜采用含醇量高于20%的黄酒，而不宜用白酒和低浓度的黄酒。

以牛膝软化方法（洗后润软、蒸软、烘软）、切制长度、干燥方法（阴干、晒干、烘干）为考察因素，以水浸出物和醇浸出物含量为指标，优选牛膝切制工艺；以用酒量、闷润时间、加热方法（文火炒干、烘干）为考察因素，以蜕皮甾酮含量为指标，优选牛膝酒炙工艺。

【贮存】贮干燥容器内，炮制品密闭，置阴凉干燥处。防霉。

威灵仙

【处方用名】威灵仙、灵仙、酒威灵仙。

【来源】本品为毛茛科植物威灵仙 *Clematis chinensis* Osbeck、棉团铁线莲 *Clematis hexapetala* Pall. 或东北铁线莲 *Clematis manshurica* Rupr. 的干燥根和根茎。秋季采挖，除去泥沙，晒干。

【历史沿革】宋代有酒洗、焙、九蒸九暴（《证类》）、麸炒制、米泔浸（《总录》）法。金元时代有酒炒（《丹溪》）、炒制（《儒门》）等方法。明、清又增加了醋制（《普济方》）、童便制（《得配》）法。现在主要的炮制方法有酒炒等。现版药典收载威灵仙。

【炮制方法】

1. 威灵仙　取原药材，拣净杂质，洗净，润透，切段或厚片，干燥。

2. 酒威灵仙　取净威灵仙段或片，加入定量黄酒拌匀，稍闷润，待酒被吸尽后，置炒制容器内，用文火加热，炒干，取出晾凉。

每100kg威灵仙段或片，用黄酒10kg。

【质量要求】

1. 威灵仙　本品呈细条形小段或不规则厚片。表面灰黄色，有空隙，切面中心黄白色，略呈方形，周边棕褐色或棕黑色。质硬脆，易折断。气微，味微苦。

威灵仙饮片水分不得过15.0%，总灰分不得过10.0%，酸不溶性灰分不得过4.0%，醇溶性浸出物不得少于15.0%；含齐墩果酸不得少于0.30%。

2. 酒威灵仙　本品形如威灵仙段或片，呈黄色或微黄色，微有酒气。

【炮制作用】威灵仙味辛、咸，性温。归膀胱经。具有祛风湿、通经络的功能。以消诸骨鲠咽为主。用于痰饮积聚，疟疾，骨鲠咽喉。如治停痰宿饮，喘咳呕逆，全不入食，配半夏、皂角、生姜同用（《纲目》）；治积湿停痰，常配葶苈子、半夏、皂角等同用（《正义》）；治诸骨鲠咽，威灵仙配伍砂仁和砂糖，水煎温服（《纲目》）。

酒威灵仙，祛风除痹、通络止痛的功能增强。用于风湿痹痛，肢体麻木，筋脉拘挛，屈伸不利。如治风湿痹痛，骨节不利，肢体疼痛的灵仙除痛饮（《沈氏尊生书》）；治腰脚疼痛久不愈的威灵仙散（《圣惠方》）；治腹内气血冷滞，久积癥瘕的灵仙散（《妇人良方大全》）。

【炮制研究】威灵仙主要含有白头翁、白头翁内酯、甾醇、糖类、皂苷类、酚类、氨基酸等。

采用小鼠扭体法、热板法进行镇痛实验，采用小鼠耳肿法及毛细血管通透性实验法进行抗炎实验，结果证明，威灵仙生品和酒炙品均有镇痛和抗炎作用，以酒炙威灵仙作用较强。

【贮存】贮干燥容器内，酒威灵仙密闭，置阴凉干燥处。防霉，防蛀。

仙 茅

【处方用名】仙茅、酒仙茅。

【来源】本品为石蒜科植物仙茅 *Curculigo orchioides* Gaertn. 的干燥根茎。秋、冬二季采挖，除去根头和须根，洗净。

【历史沿革】刘宋时代有乌豆水浸后加酒拌蒸（《雷公》）法。宋代有酒浸（《济生方》）、米泔水浸（《总录》）法。明、清增加了米泔水浸后用酒拌蒸（《景岳》）、蒸制（《正宗》）、酒浸焙干（《逢原》）法。现行主要有酒炙等炮制方法。现版药典收载有仙茅。

【炮制方法】

1. 仙茅 取原药材，除去杂质，洗净，稍润，切段，干燥，筛去碎屑。

2. 酒仙茅 取净仙茅段，用黄酒拌匀，稍闷润，待酒被吸尽后，置预热适度的炒制容器内，用文火加热，炒干，颜色加深，取出晾凉，筛去碎屑。

每 100kg 仙茅段，用黄酒 10kg。

【质量要求】

1. 仙茅 本品呈类圆柱形小段，外表皮棕色至褐色，粗糙，有的可见纵横皱纹和细孔状的须根痕。切面灰白色至棕褐色，有多数棕色小点，中间有深色环纹。气微香，味微苦、辛。

仙茅饮片水分不得过 13.0%，总灰分不得过 10.0%，酸不溶性灰分不得过 2.0%，醇溶性浸出物不得少于 7.0%，含仙茅苷不得少于 0.080%。

2. 酒仙茅 本品形如仙茅段，表面色泽加深，微有酒香气。

【炮制作用】仙茅味辛，性热；有毒。归肾、肝、脾经。具有补肾阳，强筋骨，祛寒湿的功能。用于阳痿精冷，筋骨痿软，腰膝冷痛，阳虚冷泻。如治痈疽肿毒，可单味煎服或鲜品捣烂外敷；治毒蛇咬伤，以本品与半边莲共煎，药渣外敷。

酒仙茅，可降低毒性，增强补肾阳、强筋骨、祛寒湿作用。用于阳痿精冷，筋骨痿软，腰膝冷痹，小便频数。如治男子虚损，阳痿不举的仙茅酒（《万氏家抄方》）；治头目眩晕，腰腿酸软的仙茅丸（《总录》）；治气逆喘咳，痰多清稀的神秘散（《三因》）。治尿频、小便失禁，常与菟丝子、桑螵蛸同用，亦可单味泡酒服（《贵州草药》）。

【炮制研究】仙茅中含有皂苷类、酚类、仙茅苷、微量元素等物质。

仙茅酒炙后，仙茅苷的含量明显提高。

比较仙茅酒炙前后小鼠急性毒性的变化。结果显示，生品和酒炙品的最大耐受剂量分别为208.8g 生药 /kg 和 245.7g 生药 /kg，分别相当于临床人用药剂量的 1392 倍和 1638 倍，表明仙茅按临床剂量单独服用毒性较低，经酒炙后毒性进一步降低。

以药效学指标比较仙茅与酒炙仙茅的热性，探索酒炙对仙茅"热者益热"的炮制机制，结果表明，仙茅和酒炙仙茅均可显著提高氢化可的松致肾阳虚寒症模型大鼠血清中肾上腺素、去甲肾上腺素、5- 羟色胺、环磷酸腺苷、三碘甲腺原氨酸、四碘甲腺原氨酸、促甲状腺激素、睾酮、Na^+–K^+–ATP 酶、葡萄糖、总胆固醇、总蛋白的量，酒炙仙茅较仙茅作用更加显著。仙茅酒炙后热性增强，"热者益热"理论成立。热性增强是由增强机体物质能量代谢、提高中枢神经递质和交感 – 肾上腺轴、环核苷酸水平及垂体 – 靶腺轴功能所致。

【贮存】贮干燥容器内，酒仙茅密闭，置阴凉干燥处。防潮，防蛀。

第二节　醋炙法

将净选或切制后的药物，加入定量米醋拌炒至规定程度的方法称为醋炙法。

米醋味酸、苦，性温。主入肝经血分，具有收敛、解毒、散瘀止痛、矫味的作用。故醋炙法多用于疏肝解郁、散瘀止痛、攻下逐水的药物。

（一）醋炙的主要目的

1. 降低毒性，缓和药性　如甘遂、京大戟、芫花、商陆等。

2. 引药入肝，增强活血止痛作用　如乳香、没药、三棱、莪术等。

3. 矫臭矫味　如乳香、没药、五灵脂等。

（二）醋炙的操作方法

1. 先拌醋后炒药　将净制或切制后的药物，加入定量米醋拌匀，闷润，待醋被吸尽后，置炒制容器内，用文火炒至一定程度，取出晾凉。此法适用于大多数植物类药物，如甘遂、商陆、芫花、柴胡、三棱等。

2. 先炒药后喷醋　将净选后的药物，置炒制容器内，炒至表面熔化发亮（树脂类）或炒至表面颜色改变，有腥气逸出（动物粪便类）时，喷洒定量米醋，炒至微干，取出后继续翻动，摊开晾干。此法适用于树脂类、动物粪便类药物，如乳香、没药、五灵脂等。

醋炙时用醋量，一般为每 100kg 药物，用米醋 20 ～ 30kg，最多不超过 50kg。

（三）醋炙的注意事项

1. 醋炙前药物应大小分档。

2. 若醋的用量较少，不易与药物拌匀时，可加适量水稀释后，再与药物拌匀。

3. 一般用文火炒制，勤加翻动，使之受热均匀，炒至规定的程度。

4. 树脂类、动物粪便类药物必须用先炒药后喷醋的方法；且出锅要快，防熔化粘锅，摊晾时宜勤翻动，以免相互黏结成团块。

甘　遂

【处方用名】甘遂、炙甘遂、醋甘遂。

【来源】本品为大戟科植物甘遂 *Euphorbia kansui* T. N. Liou ex T. P. Wang 的干燥块根。春季开花前或秋末茎叶枯萎后采挖，撞去外皮，晒干。

【历史沿革】南北朝刘宋时代有用甘草、荠制（《雷公》）。唐代有熬制（《外台》）。宋代有火炮、炒制、麸炒、酥制、醋制、脂麻制（《总录》）、湿纸裹煨（《总病论》）等炮制方法。金元时代增加了水煮制（《丹溪》）、面煮制（《儒门》）等炮制方法。明、清又增加了面炒制（《入门》）、焙制（《普济方》）、炙制（《本草述》）等炮制方法。并对其炮制目的有所阐述，如："面煨熟用，以去其毒"（《纲目》）；"其苦寒之毒，经制（甘草制）则净，不苦而甜，不寒而温，专消坚结痰块核毒"（《增广》）。现在主要的炮制方法有醋炙、面煨等。现版药典收载生甘遂和醋甘遂。

【炮制方法】

1. 生甘遂 取原药材，除去杂质，洗净，干燥，大小个分档。

2. 醋甘遂 取净甘遂，加入定量的米醋拌匀，闷润至醋被吸尽后，置炒制容器内，用文火加热，炒干，取出晾凉。用时捣碎。

每 100kg 甘遂，用米醋 30kg。

【质量要求】

1. 生甘遂 本品为椭圆形、长圆柱形或连珠形。表面类白色或黄白色，凹陷处有棕色外皮残留。质脆，易折断，断面粉性，白色，木部微显放射状纹理；长圆柱状者纤维性较强。气微，味微甘而辣。

甘遂饮片水分不得过 12.0%，总灰分不得过 3.0%，醇溶性浸出物不得少于 15.0%，含大戟二烯醇不得少于 0.12%。

2. 醋甘遂 本品形如生甘遂，表面黄色至棕黄色，偶有焦斑。略有醋香气，味微酸而辣。醋甘遂饮片水分、总灰分、醇溶性浸出物、大戟二烯醇含量同生品。

【炮制作用】甘遂苦、寒；有毒。归肺、肾、大肠经。具有泻水逐饮，消肿散结的功能。生甘遂药力峻烈，临床多入丸、散剂，可用于水肿胀满，胸腹积水，痰饮积聚，气逆咳喘，二便不利，风痰癫痫，痈肿疮毒。如治胸腹积水的十枣汤（《伤寒论》）；治水饮结胸、痰迷心窍的遂心丹（《济生方》）。

醋甘遂毒性减低，峻泻作用缓和。用于腹水胀满，痰饮积聚，气逆喘咳，风痰癫痫，二便不利。如治疗腹水胀满，小便短少，大便秘结的舟车丸（《景岳》）；治癥瘕的甘遂破结散（《圣惠方》）。

【炮制研究】甘遂中主要含有萜类、甾体类和香豆素类化合物。

比较甘遂各炮制品对小白鼠内耳郭的半数刺激量，结果表明，生甘遂的刺激性为其炮制品 6 倍。测定生甘遂、醋甘遂、甘草制甘遂 LD_{50}，结果炮制品与生品比较有非常显著性差异，其中甘草制甘遂的毒性降低约 4/5。

用生甘遂和醋制甘遂的酒精浸膏和混悬液，分别给小白鼠口服，观察其泻下作用和毒性。结果表明，生甘遂经醋制后能降低毒性，缓和峻泻作用。同时亦观察到，酒精提取后的残渣部分无泻下作用，制甘遂煎液的泻下作用亦不明显。加热处理甘遂可使其毒性及一般药理活性（包括利尿）皆降低。

甘遂清炒品、醋润品和醋炙品均能降低甘遂的致炎毒性，提示在甘遂醋炙过程中加热和醋润均能够起到降低甘遂致炎毒性的协同作用。

【贮存】贮干燥容器内，密闭，置阴凉干燥处。防蛀。

芫 花

【处方用名】芫花、炙芫花、醋芫花。

【来源】本品为瑞香科植物芫花 *Daphne genkwa* Sieb. et Zucc. 的干燥花蕾。春季花未开放时采收，除去杂质，干燥。

【历史沿革】汉代有熬制法（《玉函》）。唐代有炒制法（《外台》）。宋代有醋炒、酒炒（《圣惠方》）、醋煮（《史载》）、醋炙（《百问》）、制炭（《指迷》）等方法。明、清增加了醋煨（《普济方》）、醋泡焙（《良朋》）、捣汁浸线（《本草正》）等炮制方法。并有"芫花留数年陈久者良"（《纲目》）；"好醋煮过，晒干则毒减"（《必读》）的记载。现在主要的炮制方法有醋炙、醋煮等。现版药典收载生芫花和醋芫花。

【炮制方法】

1. 生芫花 取原药材，除去杂质。

2. 醋芫花 取净芫花，加入定量的米醋拌匀，闷润至醋被吸尽，置炒制容器内，用文火加热，炒至微干，取出晾凉。

每 100kg 芫花，加米醋 30kg。

【质量要求】

1. 生芫花 本品为小棒槌状，多弯曲；花被筒表面淡紫色或灰绿色，密被短柔毛，先端 4 裂，裂片淡紫色或黄棕色。质软。气微，味甘、微辛。

生芫花饮片醇溶性浸出物不得少于 20%，芫花素不得少于 0.20%。

2. 醋芫花 本品形如生芫花，表面微黄色，微有醋香气。

【炮制作用】芫花味苦、辛，性温；有毒。归肺、脾、肾经。具有泻水逐饮、杀虫疗疮的功能。生芫花峻泻逐水力较猛，较少内服，多外用。如外敷秃疮、头癣等，以芫花末、猪脂和涂之（《集效方》）；治痈，以芫花末，和胶如粥敷之（《千金方》）。

醋芫花能降低毒性，缓和泻下作用和腹痛症状。多用于胸腹积水，水肿胀满，痰饮积聚，气逆喘咳，二便不利等症。如用于水湿内停的舟车丸（《古今医统》）；治湿痰壅滞的十枣汤（《伤寒论》）；治寒湿内壅，月经不通的芫花散（《沈氏尊生书》）；治疟母停水结癖，腹胁坚痛的消癖丸（《仁斋直指方》）。

【炮制研究】芫花中含有二萜原甲酸内酯类、黄酮类及挥发油等。二萜原甲酸内酯类成分芫花酯甲等具较强的毒性，对皮肤、黏膜的刺激作用强烈，并能直接兴奋子宫平滑肌，具有引产作用；芫花烯具有抗白血病和抗肿瘤活性；芫花素和羟基芫花素等黄酮类成分具镇咳、祛痰、平喘、抗菌作用；挥发油具有泻下作用和毒副作用。

研究表明，水煮芫花中芫花酯甲含量比生芫花高约 11%，而其他几种炮制品芫花酯甲含量均降低，尤以醋炙芫花下降最多。芫花不同炮制品中芫花素的含量由高至低依次是：生品＞醋炙品＞高压蒸品＞清蒸品＞醋煮品＞水煮品。也有报道，芫花醋炙后，木犀草素、羟基芫花素及芫花素含量升高，芫花酯甲与芹菜素含量降低。

用气质联用法分析发现，芫花醋炙后挥发油含量降低，颜色加深，化学组分及组分间的相对含量均发生了改变，其中棕榈酸、油酸和亚油酸的含量醋炙后相对增加，醋炙芫花和醋煮芫花产生的未知成分也较多。

醋炙芫花 LD_{50} 值比生芫花 LD_{50} 值提高了1倍，说明醋炙芫花能降低其毒性。急性毒性芫花醇浸剂较大，而水浸剂和水煎剂较小，且3种制剂中生芫花的毒性均较醋芫花大。

生芫花与醋芫花对兔离体回肠的作用相似，小剂量兴奋大剂量抑制；对小白鼠肠蠕动作用，生芫花呈抑制作用而醋芫花似有轻度兴奋作用。生芫花与醋芫花的醇浸剂对小白鼠与大白鼠均无导泻作用，对兔有轻度导泻作用，对犬则产生呕吐和轻度导泻作用，对兔与犬的作用无明显差别。刺激性实验表明，芫花挥发油对眼结膜有一定刺激作用，醋炙后可降低其刺激性。

【贮存】贮干燥容器内，密闭，置阴凉干燥处。防霉、防蛀。

京大戟

【处方用名】生大戟、炙大戟、醋大戟。

【来源】本品为大戟科植物大戟 *Euphorbia pekinensis* Rupr. 的干燥根。秋、冬二季采挖，洗净，晒干。

【历史沿革】唐代有炒制法（《外台》）。宋代有煨制（《圣惠方》）、麸炒制、煮制、浆水制、米泔水浸制、酒制（《总录》）等。金代增加了醋煮制（《儒门》）。明、清又增加了蒸制（《入门》）、盐水炒制（《串雅补》）。现在主要的炮制方法有醋炙、醋煮等。现版药典收载京大戟和醋京大戟。

【炮制方法】

1. 京大戟　取原药材，除去杂质，洗净，润透，切厚片，干燥，筛去碎屑。

2. 醋京大戟

（1）取净京大戟片，加入定量的米醋拌匀，闷润至醋被吸尽后，置炒制容器内，用文火加热，炒干，取出晾凉，筛去碎屑。

每100kg京大戟片，用米醋30kg。

（2）取净京大戟药材，置煮制容器内，加入定量的米醋与适量水，浸润1～2小时，用文火加热，煮至醋液被吸尽，内无白心时，取出，晾至6～7成干时，切厚片，干燥，筛去碎屑。

每100kg京大戟片，用米醋30kg。

【质量要求】

1. 京大戟　本品呈不规则的长圆形或圆形厚片。外表面灰棕色或棕褐色，粗糙，有纵皱纹、横向皮孔样突起及支根痕。质坚硬，不易折断，断面类白色或淡黄色，纤维性。气微，味微苦涩。

2. 醋京大戟　本品形如京大戟片，色泽加深。略有醋香气。

【炮制作用】京大戟味苦，性寒；有毒。归肺、脾、肾经。具有泻水逐饮，消肿散结的功能。生品有毒，泻下力猛，多外用。如治疗蛇虫咬伤，热毒痈肿疮毒，内服外敷均可的紫金锭（《片玉新书》）；治各种恶疮疔毒、阴疽的大戟膏（《临床常用中药手册》）；治痰涎内伏胸膈上

NOTE

下的控涎丹（《三因》）。

醋京大戟毒性降低，峻泻作用缓和。用于水饮泛溢所致的水肿喘满，胸腹积水及痰饮积聚等证。单用有效，也可与甘遂、芫花同用。如治悬饮，胁下有水气，或肝硬化腹水等证的十枣汤（《伤寒论》）；治水湿中阻，水肿胀满的舟车丸（《丹溪心法》）；治水肿壅盛的大戟散（《治法机要》）。

【炮制研究】京大戟根含大戟苷、生物碱、大戟色素体 A、B、C 等。

大戟有京大戟与红大戟之分。京大戟属大戟科，红大戟属茜草科，其所含化学成分也不相同。由于二者均有泻水逐饮作用，皆用于水肿，痰饮，胸胁积液等证，故不少中医文献习惯以"大戟"统称。但《中国药典》自 1995 年版起已将两品种单列。京大戟泻水逐饮的功能较强；红大戟消肿散结作用较佳。为确保临床用药安全，京大戟要求用醋煮法炮制，以降低毒性；而红大戟毒性较小，多用于消肿解毒，暂未作法定性要求。

京大戟经醋制后，其 LD_{50} 值与生品比较升高，毒性显著降低，醋制还降低京大戟肝毒性。醋制京大戟的肠推进作用较生品降低。

【贮存】贮干燥容器内，密闭，置阴凉干燥处。防蛀。

商　陆

【处方用名】生商陆、醋商陆。

【来源】本品为商陆科植物商陆 *Phytolacca acinosa* Roxb. 或垂序商陆 *Phytolacca americana* L. 的干燥根。秋季至次春采挖，除去须根和泥沙，切成块或片，晒干或阴干。

【历史沿革】汉代有炒制法（《玉函》）。刘宋时代，采用豆叶蒸（《雷公》）。唐代有清蒸（《外台》）。明、清有绿豆制（《入门》）、豆汤制（《原始》）、黑豆拌蒸（《必读》）、酒制（《本草述》）、醋制（《辑要》）等方法。现在主要的炮制方法有醋炙、醋煮等。现版药典收载生商陆和醋商陆。

【炮制方法】

1. 生商陆　取原药材，除去杂质，洗净，润透，切厚片或块，干燥。

2. 醋商陆　取净商陆片（块），加入定量米醋拌匀，闷润至醋被吸尽，置炒制容器内，用文火加热，炒干，取出晾凉。

每 100kg 商陆片，用米醋 30kg。

【质量要求】

1. 生商陆　本品呈不规则的厚片或块，外皮灰黄色或灰棕色。横切片弯曲不平，边缘皱缩，切面浅棕黄色或黄白色，纵切片弯曲或卷曲，木部呈平行条状突起。质硬。气微，味稍甜，久嚼麻舌。

2. 醋商陆　本品形如生商陆片或块。表面黄棕色，微有醋香气，味稍甜，久嚼麻舌。

醋商陆饮片酸不溶性灰分不得过 2.0%，水溶性浸出物不得少于 15.0%，商陆皂苷甲不得少于 0.20%。

【炮制作用】商陆味苦，性寒；有毒。归肺、脾、肾、大肠经。具有逐水消肿，通利二便；外用解毒散结的功能。生品善于消肿解毒，如治痈疽肿毒的商陆膏（《疡医大全》）。

醋商陆毒性降低，峻泻作用缓和，以逐水消肿为主。如治疗水气通身皆肿，二便不利的疏凿饮子（《济生方》）；治腹水胀满的商陆丸（《总录》）。

【炮制研究】商陆的毒性成分主要为三萜皂苷中的商陆毒素，又称商陆皂苷甲。商陆毒素等三萜类化合物可溶于水，易水解成苷元和糖。尚含组织胺、氨基酸，以及钾、钠等无机元素。

不同炮制品中以醋制品的商陆皂苷甲含量最低，故醋制商陆减毒有一定道理。醋煮、醋蒸、水煮及清蒸 4 种不同工艺炮制品中，商陆毒素和组织胺的含量均程度不同地低于醋炙品，尤其是水煮品和清蒸品的商陆毒素含量仅分别为原药材的 16.29% 和 19.24%。商陆醋炙和清蒸 1 小时后，商陆皂苷甲的含量有所上升，醋炙品尤为明显，升高 26%；清蒸 10 小时及绿豆蒸和高压蒸后，商陆皂苷甲的含量有所下降，其中醋蒸后下降明显，下降了 27%。

生商陆片、醋炙品、醋煮品、醋蒸品、水煮品、清蒸品等饮片与商陆原生药比较，毒性均降低，其中局部刺激性降低 16.7%～83.3%，LD_{50} 值提高 1.66～10.47 倍；而祛痰作用提高 1.10～1.57 倍，但利尿作用指数降低 16.0%～45.0%。

以商陆毒素、组织胺、γ-氨基丁酸等 18 种氨基酸及钾、钠等 8 种无机元素含量和刺激性降低指数、LD_{50} 提高指数、祛痰指数及利尿指数等为指标，综合评价商陆的炮制工艺为清蒸法最优，其次为醋蒸法，水煮法，醋煮法及醋炙法等。清蒸法与醋煮法两种新工艺经中试验证，其 LD_{50} 值均显著高于原工艺醋炙品，而商陆毒素含量更低。

【贮存】贮干燥容器内，密闭，置阴凉干燥处。防霉、防蛀。

狼 毒

【处方用名】生狼毒、炙狼毒、醋狼毒。

【来源】本品为大戟科植物月腺大戟 *Euphorbia ebracteolata* Hayata 或狼毒大戟 *Euphorbia fischeriana* Steud. 的干燥根。春、秋二季采挖，洗净、切片、晒干。

【历史沿革】唐代有炙制、姜制法（《外台》）等。宋代增加有醋炒、醋煮、醋浸、油麻制（《圣惠方》）、醋熬（《博济》）、火炮制、猪血制（《总录》）、炒制（《济生方》）。明代有芫花醋炒、芫花醋煮（《奇效》）、酒制法（《准绳》）。现在主要的炮制方法有醋炙、醋煮等。现版药典收载生狼毒和醋狼毒。

【炮制方法】

1. 生狼毒 取原药材，除去杂质，洗净，润透，切厚片，干燥。筛去碎屑。

2. 醋狼毒 取净狼毒片，加入定量米醋拌匀，闷润至醋被吸尽后，置炒制容器内，用文火加热，炒干，取出晾凉。筛去碎屑。

每 100kg 狼毒片，用米醋 30～50kg。

【质量要求】

1. 生狼毒 本品呈不规则块片状，周边外表棕色或棕褐色，片面黄白色，有菊花心。体轻，质脆，易折断，断面有粉性。气微，味微辛，有刺激性辣味。

2. 醋狼毒 本品形如生狼毒片，表面黄色，略有醋香气。

【炮制作用】狼毒味辛，性平，有毒。归肝、脾经。具有散结，杀虫的功能。生品毒性剧烈，少有内服，多外用杀虫。可用于久年干疥干癣及一切癫疮。如治干癣积年生痂，搔之黄水出，单用狼毒醋磨涂之（《圣惠方》）；治稻田皮炎的狼毒浸剂（《中医皮肤病学简编》）；治慢性湿疹的狼毒洗剂（《中医皮肤病学简编》）。

醋狼毒毒性降低，可供内服。如用于治积聚，心腹胀如鼓之狼毒丸（《圣惠方》）。

【贮存】贮干燥容器内，密闭，置通风干燥处，防蛀。

延胡索（元胡）

【处方用名】延胡索、醋延胡索、酒延胡索。

【来源】本品为罂粟科植物延胡索 *Corydalis yanhusuo* W. T. Wang 的干燥块茎。夏初茎叶枯萎时采挖，除去须根，洗净，置沸水中煮至恰无白心时，取出，晒干。

【历史沿革】宋代有炒制、醋炒制（《博济》）、米炒制（《总录》）、熬制（《证类》）、醋煮制（《济生方》）、盐炒制（《朱氏》）等法。明、清以后，除沿用宋代的炮制方法外，增加有煨炒制（《普济方》）、醋纸包煨制（《医学》）、醋润蒸制（《乘雅》）、酒煮制（《入门》）。并有"生用破血，炒用调血，酒炒行血"（《说约》）；"用醋炒止产后血晕，暴血上冲，胸膈胃气痛，小腹肝气痛……生用破血，炒用调血，凡血凝滞者，悉可治之"（《辨义》）的记载。现在主要的炮制方法有醋炙、醋蒸、醋煮、酒炙等。现版药典收载延胡索和醋延胡索。

【炮制方法】

1. 延胡索　取原药材，除去杂质，洗净，干燥，切厚片或用时捣碎。

2. 醋延胡索

（1）取净延胡索或延胡索片，加入定量的米醋拌匀，闷润至醋被吸尽后，置炒制容器内，用文火加热，炒干，取出晾凉。筛去碎屑。

每 100kg 延胡索，用米醋 20kg。

（2）取净延胡索，加入定量的米醋与适量清水（以平药面为宜），置煮制容器内，用文火加热煮至透心。醋液被吸尽时，取出，晾至 6 成干，切厚片，晒干。筛去碎屑；或干后捣碎。

每 100kg 延胡索，用米醋 20kg。

3. 酒延胡索　取净延胡索片，加入定量的黄酒拌匀，闷润至酒被吸尽后，置炒制容器内，用文火加热，炒干，取出晾凉。筛去碎屑。

每 100kg 延胡索片，用黄酒 15kg。

【质量要求】

1. 延胡索　本品呈不规则的圆形厚片，外表皮黄色或黄褐色，有不规则网状皱纹。切面黄色，角质样，具蜡样光泽。气微，味苦。

延胡索饮片水分不得过 15.0%，总灰分不得过 4.0%，醇溶性浸出物含量不得少于 13.0%，延胡索乙素含量不得少于 0.04%。

2. 醋延胡索　本品形如延胡索或片，表面和切面黄褐色，质较硬。微具醋香气。

醋延胡索饮片水分、总灰分、醇溶性浸出物、延胡索乙素含量同生品。

3. 酒延胡索　本品形如延胡索片，表面深黄色或黄褐色，光泽不明显，质较硬。气微，味苦，略具酒气。

【炮制作用】延胡索味辛、苦，性温。归肝、脾经。具有活血，利气，止痛的功能。用于胸胁、脘腹疼痛，胸痹心痛，经闭痛经，产后瘀阻，跌打肿痛等证。生品止痛有效成分不易煎出，效果欠佳，故临床多用醋制品。

醋延胡索行气止痛作用增强。广泛用于身体各部位的多种疼痛证候。如治疗肝郁气滞，胁肋疼痛，以及胃气阻滞疼痛，心腹冷痛等的金铃子散（《圣惠方》）；治瘀血阻滞，经闭腹痛的延胡索散（《妇科大全》）；治疝气疼痛，肠鸣气走，身寒便秘的延附汤（《济生方》）。

酒延胡索以活血、祛瘀、止痛为主。如治心血瘀滞所致的胸痛、胸闷、心悸的瓜蒌薤白汤（《伤寒论》）；也可用于跌打损伤，瘀血疼痛，如治坠落车马筋骨痛不止方（《圣惠方》）。

【炮制研究】延胡索主要含有生物碱；尚含淀粉、黏液质、树脂、挥发油等。

延胡索镇痛的有效成分为生物碱，但游离生物碱难溶于水，醋制可使生物碱生成盐，易溶于水，提高煎出率，增强疗效，这与传统认为醋制增强其止痛作用相吻合。醋炙后，四氢非洲防己碱比生品含量低，原阿片碱、延胡索乙素、巴马汀、小檗碱、去氢延胡索甲素含量均有不同程度的升高。不同炮制品种，延胡索乙素含量由大至小依次为：醋拌延胡索颗粒＞醋拌延胡索切片＞延胡索生品＞醋拌延胡索原药材＞醋煮延胡索原药材。不同酸处理对延胡索乙素煎出量有一定影响，其中苹果酸、盐酸制品特别是乙酸制品低于传统醋制品，酒石酸、柠檬酸制品高于传统醋制品。延胡索药材经水煮后干燥所需的时间明显比新鲜延胡索的短，但水煮后延胡索中延胡索乙素的含量更低。延胡索鲜品直接进行醋炙、醋煮、酒炙操作，可保证延胡索炮制品中去氢紫堇碱含量较高，而鲜品水煮后再炮制的延胡索乙素含量较高，两种方式对原阿片碱含量影响不大。

延胡索中季铵碱具有降压、增加冠脉流量的作用，炮制后含量降低，故应用于冠心病，提倡用生品。已有实验证明，延胡索拌醋晾干，不加热优于加热，季铵碱破坏减少，值得深入研究。延胡索各饮片均具一定的镇痛抗炎作用，其中以醋煮品镇痛作用较强，酒炙品抗炎作用较强。不同醋炮制品其镇痛作用无显著性差异。

另有研究表明，醋炙、酒炙均能提高延胡索生物碱和延胡索乙素的煎出量，从而增强其镇痛和镇静作用。

【贮存】密闭，置阴凉干燥处。防蛀。

香 附

【处方用名】香附、炙香附、醋香附、四制香附、酒香附、香附炭。

【来源】本品为莎草科植物莎草 *Cyperus rotundus* L. 的干燥根茎。秋季采挖，燎去毛须，置沸水中略煮或蒸透后晒干，或燎后直接晒干。

【历史沿革】唐代有炒制法（《理伤》）。宋代有蒸制（《洪氏》）、煮制（《传信》）、酒制、米泔浸后蒜仁制、石灰制（《朱氏》）、胆汁制（《总录》）、童便醋盐水制（《疮疡》）、制炭（《济生方》）。元代有醋煮制（《活幼》）、童便制（《丹溪》）、麸炒制（《瑞竹》）。明、清时代除沿用元代以前的炮制方法外，最突出的是在辅料制方面增加较多，如有酒、醋、姜、童便的"四制香附"（《串雅内》）、"五制香附""六制香附"及"七制香附"等炮制方法。并有"童便炒，欲其下行，醋炒则理气痛"（《景岳》）及"生则上行胸膈，外达皮肤；熟则下走肝肾，外彻腰足。

炒黑则止血，得童溲浸炒则入血分而补虚，盐水浸炒则入血分而润燥……酒浸炒则行经络，醋浸炒则消积聚，姜汁炒则化痰饮"（《纲目》）的记载。现在主要的炮制方法有醋炙、醋煮、醋蒸及酒、醋、盐、姜合制和酒炙、炒炭等。现版药典收载香附和醋香附。

【炮制方法】

1. 香附 取原药材，除去毛须及杂质，切厚片或碾碎，干燥。筛去碎屑。

2. 醋香附

（1）取净香附粒或片，加定量的米醋拌匀，闷润至醋被吸尽后，置炒制容器内，用文火加热炒干，取出晾凉。筛去碎屑。

每 100kg 香附粒或片，用米醋 20kg。

（2）取净香附，加入定量的米醋，再加与米醋等量的水，共煮至醋液基本吸尽，再蒸 5 小时，闷片刻，取出微晾，切厚片，干燥，筛去碎屑；或取出干燥后，碾碎。

每 100kg 香附粒或片，用米醋 20kg。

3. 四制香附 取净香附粒或片，加入定量的生姜汁、米醋、黄酒、食盐水拌匀，闷润至汁液被吸尽后，用文火加热炒干，取出晾凉。筛去碎屑。

每 100kg 香附颗粒或片，用生姜 5kg（取汁），米醋、黄酒各 10kg，食盐 2kg（清水溶化）。

4. 酒香附 取净香附粒或片，加入定量的黄酒拌匀，闷润至黄酒被吸尽，置炒制容器内，用文火加热炒干，取出晾凉。筛去碎屑。

每 100kg 香附粒或片，用黄酒 20kg。

5. 香附炭 取净香附，大小分档，置炒制容器内，用中火加热，炒至表面焦黑色，内部焦褐色，喷淋清水少许，灭尽火星，取出晾干，凉透。筛去碎屑。

【质量要求】

1. 香附 本品呈不规则厚片或颗粒状，外表皮棕褐色或黑褐色，有时可见环节。切面色白或黄棕色，质硬，内皮层环纹明显。气香，味微苦。

香附饮片水分不得过 13.0%，总灰分不得过 4.0%，醇溶性浸出物不得少于 11.5%，挥发油不得少于 1.0%（mL/g）。

2. 醋香附 本品形如香附粒或片，表面黑褐色。微有醋香气，味微苦。

醋香附饮片水分、总灰分同生品，醇溶性浸出物不得少于 13.0%，挥发油不得少于 0.8%。

3. 酒香附 本品形如香附粒或片，表面红紫色，略具酒气。

4. 四制香附 本品形如香附粒或片，表面深棕褐色，内部呈黄褐色，具有清香气。

5. 香附炭 本品形如香附粒或片，表面焦黑色，内部焦褐色。质脆，易碎。气焦香，味苦涩。

【炮制作用】生香附味辛、微苦、微甘，性平。归肝、脾、三焦经。具有疏肝解郁，理气宽中，调经止痛的功能。用于肝郁气滞，胸胁胀痛，疝气疼痛，乳房胀痛，脾胃气滞，脘腹痞闷，胀满疼痛，月经不调，经闭痛经。生品多入解表剂中，以理气解郁为主。如治胸膈痞闷，胁肋疼痛的越鞠丸（《丹溪》）。

醋香附专入肝经，疏肝止痛作用增强，并能消积化滞。如治疗伤食腹痛的香砂平胃散（《金鉴》）；治血中气滞的香附芎归汤（《沈氏尊生方》）；治寒凝气滞，胃脘疼痛的良附丸（《良方集腋》）。

酒香附能通经脉，散结滞，多用于治寒疝腹痛。如用于治疝气胀痛及小肠气，以香附末二钱，海藻一钱，煎酒空心调下（《濒湖集简方》）；治疗瘰疬流注肿块的香附饼（《外科发挥》）。

四制香附以行气解郁、调经散结为主，多用于治疗胁痛、痛经、月经不调等症。如治妊娠伤寒，恶寒发热的香苏葱豉汤（《重订通俗伤寒论》）；治中虚气滞胃痛的香砂六君丸（《重订通俗伤寒论》）。

香附炭味苦、涩，性温，多用于治妇女崩漏不止等。

【炮制研究】香附主要含有挥发油，油中主要成分为 α–香附酮、β–香附酮、芹子烯、广藿香酮。此外，还有黄酮类和萜类化合物等。

香附经醋制后，总挥发油含量比生香附降低约35%。采用高效液相色谱法，测定生香附、醋炙香附乙醇提取液中 α–香附酮的含量，结果醋炙香附溶出量较生品提高了近20%，醋炙品的水溶性浸出物含量亦明显高于生品，说明醋制香附有利于有效成分的煎出而增强疗效。香附炮制时，若只从浸出率和是否去毛须两方面考虑，可以不去毛须，以缩短炮制工艺。由于醋香附片浸出率最高，挥发油含量又较高，因而是香附最佳炮制品规格。香附醋炙和酒炙后总皂苷含量比生品分别提高28.21%和22.48%。

醋制香附的解痉、镇痛作用明显优于生品。生香附、制香附均有降低大鼠离体子宫张力，缓解子宫痉挛，以及提高小鼠痛阈的作用，但以醋制香附作用较强，且醋蒸法优于醋炙法。比较醋香附、酒香附、生香附的水提取液对大鼠痛经模型的影响，发现醋香附对大鼠子宫收缩有较强的抑制作用，子宫肌张力降低，收缩力减弱，痛经缓解，且作用较快，持续时间长。有研究采用正交设计实验，以 α–香附酮的含量为考察指标，筛选醋炙香附的最佳条件。

【贮存】密闭，置阴凉干燥处，防蛀。

青 皮

【处方用名】青皮、醋青皮、麸炒青皮。

【来源】本品为芸香科植物橘 *Citrus reticulata* Blanco 及其栽培变种的干燥幼果或未成熟果实的果皮。5～6月收集自落的幼果，晒干，习称"个青皮"；7～8月采收未成熟的果实，在果皮上纵剖成四瓣至基部，除尽瓤瓣，晒干，习称"四花青皮"。

【历史沿革】唐代有"去白炒"法（《理伤》）。宋代增加了面炒制（《博济》）、麸炒制（《局方》）、焙制、巴豆制（《总微》）、醋熬制（《三因》）。元代有水蛭炒制（《世医》）。明、清时期增加有火炮、制炭、斑蝥炒制（《普济方》）、醋洗（《景岳》）、醋炒（《原始》）、盐制（《医学》）、酒制（《幼幼》）、蜜制（《医醇》）、蒸制、炙制（《全生集》）等炮制方法。并有"疏肝气积滞用醋炒燥"（《粹言》）；"用醋炒者缓之敛之，制其悍之性，引以入肝也"（《便读》）的记载。现在主要的炮制方法有醋炙等。现版药典收载青皮和醋青皮。

【炮制方法】

1. 青皮 取原药材，除去杂质，洗净，闷润，切厚片或丝，晒干。筛去碎屑。

2. 醋青皮 取净青皮片或丝，加入定量米醋拌匀，闷润至醋被吸尽后，置炒制容器内，用文火加热，炒至微黄色，取出晾凉。筛去碎屑。

每100kg青皮片或丝，用米醋15kg。

NOTE

【质量要求】

1. 青皮 本品呈类圆形厚片或不规则丝状，外表皮灰绿色或墨绿色，密生多数油室，切面黄白色或淡黄棕色，有时可见瓤囊 8～10 瓣，淡棕色。气香，味苦、辛。

青皮饮片水分不得过 11.0%，总灰分不得过 6.0%，橙皮苷不得少于 4.0%。

2. 醋青皮 本品形如青皮片或丝，色泽加深，略有醋香气，味苦、辛。

醋青皮饮片水分与总灰分同生品，橙皮苷不得少于 3.0%。

【炮制作用】青皮味苦、辛，性温。归肝、胆、胃经。具有疏肝破气、消积化滞的功能。用于胸胁胀痛，疝气疼痛，乳癖，乳痈，食积气滞，脘腹胀痛。生品性烈，辛散破气力强，疏肝之中兼有发汗作用，以破气消积为主。如治疗食积不化，胃脘痞闷胀痛的青皮丸（《沈氏尊生书》）；治脘腹痞满胀痛，内有积的青皮汤（《入门》）；治乳痈初起的青皮散（《疡科选粹》）。

醋青皮能引药入肝，缓和辛烈之性，消除发汗作用，以免伤伐正气，且增强了疏肝止痛、消积化滞的作用。如治肝气郁滞的七味调气汤（《中药临床应用》）；治肝经有寒，气机郁结，痛引小腹的青阳汤（《医醇义》）；治寒疝疼痛的疝气内消丸（《北京市中药成方选集》）。

【炮制研究】青皮中主要含有挥发油和黄酮类成分。青皮挥发油中主要含有右旋柠檬烯（占挥发油总量的 45.76%）、芳樟醇、月桂烯、α-蒎烯等；黄酮类成分中有橙皮苷、柚皮苷、柚皮芸香苷等，另还含有辛弗林、N-甲基酪胺等成分。橙皮苷是青皮中的主要有效成分，辛弗林是青皮升压的有效成分。四花青皮与个青皮挥发油含量完全不同，个青皮含量低，四花青皮含量高，相差 5 倍左右。

青皮经醋炙、麸炒及炒炭炮制后，挥发油成分构成比例发生变化，含量降低，特别是青皮炭下降 80% 左右。采用小鼠扭体法、热板法对青皮不同炮制品进行镇痛作用研究，结果表明，青皮经醋制后，镇痛作用较强而持久。青皮及醋制青皮对离体大鼠十二指肠自发活动呈明显抑制作用，其中醋制四花青皮水煎剂有明显抑制作用，表现为振幅减弱，紧张性下降。

采用正交实验，以橙皮苷含量为考察指标，考察加醋量、闷润时间、炒制温度、炒制时间对指标成分含量的影响，可优选最佳醋炙工艺。

【贮存】密闭，置阴凉干燥处。

柴 胡

【处方用名】柴胡、炙柴胡、醋柴胡、鳖血柴胡。

【来源】本品为伞形科植物柴胡 *Bupleurum chinense* DC. 或狭叶柴胡 *Bupleurum scorzonerifolium* Willd. 的干燥根，按性状不同，分别习称"北柴胡"和"南柴胡"。春秋二季采挖，除去茎叶及泥沙，干燥。

【历史沿革】唐代有熬法（《千金》）。宋代有焙制法（《博济》）。元代有酒拌制（《丹溪》）、酒炒制（《原机》）。明、清以后除沿用元代以前的炮制方法外，增加有醋炒制（《医学》）、炒制（《一草亭》）、炙制（《条辨》）、蜜制（《本草汇》）、鳖血制（《长沙方歌括劝读》）。并有"柴胡泻肝火，须用黄连佐之，欲上升则用根酒浸，欲中及下降，则生用梢"（《发挥》）及"酒炒则升，蜜炒则和"（《害利》）的记载。现在主要的炮制方法有醋炙、鳖血炙、鳖血黄酒炙等。现版药典收载北柴胡、醋北柴胡、南柴胡、醋南柴胡。

【炮制方法】

1. 北柴胡 取原药材，除去杂质和残茎，洗净，润透，切厚片，干燥。

2. 醋北柴胡 取北柴胡片，加入定量的米醋拌匀，闷润至醋被吸尽，置炒制容器用文火加热，炒干，取出晾凉。

每 100kg 柴胡片，用米醋 20kg。

3. 南柴胡 除去杂质，洗净，润透，切厚片，干燥。

4. 醋南柴胡 取净柴胡片，加入定量的米醋拌匀，闷润至醋被吸尽，置炒制容器内，用文火加热，炒干，取出晾凉。

每 100kg 柴胡片，用米醋 20kg。

5. 鳖血柴胡

（1）取净柴胡片，加入定量洁净的新鲜鳖血及适量冷开水拌匀，闷润至鳖血液被吸尽，置炒制容器内，用文火加热，炒干，取出晾凉。

（2）取净柴胡片，加入定量洁净的新鲜鳖血和定量黄酒拌匀，闷润至鳖血和酒液被吸尽，用文火加热，炒干，取出晾凉。

每 100kg 柴胡片，用鳖血 13kg，黄酒 25kg。

【质量要求】

1. 北柴胡 本品呈不规则厚片，外表皮黑褐色或浅棕色，具纵向皱纹及支根痕。切面淡黄白色，纤维性。质硬。气微香，味微苦。

北柴胡饮片水分不得过 10.0%，总灰分不得过 8.0%，酸不溶性灰分不得过 3.0%，醇溶性浸出物不得少于 11.0%，柴胡皂苷 a 和柴胡皂苷 d 的总量不得少于 0.30%。

2. 醋北柴胡 本品形如北柴胡片，表面淡棕黄色，微有醋香气，味微苦。

醋北柴胡饮片水分、总灰分、酸不溶性灰分同生品，醇溶性浸出物不得少于 12.0%，柴胡皂苷 a 和柴胡皂苷 d 的总量同生品。

3. 南柴胡 本品呈类圆形或不规则片。外表皮红棕色或黑褐色。有时可见根头处具细密环纹或有细毛状枯叶纤维。切面黄白色，平坦。具败油气。

4. 醋南柴胡 本品形如南柴胡片，微有醋香气。

5. 鳖血柴胡 本品形如柴胡片，色泽加深，有血腥气。

【炮制作用】柴胡味辛、苦，性微寒。归肝胆、肺经。具有疏散退热、疏肝解郁、升举阳气的功能。用于感冒发热，寒热往来，胸胁胀痛，月经不调，子宫脱垂，脱肛。生品升散作用较强，多用于解表退热。如治寒热往来的小柴胡汤（《伤寒论》）；治外感风寒发热，头痛肢楚的柴葛解肌汤（《伤寒六书》）；治疗疟疾的清脾饮（《妇人》）。

醋柴胡的升散之性缓和，疏肝止痛的作用增强。多用于肝郁气滞的胁肋胀痛，腹痛及月经不调等症。如治疗肝气郁结的柴胡疏肝散（《景岳》）；治肝郁血虚，月经不调的逍遥散（《处方集》）。

鳖血柴胡能填阴滋血，抑制其浮阳之性，增强清肝退热的功效。可用于热入血室，骨蒸劳热。

【炮制研究】柴胡主要含有挥发油、柴胡皂苷、多糖等。柴胡挥发油清轻上浮，能解表退热。

NOTE

对柴胡生品及酒、醋、蜜炙品的皂苷及挥发油进行定性定量比较，结果表明，总皂苷含量为：蜜柴胡＞酒柴胡＞醋柴胡＞生柴胡；挥发油的含量顺序为：蜜柴胡＞醋柴胡＞酒柴胡＞生柴胡；对柴胡不同炮制品（生品、醋柴胡、酒柴胡）中的多糖以苯酚－硫酸法测定，结果生柴胡中多糖含量最多。北柴胡生品柴胡皂苷 a 的含量最高，清炒品含量最低。

醋炙柴胡能明显增强大鼠胆汁的分泌量，醋拌品也显泌胆趋向，证明柴胡经醋炙后能增强其疏肝解郁作用。醋炙柴胡和醋拌柴胡能显著降低中毒小鼠的血清血清谷丙转氨酶，各给药组均有轻度减轻肝损伤的保肝作用。柴胡及其不同炮制品对小鼠二甲苯所致的耳郭炎症均有一定程度的抑制作用，其中酒炙品的抗炎作用优于生品和醋炙品。

柴胡与醋柴胡均可使抑郁症小鼠脑内去甲肾上腺素、多巴胺含量明显增加，上调大鼠雌激素水平，抗免疫损伤性肝纤维化，且醋柴胡此作用强于生柴胡。血清代谢组学分析发现生柴胡经过醋炙以后，会引起脂肪代谢、肠道菌群代谢等多条代谢通路的不同，从而产生与生柴胡不同的功效。

【贮存】密闭，置阴凉干燥处。

莪　术

【处方用名】莪术、醋莪术。

【来源】本品为姜科植物蓬莪术 Curcuma phaeocaulis Val.、广西莪术 Curcuma kwangsiensis S. G. Lee et C. F. Liang 或温郁金 Curcuma wenyujin Y. H. Chen et C. Ling 的干燥根茎。后者习称"温莪术"。冬季茎叶枯萎后采挖，洗净，蒸或煮至透心，晒干或低温干燥后除去须根和杂质。

【历史沿革】南北朝刘宋时代有醋磨（《雷公》）。宋代有煨制（《圣惠方》）、酒磨、酒醋制（《证类》）、火炮（《总录》）、醋炒、酒炒（《妇人》）、醋煮（《局方》）、油制（《朱氏》）、巴豆制（《济生方》）。明、清又增加有醋煨（《济阴》）、虻虫制（《奇效》）、羊血或鸡血炙制（《逢原》）、蒸制（《害利》），并有"今人多以醋炒或煮熟入药，取其引入血分也"（《纲目》），"嫌其峻厉，当以醋炒用之"（《便读》）的记载。现在主要的炮制方法有醋炙、醋煮等。现版药典收载莪术和醋莪术。

【炮制方法】

1. 莪术　取原药材，除去杂质，略泡，洗净，蒸软，切厚片，干燥。

2. 醋莪术　取净莪术，置煮制容器内，加入定量的米醋与适量水浸没药面，煮至透心，取出，稍晾，切厚片，干燥。

每 100kg 莪术，用米醋 20kg。

【质量要求】

1. 莪术　本品呈类圆形或椭圆形的厚片。外表皮灰黄色或灰棕色，有时可见环节或须根痕。切面黄绿色、黄棕色或棕褐色，内皮层环纹明显，散在"筋脉"小点。气微香，味微苦而辛。

莪术饮片水分不得过 14.0%，总灰分不得过 7.0%，酸不溶性灰分不得过 2.0%，醇溶性浸出物含量不得少于 7.0%，挥发油含量不得少于 1.0%（mL/g）。

2. 醋莪术　本品形如莪术片，色泽加深，角质状，有醋香气。

醋莪术饮片水分、总灰分、酸不溶性灰分、醇溶性浸出物、挥发油含量同生品。

【炮制作用】莪术味辛、苦，性温。归肝、脾经。具有行气破血，消积止痛的功能。生品行气止痛，破血祛瘀力强，为气中血药。用于癥瘕痞块，瘀血经闭，胸痹心痛，食积胀痛。如治饮食积滞，胸腹痞满胀痛，呕吐酸水的蓬术丸（《临床常用中药手册》）；治瘀滞经闭，小腹胀痛的莪术散（《准绳》）。

醋莪术主入肝经血分，散瘀止痛作用增强。如用于治胁下块的莪棱逐瘀汤（《中药临床应用》）；治心腹疼痛、胁下胀痛的金铃泻肝汤（《临床常用中药手册》）。

【炮制研究】莪术主要含有挥发油 1%～1.5%，油中主要成分是倍半萜类。也含有姜黄素、去氢姜黄二酮等。

莪术不同炮制品均有抗血小板聚集、抗凝血及调节血液流变性作用，以醋炙品作用较为明显；莪术不同饮片能够均有效抑制醋酸所致的扭体反应及二甲苯所致的耳郭肿胀。其中在镇痛抗炎方面醋制莪术比其他炮制品更有效。单次给予大鼠生、醋莪术后，生莪术对细胞色素酶 450 的作用不明显，醋莪术对细胞色素酶 1A2 和细胞色素酶 2E1 具有抑制作用，对细胞色素酶 3A4 具有诱导作用。另外，广西莪术鲜品、醋煮品、水煮品、蒸品、醋炙品 5 种不同炮制品对移植性肿瘤的抑制实验表明，各炮制品对体内移植性肿瘤（肉瘤、荷瘤）小鼠均有一定抑制作用。用正交设计对莪术进行醋处理工艺的优选，发现炒制时间、炒制温度、用醋量对莪术中姜黄素、挥发油含量影响显著。

【贮存】贮干燥容器内，醋莪术密闭，置干燥处。防蛀。

三　棱

【处方用名】三棱、炙三棱、醋三棱。

【来源】本品为黑三棱科植物黑三棱 *Sparganium stoloniferum* Buch.-Ham. 的干燥块茎，冬季至次年春采挖，洗净，削去外皮，晒干。

【历史沿革】唐代有炮法（《产宝》）。宋代有煨制、醋炙制（《圣惠方》）、纸煨制（《洪氏》）、制炭（《朱氏》）、醋煮（《局方》）、醋浸、米煮制（《三因》）、煮制（《百问》）。元代有酒炒制（《丹溪》）、酒浸制（《世医》）、巴豆制（《宝鉴》）。明、清时期增加了蒸制（《本草汇》）、面煨制、乌头制（《普济方》）、干漆制（《奇效》）等炮制方法。并有"入药须炮熟，消积须用醋浸一日，炒或煮熟焙干，入药乃良"（《纲目》）及"赤眼、毒眼，磨汁搽，蛇虎伤，为末掺，欲其入气，火泡（炮），欲其入血，醋炒"（《得配》）的记载。现在主要的炮制方法有醋炙、醋蒸、醋煮等。现版药典收载三棱和醋三棱。

【炮制方法】

1. 三棱　除去杂质，浸泡，润透，切薄片，干燥。

2. 醋三棱　取净三棱片，加入定量的醋拌匀，闷润至醋被吸尽，置炒制容器内，用文火加热，炒至颜色加深，取出晾凉。

每 100kg 三棱片，用醋 15kg。

【质量要求】

1. 三棱　本品呈类圆形的薄片，外表皮灰棕色，切面灰白色或黄白色，粗糙，有多数明显

NOTE

的细筋脉点。气微，味淡，嚼之微有麻辣感。

　　三棱饮片水分不得过 15.0%，总灰分不得过 6.0%，醇溶性浸出物含量不得少于 7.5%。

　　2. 醋三棱　本品形如三棱片，切面黄色至黄棕色，偶见焦黄斑，微有醋香气。

　　醋三棱饮片水分不得过 13.0%，总灰分不得过 5.0%，醇溶性浸出物同生品。

　　【炮制作用】三棱味辛、苦，性平。归肝、脾经。具有破血行气、消积止痛的功能。用于癥瘕痞块，痛经，瘀血经闭，胸痹心痛，食积胀痛。生品为血中气药，破血行气之力较强（体质虚弱者不宜使用），用于血滞经闭，产后瘀滞腹痛，癥瘕积聚，食积痰滞，脘腹胀痛，慢性肝炎或迁延性肝炎等。如治疗食积痰滞的三棱煎（《选奇方》）；治乳汁不下，可单味使用，如乳汁不下方（《外台》）。

　　醋三棱主入血分，破瘀散结、止痛的作用增强。用于瘀滞经闭腹痛，癥瘕积聚，心腹疼痛，胁下胀痛等症。如治瘀滞经闭的活血通经汤（《宝鉴》）；治癥瘕积聚的三棱丸（《医学切问》）。

　　【炮制研究】三棱中含有挥发油、黄酮类及皂苷类成分。对三棱不同炮制品（生品、醋煮品、清蒸品、醋炒品、麸炒品）中黄酮含量测定结果表明，醋炒品含量最高，比生品增加 50%，麸炒品最低。采用薄层扫描法及紫外分光光度法对三棱不同炮制品（醋炙品、醋煮品、醋蒸品）中的 β-谷甾醇、总黄酮进行含量测定，结果以醋炙三棱含量最高。

　　研究证明，从三棱中分离出的黄酮芒柄素及皂苷类成分是其活血化瘀的主要成分。采用小鼠扭体法、热板法对三棱不同炮制品（醋炙、醋煮、醋蒸）及不同炮制品的氯仿及正丁醇提取物进行镇痛作用研究，结果表明，三棱醋制品及醋制后的提取物较生品镇痛作用明显增强，这与传统中医理论认为醋制后增强散瘀止血作用相吻合，而醋制品中的醋炙三棱镇痛作用强而持久。三棱不同炮制品（生品、清蒸品、醋炒品、醋煮品、麸炒品）均能显著地抑制血小板聚集，其中醋炒品抑制血小板聚集的作用最强，高于生品 11% 左右，而麸炒品作用强度低于生品；三棱醋制品同生品的抗凝血作用基本一致，而其他炮制品作用不明显。

　　醋制工艺对醋三棱中总黄酮、总生物碱与有效 Al^{3+} 的提取率与提取比率有显著影响。以挥发油、热浸出物及黄酮类含量为指标，对三棱润切工艺（传统浸泡法、加压温浸法、加压冷浸法、减压温浸法、减压冷浸法）进行比较，结果表明，减压冷浸法优于传统法和其他 3 种方法，其中浸出物含量比传统浸泡法高 40%～49%，而且该法浸泡时间缩短一半，可以防止霉变，因此，减压冷浸法可以作为三棱润切新方法推广应用。

　　【贮存】密闭，置阴凉干燥处。防蛀。

郁　金

　　【处方用名】郁金、醋郁金。

　　【来源】本品为姜科植物温郁金 *Curcuma wenyujin* Y. H. Chen et C. Ling、姜黄 *Curcuma longa* L.、广西莪术 *Curcuma kwangsiensis* S. G. Lee et C. F. Liang 或蓬莪术 *Curcuma phaeocaulis* Val. 的干燥块根。前两种分别习称"温郁金"和"黄丝郁金"，其余按性状不同习称"桂郁金"或"绿丝郁金"。冬季茎叶枯萎后采挖，除去泥沙及细根，蒸或煮至透心，干燥。

　　【历史沿革】宋代有火炮制、煮制、浆水生姜皂荚麸制、皂荚制法（《总录》）。明、清除沿用宋代的煮制法外，有炒（《普济方》）、焙（《入门》）、制炭（《蒙筌》）、煨（《保元》）、醋炒（《傅青主》）、醋煮（《入门》）、酒浸（《切用》）、酒炒（《本草述》）、防风皂荚巴豆制（《普济方》）、甘草制（《握灵》）等炮制方法。现在主要的炮制方法有醋炙等。现版药典收载郁金。

【炮制方法】

1.郁金 取原药材，除去杂质，洗净，润透，切薄片，干燥。筛去碎屑。

2.醋郁金 取郁金片，加入定量米醋拌匀，闷润，待醋被吸尽后，置炒制容器内，用文火加热，炒干，取出晾凉。筛去碎屑。

每100kg郁金片，用米醋10kg。

【质量要求】

1.郁金 本品呈椭圆形或长条形薄片，外表灰黄色、灰褐色或灰棕色，具不规则的纵皱纹。切面灰棕色、橙黄色至灰黑色，角质样；内皮层环明显。气微，味淡。

郁金饮片水分不得过15.0%，总灰分不得过9.0%。

2.醋郁金 本品形如郁金片，呈暗黄色，略有醋香气。

【炮制作用】郁金味辛、苦，性寒。归肝、心、肺经。具有活血止痛、行气解郁、清心凉血、利胆退黄的功能。多生用，善疏肝行气以解郁，活血祛瘀以止痛。如治胸腹胁肋胀痛，常与丹参、柴胡、香附等同用；治心悬懊痛的郁金饮子（《圣惠方》）；治癫痫或癫狂的白金丸（《医方考》）。

醋郁金能引药入血，增强疏肝止痛作用。如治一切厥心痛，小肠膀胱痛不可忍者之辰砂一粒金丹（《奇效》）；治妇女经前腹痛的宣郁通经汤（《傅青主》）。

【炮制研究】郁金中主要含挥发油、姜黄素、多糖、微量元素等成分，其中挥发油为郁金抗肿瘤的有效成分，姜黄素为郁金降血脂、抗氧化、抗炎的主要有效成分。

研究表明，在抑制混合致炎液引起的小鼠耳肿胀作用和抑制腹腔炎性渗出及对热板法刺激作用的抑制方面，醋郁金的作用明显优于郁金，对凝血时间的影响方面，郁金的作用明显优于醋郁金。

【贮存】密闭，置阴凉干燥处。防蛀。

乳 香

【处方用名】乳香、炒乳香、炙乳香、醋乳香。

【来源】本品为橄榄科乳香树 *Boswellia carterii* Birdw. 及同属植物 *Boswellia bhaw-dajiana* Birdw. 树皮渗出的树脂。分为索马里乳香和埃塞俄比亚乳香，每种乳香又分为乳香珠和原乳香。春、夏两季均可采收。采收时将树干的皮部由下向上顺序切伤，使树脂从伤口渗出，数天后凝成块状即可采收。

【历史沿革】唐代有研法（《产宝》）。宋代有炒制（《证类》）、米制、姜制（《总录》）、醋制（《局方》）、酒制（《洪氏》）、竹叶制（《宝产》）、去油制法（《扁鹊》）。明、清时代增加有煮制、煅制（《普济方》）、焙制（《保元》）、炙制（《景岳》）、乳制（《大法》）、黄连制（《普济方》）、灯心制（《奇效》）等炮制方法。现在主要的炮制方法有醋炙、炒黄、炒熔、炒去油等。现版药典收载醋乳香。

NOTE

【炮制方法】

1. 乳香　取原药材，除去杂质，将大块者砸碎。

2. 醋乳香　取净乳香，置炒制容器内，用文火加热，炒至冒烟，表面微熔，喷淋定量的米醋，边喷边炒至表面呈油亮光泽时，迅速取出，摊开放凉。

每 100kg 乳香，用米醋 5kg。

3. 炒乳香　取净乳香，置炒制容器内，用文火加热，炒至冒烟，表面熔化显油亮光泽时，迅速取出，摊开放凉。

【质量要求】

1. 乳香　本品呈不规则乳头状小颗粒或小团块状，表面黄白色，半透明被有黄白色粉尘，久存则颜色加深，质坚脆，有黏性，遇热软化。具特异香气，味微苦。

2. 醋乳香　本品形如乳香颗粒或块，表面深黄色，显油亮，略有醋香气。

3. 炒乳香　本品形如乳香颗粒或块，表面油黄色，微透明，质坚脆，具特异香气。

【炮制作用】乳香味辛、苦，性温。归心、肝、脾经。具有活血止痛、消肿生肌的功能。用于胸痹心痛，胃脘疼痛，痛经经闭，产后瘀阻，癥瘕腹痛，风湿痹痛，筋脉拘挛，跌打损伤，痈肿疮疡。生品气味辛烈，对胃的刺激较强，易引起呕吐，但活血消肿、止痛力强，多用于瘀血肿痛或外用。如治疗疮疡肿痛，溃破久不收口的乳香定痛散（《外科发挥》）；治跌打损伤，局部肿痛的七厘散（《简易良方》）。

醋乳香刺激性缓和，利于服用，便于粉碎。醋炙乳香还能增强活血止痛、收敛生肌的功效，并可矫臭矫味。如治心腹诸痛，以及一切痛证的乳香定痛丸（《沈氏尊生书》）；治血滞经闭、产后腹痛、癥瘕腹痛的乌金丸（《北京市中药成方选集》）。炒乳香作用与醋乳香基本相同。如用于治疗产后瘀滞不净，攻刺心腹作痛，以乳香、没药配五灵脂、延胡索等同用（《李念先手集》）。

【炮制研究】乳香主要含有树脂、树胶和挥发油等。

目前对乳香镇痛作用的主要成分是乳香树脂还是乳香挥发油，认识上尚未统一。有报道认为，乳香挥发油为其镇痛的有效成分，挥发油的主要成分为乙酸辛酯。生乳香乙酸辛酯和辛醇的含量较多，经不同方法炮制后，挥发油的组分及含量均有不同程度的变化，分子量较大的组分含量有所减少，而分子量较小的组分含量有所增加。挥发油及树脂的含量随炮制程度的不同而有不同程度的下降。研究表明，乳香挥发油既是其活血止痛的有效成分，同时又具有刺激性，因此制定乳香饮片的质量标准很有必要。以 120℃烘乳香代替炒乳香，既可达到除去大部分挥发油的炮制目的，符合用药要求，又减少了乳香树脂的损失。

乳香炮制前后抗炎作用顺序为：清炒品＞醋炙品＞生品。

【贮存】置阴凉干燥处。

没　药

【处方用名】没药、炒没药、炙没药、醋没药。

【来源】本品为橄榄科植物地丁树 *Commiphora myrrha* Engl. 或哈地丁树 *Commiphora molmol* Engl. 的干燥树脂，分为天然没药和胶质没药。多系野生，11 月至次年 2 月间，将树刺伤，树脂由创口流出，在空气中渐渐变成红棕色硬块，采用时拣去杂质。

【历史沿革】唐代有研法（《产宝》）。宋代有童便制（《苏沈》）、蒸制（《总录》）、酒制（《传信》）、去油制（《扁鹊》）法。明、清时代增加有炒制（《原始》）、灯心炒（《全生集》）、童便酒制（《金鉴》）等炮制方法。现在主要的炮制方法有醋炙、炒黄、炒去油等。现版药典收载醋没药。

【炮制方法】

1. 没药 取原药材，除去杂质，砸成小块。

2. 醋没药 取净没药块，置炒制容器内，用文火加热，炒至冒烟，表面微熔，喷淋定量的米醋，边喷边炒至表面呈油亮光泽时，迅速取出，摊开放凉。

每 100kg 没药块，用米醋 5kg。

3. 炒没药 取净没药块，置炒制容器内，用文火加热，炒至冒烟，表面显油亮光泽时，迅速取出，摊开放凉。

【质量要求】

1. 没药 本品呈颗粒状或不规则碎块状，表面红棕色或黄棕色，表面粗糙，无光泽，附有粉尘。质坚脆。有特异香气，味苦而微辛。

2. 醋没药 本品呈不规则小块或类圆形颗粒状，表面黑褐色或棕褐色，显油亮光泽，具特异香气，略有醋香气，味苦而微辛。

醋没药饮片酸不溶性灰分不得过 8.0%，挥发油不得少于 2.0%（mL/g）。

3. 炒没药 本品形如没药颗粒或块，表面黑褐色或棕褐色，有光泽，气微香。

【炮制作用】没药味苦、辛，性平。归心、肝、脾经。具有散瘀定痛、消肿生肌的功能。用于胸痹心痛，胃脘疼痛，痛经经闭，产后瘀阻、癥瘕腹痛，风湿痹痛，跌打损伤，痈肿疮疡。生品气味浓烈，对胃有一定的刺激性，容易引起恶心、呕吐，故多外用。如治疗跌打损伤，骨折筋伤的七厘散（《良方集腋》）；但生品化瘀力强，也可内服，如治疗跌打损伤，筋骨受损，肿胀作痛的九分散（《急救应验良方》）。

醋没药能增强活血止痛、收敛生肌的作用，缓和刺激性，便于服用，易于粉碎，并能矫臭矫味。如治妇人月水不通的没药丸（《圣惠方》）。

炒没药能缓和刺激性，便于服用，易于粉碎。如治疗、疮、无名肿毒的舌化丹及治痈疮毒的海乳散（《疡医大全》）。

【炮制研究】没药主要含有挥发油、树脂等成分。包括萜类、甾体、黄酮、木脂素等。

没药丰富的倍半萜成分具有麻醉、抗菌、抗高血糖等活性，所含挥发油及树脂类皆为有效成分，而挥发油又具有刺激性，炮制的目的主要是去除一部分挥发油，减少刺激性，易于粉碎，增强其活血化瘀、消肿止痛的作用。

【贮存】密闭，置阴凉干燥通风处。

艾 叶

【处方用名】艾叶、醋艾叶、醋艾叶炭、艾叶炭。

【来源】本品为菊科植物艾 Artemisia argyi Levl. et Vant. 的干燥叶。夏季花未开时采摘，除

NOTE

去杂质，晒干。

【历史沿革】唐代有制炭（《千金》）、熬制、绞汁（《千金翼》）、炙制（《外台》）。宋代有醋炒（《局方》）、醋煮、醋焙、米炒（《总录》）、醋蒸（《朱氏》）、炒黄（《宝产》）、炒焦（《百问》）、焙（《指迷》）。元代有盐炒（《宝鉴》）。明、清以后又增加有酒醋炒（《普济方》）、酒炒（《奇效》）、酒洗（《良朋》）、米泔制（《宋氏》）、香附及酒醋制（《济阴》）、硫黄制（《指南》）、枣泥制（《准绳》）等炮制方法。并有"生用则凉，熟用则热"（《通玄》）；"芳香可以入血，辛热可以解寒，故生者能理血气，解散风寒湿邪，或炒黑，或揉熟，能温暖下元……生者能散，熟者能守"（《便读》）的记载。现在主要的炮制方法有醋炙、炒炭、炒炭后醋炙等。现版药典收载艾叶和醋艾炭。

【炮制方法】

1. 艾叶　取原药材，除去杂质及梗，筛去灰屑。

2. 醋艾叶　取净艾叶，加入定量的米醋拌匀，闷润至醋被吸尽，置炒制容器内，用文火加热，炒干，取出晾凉。

每 100kg 艾叶，用米醋 15kg。

3. 艾叶炭　取净艾叶，置炒制容器内，用中火加热，炒至表面焦黑色，喷淋清水少许，灭尽火星，炒至微干，取出，及时摊晾，凉透。

4. 醋艾炭　取净艾叶，置炒制容器内，用中火加热，炒至表面焦黑色，喷入定量米醋，灭尽火星，炒干，取出，及时摊晾，凉透。

每 100kg 艾叶，用米醋 15kg。

【质量要求】

1. 艾叶　本品多皱缩、破碎，有短柄。完整叶片展平后呈卵状椭圆形，羽状深裂，裂片椭圆状披针形，边缘有不规则的粗锯齿；上表面灰绿色或深黄绿色，有稀疏的柔毛和腺点；下表面密生灰白色绒毛。质柔软，气清香，味苦。

艾叶饮片水分不得过 15.0%，总灰分不得过 12.0%，酸不溶性灰分不得过 3.0%，桉油精不得少于 0.050%。

2. 醋艾叶　本品呈不规则的碎片。表面微黑色。气清香，略有醋香气。

3. 艾叶炭　本品呈不规则的碎片。表面焦黑色。多卷曲，破碎。清香气淡。

4. 醋艾炭　本品呈不规则的碎片。表面黑褐色。具醋香气。

【炮制作用】艾叶味辛、苦，性温；有小毒。归肝、脾、肾经。具有温经止血、散寒止痛的功能；外用祛湿止痒。用于吐血，衄血，崩漏，月经过多，胎漏下血，少腹冷痛，经寒不调，宫冷不孕；外治皮肤瘙痒。生品性燥，祛寒燥湿力强，但对胃有刺激性，故多外用，或捣绒做成艾卷或艾炷。如治疗痈疽不合，疮口冷滞，以艾煎汤洗后，白胶熏之（《仁斋直指方》）；治湿疹瘙痒，单用或配雄黄、硫黄煎水外洗（《卫生易简方》）；治妊娠伤寒，汗下后血漏不止，胎气受损，用胶艾六合汤（《医垒元戎》）。

醋艾叶温而不燥，并能缓和对胃的刺激性，增强逐寒止痛的作用。如治寒客胞宫的艾附暖宫丸（《古今医鉴》）；治宫寒不孕，或胎为外因所侵而致胎动不安的艾叶汤（《总录》）；治妇人血海虚冷的艾附丸（《杨氏家藏方》）；治妇人血虚火旺，血崩不止的胶艾四物汤（《古今医鉴》）。

艾叶炭辛散之性大减，对胃的刺激性缓和，温经止血的作用增强。可用于崩漏下血，月经过多，或妊娠下血。如治湿冷下痢脓血，腹痛，妇人下血的艾姜汤（《世医得效方》）。

醋艾炭温经止血的作用增强，用于虚寒性出血。

【炮制研究】艾叶中含有挥发油、鞣质、脂肪酸、绿原酸、朝鲜蓟酸等。艾叶经加热炮制后，挥发油含量大幅度降低，且随温度的升高、时间的延长呈逐渐降低的趋势。而闷煅品挥发油含量较其他加热制炭品高。

艾叶炒炭或烘制后有明显的止血作用，其中以 180℃烘 20 分钟和 200℃烘 10 分钟所得样品水煎液止血作用最明显。艾叶止血作用的强弱与鞣质含量的高低关系不大，提示鞣质并非是艾叶的唯一止血成分。对生艾叶、焦艾叶、艾叶炭、醋炒艾叶炭以及闷煅艾叶炭的凝血作用进行了实验比较，发现艾叶制炭后可加强止血作用，而闷煅艾叶炭止血作用更强。而且，艾叶制炭后毒性降低，抗凝血作用消失。研究表明，醋艾叶的抗炎止痛作用较生品明显增强，且优于其他炮制品。加醋与加热的综合作用优于二者单一作用。

【贮存】密闭，置阴凉干燥通风处。

第三节　盐炙法

将净选或切制后的药物，加入定量食盐水溶液拌炒的方法称为盐炙法。

食盐味咸性寒，有清热凉血，软坚散结，润燥的作用。故盐炙法多用于补肾固精、疗疝止痛、利尿和泻相火的药物。

（一）盐炙的主要目的

1. 引药下行，增强疗效　如杜仲、小茴香、车前子、益智仁、知母、黄柏等。

2. 缓和药物辛燥之性　如补骨脂、益智仁等。

3. 增强滋阴降火作用　如知母、黄柏等。

（二）盐炙的操作方法

1. 先拌盐水后炒　将食盐加适量清水溶解，与药物拌匀，放置闷润，待盐水被吸尽后，置炒制容器内，用文火炒至一定程度，取出晾凉。

2. 先炒药后加盐水　先将药物置炒制容器内，用文火炒至一定程度，再喷淋盐水，炒干，取出晾凉。含黏液质较多的药物一般用此法。

盐的用量通常是每 100kg 药物，用食盐 2kg。

（三）注意事项

1. 加水溶解食盐时，一定要控制水量。水的用量应视药物的吸水情况而定，一般以食盐的 4～5 倍量为宜。若加水过多，则盐水不能被药吸尽，或者过湿不易炒干；水量过少，又不易与药物拌匀。

2. 含黏液质多的车前子、知母等药物，不宜先用盐水拌匀。因这类药物遇水容易发黏，盐水不易渗入，炒时又容易粘锅，所以需先将药物加热炒去部分水分，并使药物质地变疏松，再喷洒盐水，以利于盐水渗入。

3. 盐炙法火力宜小，采用第二种方法时更应控制火力。若火力过大，加入盐水后，水分迅

NOTE

速蒸发，食盐即黏附在锅上，达不到盐炙的目的。

知　母

【处方用名】知母、肥知母、知母肉、炒知母、盐知母。

【来源】本品为百合科植物知母 Anemarrhena asphodeloides Bge. 的干燥根茎。春、秋二季采挖，除去须根和泥沙，晒干，习称"毛知母"。除去外皮，晒干。

【历史沿革】宋代有"煨令微黄"（《圣惠方》）、炒（《宝产》）、酒炒（《妇人》）、盐水炒（《扁鹊》）和盐酒拌炒（《疮疡》）等方法。明代增加了蜜水拌炒（《入门》）、"人乳汁盐酒炒"（《回春》）、童便浸（《准绳》）和姜汤浸（《保元》）等方法。并有"引经上颈，酒炒才升；益肾滋阴，盐炒便入"（《蒙筌》）和"补药盐水或蜜水蒸或炒"（《入门》）的记述。现在主要有盐炙、酒炒、麸炒等方法。现版药典收载知母和盐知母。

【炮制方法】

1. 知母　取原药材，除去毛状物及杂质，洗净，润透，切厚片，干燥。

2. 盐知母　取净知母片，置炒制容器内，用文火加热，炒至变色，喷淋盐水，炒干，取出晾凉。

每 100kg 知母片，用食盐 2kg。

【质量要求】

1. 知母　本品呈不规则类圆形厚片。外表皮黄棕色或棕色，可见少量残存的黄棕色叶基纤维和凹陷或突起的点状根痕。切面黄白色至黄色。气微，味微甜略苦，嚼之带黏性。

知母饮片水分不得过 12.0%，总灰分不得过 9.0%，酸不溶性灰分不得过 2.0%，芒果苷不得少于 0.50%，知母皂苷 B Ⅱ 不得少于 3.0%。

2. 盐知母　本品形如知母，色黄或微带焦斑。味微咸。

盐知母饮片水分、总灰分、酸不溶性灰分同生品，芒果苷不得少于 0.40%，知母皂苷 B Ⅱ 不得少于 2.0%。

【炮制作用】知母味苦、甘，性寒。归肺、胃、肾经。生品苦寒滑利，具有清热泻火、生津润燥的功能。泻肺、胃之火尤宜生用。多用于外感热病，高热烦渴，肺热燥咳，内热消渴，肠燥便秘。如治温病邪传气分，壮热烦渴，汗出恶热，脉洪大的白虎汤（《伤寒》）；治肺家受燥，咳嗽气急的知母甘桔汤（《症因脉治》）；治阴虚消渴的玉液汤（《参西录》）。

盐知母可引药下行，专于入肾，增强滋阴降火的作用，善清虚热。常用于肝肾阴亏，虚火上炎，骨蒸潮热，盗汗遗精。如治阴虚火旺，潮热盗汗，咳嗽咯血，耳鸣遗精的大补阴丸（《中国药典》）；治梦泄滑精的斩梦丹（《普济方》）。

【炮制研究】知母中含有甾体皂苷、双苯吡酮，木脂素、黄酮、多糖、有机酸等。

知母盐炙后，新芒果苷、异芒果苷含量减少，芒果苷含量增加。芒果苷含量高低依次为盐炙品＞炒黄品＞酒炙品＞麸炒品＞生品。另有研究表明，多糖含量盐炙品最高，生品最低，知母经炮制后均有利于多糖的溶出。

知母皮对大肠杆菌和金黄色葡萄球菌的抑制作用强于毛知母和光知母。知母盐制后抑制 α-葡萄糖苷酶作用增强。药理试验表明，知母不同炮制品均有抗炎作用，但酒炙、清炒、盐炙品抗炎作用均不及生品；酒炒知母、清炒知母镇静作用比生品明显增强，而盐炙品增强不明显；在同等剂量时知母盐制品通便作用明显强于生品。

【贮存】贮于干燥容器内，盐知母密闭，置通风干燥处。防潮。

【备注】有的地区还用酒知母和麸炒知母。酒炒的目的是引药入血分和降低寒泄之性；麸炒的目的是缓和寒滑之性，适用于脾虚便溏而肺有燥热的患者。

泽　泻

【处方用名】泽泻、淡泽泻、炒泽泻、盐泽泻。

【来源】本品为泽泻科植物泽泻 *Alisma orientalis*（Sam.）Juzep 的干燥块茎。冬季茎叶开始枯萎时采挖，洗净，干燥，除去须根和粗皮。

【历史沿革】南北朝刘宋时代有酒浸法（《雷公》）。宋代有酒浸焙（《局方》）、酒浸蒸焙（《传信》）以及微炒（《洪氏》）。明代有煨制（《景岳》）和米泔制（《大法》）。清代有"滋阴利水盐水炒"（《幼幼》）和"健脾生用或酒炒用"（《得配》）的论述。现在主要的炮制方法有盐炙、麸炒、蜜麸炒等。现版药典收载泽泻和盐泽泻。

【炮制方法】

1. 泽泻　取原药材，除去杂质，大小分档，稍浸，洗净，润透，切厚片，干燥。

2. 盐泽泻　取净泽泻片，用盐水拌匀，闷润，待盐水被吸尽后，置炒制容器内，用文火加热，炒至微黄色，取出晾凉。

每 100kg 泽泻片，用食盐 2kg。

3. 麸炒泽泻　将麸皮撒入热锅中，用中火加热，待冒浓烟时投入泽泻片，不断翻动，炒至药物呈黄色时取出，筛去麸皮，晾凉。

每 100kg 泽泻片，用麦麸 10kg。

【质量要求】

1. 泽泻　本品呈圆形或椭圆形厚片。外表皮黄白色或淡黄棕色，可见细小突起的须根痕。切面黄白色，粉性，有多数细孔。气微，味微苦。

泽泻饮片水分不得过 12.0%，总灰分不得过 5.0%，醇溶性浸出物不得少于 10.0%，23-乙酰泽泻醇 B 不得少于 0.050%。

2. 盐泽泻　本品形如泽泻片，表面淡黄棕色或黄褐色，偶见焦斑，味微咸。

盐泽泻饮片水分不得过 13.0%，总灰分不得过 6.0%，醇溶性浸出物同生品，23- 乙酰泽泻醇 B 不得少于 0.040%。

3. 麸炒泽泻　本品形如泽泻片。表面黄白，偶见焦斑，微有焦香气。

【炮制作用】泽泻味甘、淡，性寒。归肾、膀胱经。具有利水泻热的功能。常用于小便不利，水肿，湿热黄疸，淋浊，湿热带下，如治水肿、小便不利的五苓散（《伤寒》）；治疗湿热黄疸的茵陈五苓散（《金匮》）以及治疗湿热带下的止带散（《世补斋医书不谢方》）。

盐泽泻引药下行，并能增强泻热作用，利尿而不伤阴。小剂量于补方中，可泻肾降浊，并能防止补药之滋腻，可用于阴虚火旺，利水清热养阴，如治疗水热互结，小便不利，腰痛重者。

NOTE

麸炒泽泻寒性稍缓，长于渗湿和脾，降浊以升清。多用于脾虚泄泻，痰湿眩晕，如治疗脾运不健，水湿泄泻的四苓散（《丹溪心法》）等。

【炮制研究】泽泻含多种四环三萜酮醇衍生物、倍半萜类氧化物，还含胆碱、卵磷脂、氨基酸、糖类等。

泽泻经炮制后，其水溶性煎出物均有不同程度的增加，尤以盐制品最高。

泽泻及其有效成分泽泻醇类化合物有利尿作用，有较强的降血脂与抗动脉粥样硬化作用，能改善冠脉血流量，预防心绞痛以及有抗脂肪肝、降血糖、抗炎等作用。泽泻麸炒后能增加大鼠血清胃泌素含量，提高十二指肠 Na^+-K^+-ATP 酶活性，以及大鼠离体十二指肠肠管的运动功能。大鼠利尿实验证明，生泽泻、酒泽泻、麸炒泽泻均有一定的利尿作用，而盐泽泻几无利尿作用。

【贮存】贮干燥容器内，密闭，置通风干燥处。防霉、防蛀。

小茴香

【处方用名】小茴香、小茴、茴香、盐茴香。

【来源】本品为伞形科植物茴香 *Foeniculum vulgare* Mill. 的干燥成熟果实。秋季果实初熟时采割植株，晒干，打下果实，除去杂质。

【历史沿革】宋代有酒炒、炒法（《博济》）、焙（《普本》）、盐炒、青盐拌、黑牵牛制（《朱氏》）等方法。清代增加了炒炭（《暑疫》）和麸炒（《食物》）等法。现在主要有盐炙等方法。现版药典收载小茴香和盐小茴香。

【炮制方法】

1. 小茴香 取原药材，除去杂质及残梗。筛去灰屑。

2. 盐茴香 取净茴香，加盐水拌匀，略闷，待盐水被吸尽后，置炒制容器内，用文火加热炒至微黄色，有香气逸出时，取出晾凉。

每 100kg 小茴香，用食盐 2kg。

【质量要求】

1. 小茴香 本品呈背部隆起，并有 5 条纵棱的小果实。表面黄绿色或淡黄色，易分离成半瓣。有特殊香气，味辛微甜。

小茴香饮片总灰分不得过 10.0%，挥发油不得少于 1.5%（mL/g），反式茴香脑不得少于 1.4%。

2. 盐小茴香 本品形如小茴香，微鼓起，色泽加深，偶有焦斑。味微咸。

盐小茴香饮片总灰分不得过 12.0%，反式茴香脑不得少于 1.3%。

【炮制作用】小茴香味辛，性温。归肝、肾、脾、胃经。具有理气和胃的功能。常用于胃寒呕吐，小腹冷痛，脘腹胀痛。如治脾元冷滑，久泄腹痛的大圣散（《博济方》）；用于小腹冷癖的茴香丸（《杂病源流犀烛》）。

盐小茴香辛散作用稍缓，专行下焦，长于温肾祛寒，疗疝止痛。常用于疝气疼痛，睾丸坠痛，肾虚腰痛。如治睾丸肿胀偏坠的香橘散（《张氏医通》）；治下元虚冷，腰膝疼痛，消瘦无力的茴香子丸（《圣惠方》）。

【炮制研究】小茴香含脂肪油、挥发油、甾醇及糖苷、氨基酸等。

小茴香生碎品及各种炮制品水浸出物含量均高于生品，挥发油含量均低于生品。

小茴香炮制后促进小白鼠肠蠕动作用稍有降低；盐炙与四制小茴香都可使小白鼠有细软便流出，而生品却无此作用。另有实验表明，小茴香各炮制品均有促进气管增加分泌物的作用，但四制品效果不甚明显。小茴香各炮制品能明显改善大鼠血瘀模型的血液流变学异常，而蜜制改善效果最好。

有报道提出采用盐水浸润烘干法或微炒法炮制小茴香。

【贮存】贮干燥容器内，密闭，置阴凉干燥处。防潮。

益智仁

【处方用名】益智、益智仁、炒益智仁、盐益智仁。

【来源】本品为姜科植物益智 *Alpinia oxyphylla* Miq. 的干燥成熟果实。夏、秋间果实由绿变红时采收，晒干或低温干燥。

【历史沿革】唐代有"去壳炒"（《理伤》）。宋代有炒（《普本》）、"取仁盐炒用"（《洪氏》）等法。明代增加了米泔制、姜汁炒（《普济方》）、青盐酒煮（《奇效》）、蜜炙（《明医》）、酒炒（《景岳》）和"炒黑为末"（《济阴》）等多种方法。清代又增加了煨法（《钩元》）。并有"益智仁盐炒，止小便频数"（《指南》）的论述。现在主要的方法有砂炒、盐炙等。现版药典收载益智仁和盐益智仁。

【炮制方法】

1. 益智仁 除去杂质及外壳。用时捣碎。

2. 盐益智仁 取净益智仁，加盐水拌匀，稍闷，待盐水被吸尽后，置炒制容器内，用文火加热，炒干至颜色加深为度，取出晾凉。用时捣碎。

每 100kg 益智仁，用食盐 2kg。

【质量要求】

1. 益智仁 本品为集结成团的种子，呈椭圆形，为三瓣，中有隔膜。去壳碾压后多散成不规则的碎块或单粒种子，种子呈不规则的扁圆形。表面灰褐色或灰黄色，破开面呈乳白色。有特异香气，味辛微苦。

益智仁饮片挥发油不得少于 1.0%（mL/g）。

2. 盐益智仁 本品呈不规则的扁圆形，略有钝棱，直径约 3mm。外表棕褐至黑褐色，质硬，胚乳白色。有特异香气。味辛、微咸。

【炮制作用】益智仁味辛，性温。归脾、肾经。具有温脾止泻的功能。生品摄涎唾力胜，常用于脾胃虚寒，腹痛吐泻，涎唾常流。如治伤寒阴盛，呕吐泄痢的益智散（《局方》）；治脾胃虚寒、不能固摄的摄涎秽方（《中药临床应用》）。

盐益智仁辛燥之性减弱，专行下焦，长于温肾，固精，缩尿。常用于肾气虚寒的遗精，遗尿，尿频，白浊，寒疝疼痛。如治肾气虚寒致膀胱不约，小便频数或遗尿，即可单用本品与食盐同煎服，又可与山药、乌药等同用，如治小便频数，夜卧遗尿的缩泉丸（《浙江省药品标准》1983 年）；治梦泄的三仙丸（《世医得效方》）；治寒凝疝痛连小腹拘搐的益智仁散（《济生方》)。

【炮制研究】益智仁含有挥发油、维生素、氨基酸、脂肪酸及无机元素等。

益智仁炮制后挥发油含量明显降低,盐炙可除去喇叭茶醇这一潜在的毒性倍半萜类成分。

其提取液对番泻叶所致的小鼠腹泻有明显的对抗作用,对正常小鼠的胃排空和小肠推进有明显的抑制作用,初步证明了抑制胃肠运动为其止泻机制之一。其石油醚部位具有缩尿作用,盐炙能增强其作用。

【贮存】贮干燥容器内,密闭,置通风干燥处。防潮。

橘 核

【处方用名】橘核、炒橘核、盐橘核。

【来源】本品为芸香科植物橘 *Citrus reticulata* Blanco 及其栽培变种的干燥成熟种子。果实成熟后收集,洗净,晒干。

【历史沿革】宋代和明代有炒法(《证类》、《普济方》)。清代增加了盐拌炒、酒焙(《治裁》)和盐酒炒(《笔花》)等方法。现在主要有炒黄、盐炙等方法。现版药典收载橘核和盐橘核。

【炮制方法】

1. 橘核　取原药材,除去杂质,洗净,干燥。用时捣碎。

2. 盐橘核　取净橘核,用盐水拌匀,闷润,待盐水被吸尽后,置炒制容器内,用文火加热,炒至微黄色并有香气逸出时,取出晾凉。用时捣碎。

每 100kg 橘核,用食盐 2kg。

【质量要求】

1. 橘核　本品略呈卵形,表面淡黄色或灰白色,光滑,一侧有种脊棱线,一端钝圆,另端渐尖成小柄状。气微,味苦。

2. 盐橘核　本品形如橘核,表面色微黄,多有裂纹,味微咸。

【炮制作用】橘核味苦,性平。归肝、肾经。具有理气散结、行气止痛的功能。可用于肝胃气滞疼痛,乳痈肿痛。如治乳痈初起未溃,可单用橘核粉末加黄酒煎,内服外敷,或与其他药配伍共用。

盐橘核引药下行,走肾经,增加疗疝止痛功效。常用于疝气疼痛,睾丸肿痛。如治疝,卵核肿胀,上引脐腹绞痛的橘核丸(《济生方》);治腰痛经久不瘥的立安散(《奇效良方》)。

【炮制研究】橘核中含有脂肪酸、柠檬苦素及其类似物、蛋白质、无机元素等。

橘核炮制后,柠檬苦素和诺米林量均有不同程度的降低。

【贮存】贮干燥容器内,盐橘核密闭,置通风干燥处。防霉、防蛀。

杜 仲

【处方用名】杜仲、川杜仲、炒杜仲、盐杜仲。

【来源】本品为杜仲科植物杜仲 *Eucommia ulmoides* Oliv. 的干燥树皮。4 ~ 6 月剥取,刮去粗皮,堆置"发汗"至内皮呈紫褐色,晒干。

【历史沿革】南北朝时期有酥蜜炙（《雷公》）。唐代有去皮炙（《千金》）。宋代有炙微黄（《圣惠方》）、涂酥炙（《史载》）、姜汁炙（《活人书》）、姜酒制、蜜炙（《总录》）、"炒令黑"（《普本》）、姜炒断丝、麸炒黄（《局方》）、盐酒拌炒断丝（《百问》）和盐水炒（《扁鹊》）等。元、明时代增加了油制（《普济方》）及小茴香、盐、醋汤浸炒（《保元》）和醋炙（《必读》）。清代又增加了童便制和"面炒去丝"（《本草述》）。并有"去皮用，治泻痢酥炙。除寒湿酒炙，润肝肾蜜炙，补腰肾盐水炒，治酸痛姜汁炒"（《得配》）的记述。现在主要有切丝或块、盐炙等方法。现版药典收载杜仲和盐杜仲。

【炮制方法】

1. 杜仲 取原药材，刮去粗皮，洗净，切丝或块，干燥。

2. 盐杜仲 取杜仲丝或块，加盐水拌匀，稍闷，待盐水被吸尽后，置炒制容器内，用中火炒至丝易断、表面焦黑色时，取出晾凉。

每 100kg 杜仲块或丝，用食盐 2kg。

【质量要求】

1. 杜仲 本品呈小方块或丝状。外表淡棕色或灰褐色，粗糙，内表面暗紫色，光滑。易折断，断面有细密银白色富弹性的橡胶丝相连。气微，味稍苦。

杜仲饮片醇溶性浸出物不得少于 11.0%，松脂醇二葡萄糖苷含量不得少于 0.10%。

2. 盐杜仲 本品形如杜仲块或丝，表面黑褐色，内表面褐色，折断时胶丝弹性较差。味微咸。

盐杜仲饮片水分不得过 13.0%，总灰分不得过 10.0%，醇溶性浸出物不得少于 12.0%，松脂醇二葡萄糖苷含量同生品。

【炮制作用】杜仲味甘，性温。归肝、肾经。具有补肝肾、强筋骨、安胎的功能。生杜仲较少应用，一般仅用于浸酒，如治卒腰痛的杜仲酒（《外台秘要》）。临床以制用为主，以保证和增强疗效。

盐杜仲引药入肾，直达下焦，温而不燥，补肝肾、强筋骨、安胎的作用增强。常用于肾虚腰痛，筋骨无力，妊娠漏血，胎动不安和高血压症。如治疗肾虚腰痛，起坐不利，膝软乏力的青娥丸（《中国药典》）；治肝肾亏虚，胎动不安的杜仲丸（《准绳》）；治中风筋脉挛急，腰膝无力的杜仲饮（《总录》）；治高血压症的杜仲降压片（《中国药典》）。

【炮制研究】杜仲含有杜仲胶、木质素及其苷类、环烯醚萜类、酚性及氨基酸等。

杜仲各炮制品浸出物含量以盐炙品最高，盐炙砂炒品次之，生品最低。砂炒品绿原酸含量高于炒盐杜仲；盐炙后，有毒元素铅的含量下降，锌、锰、铁、钙、磷6种元素含量均升高。经炮制后松脂醇二葡萄糖苷含量升高，不同炮制品之间含量无明显差异。磷脂总量下降，溶血磷脂酰胆碱和磷脂酸的含量比例增高，而其他磷脂组分则有所降低，提示可能有一些磷脂酰胆碱氧化转变成溶血磷脂酰胆碱，以及部分其他磷脂分解生成磷脂酸。

杜仲盐炙和炒炭后松脂醇二葡萄糖质量分数约分别下降30%，85%；京尼平、京尼平苷和京尼平苷酸质量分数盐炙后分别降低25%，40%，40%；炒炭后分别降低98%，70%，70%；盐炙和炒炭后绿原酸质量分数分别下降40%，75%，槲皮素质量分数分别降低60%，50%。杜仲盐制后总氨基酸和总多糖的含量均有增加，而总黄酮、环烯醚萜和木脂素糖苷类成分的含量降低，有些木脂素苷元含量增加。

生杜仲、盐杜仲炭和砂炒盐杜仲均能使兔、狗血压明显下降，杜仲炭和砂炒品作用强度基本一致，均比生杜仲强；其煎剂比酊剂强；用醇提取后的残渣水煎剂仍有降压作用。杜仲生品、炒炭、砂炒三种制品均可减缓大鼠离体子宫的自发活动，杜仲炭和砂炒品对子宫的作用均比生品强；盐杜仲对中孕小鼠痉挛性收缩的拮抗作用增加，对垂体后叶引起的子宫痉挛性收缩的拮抗作用减弱；杜仲能使多种动物离体子宫自主收缩减弱，并拮抗子宫收缩剂的作用而解痉，盐制品又强于生品，这与中医用杜仲，特别是用盐杜仲治胎动不安相一致。盐制杜仲可明显促进雄性动物的生长发育，增加动物生长峰值期的生长量并使生长期相应缩短。

药代动力学试验表明，杜仲盐炙后有助于促进京尼平苷酸的吸收。

杜仲未去粗皮块的煎出率比去粗皮块低，粗皮占药材的20%以上，故杜仲应去粗皮入药。杜仲切制规格对总成分的煎出率大小依次是横丝＞纵丝＞丁＞条＞带粗皮块。传统的炮制要求是断丝而不焦化。用文火比武火好，武火炒断丝表面须呈焦黑色，损耗率大；文火炒至表面深褐色即可断丝，损耗率小。采用烘制、砂烫、煅炭的炮制方法，对成品收率、绿原酸含量、水溶性浸出物进行比较实验，结果烘制法炮制工艺以断丝为度，温度达180℃～200℃范围内，可达到炮制要求，缩短了受热时间，减少了药效成分的破坏。

【贮存】贮干燥容器内，盐杜仲密闭，置通风干燥处。防霉。

补骨脂

【处方用名】补骨脂、破故纸、盐补骨脂、盐骨脂。

【来源】本品为豆科植物补骨脂 *Psoralea corylifolia* L. 的干燥成熟果实。秋季果实成熟时采收果序，晒干，搓出果实，除去杂质。

【历史沿革】南北朝刘宋时代有酒浸蒸以除燥毒的记载（《雷公》）。宋代有炒（《圣惠方》）、盐炒、芝麻制（《局方》）、酒浸炒（《洪氏》）等法。明代增加了泽泻制（《普济方》）及盐、酒、芝麻同制（《仁术》）等方法。清代增加了麸炒、面炒（《本草述》）、麻子仁炒（《钩元》）、"童便乳浸盐水炒"（《备要》）、"盐水浸三日胡桃油炒"（《必用》）等法。并有"暖上焦，酒拌蒸，暖肾，盐水炒；恐其性燥，乳拌蒸，胡麻、胡桃拌蒸亦可；恐其热入心脏，童便浸蒸"（《得配》）的记述。现在主要有盐炙等方法。现版药典收载补骨脂和盐补骨脂。

【炮制方法】

1. 补骨脂 取原药材，除去杂质。

2. 盐补骨脂 取净补骨脂，加盐水拌匀，闷润，待盐水被吸尽后，置炒制容器内，用文火加热，炒至微鼓起、迸裂并有香气逸出时，取出晾凉。

每100kg补骨脂，用盐2kg。

【质量要求】

1. 补骨脂 本品呈肾形略扁。表面黑褐色或灰褐色。质坚硬，种仁显油性。气香，味辛微苦。

补骨脂饮片水分不得过9.0%，总灰分不得过8.0%，酸不溶性灰分不得过2.0%，补骨脂素和异补骨脂素的总量不得少于0.70%。

2. 盐补骨脂 本品形如补骨脂。表面黑色或黑褐色，微鼓起。气微香，味微咸。盐补骨脂饮片水分不得过 7.5%，总灰分不得过 8.5%，补骨脂素和异补骨脂素的总量同生品。

【炮制作用】补骨脂味辛、苦，性温。归肾、脾经。具有温肾壮阳、除湿止痒的功能。多用于制备酊剂、散剂、注射剂等，外用治银屑病，白癜风，扁平疣，斑秃。

盐补骨脂，可引药入肾，增强温肾助阳、纳气、止泻的作用。用于阳痿遗精，遗尿尿频，腰膝冷痛，肾虚作喘，五更泄泻。如治肾虚封藏失职，精关不固之阳痿遗精的补骨脂散（《圣惠方》）；治脾肾虚弱，全不进食的二神丸（《本事方》）；治肾气虚冷，小便无度的破故纸丸（《杨氏家藏方》）；治寒湿气滞，腰痛脚膝肿满的补骨脂散（《杨氏家藏方》）；治肾虚喘嗽的胡桃故纸汤（《中药临床应用》）；治脾肾虚寒，大便不实，五更泄泻的四神丸（《内科摘要》）。

【炮制研究】补骨脂果实、种子含香豆素类、黄酮类、单萜酚类以及挥发油、皂苷、多糖、类脂等成分。

研究表明，补骨脂盐炙后，其水溶性化学成分发生了质的变化，但其主要成分之一的补骨脂素无质的变化。HPLC 指纹图谱研究表明，补骨脂炮制前后其所含化学成分的种类基本没有变化，主要色谱峰含量盐炙法以下降为主。

4 种具有抗骨质疏松活性的成分补骨脂素、异补骨脂素、补骨脂甲素、补骨脂乙素的总量，盐炙和微波炙品都较生品降低。

【贮存】贮干燥容器内，盐补骨脂密闭，置通风干燥处。防霉。

黄 柏

【处方用名】黄柏、川黄柏、盐黄柏、酒黄柏、黄柏炭。

【来源】本品为芸香科植物黄皮树 *Phellodendron chinense* Schneid 的干燥树皮。习称"川黄柏"。剥取树皮后，除去粗皮，晒干。

【历史沿革】南北朝刘宋时代有蜜炙法（《雷公》）。唐代有炙制（《千金》）和醋制（《食疗》）的方法。宋代有炙焦、蜜炙（《圣惠方》）、炒（《苏沈》）、蜜渍（《证类》）、酒浸、炒炭（《妇人》）、盐水浸炒（《扁鹊》）和葱汁拌炒、胆汁制（《疮疡》）等方法。明代增加了童便、酒、蜜、盐同制（《纲目》）以及乳汁制、童便制（《准绳》）等法。清代又增加了米泔制（《本草述》）、附子汁制（《逢原》）、煅炭（《切用》）、姜汁炒黑（《经纬》）等方法。对炮制目的的记述也较多，如"生用降实火，蜜炙则庶不甚伤胃，炒黑能止崩带；酒制治上，蜜制治中，盐制治下"（《从新》）。现在主要有盐炙、酒炙、炒炭等方法。现版药典收载黄柏、盐黄柏和黄柏炭。

【炮制方法】

1. 黄柏 取原药材，除去杂质，喷淋清水，润透，切丝，干燥。

2. 盐黄柏 取净黄柏丝，用盐水拌匀，稍闷，待盐水被吸尽后，置炒制容器内，用文火加热，炒干，取出晾凉。

每 100kg 黄柏丝，用食盐 2kg。

3. 酒黄柏 取净黄柏丝，用黄酒拌匀，稍闷，待酒被吸尽后，置炒制容器内，用文火加热，炒干，取出晾凉。

每 100kg 黄柏丝，用黄酒 10kg。

4. 黄柏炭 取净黄柏丝，置炒制容器内，用武文加热，炒至表面焦黑色，内部深褐色，喷淋少许清水灭尽火星，取出晾干。

黄柏在切制前水处理时要掌握好"水头"，若吸水过多，容易发黏，不易切制。

【质量要求】

1. 黄柏　本品呈丝条状，表面黄褐色或黄棕色，内表面暗黄色或淡棕色，切面深黄色，味极苦。

黄柏饮片水分不得过 12.0%，总灰分不得过 8.0%，小檗碱以盐酸小檗碱计不得少于 3.0%，黄柏碱以盐酸黄柏碱计不得少于 0.34%。

2. 盐黄柏　本品形如黄柏丝，表面深黄色，偶有焦斑。味极苦，微咸。水分、总灰分、小檗碱含量、黄柏碱含量同生品。

3. 酒黄柏　本品形如黄柏丝，表面深黄色，偶有焦斑，略具酒气，味苦。

4. 黄柏炭　本品形如黄柏丝，表面焦黑色，内部深褐色或棕黑色。体轻，质脆，易折断。味苦涩。

【炮制作用】黄柏味苦，性寒。归肾、膀胱经。具有泻火解毒，清热燥湿的功能。多用于湿热泄痢，黄疸，热淋，足膝肿痛，疮疡肿毒，湿疹，烫火伤等。如治湿热痢疾的白头翁汤（《伤寒》）；治伤寒身黄，发热的栀子柏皮汤（《伤寒》）；治疮疡疔毒的黄连解毒汤（《外台》）；治烫伤火伤的黄柏散（《世医得效方》）。

盐黄柏可引药入肾，缓和苦燥之性，增强滋肾阴、泻相火、退虚热的作用。多用于阴虚发热，骨蒸劳热，盗汗，遗精，足膝痿软，咳嗽咯血等。如治婴童肾经火盛，阴硬不软的泄肾丸（《婴童百问》）；治阴虚骨蒸，盗汗，遗精的大补阴丸（《中国药典》）。

酒黄柏可降低苦寒之性，免伤脾阳，并借酒升腾之力，引药上行，清血分湿热。用于热壅上焦诸证及热在血分。如治目赤、咽喉肿痛、口舌生疮的上清丸（《北京中成药选编》）；治不渴而小便闭，热在下焦血分的通关丸（《兰室秘藏》）。

黄柏炭清湿热之中兼具涩性，多用于便血、崩漏下血。如治月经过多或崩中漏下，治肠下血而兼有热象者，常配伍其他药共用。

【炮制研究】黄柏中含有生物碱、挥发油、黄酮类化合物等。

黄柏经浸泡切丝后，小檗碱明显损失；酒炒、盐炒、清炒品的小檗碱含量变化不大；黄柏炭经高温处理，小檗碱几乎损失殆尽。因此，中医用黄柏炭治疗崩漏等出血症，而不用于治痢疾。随着炮制温度的增加，其原有的生物碱、小檗碱、黄柏碱含量降低，并会生成新的化学成分小檗红碱，其含量随着温度的升高而增加。随着加热炮制程度加大，黄柏的指纹图谱的变化也加大。采用 RPLC/Q-TOF-MS 技术找出黄柏 21 种化学成分在炮制前后具有显著性差异，其中炮制后新生成的物质有 5 种，质量分数增加的物质有 8 种，减少的有 8 种。

生黄柏及不同炮制品均表现出不同程度的抑菌和抗炎作用，但随炒制温度升高，对急性炎症的抑制作用也下降，当炒制温度达 250℃时，抗炎作用已极弱。解热实验表明，生品与炮制品的解热作用较弱且缓慢，盐制对黄柏抗痛风作用无显著性影响。通过比较发现，酒炙品中盐酸小檗碱在大鼠上焦组织分布的相对含量较生品有所增加，盐炙品则体现在下焦脏器中相对含量的增加，进而说明了炮制趋向的作用。

以黄柏中小檗碱含量和浸出物为指标，比较烘制与炒制工艺。结果表明，用烘法和炒法炮制的盐黄柏、酒黄柏小檗碱含量基本无差异；水浸出物含量烘制品略低于炒制品，但无明显差异。小檗碱含量烘制品则仅为炒制品的 1/2；但水浸出物两者无明显差异。

【贮存】贮干燥容器内，炮制品密闭，置通风干燥处。防潮。

沙苑子

【处方用名】沙苑子、沙苑蒺藜、潼蒺藜、盐沙苑子。

【来源】本品为豆科植物扁茎黄芪 *Astragalus complanatus* R. Br. 的干燥成熟种子。秋末冬初果实尚未开裂时采割植株，晒干，打下种子，除去杂质，晒干。

【历史沿革】元代有炒法（《瑞竹》）。明代有微焙（《滇南》）、马乳浸蒸焙干（《准绳》）、微炒（《保元》）、酒浆拌蒸（《大法》）和酥炙（《乘雅》）等法。清代则有酒蒸（《逢原》）、酒洗炒（《良朋》）、盐水炒（《增广》）、炒（《汇纂》）等方法。并有"入补剂炒熟，入凉药生用"（《得配》）的记载。现在主要有盐炙等方法。现版药典收载沙苑子和盐沙苑子。

【炮制方法】

1. 沙苑子 取原药材，除去杂质，洗净，干燥。

2. 盐沙苑子 取净沙苑子，加盐水拌匀，稍闷，待盐水被吸尽后，置炒制容器内，用文火加热，炒干，取出晾凉。

每 100kg 沙苑子，用食盐 2kg。

【质量要求】

1. 沙苑子 本品呈肾形而略扁。表面绿褐色或灰褐色，光滑，脐部微向内凹陷。质坚硬，气微，味淡，嚼之有豆腥气。

沙苑子饮片水分不得过 13.0%，总灰分不得过 5.0%，酸不溶性灰分不得过 2.0%，沙苑子苷不得少于 0.060%。

2. 盐沙苑子 本品形如沙苑子，表面鼓起，深褐绿色或深灰褐色。气微，味微咸，嚼之有豆腥味。

盐沙苑子饮片水分不得过 10.0%，总灰分不得过 6.0%，酸不溶性灰分同生品，沙苑子苷不得少于 0.050%。

【炮制作用】沙苑子味甘，性温。归肝、肾经。具有益肝、明目的功能。生品缩尿力强，多用于肝虚目昏，尿频，遗尿，如用本品与茺蔚子、青葙子，共研末内服，治目暗不明（《吉林中草药》）；再如治翳障的补肾明目散（《中药临床应用》）。

盐沙苑子药性更为平和，能平补阴阳，并可引药入肾，增强补肾固精的作用。多用于肾虚腰痛，梦遗滑精，白浊带下。如治肾气虚衰，腰痛滑精的三肾丸（《中药成药制剂手册》）；治肝肾不足，腰膝酸软的沙苑子冲剂（《陕西省药品标准》1983 年）；治肾虚精关不固，遗精滑泄的金锁固精丸（《集解》）。

【炮制研究】沙苑子中含有氨基酸、黄酮类、三萜类、脂肪酸以及微量元素等。

沙苑子生品中沙苑子苷 A 的含量远高于鼠李柠檬素的含量，两者在盐炙品中含量最高。

【贮存】贮干燥容器内，盐沙苑子密闭，置通风干燥处。

荔枝核

【处方用名】荔枝核、盐荔枝核。

【来源】本品为无患子科植物荔枝 Litchi chinensis Sonn. 的干燥成熟种子。夏季采摘成熟果实，除去果皮及肉质假种皮，洗净，晒干。

【历史沿革】宋代有"慢火烧存性"（《衍义》）和火炮（《妇人》）的方法。元代有炒法（《瑞竹》）。明代有炒黄（《回春》）和煨焦（《景岳》）等法，并有"煅存性酒调，治卒心痛，疝痛"（《蒙筌》）的记述。清代有焙法（《必用》）、煨热（《正义》）和盐水浸炒（《增广》）等方法。现在主要有盐炙等方法。现版药典收载荔枝核和盐荔枝核。

【炮制方法】

1. 荔枝核 取原药材，除去杂质，洗净，干燥。用时捣碎。

2. 盐荔枝核 取净荔枝核，轧碎，加盐水拌匀，闷润，待盐水被吸尽后，置炒制容器内，用文火加热，炒干，取出晾凉。

每 100kg 荔枝核，用食盐 2kg。

【质量要求】

1. 荔枝核 本品呈长圆形或略扁，表面红棕色至紫棕色，有光泽，质坚硬，味微甘、苦、涩。

2. 盐荔枝核 本品形如荔枝核，无光泽，色泽略深，质硬，味微咸而涩。

【炮制作用】荔枝核味甘、微苦，性温。归肝、肾经。具有行气散结、祛寒止痛的功能。用于气滞寒凝，胃脘疼痛，寒疝疼痛。如用于心腹胃脘久痛，屡触屡发的荔香散（《景岳》）；治疝气上冲，手足厥冷的硫荔丸（《入门》）。

盐荔枝核引药入肾，增强了疗疝止痛的作用。如治疝痛、睾丸肿痛的疝气内消丸（《中药成药制剂手册》）。

【贮存】贮干燥容器内，盐荔枝核密闭，置通风干燥处。防蛀。

【备注】部分地区用荔枝核炭，古代多用此炮制品治气滞血瘀的经前腹痛或产后腹痛。如治妇人血气刺痛的蠲痛散（《妇人》）。

车前子

【处方用名】车前子、车前仁、盐车前子、炒车前子。

【来源】本品为车前科植物车前 Plantago asiatica L. 或平车前 Plantago depressa Willd. 的干燥成熟种子。夏、秋二季种子成熟时采收果穗，晒干，搓出种子，除去杂质。

【历史沿革】宋代有酒浸（《总录》）、微炒（《局方》）、焙（《宝产》）、酒蒸（《济生方》）等方法。明代还有米泔水浸蒸（《醒斋》）的方法。清代又增加了青盐水炒法（《幼幼》）。并有"酒蒸捣饼，入滋补药；炒研，入利水泄泻药"（《备要》）的记载。现在主要有炒黄、盐炙等方法。现版药典收载车前子和盐车前子。

【炮制方法】

1. 车前子 取原药材，除去杂质，筛去灰屑。

2. 炒车前子 取净车前子，置炒制容器内，用文火加热，炒至略有爆声，并有香气逸出时，取出晾凉。

3. 盐车前子 取净车前子，置炒制容器内，用文火加热，炒至略有爆鸣声时，喷淋盐水，炒干，取出晾凉。

每100kg车前子，用食盐2kg。

【质量要求】

1. 车前子 本品呈椭圆形、不规则长圆形或三角状长圆形，略扁。表面呈黑褐色或黄棕色，遇水有黏滑感。质硬，气微，味淡。

车前子饮片水分不得过12.0%，总灰分不得过6.0%，酸不溶性灰分不得过2.0%，膨胀度应不低于4.0。京尼平苷酸不得少于0.50%，毛蕊花糖苷不得少于0.40%。

2. 炒车前子 本品形如车前子，表面黑褐色，有香气。

3. 盐车前子 本品形如车前子，表面黑褐色。气微香，味微咸。

盐车前子饮片水分不得过10.0%，总灰分不得过9.0%，酸不溶性灰分不得过3.0%，膨胀度应不低于3.0，京尼平苷酸不得少于0.40%，毛蕊花糖苷不得少于0.30%。

【炮制作用】车前子味甘，性微寒。归肝、肾、肺、小肠经。具有清热利尿，渗湿通淋，清肺化痰，清肝明目的功能。常用于水肿胀满，热淋涩痛，暑湿泄泻，痰热咳嗽，肝火目赤。如治水臌，周身肿胀，按之如泥的决流汤（《石室秘录》）；治诸淋小便痛不可忍的车前子散（《直指方》）；治疗胆黄的车前子散（《圣惠方》）；治小儿伏暑吐泻的车前子散（《杨氏家藏方》）。

炒车前子寒性稍减，并能提高煎出效果，作用与生品相似，长于渗湿止泻、祛痰止咳。多用于湿浊泄泻，可单用，如以炒车前子为末，米饮调下治水泻不止，也可配伍白术同用（《卫生简易方》）。现以炒车前子制备注射液，用治颞关节混乱证及习惯性颞下颌关节脱位（《中国医院药学杂志》1989年第2期）。

盐车前子泻热利尿而不伤阴，并引药下行，增强在肾经的作用。用于肾虚脚肿，眼目昏暗，虚劳梦泄。如治肝肾俱虚，眼昏目暗的驻景丸（《圣惠方》）；治虚劳梦泄的立效鹿角散（《圣惠方》）。

【炮制研究】车前子含多种黄酮类成分，以及车前烯醇酸、琥珀酸、腺嘌呤、胆碱等成分。

车前子炮制后，黄酮类成分无质的变化，但含量有差异，炒车前子含量较高，盐车前子次之，生品较低。盐炙前后的车前素含量未见明显差异。

对小鼠腹泻的抑制作用强弱顺序为炒品＞酒品≥盐品，而生品有加重小鼠腹泻的趋势。

临床试验表明，生车前子比清炒品和盐炙品对慢性功能性便秘更有疗效。

【贮存】贮干燥容器内，盐车前子密闭，置通风干燥处。防潮。

砂 仁

【处方用名】砂仁、缩砂仁、阳春砂、盐砂仁。

【来源】本品为姜科植物阳春砂 *Amomum villosum* Lour、绿壳砂 *Amomum villosum* Lour、var. *xanthioides* T. L. Wu et Senjen 或海南砂 *Amomum longiligulare* T. L. Wu 的干燥成熟果实。夏、秋二季果实成熟时采收，晒干或低温干燥。

【历史沿革】宋代有去皮法（《圣惠方》）、炒法（《普本》）、"火煅存性"、焙法（《朱氏》）。

明代增加了煨（《婴童》）和酒炒（《醒斋》）等法。清代增加了姜汁拌（《尊生》）、盐水浸生炒、萝卜汁浸透后焙（《得配》）等方法。并有"安胎，带壳炒熟研用；阴虚者，宜盐水浸透炒黑用；理肾气，熟地汁拌蒸用；痰膈胀满，萝卜汁浸透焙燥用"（《得配》）的记述。现在主要有盐炙等方法。现版药典收载砂仁。

【炮制方法】

1.砂仁　取原药材，除去杂质。用时捣碎。

2.盐砂仁　取净砂仁，加盐水拌匀，稍闷，待盐水被吸尽后，置炒制容器内，用文火加热炒干，取出晾凉。

每100kg砂仁，用食盐2kg。

【质量要求】

1.砂仁　阳春砂和绿壳砂呈椭圆形或卵圆形，有不明显的三棱。表面棕褐色，密生刺状突起。种子为不规则的多面体，表面棕红色或暗褐色。气芳香浓烈，味辛凉微苦。

海南砂为长椭圆形或卵圆形，有明显三棱，表面被片状、分枝软刺。气味稍淡。

2.盐砂仁　本品形如砂仁，外表深棕红色或深褐色，辛香气略减，味微咸。

【炮制作用】砂仁味辛，性温。归脾、胃、肾经。生品辛香，具有化湿开胃、温脾止泻、理气安胎的功能。临床常生用于湿浊中阻，脘痞不饥，脾胃虚寒，呕吐泄泻，妊娠恶阻。如治脾胃虚弱、湿滞中阻的香砂六君子汤（《集解》）；治疗脾胃虚弱的参苓白术散（《局方》）；治胸膈噎闷，心腹冷痛的缩砂丸（《局方》）；治妊娠胃虚气逆，呕吐不食的缩砂散（《济生方》）。

盐砂仁辛燥之性略减，温而不燥，并能引药下行，增强温中暖肾、理气安胎作用。可用于霍乱转筋，胎动不安。如治霍乱单用砂仁末入食盐泡服（《本草述》）；亦可与广藿香、陈皮等配伍治霍乱转筋，呕吐泄泻；又如治妊娠胎动不安的铁罩散（《朱氏》）。

【贮存】贮干燥容器内，密闭，置阴凉干燥处。

菟丝子

【处方用名】菟丝子、吐丝子、炒菟丝子、盐菟丝子、酒菟丝饼。

【来源】本品为旋花科植物南方菟丝子 *Cuscuta australis* R. Br. 或菟丝子 *Cuscuta chinensis* Lam. 的干燥成熟种子。秋季果实成熟时采收植株，晒干，打下种子，除去杂质。

【历史沿革】晋代有"酒渍服"（《肘后》）。南北朝刘宋时代有苦酒、黄精汁浸（《雷公》）。唐代亦用酒浸法（《千金》）。宋代增加了盐炒（《总录》）、酒蒸（《局方》）、酒浸炒作饼（《洪氏》）或酒浸炒（《朱氏》）等方法。明代除沿用前代各法外，又增加了酒煮（《普济方》）、炒法（《纲目》）、酒煨作饼（《保元》）和米泔淘洗（《大法》）等法。清代基本沿用前法，并有"补肾气，淡盐水拌炒；暖脾胃，黄精汁煮；暖肌肉，酒拌炒；治泄泻，酒米拌炒"（《得配》）的记述。现在主要有炒黄、盐水炒、酒炒、制饼等方法。现版药典收载菟丝子和盐菟丝子。

【炮制方法】

1.菟丝子　取原药材，除去杂质，淘净，干燥。

2.盐菟丝子　取净菟丝子，加盐水拌匀，闷润，待盐水被吸尽后，置炒制容器内，用文火加热，炒至略鼓起，微有爆裂声，并有香气逸出时，取出晾凉。

每 100kg 菟丝子，用食盐 2kg。

3. 酒菟丝子饼 取净菟丝子，加适量水煮至开裂，不断搅拌，待水液被吸尽，全部显黏丝稠粥状时，加入黄酒和白面拌匀，取出，压成饼，切成小方块，干燥。

每 100kg 菟丝子，用黄酒 15kg，白面 15kg。

4. 炒菟丝子 取菟丝子，置炒制容器内，用文火加热，炒至微黄色，有爆裂声，取出晾凉。

【质量要求】

1. 菟丝子 本品呈类球形，表面灰棕色或黄棕色，粗糙，质坚实，不易以指甲压碎。气微，味淡。

菟丝子饮片水分不得过 10.0%，总灰分不得过 10.0%，酸不溶性灰分不得过 4.0%，金丝桃苷不得少于 0.10%。

2. 盐菟丝子 本品形如菟丝子，表面棕黄色，裂开，略有香气。味微咸。水分、总灰分、酸不溶性灰分、金丝桃苷含量同生品。

3. 酒菟丝子饼 本品呈小方块状，表面灰棕色或黄棕色，微有酒气。

4. 炒菟丝子 本品形如菟丝子，表面黄棕色，裂开，气微香，味淡。

【炮制作用】菟丝子味甘，性温。归肝、肾经。具有益肾固精、安胎、养肝明目、止泻的功能。多用于煎剂和酊剂中。如治肾中水火两损，阳事不刚，易于走泄的菟丝地黄汤（《辨证录》）；治阴虚阳盛，四肢发热，逢风如炙如火的菟丝子煎（《鸡峰》）；治白癜风的菟丝子酊（《青岛中草药手册》）。

菟丝子偏温，补阳胜于补阴。

盐菟丝子不温不寒，平补阴阳，并能引药归肾，增强补肾固精安胎作用。用于阳痿，滑精，遗尿，带下，胎气不固，消渴。如治肾经虚损，溺有余沥，梦寐频泄的茯菟丸（《局方》）；治滑胎或白带，不孕症的补肾固冲丸（《妇产科学》）。

酒菟丝子饼可增加温肾壮阳固精的作用，并可提高煎出效果，便于粉碎，为较常用的炮制方法。用于腰膝酸软，目昏耳鸣，肾虚胎漏，脾肾虚泄，消渴，遗精，白浊。如治肾气亏损的内补鹿茸丸（《宝鉴》）；治丈夫腰膝冷痛或顽麻无力的固阳丹（《经验后方》）；治肝肾俱虚，眼常昏暗的驻景丸（《圣惠方》）；治遗精、小便白浊的茯菟丸（《局方》）。

炒菟丝子其功用与生品相似，但炒后可提高煎出效果，便于粉碎，利于制剂，多入丸散剂。如治肾虚腰痛，尿后余沥，遗精早泄，阳痿不育的五子衍宗丸（《中国药典》）；治滑胎的寿胎丸（《参西录》）。

【炮制研究】菟丝子中含黄酮、多糖、生物碱、挥发油等。

研究表明，菟丝子的浸出物量菟丝饼＞酒炒品＞清炒品＞生品。水煎液中黄酮和多糖含量，生品均低于其他炮制品，而其中又以粉碎浸煮制饼和水浸煮至吐丝组含量较高；还原糖和醚性浸出物差别不大。认为实际应用以水浸煮至吐丝制饼的方法为佳。

盐炙、炒黄利于菟丝子中黄酮类成分的溶出。炒制品中槲皮素含量最高，与酒炙品比较盐炙品的山柰酚含量增加，但金丝桃苷含量降低；酒炙品中金丝桃苷和异鼠李素的含量最高。脂肪油的含量盐制品最高，其次依次为酒制品、清炒品，水煮品的含量最低。多糖含量酒炙品最高，清炒品其次，生品最低。有研究表明，南方菟丝子经过炮制后多糖含量明显增加，以盐炙菟丝子含量为最高，酒炙菟丝子和炒菟丝子次之。生品中几乎不含槲皮素，炮制后含量显著增高。

菟丝子因质地坚硬，制饼的目的是利于煎出有效成分或入丸散剂时易于粉碎。较恰当的方法是淘洗干净后的菟丝子用酒浸一夜（淹过药面为度），次日加入适量水，煮至开裂，煮时不断搅拌，待水被吸干后，干燥备用。也可用少许水或酒浸后晾制饼或者用适量水煮爆后，晾干制饼。

【贮存】贮干燥容器内，炮制品密闭，置通风干燥处。

八角茴香

【处方用名】八角茴香、茴香、大茴香、大八角、盐八角茴香。

【来源】本品为木兰科植物八角茴香 *Illicium verum* Hook. f. 的干燥成熟果实。秋、冬二季果实由绿变黄时采摘，置沸水中略烫后干燥或直接干燥。

【历史沿革】宋代有炒法（《博济》）和酒浸炒（《局方》）。明代有炒黄、盐炒（《普济方》）、盐酒炒（《蒙筌》）和盐汤浸炒（《回春》）等方法。清代有"炒黄用，得酒良，得盐则入肾发肾邪，故治阴疝"（《辑要》）和"八角茴香入下焦药盐水炒用"（《害利》）的记述。现在主要有盐炙等方法。现版药典收载八角茴香。

【炮制方法】

1. 八角茴香　取原药材，除去杂质，筛去灰屑，用时捣碎。

2. 盐八角茴香　取净八角茴香，加盐水拌匀，闷润，待盐水被吸尽后，置炒制容器内，用文火加热，炒干，取出晾凉，用时捣碎。

每 100kg 八角茴香，用食盐 2kg。

【质量要求】

1. 八角茴香　本品为车轮形的果，由 8 瓣聚合而成，各瓣均向上开口或不开口，呈小艇形，外表红棕色，顶端呈鸟喙状，质坚脆，种子胚乳白色，富油性，气芳香，味辛甜。

2. 盐八角茴香　本品形如八角茴香，表面深红棕色，味微咸。

【炮制作用】八角茴香味辛，性温。归肝、肾、脾、胃经。临床常用生品。具有温阳散寒、理气止痛的功能。用于胃寒呕吐，脘腹冷痛，寒疝腹痛。如治小腹冷癖的茴香丸（《杂病源流犀烛》）；治肾冷疝气，偏坠急痛的茴香雀酒（《直指方》）。

盐八角茴香能引药下行，长于温暖肝肾，疗疝止痛。多用于肾虚腰痛，疝气疼痛，寒湿脚气。如用本品为末，食前酒服，治腰重刺胀（《直指方》）；如治疗疝气疼痛的茴香丸（《疡医大全》）；治膀胱气肿硬，上下不定及腰膝气滞疼痛的茴香散（《医方类局》）；治风毒湿气，攻疰成疮，行步无力的茴香丸（《脚气治法总要》）。

【贮存】贮干燥容器内，密闭，置阴凉干燥处。

韭菜子

【处方用名】韭菜子、韭子、盐韭菜子、盐韭子。

【来源】本品为百合科植物韭菜 *Allium tuberosum* Rottl. ex Spreng. 的干燥成熟种子。秋季果实成熟时采收果序，晒干，搓出种子，除去杂质。

【历史沿革】唐代有酒浸（《千金》）和熬法（《外台》）。宋代有酒浸微炒（《圣惠方》）、炒（《证类》）、"醋煮炒香"（《总录》）和汤浸（《洪氏》）等方法。明代有酒浸焙（《普济方》）的方法。清代有酒煮（《良朋》）、蒸熟炒用和"治带浊，醋炒酒下"（《得配》）等法。现在主要有炒黄、盐炙等方法。现版药典收载韭菜子和盐韭菜子。

【炮制方法】

1. 韭菜子 取原药材，除去杂质。用时捣碎。

2. 炒韭菜子 取净韭菜子，置炒制容器内，文火加热，翻炒至有香气逸出，取出放凉。

3. 盐韭菜子 取净韭菜子，加盐水闷润，待盐水被吸尽后，置炒制容器内，用文火加热，炒至有香气，取出晾凉。

每100kg韭菜子，用食盐2kg。

【质量要求】

1. 韭菜子 本品呈半圆形或半卵圆形，略扁。表面黑色，质硬，气特异，味微辛。

2. 炒韭菜子 本品形如韭菜子，表面黑色，有香气，味微辛。

3. 盐韭菜子 本品形如韭菜子，表面黑色，有香气，味咸微辛。

【炮制作用】韭菜子味辛、甘，性温。归肝、肾经。生品较少应用。

炒韭菜子气香，增强其辛温散寒作用，其性偏燥，用于肾虚而兼寒湿的腰膝酸软冷痛，小便频数，白带过多。可单用为末内服或与补肾阳药合用，对胃寒呕吐、呃逆也有效。

盐韭菜子可引药下行，增强补肾固精作用。用于阳痿遗精，遗尿尿频，白浊带下。如与补骨脂、益智仁等同用，治肾与膀胱虚冷，小便频数（《魏氏家藏方》）。

【炮制研究】小鼠补肾壮阳药理实验发现，其酒炙品优于生品和盐炙品。

【贮存】贮干燥容器内，密闭，置通风干燥处。

第四节 姜炙法

将净选或切制后的药物，加入定量姜汁拌炒的方法，称为姜炙法。

生姜辛温，能温中止呕，化痰止咳。故姜炙法多用于祛痰止咳、降逆止呕的药物。

（一）姜炙的目的

1. 制其寒性，增强和胃止呕作用如黄连、竹茹等。

2. 缓和副作用，增强疗效如厚朴等。

（二）姜炙的操作方法

将药物与定量的姜汁拌匀，闷润，使姜汁逐渐渗入药物内部。然后置炒制容器内，用文火炒至规定程度，取出晾凉。或者将药物与姜汁拌匀，待姜汁被吸尽后，进行干燥。

【附】姜汤煮：将鲜姜切片煎汤，加入药物煮两小时，待姜汁基本被吸尽，取出，切片，干燥。

生姜的用量一般为每100 kg药物，用生姜10 kg。若无生姜，可用干姜煎汁，用量为生姜的三分之一。

NOTE

（三）姜汁的制备方法

1. 榨汁　将生姜洗净切碎，置适宜容器内捣烂，加适量水，压榨取汁，残渣再加水共捣，压榨取汁，如此反复 2～3 次，合并姜汁，备用。

2. 煮汁　取净生姜片，置锅内，加适量水煮，过滤，残渣再加水煮，又过滤，合并两次滤液，适当浓缩，取出备用。

（四）注意事项

1. 制备姜汁时，水的用量不宜过多，一般以最后所得姜汁与生姜的比例为 1∶1 较适宜。

2. 药物与姜汁拌匀后，需充分闷润，待姜汁被吸尽后，再用文火炒干，否则，达不到姜炙的目的。

厚　朴

【处方用名】厚朴、川厚朴、姜厚朴。

【来源】本品为木兰科植物厚朴 *Magnolia officinalis* Rehd. et Wils. 或凹叶厚朴 *Magnolia officinalis* Rehd. et Wils. var. *biloba* Rehd. et Wils. 的干燥干皮、根皮及枝皮。4～6 月剥取，根皮和枝皮直接阴干；干皮置沸水中微煮后，堆置阴湿处，"发汗"至内表面变紫褐色或棕褐色时，蒸软，取出，卷成筒状，干燥。

【历史沿革】汉代有去皮炙法（《伤寒》）。唐代有姜汁炙（《产宝》），此法沿用至今。宋代对其炮制作用有"不以姜制，则棘人喉舌"（《衍义》）的记述。此外，还有生姜枣制，糯米粥制（《总录》）。明代还有炒、盐炒、煮制（《普济方》）、醋炙、酥炙（《入门》）及姜汁浸后炒干醇醋淬透再炒（《准绳》）、酒浸炒（《必读》）等炮制方法。清代尚有醋炒（《集解》）。现代主要炮制方法有姜炙、姜汤煮、姜汁浸等。现版药典收载厚朴和姜厚朴。

【炮制方法】

1. 厚朴　取原药材，刮去粗皮，洗净，润透，切丝，干燥，筛去碎屑。

2. 姜厚朴　取厚朴丝，加姜汁拌匀，闷润，待姜汁被吸尽后，置炒制容器内，用文火加热，炒干，取出晾凉。或取生姜切片，加水煮汤，另取刮净粗皮的药材，扎成捆，置姜汤中，反复浇淋，文火加热煮至姜液被吸尽，取出，切丝，干燥。筛去碎屑。

每 100 kg 厚朴，用生姜 10 kg。

【质量要求】

1. 厚朴　本品呈弯曲的丝条状或单、双卷筒状。外表面灰褐色。内表面紫棕色或深紫褐色，较平滑，切面颗粒性，有油性。气香，味辛辣微苦。

厚朴饮片水分不得过 10.0%，总灰分不得过 5.0%，酸不溶性灰分不得过 3.0%，厚朴酚与和厚朴酚的总量不得少于 2.0%。

2. 姜厚朴　本品形如厚朴丝，表面灰褐色，偶见焦斑。略具姜的辛辣气味。

姜厚朴饮片水分、总灰分、酸不溶性灰分同生品，厚朴酚与和厚朴酚的总量不得少于 1.6%。

【炮制作用】厚朴味苦、辛，性温。归脾、胃、肺、大肠经。具有燥湿消痰、下气除满的功能。生品辛味峻烈，对咽喉有刺激性，故一般内服都不生用。

姜厚朴可消除对咽喉的刺激性，并可增强宽中和胃的功效。多用于湿阻气滞，脘腹胀满或呕吐泻痢，积滞便秘，痰饮喘咳，梅核气。如治湿滞脾胃的平胃散（《局方》）；治积滞便秘、腹中胀闷的厚朴三物汤（《金匮要略》）。

【炮制研究】厚朴主要含有木脂素类、挥发油、生物碱类成分等。木脂素类成分主要有厚朴酚、和厚朴酚、四氢厚朴酚、异厚朴酚等；挥发油类成分有 α、β、γ - 桉叶醇等；生物碱类成分有厚朴碱、柳叶木兰花碱、木兰剑毒碱、白兰花碱等。

厚朴炮制后其组织结构发生变化，有利于厚朴酚的溶出；加热炮制和辅料姜对厚朴酚的溶出也有影响，以加热炮制的影响更明显；辅料生姜可提高厚朴酚的含量，但其用量多少对厚朴酚的含量影响不大。

对厚朴生品及姜汁炒、姜汁浸、姜汁煮厚朴的挥发油、水或醇浸出物、水煎液中的厚朴酚、和厚朴酚含量及金属元素的测定结果表明，挥发油含量为：姜汁炒>姜汁煮>生品；水浸出物含量姜汁煮>姜汁炒>姜汁浸>生品；醇浸出物含量姜汁炒>姜汁浸>姜汁煮>生品；水煎液中厚朴酚及和厚朴酚含量：生品>姜汁浸>姜汁炒>姜汁煮；铜、锌含量：姜汁浸>姜汁炒>姜汁煮>生品。

姜制的三种方法，姜紫苏制厚朴、姜炙厚朴及姜浸厚朴中的厚朴酚与和厚朴酚含量和也存在着差异，以姜紫苏制厚朴含量最高。在姜制品中，姜汁炒干和姜汁微炒焦两种炮制品中酚性成分含量较高，姜汁煮和姜汁浸两种炮制品中酸性成分含量较高，质量较好。

厚朴经姜制后，其厚朴酚及和厚朴酚含量均低于生品，但两者总量仍符合《中国药典》所规定的限量标准。用气质联用测定厚朴及其炮制品中挥发油含量，发现厚朴炮制后挥发油总量降低，但其组成未发生明显改变。

采用大鼠幽门结扎型及应激型二种急性实验性胃溃疡模型，研究厚朴生品、姜炙品及清炒品的抗溃疡作用。结果表明，大鼠口服生厚朴煎剂、姜厚朴煎剂均有抗幽门结扎型溃疡、抗应激型溃疡的作用。且姜炙厚朴作用较优，表明厚朴姜炙后和胃作用较生品增强。

同株厚朴的树皮，经产地煮、"发汗"和蒸制加工后，有效成分厚朴酚及和厚朴酚含量比未经产地加工品稍高；去粗皮的比未去粗皮的含量稍高。厚朴粗皮中基本不含厚朴酚与和厚朴酚，说明净制中要求去除粗皮是合理的。

以厚朴酚、和厚朴酚总量为质量指标，考察了姜制厚朴不同炮制方法、不同辅料及加入辅料与否对饮片质量的影响，结果以10%生姜炒干法质量最佳。

【贮存】贮干燥容器内，密闭，置阴凉干燥处。

竹 茹

【处方用名】竹茹、淡竹茹、姜竹茹。

【来源】本品为禾本科植物青秆竹 *Bambusa tuldoides* Munro、大头典竹 *Sinocalamus beecheyanus*（Munro）McClure var. *pubescens* P. F. Li 或淡竹 *Phyllostachys nigra*（Lodd.）Munro var. *henonis*（Mitf.）Stapf ex Rendle 茎秆的干燥中间层。全年均可采制，取新鲜茎，除去外皮，将稍带绿色的中间层刮成丝条，或削成薄片，捆扎成束，阴干。前者称"散竹茹"，后者称"齐竹茹"。

NOTE

【历史沿革】宋代有"炒令焦"（《圣惠方》）、微炒（《总录》）。清代有醋浸（《金鉴》）和"入平呕逆药，姜汁炒用"（《害利》）的记载。现代主要炮制方法有姜炙等。现版药典收载竹茹和姜竹茹。

【炮制方法】

1.竹茹　取原药材，除去杂质和硬皮，切段或揉成小团。

2.姜竹茹　取竹茹段或团，加姜汁拌匀，稍润，待姜汁被吸尽后，置炒制容器内，用文火加热，如烙饼法将两面烙至微黄色，取出，晾凉。

每 100 kg 竹茹，用生姜 10 kg。

【质量要求】

1.竹茹　本品呈弯曲丝条状小段或小团，呈浅绿色或黄绿色，质柔软而轻松，有弹性，气微，味淡。

竹茹饮片水分不得过 7.0%，水溶性浸出物不得少于 4.0%。

2.姜竹茹　本品形如竹茹，表面黄色。微有姜香气。

【炮制作用】竹茹味甘，性微寒。归肺、胃经。具有清热化痰、除烦的功能。多用于痰热咳嗽或痰火内扰，心烦不安。可用本品单味煎服，治肺热咳嗽，咳吐黄痰（《上海常用中药》）。也可与黄芩、瓜蒌等合用，以增加清热化痰作用。用于治疗胆虚，痰热内扰所致之虚烦不眠或惊悸不宁、癫痫等证的温胆汤（《三因》）；治疗产后虚烦头痛，心中闷乱不解的淡竹茹汤（《千金》）。

姜炙竹茹能增强降逆止呕的功效，多用于呕哕、呃逆。如治疗妊娠恶阻而偏热的芩连半夏竹茹汤（《中医妇科治疗学》）；治疗胃虚有热，呃逆的橘皮竹茹汤（《金匮》）。

【贮存】贮干燥容器内，姜竹茹密闭，置阴凉干燥处。

【备注】竹茹姜炙后易变色，不易贮存，故以临用时制备为宜。

草　果

【处方用名】草果、草果仁、炒草果、姜草果。

【来源】本品为姜科植物草果 *Amomum tsao-ko* Crevost et Lemaire 的干燥成熟果实。秋季果实成熟时采收，除去杂质，晒干或低温干燥。

【历史沿革】宋代有面裹煨（《局方》）、火炮（《总微》）、去壳炒（《扁鹊》）等方法。明代又有"炒存性"（《奇效》）和茴香制（《准绳》）的方法。清代则有煨（《本草汇》）、醋煮（《尊生》）和姜制（《幼幼》）。现代主要炮制方法有姜炙等。现版药典收载草果仁和姜草果仁。

【炮制方法】

1.草果仁　取原药材，除去杂质，用武火加热，炒至焦黄色并鼓起，取出稍凉，去壳取仁。用时捣碎。

2.姜草果仁　取净草果仁，加姜汁拌匀，稍闷，待姜汁被吸尽后，置炒制容器内，用文火加热，炒至深黄色，取出晾凉。用时捣碎。

每 100 kg 草果仁，用生姜 10 kg。

【质量要求】

1.草果仁　本品呈不规则的多角形颗粒。表面红棕色，偶附有淡黄色薄膜状的假种皮。质坚硬。具有特异香气，味辛辣微苦。

草果仁饮片水分不得过 10.0%，总灰分不得过 6.0%，挥发油不得少于 1.0%（mL/g）。

2. 姜草果仁 本品形如草果仁，棕褐色，偶见焦斑。有特异香气，味辛辣、微苦。

姜草果饮片水分、总灰分同草果仁，挥发油不得少于 0.7%（mL/g）。

【炮制作用】草果仁味辛，性温。归脾、胃经。具有燥湿散寒的功能。生品常用于疟疾、瘟疫初起。如治疗疟疾数发不止的截疟七宝饮（《伤寒保命集》）；治疗瘟疫初起的达原饮（《瘟疫论》）。

姜草果仁燥烈之性有所缓和，温胃止呕之力增强。多用于寒湿阻滞脾胃，脘腹胀满疼痛、呕吐。如治疗寒湿中阻的草果饮（《准绳》）；治胃脘痞胀，恶心呕吐，饮食不化的草果饮（《局方》）。

【炮制研究】草果主要含挥发油，还含锌、铜、铁、镍、锰、钴等微量元素。

草果炮制后水煎液中铅元素含量有所下降，炒草果比姜草果更明显。锌、铜、镍等元素的含量均增加，其中以姜草果最高，炒草果次之。

生草果、炒草果、姜草果均可拮抗肾上腺素引起的回肠运动抑制和乙酰胆碱引起的回肠痉挛，生、炒草果表现为紧张性下降，振幅逐渐加大，但均未恢复到原来的水平，而姜草果在给药后出现瞬时紧张性加强，随后减弱，振幅加大，说明姜草果的作用较佳。

生草果、炒草果、姜草果均可明显减少由醋酸腹腔注射引起的小鼠扭体次数，且以姜草果效果最佳。说明草果姜制后药理作用增强。

【贮存】贮干燥容器内，密闭，置阴凉干燥处。

第五节 蜜炙法

将净选或切制后的药物，加入定量熟蜜拌炒的方法称为蜜炙法。

蜜炙为蜜制方法之一。古代文献中的蜜炙法是将药物涂蜜后，用微火炙干。现行的蜜炙法近于古代的蜜水拌炒法。

蜂蜜味甘性平，有甘缓益脾、润肺止咳、矫味等作用。因此，蜜炙法多用于止咳平喘、补脾益气的药物。

蜂蜜虽言性平，实则生用性偏凉，能清热解毒；熟则性偏温，以补脾气、润肺燥之力胜。《医学校正入门》指出："蜜炙性温，健脾胃和中……补三焦元气。"故蜜炙法所用的蜂蜜都要先加热炼制过。炼蜜的方法为：将蜂蜜置锅内，加热至徐徐沸腾后，改用文火，保持微沸，并除去泡沫及上浮蜡质，然后用罗筛或纱布滤去死蜂、杂质，再倾入锅内，加热至116℃～118℃，满锅起鱼眼泡，用手捻之有黏性，两指间尚无长白丝出现时，迅速出锅。熟蜜的含水量控制在 10%～13% 为宜。加热时注意蜂蜜沸腾外溢或焦化，当蜜液微沸时，及时用勺上下搅动，防止外溢。

（一）蜜炙的主要目的

1. 增强润肺止咳的作用 如百部、款冬花、紫菀等。

2. 增强补脾益气的作用 如黄芪、甘草、党参等。

NOTE

3. 缓和药性　如麻黄等。

4. 矫味和消除副作用　如马兜铃等。

（二）蜜炙常用的操作方法

1. 先拌蜜后炒药　取定量熟蜜，加适量开水稀释，加入药物中拌匀，闷润至透，置炒制容器内，用文火炒至颜色加深、不粘手时，取出晾凉，凉后及时收贮。如黄芪、甘草、枇杷叶等。

2. 先炒药后加蜜　将药物置炒制容器内，用文火炒至颜色加深时，加入定量熟蜜，迅速翻动，使蜜与药物拌匀，炒至不粘手时，取出晾凉，凉后及时收贮。如槐角、百合等。

一般药物采用第一种方法炮制。但有的药物质地致密，蜜不易被吸收，可采用第二种方法处理，先除去部分水分，并使质地略变酥脆，则蜜就较易被吸收。

熟蜜的用量视药物的性质而定。一般质地疏松、纤维多的药物用蜜量宜大；质地坚实，黏性较强，油分较多的药物用蜜量宜小。除另有规定外，每 100kg 药物，用熟蜜 25kg。

（三）注意事项

（1）炼蜜时，火力不宜过大，以免溢出锅外或焦化。此外，若蜂蜜过于浓稠，可加适量开水稀释。

（2）蜜炙药物所用的熟蜜不宜过多过老，否则黏性太强，不易与药物拌匀。

（3）熟蜜用开水稀释时，要严格控制水量（为熟蜜量的 1/3 ～ 1/2），以蜜汁能与药物拌匀而又无剩余的蜜液为宜。若加水量过多，则药物过湿，不易炒干，成品容易发霉。

（4）蜜炙时，火力一定要小，以免焦化。炙的时间可稍长，要尽量将水分除去，避免发霉。

（5）蜜炙药物须凉后密闭贮存，以免吸潮发黏或发酵变质；贮存的环境除应通风干燥外，还应置阴凉处，不宜受日光直接照射。

甘　草

【处方用名】甘草、粉甘草、炙甘草、蜜甘草。

【来源】本品为豆科植物甘草 *Glycyrrhiza uralensis* Fisch.、胀果甘草 *Glycyrrhiza inflata* Bat. 或光果甘草 *Glycyrrhiza glabra* L. 的干燥根及根茎。春、秋二季采挖，除去须根，晒干。

【历史沿革】汉代有炙焦为末（《玉函》）、微炒的方法。南北朝刘宋时代有"火炮令内外赤黄"及酒浸蒸后炙酥（《雷公》）的方法。唐代有蜜制法（《千金》）。宋代有炒（《博济》）、纸裹醋浸煨（《苏沈》）、猪胆汁浸炙、盐水浸炙、油浸炙（《总录》）、炮、黄泥裹煨（《朱氏》）等炮制方法。明、清又增加了炮再麸炒（《普济方》）、蜜炙（《医学》）、酥制（《纲目》）、涂麻油炙、姜汁炒、酒炒（《必读》）、粳米拌炒（《得配》）和乌药煎汁吸入去乌药（《从众录》）等法。现在主要的炮制方法有蜜炙等。现版药典收载甘草和炙甘草。

【炮制方法】

1. 甘草　取原药材，除去杂质，洗净，润透，切厚片，干燥。

2. 炙甘草　取熟蜜，加适量开水稀释后，加入净甘草片中拌匀，闷润至透，置炒制容器内，文火加热，炒至黄色至深黄色、不粘手时，取出晾凉。

每 100kg 甘草片，用熟蜜 25kg。

【质量要求】

1. 甘草　本品呈类圆形或椭圆形厚片。外表皮红棕色或灰棕色；切面略显纤维性，中心黄白色，有明显放射状纹理及形成层环，传统称为"菊花心"。质坚实，具粉性。气微，味甜而特殊。

甘草饮片水分不得过 12.0%，总灰分不得过 5.0%，铅不得过 5mg/kg，镉不得过 0.3mg/kg，砷不得过 2mg/kg，汞不得过 0.2mg/kg，铜不得过 20mg/kg，含甘草苷不得少于 0.45%，甘草酸不得少于 1.8%。

2. 炙甘草　本品形如甘草片。外表皮红棕色或灰棕色，表面黄色至深黄色，微有光泽，略有黏性，气焦香，味甜。

炙甘草饮片水分不得过 10.0%，总灰分不得过 5.0%，甘草苷不得少于 0.50%，甘草酸不得少于 1.0%。

【炮制作用】甘草味甘，性平。归心、肺、胃经。具有补脾益气，清热解毒，祛痰止咳，缓急止痛，调和诸药的功能。生品味甘偏凉，长于泻火解毒，化痰止咳。多用于痰热咳嗽，咽喉肿痛，痈疽疮毒，食物中毒及药物中毒。如治疗外感风邪的三拗汤（《局方》）；治疗肺胃热盛肝所致咽喉肿痛的清咽丸（《中国药典》）；治脱疽的四妙勇安汤（《验方新编》）。

炙甘草性平偏温，以补脾和胃、益气复脉力胜。常用于脾胃虚弱，倦怠乏力，心气不足，脘腹疼痛，筋脉挛急，心动悸，脉结代。如治脾胃虚弱，神疲食少的四君子丸（《中国药典》）；治气血虚弱，心动悸，脉结代的炙甘草汤（《伤寒》）；治疗脘腹挛急疼痛或四肢拘挛的芍药甘草汤（《伤寒》）。

【炮制研究】甘草主要含有黄酮类化合物甘草酸、甘草苷等。

不同加蜜量的炙甘草若扣除加蜜量，甘草酸含量无明显变化；不扣除加蜜量，甘草酸含量减少 20% 左右，而甘草苷的含量无变化。甘草酸的含量与炮制过程中温度有关，炮制时温度越高，甘草酸含量下降越多。

甘草、炙甘草等饮片的提取物对脾虚小鼠有不同程度的改善作用，炙甘草作用最显著，甘草蜜炙后确能提高其补脾功效，生甘草单纯加热、加入熟蜜或两个因素单纯加合并不能等同于炙甘草。甘草炮制后免疫功能改善作用强于生品，而镇咳及祛痰作用有所降低。在提高小白鼠巨噬细胞吞噬能力、胸腺指数、爬杆时间、延长负重游泳时间方面，炙甘草的作用明显强于生甘草，同时可见醇提取液的药效学作用优于水提取液，甘草炮制前后主治功能有所改变，经蜜炙后可增强补益功能。此外，炙甘草提取液有良好的抗乌头碱诱发的家兔心律失常作用，能增强蟾蜍离体心脏心肌的收缩力，炙甘草在对抗氯化钡诱发大白鼠心律失常方面优于生甘草。用生甘草水煎液、炙甘草水煎液、生甘草水煎液加蜂蜜分别给小白鼠灌胃，测定其痛阈（热板法和扭体法）。结果表明，炙甘草止痛作用非常显著，但不是甘草和蜂蜜的累加作用，而是炮制后发生了某些变化，使作用明显加强。

甘草切片前软化，若用水浸泡透心时间过长，甘草酸和水浸出物的损失可达 50% 或 50% 以上，若用浸润法软化，则甘草酸和水浸出物损失很小，故甘草切片前软化应少泡多润。蜜炙工艺中，蜜水的比例和炒炙温度对甘草的外观性状及甘草酸和甘草苷含量有显著性影响。烘法与炒法炮制的蜜炙甘草的甘草酸含量没有明显的差异，在同等剂量下，两者有相同的促肾上腺皮质激素样作用和拮抗地塞米松对下丘脑－垂体－肾上腺皮质轴的抑制作用，烘制蜜甘草的急性毒性低于炒制蜜甘草的毒性，故认为现代化大生产可用烘法代替手工炒法，有利于统一工艺标准。

【贮存】贮干燥容器内，蜜甘草密闭，置阴凉干燥处。防霉、防蛀。

黄　芪

【处方用名】黄芪、炙黄芪、蜜黄芪。

【来源】本品为豆科植物蒙古黄芪 *Astragalus membranaceus*（Fisch.）Bge. var. *mongholicus*（Bge.）Hsiao 或膜荚黄芪 *Astragalus membranaceus*（Fisch.）Bge. 的干燥根。春、秋二季采挖，除去须根和根头，晒干。

【历史沿革】汉代有去芦法（《金匮》）。南北朝刘宋时代有蒸法（《雷公》）。宋代有蜜炙（《药证》）、盐汤浸焙、炒（《总录》）、酒煮（《传信》）、蜜炒（《宝产》）、蜜蒸、盐水润蒸（《背疽方》）、盐炙（《痘疹方》）等炮制方法。元代有盐蜜水炙（《活幼》）。明代增加了酒拌炒（《医学》）、姜汁炙（《仁术》）、米泔拌炒（《准绳》）等方法。清代增加了人乳制（《拾遗》）和九制黄芪（《增广》）。现在主要的炮制方法有蜜炙等。现版药典收载黄芪和炙黄芪。

【炮制方法】

1. 黄芪　取原药材，除去杂质，大小分开，洗净，润透，切厚片，干燥。

2. 炙黄芪　取熟蜜，加适量开水稀释后，加入净黄芪片中拌匀，闷润至透，置炒制容器内，用文火加热，炒至深黄色、不粘手时，取出晾凉。

每 100kg 黄芪片，用熟蜜 25kg。

【质量要求】

1. 黄芪　本品呈类圆形或椭圆形厚片。外表皮黄白色至淡棕褐色，可见纵皱纹或纵沟，切面皮部黄白色，木部淡黄色，有放射状纹理及裂隙。气微，味微甜，嚼之有豆腥味。

黄芪饮片水分不得过 10.0%，总灰分不得过 5.0%，铅不得过 5mg/kg，镉不得过 0.3mg/kg，砷不得过 2mg/kg，汞不得过 0.2mg/kg，铜不得过 20mg/kg，含总六六六（α－BHC、β－BHC、γ－BHC、δ－BHC 之和）不得过 0.2mg/kg，总滴滴涕（pp'－DDE、pp'－DDD、op'－DDT、pp'－DDT 之和）不得过 0.2mg/kg，五氯硝基苯不得过 0.1mg/kg，水溶性浸出物不得少于 17.0%，黄芪甲苷不得少于 0.040%，毛蕊异黄酮葡萄糖苷不得少于 0.020%。

2. 炙黄芪　本品形如黄芪片，外表皮淡棕黄色或淡棕褐色，略有光泽，具蜜香气，味甜，略带黏性，嚼之微有豆腥味。

炙黄芪饮片水分、毛蕊异黄酮葡萄糖苷含量同生品，总灰分不得过 4.0%，黄芪甲苷不得少于 0.030%。

【炮制作用】黄芪味甘，性温。归肺、脾经。具有补气升阳，固表止汗，利尿消肿，生津养血，行滞通痹，托毒排脓，敛疮生肌的功能。用于气虚乏力，食少便溏，中气下陷，久泻脱肛，便血崩漏，表虚自汗，气虚水肿，内热消渴，血虚萎黄，半身不遂，痹痛麻木，痈疽难溃，久溃不敛。生品长于益卫固表，托毒生肌，利尿退肿。常用于表卫不固的自汗或体虚易于感冒，气虚水肿，痈疽不溃或溃久不敛。如治卫气不固的玉屏风散（《丹溪》）；治疗汗出恶风的防己黄芪汤（《金匮》）；治痈疽肿痛的透脓散（《正宗》）；治消渴的黄芪汤（《千金》）。

炙黄芪甘温而偏润，长于益气补中。多用于脾肺气虚，食少便溏，气短乏力或兼中气下陷之久泻脱肛、子宫下垂以及气虚不能摄血的便血、崩漏等出血证；也可用于气虚便秘。如治疗面色萎黄、语声低微、四肢乏力、食少便溏的补气运脾汤（《统旨方》）；治疗中气下陷的补中益气汤（《成方切用》）；治疗心脾两虚的归脾汤（《成方切用》）。

【炮制研究】黄芪主要含有黄芪甲苷、磷脂类成分及氨基酸等。

黄芪炮制后黄芪甲苷、黄芪中毛蕊异黄酮和芒柄花素含量均比生品含量低。磷脂成分不稳定，在受热情况下容易氧化分解，黄芪蜜炙后磷脂总量下降，蜜炙黄芪较生黄芪磷脂酸和溶血磷脂酰胆碱的含量增高，而其他磷脂组分则有所下降。黄芪各炮制品均含有 17 种以上的氨基酸，所含氨基酸种类相同，但含量差异很大，而且均以天门冬氨酸、谷氨酸、脯氨酸为主。炭粒廓清实验表明，在提高小白鼠巨噬细胞吞噬能力方面，蜜炙黄芪强于生黄芪，具有显著差异。对 2% 的乙酰苯肼诱导的动物血虚、气虚的药理模型进行研究，蜜炙黄芪的补气作用强于生品。生黄芪和蜜炙品均有恢复受损红细胞的变形能力，而蜜炙黄芪对人体受损伤的保护作用又强于生品。蜜炙后黄芪补气作用的增强可能是由于皂苷成分的脱乙酰化和糖苷的水解所致。

研究表明，炒炙温度对黄芪甲苷有显著影响，炒炙时间和投料量对结果无显著影响。用微波法炮制蜜炙黄芪中黄芪甲苷含量高于炒法蜜炙黄芪，正交实验中的微波火力和加热时间对蜜炙黄芪的效果具显著差异，含蜜量对蜜炙黄芪的影响无显著差异。通过对炒蜜炙黄芪和不同温度的烘蜜炙黄芪药理作用进行比较，烘蜜炙黄芪以 70℃ 或 80℃ 烘制 24 小时后，与传统炒蜜炙黄芪在 LD_{50}、白细胞计数及分类、血红蛋白含量、免疫器官（脾、胸腺、淋巴结）重量、吞噬指数、炭粒廓清率、尿量增加等方面都有相似的结果，无显著差别，故认为烘烤蜜炙黄芪可以代替炒蜜炙黄芪。

【贮存】贮干燥容器内，蜜黄芪密闭，置通风干燥处。防蛀、防潮。

紫 菀

【处方用名】紫菀、炙紫菀、蜜紫菀。

【来源】本品为菊科植物紫菀 *Aster tataricus* L. f. 的干燥根及根茎。春、秋二季采挖，除去有节的根茎（习称"母根"）和泥沙，编成辫状晒干，或直接晒干。

【历史沿革】南北朝刘宋时代有蜜浸后焙干（《雷公》）的方法。唐代有炙法（《外台》）。宋代有焙（《指迷》）、炒（《局方》）等法。明代增加了醋炒（《医学》）、童便姜汁制（《仁术》）、酒洗（《回春》）、蜜水炒（《必读》）等炮制方法。清代增加了蜜蒸（《解要》）和单蒸法（《从新》）。现在主要的炮制方法有蜜炙等。现版药典收载紫菀和蜜紫菀。

【炮制方法】

1. 紫菀 取原药材，除去杂质，洗净，稍润，切厚片或段，干燥。

2. 蜜紫菀 取熟蜜，加适量开水稀释，加入紫菀片中拌匀，闷润至透，置炒制容器内，用文火加热，炒至棕褐色、不粘手时，取出晾凉。

每 100kg 紫菀片或段，用熟蜜 25kg。

【质量要求】

1. 紫菀 本品呈不规则的厚片或段。根外表皮紫红色或灰红色，有纵皱纹，切面淡棕色，

NOTE

中心具棕黄色木心。气微香，味甜，微苦。

紫菀饮片水分不得过 15.0%，水溶性浸出物不得少于 45.0%，紫菀酮不得少于 0.15%。

2. 蜜紫菀　本品形如紫菀片（段），表面棕褐色或紫棕色，略有黏性，有蜜香气，味甜。

蜜紫菀饮片水分不得过 16.0%，紫菀酮不得少于 0.10%。

【炮制作用】紫菀味辛、苦，性温。归肺经。具有润肺下气、消痰止咳的功能。生品以散寒、降气化痰力胜，能泻肺气之壅滞。多用于风寒咳嗽，痰饮喘咳，小便癃闭。如治外感风寒所致咳嗽的止咳宝片（《中国药典》）。

蜜紫菀转泻为润，以润肺止咳力胜，多用于肺虚久咳或肺虚咳血。如治疗肺气虚损的紫菀汤（《集解》）；治骨蒸劳热的紫菀散（《圣惠方》）。

【炮制研究】紫菀主要含有无羁萜，表无羁萜醇，紫菀酮，紫菀皂苷 A、B、C、D、E、F、G，紫菀五肽，植物甾醇葡萄糖苷及挥发油等。

测定生紫菀、蒸紫菀、炒紫菀、蜜紫菀、醋紫菀、酒紫菀 6 种炮制品中紫菀酮含量，以蜜紫菀中紫菀酮含量为最高，可能是蜜炙紫菀祛痰作用较好的原因之一。此 6 种炮制品均能增加小鼠气管酚红的排泌量，增加大鼠气管排痰量，以蜜紫菀祛痰作用最佳，且呈一定的量效关系。紫菀对浓氨水喷雾法和二氧化硫刺激法所致咳嗽有止咳作用，经蜜炙后其止咳作用更强。

【贮存】贮干燥容器内，蜜紫菀密闭，置阴凉干燥处。防潮、防蛀。

马兜铃

【处方用名】马兜铃、兜铃、炙马兜铃、炙兜铃、蜜兜铃。

【来源】本品为马兜铃科植物北马兜铃 *Aristolochia contorta* Bge. 或马兜铃 *Aristolochia debilis* Sieb. et Zucc. 的干燥成熟果实。

【历史沿革】南北朝刘宋时代有去隔膜令净法（《雷公》）。宋代有炒（《博济》）、焙（《药证》）、酥炙（《证类》）等炮制方法。明代亦用酥制法（《纲目》）。清代增加了炮法（《法律》）。现在主要的炮制方法有蜜炙等。现版药典收载马兜铃和蜜马兜铃。

【炮制方法】

1. 马兜铃　取原药材，除去杂质，搓碎，筛去灰屑。

2. 蜜马兜铃　取熟蜜，加适量开水稀释，加入马兜铃碎片中拌匀，闷润至透，置炒制容器内，用文火加热，炒至不粘手为度，取出晾凉。

每 100kg 马兜铃，用熟蜜 25kg。

【质量要求】

1. 马兜铃　本品呈不规则的碎片。表面黄绿色、灰绿色或棕褐色。果皮轻而脆，果皮内表面平滑而带光泽，果实分 6 室，每室种子多数，平叠整齐排列。种子扁平而薄，钝三角形或扇形，边缘有翅，淡棕色。种仁乳白色，有油性。气特异，味微苦。

2. 蜜马兜铃　本品形如马兜铃碎片，表面深黄色，种子多黏附在果皮上，皮脆，略有光泽，带有黏性，味苦而微甜。

【炮制作用】马兜铃味苦，性微寒。归肺、大肠经。具有清肺降气、止咳平喘、清肠消痔的功能。生品苦寒，长于清肺降气，清肠消痔。可用于肺热咳嗽或喘逆，痔疮肿痛，肝阳上亢之头昏、头痛。如治疗肺热咳嗽的马兜铃散（《圣惠方》）；治痰热壅肺的马兜铃汤（《总录》）；治大肠血热壅结，血痔肠瘘的痔疮肿痛方（《日华子本草》）。生品味劣，易致恶心呕吐，故临床多用蜜炙品。

蜜马兜铃能缓和苦寒之性，增强润肺止咳的功效，并可矫味，减少呕吐的副作用。炙马兜铃多用于肺虚有热的咳嗽。如用于肺热偏盛，咳嗽气喘。为避免呕吐，临床用于肺热喘咳，也多以炙马兜铃与清热药配伍。如治痰热阻肺，久嗽，咳血的止嗽化痰丸（《中国药典》）。

【炮制研究】马兜铃主要含有马兜铃酸 A、B、C，马兜铃内酯胺 –N– 己糖苷和一种季铵盐的生物碱。马兜铃酸具有肾毒性、消化道毒性、致癌、致突变和基因毒性。

蜜制后马兜铃酸 A 的含量较生品下降了 51%～55%，毒副作用降低。马兜铃蜜制后有新化合物产生，且总化合物数量减少，同时有部分化合物经炮制后含量发生变化。

【贮存】贮干燥容器内，蜜马兜铃密闭，置通风干燥处。

百　部

【处方用名】百部、百部根、炙百部、蜜百部。

【来源】本品为百合科植物直立百部 *Stemona sessilifolia*（Miq.）Miq.、蔓生百部 *Stemona japonica*（Bl.）Miq. 或对叶百部 *Stemona tuberosa* Lour. 的干燥块根。春、秋二季采挖，除去须根，洗净，置沸水中略烫或蒸至无白心，取出，晒干。

【历史沿革】南北朝刘宋时代有酒浸焙干法（《雷公》）。唐代有熬法（《外台》）。宋代有炒（《药证》）、炙（《证类》）、焙（《总微》）等炮制方法。明代增加了酒浸炒（《蒙筌》）和酒洗炒（《入门》）等法。清代增加了蒸焙和蒸后炒（《增广》）的方法。现在主要的炮制方法有蜜炙等。现版药典收载百部和蜜百部。

【炮制方法】

1. 百部　取原药材，除去杂质，洗净，润透，切厚片，干燥，筛去碎屑。

2. 蜜百部　取熟蜜，加少量开水稀释，加入净百部片内拌匀，闷润至透，置炒制容器内，用文火加热，炒至不粘手时，取出晾凉。

每 100kg 百部片，用熟蜜 12.5kg。

【质量要求】

1. 百部　本品呈不规则厚片或条形斜片。表面灰白色或棕黄色，有深纵皱纹；切面灰白色、淡黄棕色或黄白色，角质样。质韧润。气微、味甘、苦。

2. 蜜百部　本品形如百部片，颜色加深，表面棕黄色或褐棕色，略带焦斑，稍有黏性。味甜。

【炮制作用】百部味甘、苦，性微温。归肺经。具有润肺下气止咳，杀虫灭虱的功能。生品长于止咳化痰，灭虱杀虫。用于新久咳嗽，肺痨咳嗽，顿咳；外用于头虱，体虱，蛲虫病，阴痒。如治肺寒壅嗽的百部丸（《药证》）；治疥癣，虱病的百部酒（《中医皮肤病学简编》）；治小儿蛲虫的百部汤（《中医儿科临床浅解》）。生品有小毒，对胃有一定刺激性，内服用量不宜过大。

蜜百部可缓和对胃的刺激性，并增强润肺止咳的功效。可用于肺痨咳嗽，百日咳。如治阴虚咳嗽、痰中带血或肺痨久咳的月华丸（《医学心悟》）；治疗百日咳的百部煎（《中药临床应用》）。治疗小儿痰热蕴肺所致咳嗽的小儿百部止咳糖浆（《中国药典》）。

【炮制研究】百部主要含有生物碱等。

百部中含有的生物碱性质不稳定，经蜜炙后生物碱含量均有所下降。不同炮制方法对生物碱含量的影响也不同。炒或烘法炮制的蜜炙百部，其成品色泽、黏度、得率均相似，符合传统标准，故也认为烘法可代替炒法炮制。

【贮存】贮干燥容器内，蜜百部密闭，置通风干燥处。防潮。

白　前

【处方用名】白前、白前根、炙白前、蜜白前。

【来源】本品为萝藦科植物柳叶白前 Cynanchum stauntonii（Decne.）Schltr. ex Levl. 或芫花叶白前 Cynanchum glaucescens（Decne.）Hand. –Mazz. 的干燥根茎及根。秋季采挖，洗净，晒干。

【历史沿革】南北朝刘宋时代有甘草汁浸后焙干法（《雷公》），此法沿用至清代。清代又增加了饭上蒸后再炒（《增广》）的方法。现在主要的炮制方法有蜜炙等。现版药典收载白前和蜜白前。

【炮制方法】

1. 白前　取原药材，除去杂质，洗净，润透，切段，干燥。

2. 蜜白前　取熟蜜，加适量开水稀释，加入净白前段内拌匀，闷润至透，置炒制容器内，文火加热，炒至表面深黄色、不粘手，取出晾凉。

每 100kg 白前段，用熟蜜 25kg。

【质量要求】

1. 白前　本品呈圆柱形小段。表面黄白色、黄棕色或灰绿色。切面灰黄色或灰白色，中空。质韧。气微，味微甜。

2. 蜜白前　本品形如白前，表面深黄色，微有光泽，略有黏性，味甜。

【炮制作用】白前味辛、苦，性微温。归肺经。具有降气、消痰、止咳的功能。生品长于解表理肺，降气化痰。常用于外感咳嗽或痰湿咳喘。如治风寒咳嗽的止嗽散（《医学心悟》）；治疗咳喘浮肿、喉中痰鸣属于实证的白前汤（《千金》）；同泻肺热药配伍，亦可用于肺热咳嗽。

蜜白前能缓和白前对胃的刺激性，偏于润肺降气，能增强止咳作用。常用于肺虚咳嗽或肺燥咳嗽。

【贮存】贮干燥容器内，蜜白前密闭，置通风干燥处。

枇杷叶

【处方用名】枇杷叶、炙枇杷叶、蜜枇杷叶。

【来源】本品为蔷薇科植物枇杷 Eriobotrya japonica（Thunb.）Lindl. 的干燥叶。全年均可采收，晒至七八成干，扎成小把，再晒干。

【历史沿革】晋代有"拭去毛炙"（《肘后》）。南北朝刘宋时代用甘草汤洗后拭干再酥制（《雷公》）。唐代有蜜炙法（《外台》）。宋代又增加了枣汁炙、姜汁炙（《总录》）。明、清时代基本沿用前代方法，并有"治胃病以姜汁涂炙，治肺病以蜜水涂炙，乃良"（《纲目》）的记述。现在主要的炮制方法有蜜炙等。现版药典收载枇杷叶和蜜枇杷叶。

【炮制方法】

1. 枇杷叶　取原药材，除去绒毛，用水喷润，切丝，干燥。

2. 蜜枇杷叶　取熟蜜，加适量开水稀释，加入枇杷叶丝内拌匀，闷润至透，置炒制容器内，用文火加热，炒至不粘手为度，取出晾凉。

每 100kg 枇杷叶丝，用熟蜜 20kg。

【质量要求】

1. 枇杷叶　本品呈丝条状，表面灰绿色、黄棕色或红棕色，背面无绒毛。革质而脆。无臭，味微苦。

枇杷叶饮片水分不得过 10.0%，总灰分不得过 7.0%，醇溶性浸出物以 75% 乙醇作溶剂不得少于 16.0%，齐墩果酸和熊果酸的总量不得少于 0.70%。

2. 蜜枇杷叶　本品形如枇杷叶丝，表面黄棕色或红棕色，微显光泽，略带黏性。具蜜香气，味微甜。

蜜枇杷叶饮片水分、总灰分、齐墩果酸和熊果酸的总量同生品。

【炮制作用】枇杷叶味苦，性微寒。归肺、胃经。具有清肺止咳、降逆止呕的功能。生品长于清肺止咳、降逆止呕。用于肺热咳嗽，气逆喘急，胃热呕哕，烦热口渴。如治肺热久嗽、顿嗽的枇杷叶膏（《中国医学大辞典》）；治胃热呕逆或噫气作呕、胃脘胀闷的枇杷叶止呕汤（《中药临床应用》）；治伤寒，干呕烦渴不止的枇杷叶散（《圣惠方》）。

蜜枇杷叶能增强润肺止咳的作用，多用于肺燥或肺阴不足，咳嗽痰稠。如治疗肺燥伤阴或肺阴素亏，干咳无痰的清燥救肺汤（《法律》）；治咳嗽气短，痰多黏稠的儿童清肺丸（《中国药典》）；治阴虚火动咳血的滋阴保肺汤（《名医类编》）。

【炮制研究】枇杷叶主要含有皂苷、挥发油和黄酮类成分。

历代本草书籍均认为枇杷叶必须去毛，若去毛不尽，能令人咳。研究表明，枇杷叶的绒毛与叶的化学成分基本相同，绒毛中不含有能致咳或产生其他副作用的特异化学成分，只是叶中皂苷的含量明显高于绒毛中的含量。所以古代本草书籍所谓"去毛不净，射入肺令咳不已"，主要是由于绒毛从呼吸道直接吸入刺激咽喉黏膜而引起咳嗽。但由于在煎煮过程中，绒毛并不易脱落，且在单位体积煎液中，未刷毛的比刷毛的绒毛只略多一点，只要加强过滤，两者绒毛皆能完全除净，因此，枇杷叶作为制膏原料可以不刷毛，只需加强过滤即可。若作细粉原料及汤剂配方，则仍需刷净绒毛，以免直接刺激咽喉而引起咳嗽。

枇杷叶经蜜炙、姜汤煮、姜汁炒等不同方法炮制后，熊果酸含量均有不同程度地提高，其中蜜炙含量仅次于姜汤煮制，升高的原因可能与存在于枇杷叶中的结合型的熊果酸分解或者是其他成分经炮制后转化为熊果酸有关，而熊果酸有很强的抗炎和止咳作用，因此认为临床使用蜜炙枇杷叶有一定科学道理。

【贮存】贮干燥容器内，蜜枇杷叶密闭，置通风干燥处。

款冬花

【处方用名】款冬花、冬花、炙冬花、炙款冬花、蜜冬花、蜜款冬花。

【来源】本品为菊科植物款冬 *Tussilago farfara* L. 的干燥花蕾。12月或地冻前尚未出土时采集，除去花梗及泥沙，阴干。

【历史沿革】南北朝刘宋时代有甘草水浸后再用款冬花叶制（《雷公》）的方法。宋代有炒法（《博济》）和焙法（《洪氏》）。明代还有甘草水浸（《蒙筌》）和蜜水炒（《必读》）的炮制方法。清代基本沿用前代的方法。现在主要的炮制方法有蜜炙法等。现版药典收载款冬花和蜜款冬花。

【炮制方法】

1. 款冬花　取原药材，除去杂质及残梗，筛去灰屑。

2. 蜜款冬花　取熟蜜，加适量开水稀释，加入净款冬花内拌匀，闷润至透，置炒制容器内，用文火加热，炒至微黄色、不粘手时，取出晾凉。

每100kg款冬花，用熟蜜25kg。

【质量要求】

1. 款冬花　本品呈长圆棒状花蕾，外面被有多数鱼鳞状苞片，苞片外表面紫红色或淡红色，内表面被白色絮状茸毛。气香，味微苦而辛。

款冬花饮片醇溶性浸出物不得少于20.0%，款冬酮不得少于0.070%。

2. 蜜款冬花　本品形如款冬花，表面棕黄色或棕褐色，略带黏性。具蜜香味，味微甜。

蜜款冬花饮片醇溶性浸出物不得少于22.0%，款冬酮含量同生品。

【炮制作用】款冬花味辛、微苦，性温。归肺经。具有润肺下气、止咳化痰的功能。生品长于散寒止咳，多用于风寒久咳或痰饮燥咳。如治疗痰饮郁结的射干麻黄汤（《金匮》）；治疗肺热咳喘的款冬花汤（《总录》）。

蜜款冬花药性温润，能增强润肺止咳的功效。多用于肺虚久咳或阴虚燥咳。如用于肺虚久咳，治劳证久嗽或肺痿的太平丸（《十药》）；治肺阴不足之咳喘，痰中带血的百花膏（《中国药物大全（中药卷）》）。

【炮制研究】款冬花主要含有款冬二醇等甾醇类、芸香苷、金丝桃苷、鞣质、挥发油。

款冬花蜜炙后款冬酮、总生物碱含量升高。

款冬花镇咳成分极性较大，易溶于水和乙醇；祛痰成分极性较小，脂溶性较大。

对生款冬花和蜜款冬花的药理作用进行比较，结果表明，生品升高血压，蜜炙后镇咳，生品醚提物升压作用最强，蜜炙后醚提取物升压作用减弱。

【贮存】贮干燥容器内，蜜款冬花密闭，置通风干燥处。防潮、防蛀。

旋覆花

【处方用名】旋覆花、炙旋覆花、蜜旋覆花。

【来源】本品为菊科植物旋覆花 *Inula japonica* Thunb. 或欧亚旋覆花 *Inula britannica* L. 的干燥头状花序。夏、秋二季花开放时采收，除去杂质，阴干或晒干。

【历史沿革】南北朝刘宋时代有蒸法（《雷公》）。此法沿用至清代。宋代增加了炒法（《总录》）。明、清时代又有焙法（《必读》、《通玄》）。现在主要的炮制方法有蜜炙等。现版药典收载旋覆花和蜜旋覆花。

【炮制方法】

1. 旋覆花 取原药材，除去梗、叶及杂质。

2. 蜜旋覆花 取熟蜜，加适量开水稀释，加入净旋覆花内拌匀，稍闷，置炒制容器内，用文火加热，炒至不粘手时，取出晾凉。

每 100kg 旋覆花，用熟蜜 25kg。

【质量要求】

1. 旋覆花 本品呈扁球形或类球形。舌状花黄色，管状花棕黄色，总苞由多数苞片组成，呈覆瓦状排列，苞片披针形或条形，灰黄色，苞片被有白色茸毛，体轻，易散碎。气微，味微苦。

2. 蜜旋覆花 本品形如旋覆花，深黄色。略带黏性。具蜜香气，味甜。

蜜旋覆花饮片醇溶性浸出物不得少于 16.0%。

【炮制作用】旋覆花味苦、辛、咸，性微温。归肺、脾、胃、大肠经。具有降气，消痰，行水，止呕的功能。生品苦辛之味较强，以降气化痰止呕力胜，止咳作用较弱。多用于痰饮内停的胸膈满闷及胃气上逆的呕吐。如用于支饮心胸壅滞，喘息短气，肢肿的旋覆花汤（《圣惠方》）；用于胃气虚弱，痰浊内阻的旋覆代赭石汤（《伤寒》）。

蜜旋覆花苦辛降逆止呕作用弱于生品，其性偏润，长于润肺止咳，降气平喘，作用偏重于肺。多用于咳嗽痰喘而兼呕恶者，如鸡鸣丸（《处方集》）。

【贮存】贮干燥容器内，蜜旋覆花密闭，置通风干燥处。

桑白皮

【处方用名】桑白皮、桑根白皮、炙桑白皮、蜜桑皮。

【来源】本品为桑科植物桑 *Morus alba* L. 的干燥根皮。秋末叶落时至次春发芽前采挖根部，刮去黄棕色粗皮，纵向剖开，剥取根皮，晒干。

【历史沿革】汉代有烧灰存性（《金匮》）。南北朝刘宋时代有焙制（《雷公》）。唐代有"炙令黄黑"（《千金翼》）的记载。宋代有微炙（《圣惠方》）、炒（《博济》）、同豆煮后滤取汁（《总录》）、蜜炒后泔浸（《局方》）、蜜炙（《济生方》）等炮制方法。明代还有麸炒（《奇效》）、酒炒（《粹言》）等法。并提出了"利水生用，咳嗽蜜蒸或炒"（《入门》）论点。清代在炮制目的方面有进一步的说明，如"桑白皮须蜜酒相和，拌令湿透，炙熟用，否则伤肺泄气，大不利人"（《逢原》）。现在主要的炮制方法有蜜炙等。现版药典收载桑白皮和蜜桑白皮。

【炮制方法】

1. 桑白皮 取原药材，刮净粗皮，洗净，稍润，切丝，干燥。筛去碎屑。

2. 蜜桑白皮 取熟蜜，加适量开水稀释，加入桑白皮丝中拌匀，闷润至透，置炒制容器内，用文火加热，炒至深黄色、不粘手时，取出晾凉。

每 100kg 桑白皮丝，用熟蜜 25kg。

【质量要求】

1. 桑白皮 本品呈丝状。外表面白色或淡黄白色，内表面黄白色或灰黄色。体轻，质韧，纤维性强，难折断。气微，味微甜。

2. 蜜桑白皮　本品形如桑白皮，深黄色或黄棕色，质滋润，略有光泽，有蜜香气，味甜。

【炮制作用】桑白皮味甘，性寒。归肺经。具有泻肺平喘、利水消肿的功能。生品性寒，泻肺行水之力较强，用于肺热喘咳，水肿胀满尿少，面目肌肤浮肿。如治疗水湿停滞，头面四肢浮肿的五皮丸（《中药成药制剂手册》）；治疗肺气不降，痰火作喘的桑白皮汤（《古方八阵》）；治肺热咳嗽的桑白皮散（《圣惠方》）。

蜜桑白皮寒泻之性缓和，偏于润肺止咳，多用于肺虚喘咳，并常与补气药或养阴药合用。如治肺气不足，逆满上气的补肺汤（《永类钤方》）。如治肺气虚弱所致咳嗽喘促的润肺止嗽丸（《中国药典》）；治咳嗽气促，痰多黏稠的儿童清肺丸（《中国药典》）。

【炮制研究】桑白皮主要含有黄酮类成分、桑色呋喃、伞形花内酯、东莨菪素、桑糖朊及具降血作用的乙酰胆碱类似物成分。

不去除粗皮的桑白皮中东莨菪内酯的含量比去除粗皮的含量高，说明粗皮中也含有有效成分。桑白皮蜜炙后东莨菪内酯质量分数均略有增加。

以桑白皮总黄酮含量为指标，采用正交法优化微波光波法炮制蜜桑白皮的工艺，发现影响因素的大小依次为：加热时间＞润蜜时间＞微波大小，其中加热时间的影响具有统计学意义。

【贮存】贮干燥容器内，蜜桑白皮密闭，置通风干燥处。

百　合

【处方用名】百合、炙百合、蜜百合。

【来源】本品为百合科植物卷丹 *Lilium lancifolium* Thund.、百合 *Lilium brownii* F. E. Brown var. *viridulum* Baker 或细叶百合 *Lilium pumilum* DC. 的干燥肉质鳞叶。秋季采挖，洗净，剥取鳞叶，置沸水中略烫，干燥。

【历史沿革】汉代有炙法（《金匮》）。唐代有"熬令黄色，捣筛为散"（《千金》）及"蒸过和蜜"（《食疗》）的方法。宋代有炒法（《圣惠方》）、蜜拌蒸法（《证类》）、蒸法（《济生方》）。明代则有酒拌蒸（《大法》）的炮制方法。清代有蜜合蒸法（《握灵》）。现在主要的炮制方法有蜜炙等。现版药典收载百合和蜜百合。

【炮制方法】

1. 百合　取原药材，除去杂质，筛净灰屑。

2. 蜜百合　取净百合，置炒制容器内，用文火加热，炒至颜色加深时，加入适量开水稀释过的熟蜜，迅速翻炒均匀，并继续用文火炒至微黄色、不粘手时，取出晾凉。

每 100kg 百合，用熟蜜 5kg。

【质量要求】

1. 百合　本品呈长椭圆形，表面类白色、淡棕黄色或微带紫色。边缘薄，略向内弯曲。质硬而脆，角质样。气微，味微苦。

2. 蜜百合　本品形如百合，表面黄色，偶见焦斑，略带黏性，味甜。

【炮制作用】百合味甘，性寒。归心、肺经。具有养阴润肺、清心安神的功能。生品以清心安神力胜，常用于热病后余热未清，虚烦惊悸，精神恍惚，失眠多梦。如治疗热病后余热未清的百合知母汤和百合地黄汤（《金匮》）。

蜜百合润肺止咳作用增强，多用于肺虚久咳或肺痨咳血。如治肺阴亏损，虚火上炎的百合固金汤（《中药成药制剂手册》）。

【炮制研究】百合主要含有微量元素、氨基酸、皂苷类、磷脂类、多糖类和生物碱类等。

百合蜜炙后多糖含量增加。用浓氨水喷雾法和二氧化硫刺激法对小鼠的止咳实验表明，百合蜜炙前后均有止咳作用，但蜜炙后止咳效果更好。

将蜜炙百合饮片分别用聚乙烯塑袋包装、真空复合包装和纸塑包装，置温度40℃±2℃，相对湿度75%±5%的条件下保存3个月，比较饮片中豆甾醇、微生物和水分的变化情况。结果发现各包装饮片的豆甾醇的含量基本无变化，聚乙烯塑袋包装的饮片微生物和水分均远高于真空复合包装和纸塑包装，认为真空复合包装和纸塑包装比聚乙烯塑袋包装更能保证蜜炙百合饮片的质量。

【贮存】贮干燥容器内，蜜百合密闭，置通风干燥处。防潮、防蛀。

麻 黄

【处方用名】麻黄、麻黄绒、炙麻黄、蜜麻黄、炙麻黄绒、蜜麻黄绒。

【来源】本品为麻黄科植物草麻黄 *Ephedra sinica* Stapf、中麻黄 *Ephedra intermedia* Schrenk et C. A. Mey. 或木贼麻黄 *Ephedra equisetina* Bge. 的干燥草质茎。秋季采割绿色的草质茎，晒干。

【历史沿革】汉代有"去节汤泡"（《金匮》）的记载。南北朝刘宋时代有沸汤煮后晒干（《雷公》）的方法。宋代有酒熬成膏（《圣惠方》）、去根节炒（《博济》）、沸汤泡后焙干（《苏沈》）、蜜炒（《衍义》）等炮制方法。元、明时代又增加了炒黄（《宝鉴》）、姜汁浸（《普济方》）、略烧存性（《婴童》）、滚醋汤泡（《仁术》）、蜜酒拌炒焦（《景岳》）、微炙（《必读》）、炒黑（《一草亭》）等法。并有"凡用麻黄去节，先滚醋汤略浸，片时捞起，以备后用，庶免大发，如冬月严寒，腠理致密，当生用"（《准绳》）的论述。清代有"去根节，蜜酒煮黑"（《幼幼》）的方法。现在主要的炮制方法有制绒、蜜炙等。现版药典收载麻黄和蜜麻黄。

【炮制方法】

1.麻黄 取原药材，除去木质茎、残根及杂质，切段。

2.蜜麻黄 取熟蜜，加适量开水稀释，加入麻黄段中拌匀，闷润至透，置炒制容器内，用文火加热，炒至不粘手时，取出晾凉。

每100kg麻黄段，用熟蜜20kg。

3.麻黄绒 取麻黄段，碾绒，筛去粉末。

4.蜜麻黄绒 取熟蜜，加适量开水稀释，加入麻黄绒内拌匀，闷润，置炒制容器内，用文火加热，炒至深黄色、不粘手时，取出晾凉。

每100kg麻黄绒，用熟蜜25kg。

【质量要求】

1.麻黄 本品呈圆柱形段。表面淡黄绿色至黄绿色，粗糙，有细纵脊线，节上有细小鳞片。切面中心显红黄色。气微香，味涩、微苦。

麻黄饮片水分不得过9.0%，总灰分不得过9.0%，盐酸麻黄碱和盐酸伪麻黄碱的总量不得

NOTE

少于 0.80%。

2. 蜜麻黄 本品形如麻黄段，表面深黄色，微有光泽，略具黏性，有蜜香气，味甜。

蜜麻黄饮片总灰分不得过 8.0%，水分、盐酸麻黄碱和盐酸伪麻黄碱的总量同生品。

3. 麻黄绒 本品呈松散的绒团状，黄绿色，体轻。

4. 蜜麻黄绒 本品呈黏结的绒团状，深黄色，略带黏性，味微甜。

【炮制作用】麻黄味辛、微苦，性温。归肺、膀胱经。具有发汗散寒、宣肺平喘、利水消肿的功能。生品发汗解表和利水消肿力强。多用于风寒表实证，风水浮肿，风湿痹痛，阴疽，痰核。如用于外感风寒，表实无汗的麻黄汤（《伤寒》）；治风水恶风，一身悉肿的越婢汤（《金匮》）；治风寒湿痹的麻黄散（《世医得效方》）；治阴疽，痰核结块的阳和汤（《全生集》）。

蜜麻黄性温偏润，辛散发汗作用缓和，以宣肺平喘力胜。多用于表证已解之气喘咳嗽。如用于咳嗽较甚，痰多胸满；或用于痰喘不得卧，痰多清稀。如治咳嗽痰喘，胸满气促的止咳化痰丸（《中国药物大全（中药卷）》）。

麻黄绒作用缓和，适于老人、幼儿及虚人风寒感冒。用法与麻黄相似。

蜜麻黄绒作用更缓和，适于表证已解而喘咳未愈的老人、幼儿及体虚患者。用法与蜜炙麻黄相似。

【炮制研究】麻黄主要含有麻黄碱、挥发油等成分。

不同麻黄茎中草质茎生物碱含量最高，木质茎最低，前者为后者的 35 倍以上，过渡茎含量也甚低，约为草质茎的 1/9。从薄层层析结果看，草质茎至少有 5 种生物碱斑点，过渡茎有 2 种生物碱斑点，木质茎不含麻黄碱，仅含少量其他生物碱。故传统炮制要求除去木质茎。麻黄茎中所含的多种麻黄型生物碱主要在节间，尤其是髓部含量最高，节所含生物碱类型与节间相同，含量仅为节间的 1/3，但节的伪麻黄碱含量比节间高；麻黄根主要含有大环精氨类生物碱，麻黄茎主要含有苯丙胺类生物碱，不同类型生物碱作用不同，导致麻黄根和茎功效各异。

麻黄炮制后总生物碱有所下降，炒麻黄下降幅度稍大于蜜麻黄。麻黄炮制后挥发油含量显著降低，降低幅度是蜜炙品＞清炒老品＞清炒嫩品，蜜炙麻黄对挥发油的影响较恒定。麻黄炮制后挥发油中所含成分的种类和各成分含量关系都发生了变化，在蜜炙品中具有平喘作用的 $l-\alpha-$ 萜品烯醇、2,3,5,6- 四甲基吡嗪、石竹烯及具有镇咳祛痰、抗菌、抗病毒作用的柠檬烯、芳樟醇含量增高；在炒麻黄中，以上成分增加更明显，同时发现了具有祛痰作用的菲兰烯。另有研究表明，麻黄蜜炙后挥发性成分异桉叶素、对 - 聚伞花素、D- 柠檬烯、桉叶素、$\tau-$ 萜品烯等含量显著升高，苯甲醛、四甲基吡嗪、对乙烯基茴香醚、$l-\alpha-$ 松油醇、$\tau-$ 松油醇等含量均降低。此外，麻黄制绒后挥发油较生麻黄降低了 20.6%，炙麻黄绒较麻黄绒挥发油降低了 51.9%。

麻黄茎的节与节间药理作用一致，均表现出麻黄碱型生物碱的作用，但节比节间作用弱。小鼠毒性实验结果表明，节的毒性大于全节和节间，特别是出现惊厥现象。故从古至今部分地区要求麻黄去节。但因节仅占全草的 3%，为了简化操作，现在炮制多不去节。麻黄根与茎作用相反，麻黄茎有发汗作用和升压作用，麻黄根有止汗和降压作用。实验表明，麻黄根能使离体心脏收缩力减弱，血压下降，呼吸幅度增大，并能使末梢血管扩张，子宫和肠管平滑肌收缩，故麻黄茎与根应分别入药。

生品麻黄发汗作用最强，发汗作用的主要有效部位是挥发油和醇提部位；蜜炙麻黄的平喘作用最强，平喘的主要有效部位是生物碱和挥发油。炮制对发汗作用的影响主要在于挥发油类的变化，对平喘作用的影响主要在于生物碱和挥发油的变化。小鼠毒性试验结果表明，蜜沫麻黄组和蜜麻黄组的小鼠均无异常反应和死亡。家兔解热实验结果表明，蜜沫麻黄组与生理盐水组比较，有显著差异；与蜜麻黄组比较，则无明显的差异。豚鼠平喘实验结果表明，蜜沫麻黄组和蜜麻黄组与对照组比较，均有非常显著的差异；而蜜沫麻黄组与蜜麻黄组之间则无显著差异。

以盐酸麻黄碱含量、豚鼠平喘潜伏期和外观性状为指标，采用正交试验法麻黄蜜炙炮制工艺进行优选，结果熟蜜量、炮制温度和炒制时间对实验结果均有显著性影响。

【贮存】贮干燥容器内，蜜麻黄、蜜麻黄绒密闭，置通风干燥处。

金樱子

【处方用名】金樱子、金樱子肉、蜜金樱子。

【来源】本品为蔷薇科植物金樱子 *Rosa laevigata* Michx. 的干燥成熟果实。10～11 月果实成熟变红时采收，干燥，除去毛刺。

【历史沿革】明代有酒浸（《普济方》）、酒洗（《原始》）、焙、蒸（《景岳》）、炒（《保元》）等炮制方法。清代基本沿用明代的方法，并对炮制作用有较多的记述，如"内多毛及子，必去之净，才能补肾涩精，其腹中之子，偏能滑精，煎膏不去子，全无（功）效也"（《新编》）；"生者酸涩，熟者甘涩，用当用将熟之际，得微酸甘涩之妙……熟则纯甘，去刺核，熬膏甘多涩少"（《求真》）。现在主要的炮制方法有蜜炙等。现版药典收载金樱子肉。

【炮制方法】

1.金樱子 取原药材，除去杂质，洗净，干燥。

2.金樱子肉 取净金樱子，略浸，润透，纵切两瓣，除去毛、核，干燥。

3.蜜金樱子 取熟蜜，加适量开水稀释，淋入金樱子肉内拌匀，闷润至透，置炒制容器内，用文火加热，炒至表面红棕色、不粘手时，取出晾凉。

每 100kg 金樱子肉，用熟蜜 20kg。

【质量要求】

1.金樱子 本品呈倒卵形。外表面红黄色或红棕色，有突起的棕色小点，顶端有盘状花萼残基，切开后，内有多数坚硬的小瘦果，内壁及瘦果均有淡黄色绒毛。质硬。气微，味甘、微涩。

2.金樱子肉 本品呈倒卵形纵剖瓣，外表面及特征同金樱子，内表面淡黄色，无核、毛。质硬。气微，味甘、微涩。

金樱子肉饮片水分不得过 16.0%，金樱子多糖含量不得少于 25.0%。

3.蜜金樱子 本品形如金樱子肉，表面暗棕色，有焦香气，味甜。

【炮制作用】金樱子味酸、甘、涩，性平。归肾、膀胱、大肠经。具有固精缩尿，固崩止带，涩肠止泻的功能。金樱子肉酸涩，固涩止脱作用强，多用于遗精滑精，遗尿尿频，崩漏带下。如用于肾虚不摄，遗精白浊的水陆二仙丹（《洪氏》）；治疗小便不禁、梦遗滑精的金樱子煎（《普门医品》）。

NOTE

蜜金樱子偏于甘涩，可以补中涩肠，并避免生品服用有时腹痛的副作用。多用于脾虚久泻、久痢。如用本品配党参，治久虚泄泻、下痢（《泉州本草》）。

【炮制研究】金樱子主要含有柠檬酸、苹果酸、鞣质、树脂、维生素C以及丰富的糖类。

金樱子有效药材部位为果肉。毛、核在药材中占的比例较大，为44.06%。毛、核所含的成分与金樱子肉一致，但含量较低。水浸出物含量以果肉粉最高，果肉块次之，全金樱子含量甚低。金樱子总黄酮含量从高到低的顺序依次为：砂炒、清炒、生品、麸制、盐制、蜜制，金樱子总黄酮的含量与不同的炮制方法有关，蜜制品含糖量最高，其次为盐制品，水溶性浸出物以烫制品最高，醇溶性浸出物以煅制品最高。

以小鼠的软、稀便减少率、涩肠比为观察指标研究金樱子涩肠药效，结果发现，与对照组比较，各炮制品均能缓解腹泻症状，稀便或软便率降低，尤以麸炒品或蜜炙品较好。对胃肠内容物的固涩作用比较，麸炒品有较好的涩肠作用，其余炮制品有涩肠趋势，但均不明显。

【贮存】贮干燥容器内，蜜金樱子密闭，置通风干燥处。

【备注】部分地区还有用炒金樱子和盐金樱子的。炒金樱子以清炒法炒至微带黑色为度，其目的是提高煎出效果和避免服用后腹痛。盐金樱子用盐水拌润后蒸2～3小时，其目的是为了增强固精、缩尿、止带作用。

桑　叶

【处方用名】桑叶、冬桑叶、霜桑叶、蜜桑叶。

【来源】本品为桑科植物桑 *Morus alba* L. 的干燥叶。初霜后采收，除去杂质，晒干。

【历史沿革】唐代有烧灰淋汁（《食疗》）。宋代有微炒法（《圣惠方》）。明代有烧存性、蒸熟（《纲目》）、焙、蜜炙（《准绳》）、九蒸九晒、酒拌蒸（《醒斋》）。清代有蜜水拌蒸（《逢原》）、炒（《尊生》）、焙（《串雅外》）、芝麻研碎拌蒸（《得配》）等法。现在主要的炮制方法有蜜炙等。现版药典收载桑叶。

【炮制方法】

1. 桑叶　取原药材，除去杂质，搓碎，去柄，筛去灰屑。

2. 蜜桑叶　取熟蜜，加适量开水稀释，淋入净桑叶碎片内拌匀，闷润至透，置炒制容器内，用文火加热，炒至表面深黄色、不粘手为度，取出晾凉。

每100kg桑叶，用熟蜜25kg。

【质量要求】

1. 桑叶　本品呈碎片状。上表面黄绿色或淡黄棕色，下表面颜色稍浅，叶脉凸起，小脉网状。质脆。气微，味淡、微苦涩。

2. 蜜桑叶　本品形如桑叶碎片，表面暗黄色，微有光泽，略带黏性，味甜。

【炮制作用】桑叶味甘、苦，性寒。归肺、肝经。具有疏散风热、清肺润燥、清肝明目的功能。生品长于疏散风热，清肝明目。用于风热感冒，肺热燥咳，头昏头痛，目赤昏花。如治疗外感风热的桑菊饮（《条辨》）以及治肝阴不足，目昏眼花的桑麻丸（《集解》）。

蜜桑叶其性偏润，多用于肺燥咳嗽。如用于外感燥热和治疗温燥伤肺所致头痛身热、干咳无痰、心烦口渴的清燥救肺汤（《医门》）。

【炮制研究】桑叶主要含有黄酮类、有机酸类成分等。

桑叶生品中绿原酸含量显著高于蜜炙品。

【贮存】贮干燥容器内，蜜桑叶密闭，置通风干燥处。

升 麻

【处方用名】升麻、蜜升麻。

【来源】本品为毛茛科植物大三叶升麻 *Cimicifuga heracleifolia* Kom.、兴安升麻 *Cimicifuga dahurica*（Turcz.）Maxim. 或升麻 *Cimicifuga foetida* L. 的干燥根茎。秋季采挖，除去泥沙，晒至须根干时，燎去或除去须根，晒干。

【历史沿革】晋代有炙法、蜜煎（《肘后》）。南北朝刘宋时代有黄精汁制（《雷公》）。宋代有"入瓶子内固济留一孔烧令烟绝，取出研细"（《总录》）的方法。明代有焙、炒（《普济方》）、蜜炒（《入门》）、酒炒（《宋氏》）、盐水炒（《景岳》）、醋拌炒（《大法》）等炮制方法。清代基本沿用明代的方法，以蜜炒法用得最多，并增加了土炒（《金鉴》）、蒸制（《求真》）、姜汁拌炒（《治裁》）等法。并有"发散生用，补中酒炒，止咳汗者蜜炒"（《入门》）；"治带下，用醋拌炒"（《大法》）；"多用则散，少用则升，蜜炙，使不骤升"（《得配》）的论述。现在主要的炮制方法有蜜炙等。现版药典收载升麻。

【炮制方法】

1.升麻 取原药材，除去杂质，用清水略泡，洗净，润透，切厚片，干燥，筛去碎屑。

2.蜜升麻 取熟蜜，用适量开水稀释，淋入升麻片内拌匀，闷润至透，置炒制容器内，用文火加热，炒至不粘手时，取出晾凉。

每 100kg 升麻片，用熟蜜 25kg。

【质量要求】

1.升麻 本品呈为不规则的厚片。外表面黑褐色或棕褐色，粗糙不平，具须根痕。切面黄绿色或淡黄白色，有裂隙，纤维性，皮部很薄，中心有放射状网状条纹。体轻，质坚硬。气微，味微苦而涩。

2.蜜升麻 本品形如升麻片，表面黄棕色或棕褐色，味甜而微苦。

【炮制作用】升麻味辛、微甘，性微寒。归肺、脾、胃、大肠经。具有发表透疹，清热解毒，升举阳气的功能。生品升散作用甚强，以解表透疹，清热解毒之力胜。常用于外感风热头痛，麻疹初起，疹出不畅以及热毒发斑，头痛，牙龈肿痛，疮疡肿毒等病证。如治疗麻疹初起或发而不畅的升麻葛根汤（《阎氏小儿方论》）；治疗胃火牙痛的清胃散（《兰室秘藏》）；治湿热毒邪聚结肌肤所致粉刺的消痤丸（《中国药典》）。

蜜升麻辛散作用减弱，升阳作用缓和而较持久，并减少了对胃的刺激性。常用于中气虚弱的短气乏力、倦怠，以及气虚下陷的久泻脱肛、子宫下垂，或气虚不能摄血的崩漏等病症。如治脾胃虚弱、中气下陷的补中益气汤（《脾胃论》）。

【炮制研究】升麻主要含有机酸和三萜化合物。

蜜制升麻中阿魏酸和异阿魏酸含量较生药中显著增加，升麻酚酸类化合物多以酸酯的形式存在，可能在炮制过程中其酸酯类成分水解生成有机酸和醇类，使阿魏酸和异阿魏酸含量

NOTE

增加。

采用小鼠福尔马林致痛反应、热板法、醋酸扭体实验和小鼠自发活动及举双肢法观察升麻、兴安升麻生药和蜜制品的镇痛和镇静活性，结果发现不同品种升麻其镇痛和镇静活性经过蜜制后显著增强。

对升麻不同浸润方法和不同时间软化的饮片进行了总有机酸的含量测定。结果表明，升麻中总有机酸含量在加工炮制时，随浸泡时间延长，其总有机酸损失增多，故升麻炮制以喷淋浸润为好。采用烘箱烘烤的方法蜜制升麻饮片，选择蜂蜜用量、烘烤温度和烘烤时间 3 个主要影响因素，以升麻总有机酸为检测指标，对升麻蜜制的工艺进行研究，从而确定升麻蜜制的最佳工艺。结果表明烘烤温度对试验结果影响最大，加蜜量对实验有一定的影响，烘烤时间对试验影响最小。

【贮存】贮干燥容器内，蜜升麻密闭，置通风干燥处。

【备注】部分地区有炒炭用者，其辛散作用极弱，兼具涩性，可用于肠风下血。

白　薇

【处方用名】白薇、炙白薇、蜜白薇。

【来源】本品为萝科植物白薇 *Cynanchum atratum* Bge. 或蔓生白薇 *Cynanchum versicolor* Bge. 的干燥根及根茎。春、秋二季采挖，洗净，干燥。

【历史沿革】南北朝刘宋时代有糯米泔浸一宿再蒸（《雷公》）。宋代有炒法（《总录》）和焙法（《宝产》）。清代则有"酒洗，糯米泔浸，蒸晒用"（《本草汇》）和酒洗（《说约》）等方法。现在主要的炮制方法有蜜炙等。现版药典收载白薇。

【炮制方法】

1. 白薇　取原药材，除去杂质，洗净，润透，切段，干燥，筛去碎屑。

2. 蜜白薇　取熟蜜，加适量开水稀释，淋入白薇段内拌匀，闷润至透，置炒制容器内，用文火加热，炒至不粘手时，取出晾凉。

每 100kg 白薇段，用熟蜜 25kg。

【质量要求】

1. 白薇　本品呈不规则的小段。表面棕黄色。质脆，易折断，断面皮部黄白色，木部黄色。气微，味微苦。

2. 蜜白薇　本品形如白薇，表面深黄色，微有光泽，略带黏性，味微甜。

【炮制作用】白薇味苦、咸，性寒。归胃、肝、肾经。具有清热凉血，利尿通淋，解毒疗疮的功能。生品长于凉血，通淋，解毒疗疮。常用于温病热入营血，身热经久不退，热淋，血淋，疮痈肿毒，咽喉肿痛等。如治疗热入血室，夜多谵语的章氏青蒿鳖甲汤（《重订通俗伤寒论》）；以本品与白芍等量为末冲服，治胎前产后的热淋、血淋（《千金方》）。

蜜白薇性偏润，以退虚热力胜，常用于阴虚内热，产后虚热。如用于产后血虚发热，肺肾阴虚所致的骨蒸潮热。

【贮存】贮干燥容器内，蜜白薇密闭，置干燥通风处。

瓜蒌皮

【处方用名】瓜蒌皮、炒瓜蒌皮、炙瓜蒌皮、蜜瓜蒌皮。

【来源】本品为葫芦科植物栝楼 *Trichosanthes kirilowii* Maxim. 或双边栝楼 *Trichosanthes rosthornii* Harms 的干燥成熟果皮。秋季采摘成熟果实，剖开，除去果瓤及种子，阴干。

【历史沿革】古方多以全瓜蒌入药，很少单独用瓜蒌皮，只有少数文献提及。如南北朝刘宋时代的《雷公》云："栝楼凡使，皮、子、茎、根，效各别"。清代《钩元》载："古方全用，连子连皮细切，后世仍分子瓤各用。（濒湖）然不可执一，有用皮瓤而去子者，又有止用瓤者，有止用子者"。唐代至清代，一部分医药著作还把瓜蒌皮作为非药用部分，炮制时要求去皮，用瓤和子。近代才广泛地将瓜蒌皮单独药用，并把瓜蒌皮、全瓜蒌、瓜蒌仁的功效作了区分。现在主要的炮制方法有清炒、蜜炙等。现版药典收载瓜蒌皮。

【炮制方法】

1. 瓜蒌皮 取原药材，除去杂质，洗净，稍晾，切丝，晒干。筛去碎屑。

2. 炒瓜蒌皮 取瓜蒌皮丝，置炒制容器内，用文火加热，炒至棕黄色、略带焦斑时，取出晾凉。筛去碎屑。

3. 蜜瓜蒌皮 取熟蜜，加适量开水稀释，淋入净瓜蒌皮丝内拌匀，闷润至透，置炒制容器内，用文火加热，炒至黄棕色、不粘手时，取出晾凉。

每 100kg 瓜蒌皮丝，用熟蜜 25kg。

【质量要求】

1. 瓜蒌皮 本品呈丝状片。外表面橙红色或橙黄色，皱缩，有的有残存果梗；内表面黄白色。质较脆，易折断。具焦糖气，味淡、微酸。

2. 炒瓜蒌皮 本品形如瓜蒌皮丝，棕黄色，微有焦斑。

3. 蜜瓜蒌皮 本品形如瓜蒌皮丝，黄棕色，有光泽，略带黏性，味甜。

【炮制作用】瓜蒌皮味甘，性寒。归肺、胃经。具有清化热痰、利气宽胸的功能。生品清化热痰作用较强，多用于热痰咳嗽。如治小儿风寒外束，肺经痰热所致的面赤身热，咳嗽气短，痰多黏稠的儿童清肺片（《中国药典》）。

炒瓜蒌皮寒性减弱，略具焦香气，长于利气宽胸，常用于胸膈满闷或胁肋疼痛。如用本品配薤白或配丝瓜络、枳壳治疗胸痛或胁痛（《上海中草药手册》）。

蜜瓜蒌皮润燥作用增强，常用于肺燥伤阴，久咳少痰或咯痰不爽。如用于咳嗽痰稠，涩而难出，咽喉干燥。

【贮存】贮干燥容器内，蜜瓜蒌皮密闭，置阴凉干燥处。

瓜 蒌

【处方用名】瓜蒌、全瓜蒌、蜜瓜蒌。

【来源】本品为葫芦科植物栝楼 *Trichosanthes kirilowii* Maxim. 或双边栝楼 *Trichosanthes rosthornii* Harms 的干燥成熟果实。秋季果实成熟时，连果梗剪下，置通风处阴干。

【历史沿革】宋代有炒（《圣惠方》）、焙（《总病论》）、"烧存性"、蛤粉炒、蒸（《总录》）等炮制方法。明代增加了以白面同作饼焙干捣末（《普济方》）、同蛤粉或明矾捣和干燥研制成霜（《蒙筌》）、加煅蛤蜊蚬壳捣和制饼（《粹言》）、纸包煨（《保元》）等方法。清代有煅炭存性（《握灵》）、焙（《金鉴》）、明矾制、炒、蛤粉炒（《得配》）等炮制方法。现在主要的炮制方法有蜜炙等。现版药典收载瓜蒌。

【炮制方法】

1. 瓜蒌 取原药材，除去杂质及果柄，洗净，压扁，切丝或块，干燥。

2. 蜜瓜蒌 取熟蜜，加适量开水稀释，淋入净瓜蒌丝或块中拌匀，闷润，置炒制容器内，用文火加热，炒至不粘手为度，取出晾凉。

每 100kg 瓜蒌丝或块，用熟蜜 15kg。

【质量要求】

1. 瓜蒌 本品为不规则的丝或块状。外表面橙黄色，内表面黄白色，有红黄色丝络，果瓤橙黄色，与多数种子黏结成团。种子扁平椭圆形，表面灰棕色，边缘有一圈沟纹。具焦糖气，味酸微甜。

瓜蒌饮片含水分不得过 16.0%，总灰分不得过 7.0%，水溶性浸出物不得少于 31.0%。

2. 蜜瓜蒌 本品形如瓜蒌丝或块，呈棕黄色，微显光泽，略带黏性，味甜。

【炮制作用】 瓜蒌味甘、微苦，性寒。归肺、胃、大肠经。具有清热涤痰，宽胸散结，润燥滑肠的功能。多生用，清热涤痰、宽胸散结作用均较瓜蒌皮强，并有滑肠通便作用（通便作用弱于瓜蒌仁）。一般病情较轻，而脾胃虚弱者可用瓜蒌皮，病情较重而兼便秘者多用全瓜蒌。常用于肺热咳嗽，痰稠难出，胸痹心痛，结胸痞满，乳痈，肺痈等病症。如治疗胸痹不得卧，心痛彻背的栝楼薤白半夏汤（《金匮》）；治疗痰热结胸，胸膈痞满的小陷胸汤（《伤寒》）；治疗痰热内结，胸膈痞满的清气化痰丸（《医方考》）。

蜜瓜蒌润燥作用增强，其用途、用法与蜜瓜蒌皮相似，尤适于肺燥咳嗽而又大便干结者。如贝母瓜蒌散证兼便秘者，方中即可用蜜瓜蒌。

【炮制研究】 瓜蒌主要含有三萜皂苷、有机酸及其盐类、树脂、糖类、氨基酸及生物碱色素等。

《本草蒙筌》载瓜蒌子制熟后气味较生品好，可以"免人恶心"。为了比较不同瓜蒌子饮片的质量差异，以 3,29- 二苯甲酰基栝楼仁三醇为指标，测得不同瓜蒌饮片中该成分的质量分数，结果表明，该成分在瓜蒌仁中质量分数最高，瓜蒌壳中质量分数最少，经过炮制后该成分质量分数降低。瓜蒌子炮制后可以除去油闷的气味，避免恶心、呕吐的不良反应，但是否与 3,29- 二苯甲酰基栝楼仁三醇的质量分数有关，有待进一步研究。

【贮存】 贮干燥容器内，蜜瓜蒌密闭，置阴凉干燥处。

桂 枝

【处方用名】 桂枝、桂尖、蜜桂枝。

【来源】 本品为樟科植物肉桂 *Cinnamomum cassia* Presl 的干燥嫩枝。春、夏二季采收，除去叶，晒干，或切片，晒干。

【历史沿革】 在清代之前有净制和切制方面的记载。清代开始有焙（《幼幼》）、甘草汁制（《得配》）、蜜炙（《害利》）等炮制方法。现在主要的炮制方法有蜜炙等。现版药典收载桂枝。

【炮制方法】

1. 桂枝 取原药材，除去杂质，洗净，润透，切厚片，干燥。筛去碎屑。

2. 蜜桂枝 取熟蜜，加适量开水稀释，淋入净桂枝片内拌匀，闷润，置炒制容器内，用文火加热，炒至老黄色、不粘手时，取出晾凉。

每 100kg 桂枝片，用熟蜜 15kg。

【质量要求】

1. 桂枝 本品呈类圆形或椭圆形厚片。表面红棕色至棕色，有时可见点状皮孔或纵棱线。切面皮红棕色，木部黄白色或浅黄棕色，髓部类圆形或略呈方形，有特异香气，味甜、微辛。

桂枝饮片水分不得过 12.0%，总灰分不得过 3.0%，醇溶性浸出物不得少于 6.0%，桂皮醛不得少于 1.0%。

2. 蜜桂枝 本品形如桂枝片，表面老黄色，微有光泽，略带黏性，香气减弱，味甜、微辛。

【炮制作用】桂枝味辛、甘，性温。归心、肺、膀胱经。具有发汗解肌，温通经脉，助阳化气，平冲降气的功能。本品以生用为主。生品辛散温通作用较强，长于发汗解表，温经通阳。多用于风寒感冒，脘腹冷痛，血寒经闭，关节痹痛，痰饮，水肿，心悸，奔豚。如治疗风寒表实证的麻黄汤（《伤寒》）或风寒表虚证的表虚感冒颗粒（《中国药典》）；治疗风寒湿痹，肩背肢节疼痛的桂枝附子汤（《金匮》）；治痰饮胸胁支满，目眩心悸或短气而咳的苓桂术甘汤（《金匮》）。

蜜桂枝辛通作用减弱，长于温中补虚，散寒止痛。如治疗产后虚羸不足的当归建中汤（《千金翼》）。

【炮制研究】桂枝主要含有挥发油，油中主要成分为桂皮醛，另含有苯甲酸苄酯、乙酸肉桂酯、β-荜澄茄烯、菖蒲烯、香豆精等。

桂枝经炮制成炒桂枝、蜜炙桂枝后，桂皮醛含量均有不同程度的下降，其中以炒桂枝下降幅度较大，而肉桂酸含量则无明显的下降。

桂枝不同炮制品对血小板聚集均有一定的抑制作用，与生理盐水组相比有显著性差异，生桂枝组与蜜炙桂枝组聚集抑制率较炒桂枝组为高，差异显著，生桂枝组与蜜炙桂枝组比较无显著性差异。不同炮制品各组均可使大鼠血栓干湿重显著减轻，与炒桂枝组比较，生桂枝组及蜜炙桂枝组作用明显，所以不同炮制方法对桂枝温经通脉的作用效应有一定的影响。由于炒桂枝在加热炮制过程中造成了桂皮醛的损失，造成其温经通脉药效下降，因此，桂枝在取其温经通脉的作用时，当用生桂枝为好。

【贮存】贮干燥容器内，密闭，置阴凉干燥处。

第六节　油炙法

将净选或切制后的药物，与定量的食用油脂共同加热处理的方法称为油炙法。油炙法又称酥炙法。

油炙法所用的辅料包括植物油和动物脂（习称动物油）两类。常用的有羊脂油、麻油（芝麻油）。此外，菜油、酥油亦可采用。

羊脂油味甘，性温。能补虚助阳，润燥，祛风，解毒。与药物同制后能增强不许补虚助阳作用。常用羊脂油制的药物有淫羊藿等。

麻油味甘，性微寒。能清热，润燥，生肌。因沸点高，常用作炮制坚硬或有毒药物，使之酥脆，降低毒性。常用麻油炮制的药物有马钱子、地龙、木鳖子、水蛭等。

（一）油炙目的

1. 增强疗效 如淫羊藿等。

2. 利于粉碎，便于制剂和服用 如豹骨、三七、蛤蚧等。

（二）油炙的操作方法

油炙通常有三种操作方法，即油炒、油炸和油脂涂酥烘烤。

1. 油炒 先将羊脂切碎，置锅内加热，炼油去渣，然后取药物与羊脂油拌匀，用文火炒至油被吸尽，药物表面呈油亮光泽时，取出，摊开晾凉。

2. 油炸 取植物油，倒入锅内加热，至沸腾时，倾入药物，用文火炸至一定程度，取出，沥去油，粉碎。

3. 油脂涂酥烘烤 动物类药物切成块或锯成短节，放炉火上烤热，用酥油涂布，加热烘烤，待酥油渗入药物内部后，再涂再烤，反复操作，直至药物质地酥脆，晾凉，或粉碎。

（三）注意事项

1. 油炸药物因温度较高，一定要控制好温度和时间，否则，易将药物炸焦，致使药效降低或者失去药效。

2. 油炒、油脂涂酥，均应控制好火力和温度，以免药物炒焦或烤焦，使有效成分被破坏从而疗效降低；油脂涂酥药物时，需反复操作直至酥脆为度。

淫羊藿

【处方用名】 淫羊藿、羊藿、仙灵脾、炙淫羊藿、炙羊藿。

【来源】 本品为小檗科植物淫羊藿 Epimedium brevicornu Maxim.、箭叶淫羊藿 Epimedium sagittatum（Sieb. et Zucc.）Maxim.、柔毛淫羊藿 Epimedium pubescens Maxim. 或朝鲜淫羊藿 Epimedium koreanum Nakai 的干燥叶。夏、秋季茎叶茂盛时采收，除去粗梗及杂质，晒干或阴干。

【历史沿革】 南北朝刘宋时代有羊脂炙法（《雷公》）。宋代有蒸、酒煮（《圣惠方》）、酒浸（《苏沈》）、鹅脂炙（《总录》）、蜜水炙（《扁鹊》）。明代有醋炒（《普济方》）、米泔水浸（《保元》）等法。清代多用酒制，有酒润（《本草汇》）、酒焙（《拾遗》）、酒拌蒸（《治裁》）等方法。至清代记载的炮制方法有近 20 种，其中羊脂炙法历代一直沿用。现代主要炮制方法有羊脂油炙等。现版药典收载淫羊藿和炙淫羊藿。

【炮制方法】

1. 淫羊藿 取原药材，除去杂质、枝梗，喷淋清水，稍润，切丝，干燥。

2. 炙淫羊藿 取羊脂油置锅内加热熔化，加入淫羊藿丝，用文火加热，炒至油脂吸尽，表面呈油亮光泽时，取出，晾凉。

每 100 kg 淫羊藿，用羊脂油（炼油）20 kg。

【质量要求】

1.淫羊藿　本品呈丝片状。表面黄绿色，光滑，可见网状叶脉；背面灰绿色，中脉及细脉凸出，边缘具黄色刺毛状细锯齿。近革质。气微，味微苦。

淫羊藿饮片水分不得过12.0%，总灰分不得过8.0%，淫羊藿苷含量不得少于0.40%。

2.炙淫羊藿　本品形如淫羊藿丝。表面浅黄色显油亮光泽。微有羊脂油气。

炙淫羊藿饮片水分不得过8.0%，总灰分不得过8.0%，淫羊藿苷和宝藿苷Ⅰ的总量不得少于0.60%。

【炮制作用】　淫羊藿味辛、甘，性温。归肝、肾经。具有补肾阳、强筋骨、祛风湿的功能。生品以祛风湿、强筋骨力胜。用于风湿痹痛，肢体麻木，筋骨痿软，慢性支气管炎，高血压等。如治疗风寒湿痹，走注疼痛的仙灵脾丸（《圣惠方》）；治疗历节痛风、手足顽痹、行步艰难的仙灵脾煎（《圣惠方》）；治疗妇女更年期高血压的二仙汤（《药学学报》）。

羊脂油炙淫羊藿能增强其温肾助阳作用，多用于阳痿，不孕。如治肾气衰弱，阳痿不举的三肾丸（《处方集》）。

【炮制研究】　淫羊藿含有黄酮、多糖、木脂素、生物碱、挥发油等成分。淫羊藿总黄酮具有增强免疫，增加冠脉流量，抗血栓，抗衰老等作用。淫羊藿苷具有雄性激素样作用，能扩张血管，降低血压，减低心肌耗氧量。

淫羊藿经羊脂炙后，淫羊藿苷、宝藿苷Ⅰ的含量增加，而朝藿定A、朝藿定B、朝藿定C的含量降低。

对巫山淫羊藿生品及4种炮制品中总黄酮、淫羊藿苷及绿原酸的含量进行测定，结果表明，总黄酮的含量生品最高，羊脂炙品最低；淫羊藿苷的含量羊脂炙品最高，生品最低；绿原酸的含量盐蒸品最高，羊脂炙品最低。

以血清睾酮含量等为评价指标，将3种制淫羊藿（羊脂油炼制温度与加入量分别为250℃，30%；120℃，30%；120℃，20%）和生淫羊藿经水提取灌胃给药，考察不同样品对肾阳虚大鼠的药理作用。结果3个炮制品均能不同程度地增强温肾壮阳作用，其中以120℃，30%的制淫羊藿增强效果最明显。生品淫羊藿无促进性机能作用，且部分指标还显示有抑制性机能作用，如睾丸和提肛肌称重两项指标，生品组极显著低于空白组。此结果与《神农本草经》记载的"性寒"和《本草纲目》记载的"丈夫久服令人无子"相一致。而炮制品与空白组比较，则有明显的促性机能作用，其作用强度与肌注睾酮组无显著差异，且无注射睾酮后引起的睾丸重量下降现象，并能明显促进睾丸组织的增生与分泌。

对羊脂油炙淫羊藿炮制工艺进行研究，发现120℃加热的炮制品中淫羊藿苷和总黄酮的含量均最高；而其他温度下炮制品中的总黄酮含量略有降低，淫羊藿苷含量均明显增加。

有报道，羊脂油加热熔化后，与淫羊藿丝拌匀后烘干，制品中总黄酮含量高于传统炒法，且工艺条件可以控制。

【贮存】　贮通风干燥处。炙淫羊藿密闭，置阴凉干燥处。

蛤　蚧

【处方用名】　蛤蚧、酒蛤蚧、酥蛤蚧。

【来源】本品为壁虎科动物蛤蚧 *Gekko gecko* Linnaeus 除去内脏的干燥全体。全年均可捕捉，除去内脏，拭净，用竹片撑开，使全体扁平顺直，低温干燥。

【历史沿革】南北朝刘宋时代有酒浸焙法，并提出了其毒在眼，其效在尾之说（《雷公》）。宋代有酥炙、醋炙（《圣惠方》）、炙香（《博济》）、蜜炙、酒浸、酥炙、酒蜜涂炙（《总录》）、煅存性（《洪氏》）。明、清两代基本沿用前法，并增加了青盐酒炙、酒浸炒（《普济方》）、酒洗（《本草汇》）、酒浸（《串雅外》）等法。现代主要炮制方法有酒制、油酥制。现版药典收载蛤蚧和酒蛤蚧。

【炮制方法】

1.蛤蚧 取原药材，除去竹片，洗净，除去头（齐眼处切除）、足、鳞片，切成小块，干燥。

2.酒蛤蚧 取蛤蚧块，用黄酒拌匀，闷润，待酒被吸尽后，烘干或置炒制容器内，用文火炒干或置钢丝筛上，用文火烤热，喷适量黄酒，再置火上酥制，如此反复多次，至松脆为度，放凉。

每 100kg 蛤蚧块，用黄酒 20kg。

3.油酥蛤蚧 取蛤蚧，涂以麻油，用无烟火烤至稍黄质脆，除去头爪及鳞片，切成小块。

【质量要求】

1.蛤蚧 本品呈不规则的片状小块。表面灰黑色或银灰色，有棕黄色的斑点及鳞甲脱落的痕迹。切面黄白色或灰黄色。脊椎骨和肋骨突起。气腥，味微咸。

2.酒蛤蚧 本品形如蛤蚧块，色稍黄，质较脆，微有酒气。

3.油酥蛤蚧 本品形如蛤蚧块，色稍黄，质较脆，具香酥气。

【炮制作用】蛤蚧味咸，性平。归肺、肾经。具有补肺益肾，纳气定喘，助阳益精的功能。蛤蚧生品以补肺益精，纳气定喘见长，常用于肺虚咳嗽或肾虚作喘。如治咳嗽虚喘、气短乏力的人参蛤蚧散（《宝鉴》）；治疗肺虚喘咳，面目及四肢浮肿的独圣饼（《总录》）；治痰中带血的蛤蚧汤（《中药临床应用》）。

酒蛤蚧质酥易碎，矫臭矫味，可增强补肾壮阳作用，多用于肾阳不足，精血亏损的阳痿。如与人参、五味子、核桃肉共研末为丸，治肾虚阳痿，性机能减退，五更泄泻，小便频数（《中药临床应用》）。

【炮制研究】蛤蚧含蛋白质、氨基酸、脂肪、磷脂、微量元素、胆固醇、生物碱类、性激素样物质等。氨基酸测定结果表明，蛤蚧各部位氨基酸总量顺序为：尾部＞体部＞头部＞爪部＞眼部；各部位均未检出胱氨酸；眼部组氨酸、色氨酸的含量明显高于其他部位，谷氨酸的含量也略高于其他各部位均值，眼部其他 13 种氨基酸的含量均不同程度的低于各部位均值。

蛤蚧含丰富的 Zn、Fe、Mg、Ca 等元素，均与中医"肾"的关系密切。蛤蚧尾 Zn、Fe 含量最高，特别是 Zn 含量高出体部 42 倍多。蛤蚧身 Mg 含量高，头部 Ca 含量高。

蛤蚧头、足、身、尾各混悬液经小鼠口服后，能明显对抗氢化可的松所致免疫抑制作用，能明显提高脾重，并能提高小鼠对静脉注射炭粒廓清指数。蛤蚧身或尾 60% 的乙醇提取物，能加强豚鼠白细胞的移动力，增强肺、支气管和腹腔吞噬细胞的吞噬功能。

蛤蚧尾对雄性大鼠精囊和前列腺增重效果较蛤蚧体强。蛤蚧乙醇提取液对大鼠小肠的自由基代谢有着积极的意义。可使大鼠超氧化物歧化酶、谷胱甘肽过氧化物酶和过氧化氢酶活性明显增强，谷胱甘肽水平增强，而过氧化脂质含量明显下降，蛤蚧尾部的作用强于体部。

蛤蚧体及尾的乙醇提取物给豚鼠肌注，可对抗氯化乙酰胆碱所致痉挛性哮喘作用，对豚鼠离体气管也有直接松弛作用。蛤蚧身或尾的 60％醇提物，对四氧嘧啶造成的高血糖小鼠有一定降糖作用。

古人有"毒在眼，效在尾"之说，故历代都要去头足。据报道，经用蛤蚧眼和头、足作猴急性和亚急性毒性试验，结果均未见不良反应。化学成分研究也表明，蛤蚧头部并无毒性成分存在。

蛤蚧现多沿用酒制法。将蛤蚧去头、足，用黄酒浸透，置于烘箱内，在 110℃～120℃温度下烘至外表略呈微黄色；或在 145℃温度下烘烤，中途喷淋白酒 3～4 次，酥炙至色黄松脆取出；大生产中可以采用 80℃烘烤 8 小时后，酒淬一次，再烘烤 8 小时。以上工艺均取得了满意的色泽和酥脆度。江西省多采用滑石粉烫制法炮制蛤蚧，试验结果表明，炮制品中氨基酸总量较《中国药典》酒拌烘干品明显升高，且易于粉碎。

【贮存】贮干燥容器内，花椒伴存，密闭，置阴凉干燥处。防蛀。

三　七

【处方用名】三七、田七、三七粉、熟三七。

【来源】本品为五加科植物三七 *Panax notoginseng*（Burk.）F. H. Chen 的干燥根和根茎。秋季花开前采挖，洗净，分开主根、支根及根茎，干燥。支根习称"筋条"，根茎习称"剪口"。

【历史沿革】三七的炮制方法历代文献收载极少，明代始见为末的炮制方法（《纲目》）。清代有研（《求真》）、焙（《大成》）的炮制方法。现代主要炮制方法有研粉、油炸、蒸制等。现版药典收载三七粉。

【炮制方法】

1. 三七　取原药材，除去杂质。用时捣碎。

2. 三七粉　取三七，洗净，干燥，研细粉。

3. 熟三七　取净三七，打碎，分开大小块，用食用油炸至表面棕黄色，取出，沥去油，研细粉。或取三七，洗净，蒸透，取出，及时切片，干燥。

【质量要求】

1. 三七　本品呈圆锥形或圆柱形。表面灰褐色或灰黄色，有断续的纵皱纹和支根痕。顶端有茎痕，周围有瘤状突起。体重，质坚实。断面灰绿色、黄绿色或灰白色，木部微呈放射状排列。气微，味苦回甜。

2. 三七粉　本品为灰黄色粉末。油炸熟三七为浅黄色粉末，略有油气，味微苦。

3. 熟三七　本品为类圆形薄片，表面棕黄色，角质样，有光泽，质坚硬，易折断，气微，味苦回甜。

【炮制作用】三七味甘、微苦，性温。归肝、胃经。具有散瘀止血、消肿定痛的功能。三七生品以止血化瘀、消肿定痛之力偏胜，止血而不留瘀，化瘀而不会导致出血。常用于各种出血证及跌打损伤，瘀滞肿痛。如治咳血、吐衄及二便出血的化血丹（《医学衷中参西

NOTE

录》);治疗各种出血证的军门止血方(《回生集》);治疗跌打损伤、瘀滞肿痛的活血止痛汤(《大成》)。

三七粉与三七功效相同,一般入汤剂时,可用生三七打碎与其他药物共煎。三七粉多吞服或外敷用于创伤出血。

熟三七止血化瘀作用较弱,以滋补力胜,可用于身体虚弱,气血不足。如治疗面色苍白,头昏眼花,四肢无力,食欲不振的参茸三七补血片。

【炮制研究】三七含多种人参皂苷和三七皂苷、三七素(止血活性成分)、挥发油、黄酮、多糖、氨基酸、无机元素等成分。

据报道,生三七和熟三七所得粗皂苷,经层析分离,光谱分析表明,二者皂苷成分相似,但熟三七得率低于生三七,并且熟三七的双糖基皂苷含量较低,而单糖基苷得率较高。说明由于高温条件的影响,部分双糖基皂苷发生了降解。

三七经油炸后,总皂苷含量及水浸出物含量均较生品明显降低,总皂苷含量仅为生品的 $60\% \sim 70\%$,且随着油炸程度的加深,总皂苷含量急剧下降。生三七粉加工炮制成熟三七粉后,总皂苷含量平均降低了 14.46%,三七皂苷 R_1、人参皂苷 Rg_1、人参皂苷 Rb_1 的含量分别平均降低了 9.37%、12.72%、9.05%。三七经油炸、黑豆汁蒸制或常压蒸 4 小时、8.5 小时以及 105kPa 蒸 1.5 小时、110kPa 蒸 2 小时后,人参皂苷 Rg_1 和 Rb_1 的含量与三七皂苷 B_1 含量相比,其相对质量分数有不同程度提高。

研究表明,三七粉经高温消毒后则失去止血作用。三七素既是三七的毒性成分,又是止血的活性成分,采用干热处理使三七毒性大为降低,而被作为滋补强壮药使用。

通过研究生、熟三七对大白鼠实验性高血脂水平的影响,发现熟三七能使高脂饲料喂养的大白鼠血清胆固醇、甘油三酯及 β 使脂蛋白水平升高,而生三七在一定程度上可减轻其血清胆固醇升高幅度,但降低程度有限。提示三七的药理作用可因其生、熟不同而异。

熟三七皂苷对失血性贫血家兔有一定治疗作用,治疗后第 15 天,红细胞及血红蛋白开始上升,到 20 天已接近正常值,而对照组则未见恢复。以生三七和熟三七总皂苷给小鼠灌胃对肝脏、肾脏和血清蛋白质的合成均有促进作用。皮下注射生三七总皂苷对肾脏放射活性显著抑制,而熟三七总皂苷则显著增强。生三七、蒸三七、油炒制三七的水提物和醇提物能显著延长小鼠悬尾活动时间,显著缩短小鼠游泳持续时间,其中以油炒制三七醇提物作用最为明显,提示三七及其炮制品均具有增强小鼠体力、改善记忆能力和提高耐缺氧能力。

【贮存】贮干燥容器内,密闭,置阴凉干燥处。防蛀,防潮。

第十三章 煅 法

将药物直接置于无烟炉火中或适当的耐火容器内煅烧的一种方法，称为煅法。有些药物煅红后，还要趁炽热投入规定的液体辅料中淬之，称"煅淬"法。

煅法始源甚早。《五十二病方》中即有用燔法处理矿物药、动物药和少量植物药。《黄帝内经》记载的 13 个药方中，就有"生铁落饮"（煅）、小金丹（辰砂、雄黄、雌黄等合煅）、左角发燔治（闷煅）3 个药方使用煅法。《金匮玉函经》提出："有须烧炼炮炙，生熟有定。"烧和炼就是不同程度的"燔"，两者只是温度高低、时间长短的差别。古文献所采用的"燔""烧""炼"，均包含于以后的煅法之中，即程度不同的各种煅法。

药物经过高温煅烧，有利于药物质地、药性、功效发生变化，使药物质地疏松，利于粉碎和使有效成分易于溶出，减少或消除副作用，从而提高疗效或产生新的药效。

煅法主要适用于矿物类中药，以及质地坚硬的药物，如贝壳类药物、化石类药物，或某些中成药在制备过程需要综合制炭（如砒枣散）的各类药物。此外，闷煅法多用于制备某些植物类和动物类药物的炭药。

煅法的操作应注意掌握药物粒度的大小与煅制温度、煅制时间的关系；注意药物受热均匀，掌握煅至"存性"的质量要求，植物类药要特别注意防止灰化。矿物类及其他类药物，均需煅至体松质脆的标准。

依据操作方法和要求的不同，煅法分为明煅法、煅淬法、扣锅煅法（闷煅）。

第一节 明煅法

药物煅制时，不隔绝空气的方法称明煅法，又称直火煅法。该法主要适用于矿物类、贝壳类及化石类药物。

（一）明煅的主要目的

1. 使药物质地酥脆 如花蕊石等。

2. 除去结晶水 如白矾、硼砂等。

3. 使药物有效成分易于煎出 如钟乳石、花蕊石等。

（二）操作方法

1. 敞锅煅 即将药物直接放入煅锅内，用武火加热的煅制方法。此法适用于含结晶水的易熔矿物类药。如白矾等。

2. 炉膛煅 质地坚硬的矿物药，直接放于炉火上煅至红透，取出放凉。煅后易碎或煅时爆裂的药物需装入耐火容器或适宜容器内煅透，放凉。

3. 平炉煅　将药物置炉膛内，武火加热并用鼓风机促使温度迅速升高和升温均匀。在煅制过程中，可根据要求适当翻动，使药材受热均匀，煅至药材发红或红透（通过观察孔可见炉膛发红或红亮）时停止加热，取出放凉或进一步加工。此法煅制效率较高，适用于大量生产。本法适用范围与炉膛煅相同。

4. 反射炉煅　将燃料投入炉内点燃，并用鼓风机吹旺，然后将燃料口密闭。从投料口投入药材，再将投料口密闭，鼓风燃至指定时间，适当翻动，使药材受热均匀，煅红后停止鼓风，继续保温煅烧，稍后取出放凉或进一步加工。此法煅制效率较高，适用于大量生产。其适用范围与炉膛煅相同。

（三）注意事项

1. 将药物大小分档，以免煅制时生熟不均。

2. 煅制过程中宜一次煅透，中途不得停火，以免出现夹生现象。

3. 煅制温度、时间应适度，要根据药材的性质而定。如主含云母类、石棉类、石英类矿物药，煅时温度应高，时间应长。这类矿物药，短时间煅烧即使达到"红透"，其理化性质也难以发生很大改变。而对主含硫化物类和硫酸盐类药物，煅时温度不一定太高，时间需稍长，以使结晶水彻底挥发以及药物的理化性质发生变化。

4. 有些药物在煅烧时产生爆溅，可在容器上加盖（但不密闭）以防爆溅。

白　矾

【处方用名】白矾、明矾、枯矾。

【来源】本品为硫酸盐类矿物明矾石经加工提炼制成，主含含水硫酸铝钾。

【历史沿革】汉以前载有"烧"（《病方》）、"炼"（《本经》）的炮制方法。晋代提出"烧令汁尽，熬"（《肘后》）的方法。南朝刘宋时代有"将白矾末入蜂房孔内，令满，纸包泥固，煅黄色为末"（《雷公》）。唐代又提出了"飞过"（《理伤》）等。宋代更明确提出炮制的标准为"枯"，如"烧令汁枯"（《总录》）；"慢火烧枯，研成粉"（《总微》）。明清以后明确了炮制后称枯矾，如"细研，入瓦罐中，火煅半日，色白如轻粉者，名枯矾"（《入门》）。此期还对炮制目的有了阐述，如化痰生用（《入门》）；生用解毒，煅用生肌（《大法》）等。现在主要的炮制方法有明煅法。现版药典收载白矾和枯矾。

【炮制方法】

1. **白矾**　取原药材，除去杂质，捣碎或研细。

2. **枯矾**　取净白矾，敲成小块，置煅锅内，用武火加热至熔化，继续煅至膨胀松泡呈白色蜂窝状固体，完全干枯，停火，放凉后取出，研成细粉。

煅制白矾时应一次性煅透，中途不得停火，不要搅拌。否则搅拌后堵塞了水分挥发的通路，导致煅成"僵块"。

【质量要求】

1. **白矾**　本品呈半透明结晶块状物，无色，乳白色或带微黄色。质坚而脆。气微，味微甜而涩。

白矾饮片重金属不得过 20mg/kg，含水硫酸铝钾含量不得少于 99.0%。

2. **枯矾**　本品呈不透明、白色、蜂窝状或海绵状固体块状物或细粉，无结晶样物质。体轻质松，手捻易碎，味酸涩。

【炮制作用】白矾味酸、涩，性寒，归肺、脾、肝、大肠经。外用解毒杀虫，燥湿止痒，用于湿疹，疥癣，癫痫，中风，喉痹，常制成散剂、洗剂、含漱剂使用，高浓度具有腐蚀性。内服止血止泻，祛除风痰，如治风痰壅盛所致癫痫的白金丸（《普本》）；治中风的稀涎散（《集解》）。

枯矾酸寒之性降低，涌吐作用减弱，增强了收涩敛疮、止血化腐作用，用于湿疹湿疮，脱肛，痔疮，聤耳流脓，阴痒带下，鼻衄齿衄，鼻息肉。如治疮口不合的生肌散（《准绳》）；治脾虚久泻的诃黎勒散（《圣惠方》）。

【炮制研究】明矾石为碱性硫酸铝钾，白矾为含水硫酸铝钾。研究表明，白矾煅制时50℃开始失重，120℃开始出现大量吸热过程，260℃左右脱水基本完成，300℃开始分解，但300℃～600℃之间分解缓慢，至750℃无水硫酸铝钾脱硫过程大量发生，产生硫酸钾、三氧化二铝及三氧化硫，810℃以后持续熔融，成品水溶性差，出现混浊并有沉淀，故煅制温度应控制在180℃～260℃之间。白矾经煅制后不仅失去结晶水，晶型结构也发生了变化，生白矾为立方晶型，枯矾为六方晶型。

用铁锅煅制白矾时，经一系列化学反应能产生红色的三氧化二铁，因白矾是强酸弱碱的盐类，显酸性，能与铁反应，所以紧贴锅底的白矾是红褐色，因此以惰性耐火材料的容器煅制为好。

白矾内服过量能刺激胃黏膜而引起反射性呕吐。外用稀溶液能起消炎收敛防腐作用，浓溶液侵蚀肌肉引起溃烂。煅枯后形成难溶性铝盐，内服后可与黏膜蛋白络合，形成保护膜覆盖于溃疡面上，保护黏膜不再受腐蚀，并有利于黏膜再生，还可抑制黏膜分泌和吸附肠异物。枯矾能和蛋白质反应生成难溶于水的物质而沉淀，减少疮面的渗出物而起收敛生肌作用。

【贮存】贮干燥容器内，置干燥处。防潮、防尘。

硼 砂

【处方用名】硼砂、月石、煅硼砂。

【来源】本品为单斜晶系矿物硼砂 Borax 经精制而成的结晶，主含含水四硼酸钠。

【历史沿革】宋代有"细研""汤化去石，熬干""用米醋三升，同芫花末熬成膏"（《圣惠方》）等炮制方法，还载有"火飞"（《鸡峰》）的方法。明代增加了焙（《普济方》）、烧干、竹沥与萝卜汁制（《一草亭》）等炮制方法。清代增加了甘草汤煮化，微火炒松（《逢原》）的方法，并明确提出了"煅"制（《良朋》）。现在主要的炮制方法有明煅和炒制等。现版药典未收载。

【炮制方法】

1.硼砂 取原药材，除去杂质，捣碎或研成细粉。

2.煅硼砂 取净硼砂适当粉碎，置煅锅内武火加热，煅至鼓起小泡成雪白酥松块状，取出放凉碾碎。或置锅内，用武火加热，炒至鼓起小泡或雪白酥松块状，取出放凉碾碎。

【质量要求】

1.硼砂 本品呈不规则块状，无色透明或白色半透明，有玻璃样光泽，质较重，易破碎，

NOTE

味甜略带咸。

2. 煅硼砂　本品为白色粉末，体轻，不透明，无光泽。

【炮制作用】硼砂味甘、咸，性凉。归肺、胃经。本品多生用、外用。外用清热解毒，内服清肺化痰。内服多作含化剂用，用于口舌生疮，目赤，翳障，咽喉肿痛，咳嗽痰稠。如治口舌生疮的硼砂丸（《奇效》）；治喉痹的硼砂丹（《张氏医通》）。

煅硼砂具有燥湿收敛作用，对局部渗出物容易吸收，同时易研成细粉，避免对敏感部位的刺激性，多用于喉科散药。如治咽喉口舌肿痛糜烂的珠黄吹喉散（《药典》）。

【炮制研究】硼砂主要含四硼酸钠，还有少量铅、铜、钙、铝、镁等杂质。

硼砂煅制时，当温度达80℃时即失去8个结晶水，200℃时失去9个结晶水，340℃时失去全部结晶水，878℃时融熔。因此硼砂煅制温度以350℃为宜。

【贮存】贮干燥容器内，置干燥处。防潮、防尘。

寒水石

【处方用名】寒水石、煅寒水石。

【来源】本品为单斜晶系硫酸盐类矿物石膏 Gypsum 或三方晶系碳酸盐类矿物方解石 Calcite 的矿石。石膏采出后选出粉红色、灰白色、块状或纤维状集合体即红石膏药用，称北寒水石。方解石采出后多选无色、透明或白色解理状块体药用，称南寒水石。

【历史沿革】南北朝刘宋时代有生姜自然汁煮，汁尽为度，研成细粉用（《雷公》）的炮制方法。宋代增加了烧法、煅法、淬法、水飞法，如"烧通赤"（《圣惠方》）；"火煅通赤，研为细末"（《总录》）；"凡使，并用火煅，醋淬七遍，捣碎水飞令极细，方入药用"（《局方》）。同时还对炮制目的有记载："火煅，埋土中，出火毒"（《总微》）。现在主要的炮制方法有明煅等。现版药典未收载。

【炮制方法】

1. 寒水石　取原药材，除去杂质，洗净，打碎成小块或研成细粉。

2. 煅寒水石　取净寒水石置耐火容器内，用武火煅至红透，取出放凉，研碎或研成细粉用。若直接将药物置无烟炉火中煅制，取出放凉后，应先刷去灰屑，方可再打碎。若药物为方解石时，不得直接置无烟炉火中煅烧，否则崩裂成碎块，不易收集。

【质量要求】

1. 寒水石　本品中红石膏为不规则块状，纵断面呈纤维状纹理，表面粉红色，半透明，光泽明显，体重质松，易成小块，无臭无味。研碎后呈无定形粉红色粉末。方解石为不规则块状结晶，表面光滑，有玻璃样光泽，无色或黄白色，透明或半透明。体重质松，易碎成方形或长方形小块。

2. 煅寒水石　本品中煅红石膏呈大小不规则的块状，纹理破坏，光泽消失，黄白色，不透明。质地酥脆，手捻易碎。煅方解石白色或黄白色，不透明。体轻质松，易成粉。

【炮制作用】寒水石味辛、咸，性大寒，归肺、胃、肾经。生品清热泻火、除烦止渴力强。用于时行热病、积热烦渴等证。如治伤寒发狂，弃衣奔走的鹊石散（《普本》）。

煅寒水石降低了大寒之性，消除了伐脾阳的副作用，缓和了清热泻火的功效，增加了收敛固涩作用。用于风热火眼，水火烫伤，诸疮肿毒。如拔毒散便是寒水石一味，烧赤为末，水调，搽涂治诸疮肿毒（《儒门》）。煅后并能使质地酥松，易于粉碎及煎出有效成分。

【炮制研究】寒水石为红石膏时，入汤剂其水溶出率为4.8%，与石膏相同，其主要溶出成分，不论在水溶液中还是在酸、碱溶液中，均依黏土矿物含量的改变而有量比的变化。寒水石为方解石时，主要成分为碳酸钙，在加热条件下分解，释放出二氧化碳气体，生成氧化钙，因此方解石煅后主要成分为氧化钙，在临床上具有钙剂的全部活性。

寒水石经不同火候煅制后，其外观性状、煅得率、总钙量、煎剂中Ca^{2+}溶出量和总成分煎出率等均较炮制前有改变。

南寒水石能显著引起幽门结扎大鼠胃液分泌量减少，pH增加，胃液总酸度和酸排出量下降，南寒水石对大鼠胃液分泌有抑制作用，且不同产地南寒水石药效有所不同。山东产地北寒水石对大鼠胃液分泌也同样有明显的抑制作用。

【贮存】贮干燥容器内，置干燥处，防尘。

石 膏

【处方用名】生石膏、煅石膏。

【来源】本品为硫酸盐类矿物硬石膏族石膏，主要含含水硫酸钙。采挖后，除去泥沙及杂石。

【历史沿革】汉代有"碎"（《玉函》）的炮制方法。南北朝刘宋时代有了"飞"法和以甘草为辅料的炮制法。唐代率先提出"煅"法（《心鉴》）。宋代有"火煅，醋淬七遍，捣碎水飞令极细，方入药用"（《局方》）。明代以后对炮制目的有记载："性寒，火煅过或糖拌炒过，不妨脾胃"（《纲目》）；"大热生用，煅……性缓，兼敷热疮"（《说约》）。现在主要的炮制方法有煅制等，现版药典收载生石膏和煅石膏。

【炮制方法】

1. 生石膏 取原药材，洗净，干燥，除去杂石，碾成细粉。

2. 煅石膏 取净石膏块，置无烟炉火或耐火容器内，用武火加热，煅至质地酥松，取出，凉后碾碎。

【质量要求】

1. 生石膏 本品为不规则块状或粉末，白色、灰色或淡黄色，纵断面呈纤维状或板状，并有绢丝样光泽，半透明。体重，质坚硬而松，气微，味淡。

2. 煅石膏 本品呈粉末状或块状。白色，不透明。体较轻，质软，易碎，捏之成粉。气微，味淡。

煅石膏含重金属不得过10mg/kg，含硫酸钙不得少于92.0%。

【炮制作用】石膏味辛、甘，性大寒。归肺、胃经。石膏具有清热泻火、除烦止渴的功能。用于外感热病，高热烦渴，肺热喘咳，胃火亢盛，头痛，牙痛。如治高热烦渴的白虎汤（《伤寒论》），治肺热咳喘的麻杏石甘汤（《伤寒论》）。

煅石膏缓和了大寒之性，免伤脾阳，清热泻火之功减弱，增加了收湿、生肌、敛疮、止血的功能。用于溃疡不敛，湿疹瘙痒，水火烫伤，外伤出血。如治疮疡溃后不敛的九一丹

（《金鉴》）。

【炮制研究】石膏主要成分为含水硫酸钙，此外尚有有机物、硫化物等杂质。

生石膏为含水硫酸钙，加热至 80℃～ 90℃开始失水，至 225℃可全部脱水转化成煅石膏。电镜观察结果表明，生石膏的粉末晶体形状结构整齐而紧密，而煅石膏的粉末结晶形状结构疏松而无规则。炮制前后的石膏红外光谱图、X 射线衍射图谱特征有明显差异。生石膏经加热处理后，煅石膏中 H_2O 的吸收峰消失；煅制后石膏 Ca、Mg、Zn、Na 元素的溶出有明显增加，Al、Se 元素的溶出明显减少。

煅石膏能促进大鼠伤口成纤维细胞和毛细血管的形成，加快肉芽组织增生，从而促进皮肤创口的愈合，具有生肌作用。煅石膏还具有较好的活血化瘀、抗炎消肿等功效，能够显著改善急性软组织损伤的肿胀、瘀斑，促进软组织的修复与再生，其作用机制可能与抑制血清白介素（IL-1）、白介素（IL-6）等炎性因子及抑制前列腺素 (PGE2) 的生成有关。生石膏对醋酸致痛以及热致痛均有镇痛作用，煅石膏仅对醋酸致痛有镇痛作用，生石膏、煅石膏均可以减轻大鼠蛋清致足肿胀度，生石膏作用强于煅石膏。

【贮存】贮干燥容器内，置干燥处。

花蕊石

【处方用名】花蕊石、煅花蕊石。

【来源】本品为变质岩类岩石蛇纹大理岩。采挖后，除去杂石及泥沙。

【历史沿革】宋代有火烧（《证类》）和煅（《鸡峰》）的方法。元代增加了醋煅（《世医》）。明代除增加了童便煅七次（《正宗》）及"凡入丸散，以罐固济，顶火煅过出火毒，研细，水飞，晒干用"（《纲目》）等炮制方法外，还对炮制作用有了论述："煅研粉霜，治诸血证神效"（《蒙筌》）。清代又有硫黄煅（《逢原》）。现在主要的炮制方法有明煅等。现版药典收载花蕊石和煅花蕊石。

【炮制方法】

1. 花蕊石　取原药材，除去杂质，洗净，干燥，敲成小块。

2. 煅花蕊石　取净花蕊石，敲成小块，置耐火容器内，用武火加热，煅至红透，取出放凉，碾碎。

【质量要求】

1. 花蕊石　本品为不规则的碎块，灰白色或黄白色，有黄色或墨绿色或黄绿色多少不等花纹相夹其间，习称"彩晕"，对光有闪星状亮光。体重，质硬，不易破碎。气微，味淡。

2. 煅花蕊石　本品呈大小不一的颗粒状碎粒，粉白色间有黄白色，质地松脆，无光泽。

煅花蕊石含碳酸钙（$CaCO_3$）不得少于 40.0%。

【炮制作用】花蕊石味酸、涩，性平。归肝经。具有化瘀止血的功能。花蕊石质地坚硬，很难粉碎。

煅花蕊石质地松脆，易于粉碎，且能缓和酸涩之性，消除伤脾伐胃的副作用，有利于内服，故一般均煅用。用于咯血、吐血、外伤出血、跌打伤痛。如治咳血、吐血不止的花蕊石散（《十药》）。

【炮制研究】花蕊石主含钙、镁的碳酸盐及少量铁盐、铝盐、无机元素和少量酸不溶物等。

花蕊石炮制后的钙离子浓度增大。钙能减低毛细血管的通过性，使血管致密，有防止血浆渗出和促进血液凝固作用，这与其煅制后增强固涩收敛作用相符。炮制前后的花蕊石红外光谱图有明显差异，煅制过程中晶体结构发生了改变。花蕊石生、煅品均含有含量较高的 Ca、Mg、Al、Fe 元素，以 Ca 元素含量为最高；生品经高温煅制后，该类元素含量均有一定程度升高，而 Cu、Zn、Pb 等有害重金属元素含量显著下降。

生花蕊石和煅花蕊石水煎剂能缩短小鼠凝血时间和出血时间，减少出血量，炮制后止血作用略有增强，说明花蕊石炮制后不仅易于粉碎，还能提高疗效。

【贮存】贮干燥容器内，置干燥处。

钟乳石

【处方用名】钟乳、石钟乳、钟乳石、煅钟乳石。

【来源】本品为碳酸盐类矿物方解石族方解石主含碳酸钙。采挖后，除去杂石，洗净，晒干。

【历史沿革】汉代有"炼研成粉"（《金匮》）的炮制方法。南北朝刘宋时代有沉香等多种药汁制法（《雷公》）。唐代有酒制法（《新修》），并有"不炼服之令人淋"的记载。宋代增加了"用银器煮至变色"（《局方》）；淡竹叶、地榆制；甘草制（《总录》）；醋制、蒸制（《证类》）；煅研法（《扁鹊》）等。明代有"药汤煮炼"（《蒙筌》）等炮制方法。清代又增加了"焙研，水飞"（《本草汇》）及牡丹皮制（《新编》）等炮制方法。现在主要的炮制方法有明煅等。现版药典收载钟乳石和煅钟乳石。

【炮制方法】

1. 钟乳石 取原药材，除去杂质，洗净，干燥，砸成小块。

2. 煅钟乳石 取洗净砸碎的钟乳石，置耐火容器内，放入炉火中，煅至红透，取出放凉，碾碎或研末。

【质量要求】

1. 钟乳石 本品为不规则块状，外表白色、灰白色或棕黄色，粗糙，凹凸不平。体重，质硬，断面较平整，白色至浅灰白色，对光观察具闪星状的亮光，近中心常有一圆孔，圆孔周围有多数浅橙黄色同心环层。气微，味微咸。

2. 煅钟乳石 本品呈灰白色不规则块状，质地酥脆，光泽消失。

【炮制作用】钟乳石味甘，性温。归肺、肾、胃经。具有温肺，助阳，平喘，制酸，通乳的功能。钟乳石温肺气，下乳汁，用于喘咳，乳汁不下。如治肺虚气壅，喘急气促连绵不息的钟乳丸（《总录》）。

煅钟乳石易于粉碎和煎出有效成分。温肾壮阳作用增强。也可用于消肿毒。如治元气虚寒，大便溏泄的玉华白丹（《中医方剂大辞典》）；消肿毒的十宝丹（《北京市中药成方选集》）。

【炮制研究】钟乳石主含碳酸钙。

钟乳石中含人体必需元素 Fe、Cu、Na、K、Mn、Cr 等，而且炮制品水煎液中必需元素的溶出率与生品相比有明显提高，一些在生品中未能煎出的微量元素经炮制后被煎出。钟乳石经炮制后其所含元素的数目和比例均发生了改变，在钟乳石炮制品中 Pb、Cd、Hg、Cu、As 均

NOTE

符合限量规定，说明炮制有一定的减毒作用。经过红外光谱分析发现，钟乳石生品与化学试剂碳酸钙之间有较高相似度，这是因为钟乳石的主要化学成分为 $CaCO_3$，而钟乳石炮制品与化学试剂 CaO 之间相似度不高，说明在其明煅过程中，只有部分 $CaCO_3$ 分解成 CaO。钟乳石煅制后主要化学成分碳酸钙部分分解成氧化钙，同时物质的物相、晶质发生了较大变化，而不再是单纯成分的改变。

【贮存】贮干燥容器内，置干燥处。

金精石

【处方用名】金精石、金云母、煅金精石。

【来源】本品为单斜晶系硅酸盐类矿物水金云母 – 水黑云母 Hydrophlogopite–Hydrobiotite 的矿石。采挖后除去杂石。

【历史沿革】明代即有"火煅研细水飞用"（《品汇》）的制法，沿用至今。现在主要的炮制方法有明煅等。现版药典未收载。

【炮制方法】

1. 金精石　取原药材，除去杂质，洗净，干燥，砸碎。

2. 煅金精石　取净金精石，置耐火容器内，加热煅至红透，取出，放凉。

【质量要求】

1. 金精石　本品为不规则片状，呈金黄色、暗棕褐色至墨绿色。体较轻，断面呈层状，可层层剥离，薄片光滑，质较柔软。气微，味淡。

2. 煅金精石　本品为粉末状，表面并有黄色无光的斑点，体轻，质酥松。

【炮制作用】金精石味咸、淡，性平。归心、肝、肾经。具有消痞、明目、去翳的功能。煅金精石质地疏松，易于粉碎和煎出有效成分。用于小儿疳积，目生翳障，视物模糊。

【贮存】贮干燥容器内，置干燥处。

鹅管石

【处方用名】鹅管石、煅鹅管石。

【来源】本品为树珊瑚科动物栎珊瑚 Balanophyllia sp. 或笛珊瑚 Sysingora sp. 的石灰质骨骼。全年可采，除去杂石，洗净，晒干。

【历史沿革】宋代有"火煅酒淬"（《朱氏》）。明代有"火煅细研"（《原始》）及"火煅、醋淬七次"（《保元》）。现在主要的炮制方法有明煅等。现版药典未收载。

【炮制方法】

1. 鹅管石　取原药材，除去杂质，洗净，干燥，碾碎或捣碎。

2. 煅鹅管石　取净鹅管石，置耐火容器内，用武火加热，煅至酥脆，取出，放冷，碾碎或捣碎。

【质量要求】

1. 鹅管石　本品为不规则的碎块，表面乳白色或白色，具玻璃样或瓷状光泽，具纵直细纹。质坚硬而脆，断面有多数中隔，无臭，味微咸。

2. 煅鹅管石　本品呈灰白色，质松脆。

【炮制作用】鹅管石味甘，性温。具有温肺、壮阳、通乳的功能。鹅管石善于温肺化痰，通乳，用于肺虚咳喘，乳汁不下。

煅鹅管石易于粉碎，以温肾壮阳力强，用于肾虚气喘，阳痿不举。

【炮制研究】钟乳鹅管石多为方解石；珊瑚鹅管石中，近代珊瑚（新生代以来）多由文石型 $CaCO_3$ 组成；而古代（新生代以前）珊瑚化石，则以方解石型 $CaCO_3$ 为主。鹅管石散剂在酸、碱中溶出率煅制品大于生品。

【贮存】贮干燥容器内，置干燥处。

龙　齿

【处方用名】龙齿、生龙齿、青龙齿、煅龙齿。

【来源】本品为古代哺乳动物如三趾马、犀类、鹿类、牛类、象类、羚羊类等的牙齿化石 Dens draconis。采挖后，除去泥土，敲去牙床。

【历史沿革】唐代有炙法（《外台》）、研法（《产宝》）。宋代增加了煅法（《总录》）、水飞（《局方》）、远志苗醋煮（《三因》）、黑豆蒸（《朱氏》）。明代记载有煅存性（《正宗》）。清代又有酥炙（《握灵》）及煅赤醋淬七次水飞（《逢原》）。现在主要的炮制方法有煅后研细等。现版药典未收载。

【炮制方法】

1. 龙齿　取原药材，除去泥土及杂质，打碎。

2. 煅龙齿　取净龙齿小块，置耐火容器内，用武火加热，煅至酥脆，取出，放凉，碾碎。煅时要用武火，但要控制时间，以防灰化，并要在容器上加盖，防止爆溅。

【质量要求】

1. 龙齿　本品为齿状或不规则的碎块，表面青灰色、暗棕色（青龙齿）或黄白色（白龙齿），有的可见具光泽的釉质层。质坚硬，断面粗糙，具吸舌性。

2. 煅龙齿　本品呈灰白色或白色。质疏松，无光泽，吸舌性较强。

【炮制作用】龙齿味甘、涩，性凉。归心、肝经。具有镇惊安神、除烦解热的功能。用于惊痫、癫狂、怔忡等证。如治小儿惊风的龙齿散（《总微》）。

煅后质地酥脆，易于粉碎。解热镇惊功效缓和，收敛固涩作用增强，并有较强的宁心安神的功效，如用于失眠多梦的救逆汤（《条辨》）。

【炮制研究】龙齿中主要成分为磷酸钙、碳酸钙等，尚含少量铁、钾、钠等。

对不同产地来源的龙齿水煎液中钙的煎出率测定结果显示，煅品普遍高于生品。另外煅品中人体必需的微量元素 Mn、Cu、Zn、V、Cr 的含量亦有不同程度增加。采用热分析技术研究温度对龙齿特性的影响，在 35℃ ~1000℃ 的程序升温过程中，龙齿热解峰温值为 88℃ 和 694℃，热解过程的总失重量为 11.1%，说明龙齿中含有较多的易挥发热解的物质。

【贮存】贮干燥容器内，置干燥处。

龙　骨

【处方用名】龙骨、生龙骨、煅龙骨。

【来源】本品为古代哺乳动物如三趾马、犀类、鹿类、牛类、象类等的骨骼化石或象类门齿的化石，前者习称"龙骨"，后者习称"五花龙骨"。挖出后除去泥土及杂质。

【历史沿革】晋代有"捣碎"（《肘后》）的炮制方法。南北朝刘宋时代又有香草、燕子制（《雷公》）。宋代有"烧赤"（《圣惠方》）、"煅红、研"（《总微》）、"酒煮焙干用"（《局方》）、醋煮（《三因》）、炒（《妇人》）等方法。明代将"烧赤"发展为"烧脆研细方精，仍水飞淘"（《蒙筌》）；将煅制发展为盐泥煅（《准绳》）；又增加了酒蒸（《济阴》）；"火煅红，淬入醋内水飞"（《普济方》）等炮制方法。同时还对炮制作用有了记载："煅赤研细水飞，稍不细则涩肠胃以作热"（《通玄》）。清代创始了"栀柏汁内煮干研细"等药汁制及"火煅童便浸七次"（《尊生》）等炮制方法。现在主要的炮制方法有煅后研细等。现版药典未收载。

【炮制方法】

1. 龙骨　取原药材，除去杂质及灰屑，刷净泥土，打碎。

2. 煅龙骨　取净龙骨小块，置耐火容器内，用武火加热，煅至酥脆，取出放凉，碾碎。

【质量要求】

1. 龙骨　本品为不规则的碎块，表面类白色、灰白色或浅黄色，有的具蓝灰色或红棕色纹或棕色、黄白色斑点。质硬脆，气微，吸舌力很强。

2. 煅龙骨　本品呈灰白色或灰褐色。质轻，酥脆易碎，表面显粉性，吸舌力强。

【炮制作用】龙骨味甘、涩，性平。归心、肝经。具有镇静安神、收敛固涩的功能。龙骨镇惊潜阳作用较强，用于怔忡多梦，惊痫，头目眩晕。如治惊痫的镇心定痫汤（《杂病证治新义》）。

煅龙骨能增强收敛固涩、生肌的功效，用于盗汗，自汗，遗精，带下，崩漏，白带，久泻久痢，疮口不敛等。如治血崩不止的龙骨散（《景岳》）。外敷用于收湿敛疮，治疮疡湿疹和疮溃后久不收口。

【炮制研究】龙骨主要含有碳酸钙、磷酸钙及铁、钾、钠、氯等。

龙骨煅后能使部分钙盐受热转化为钙的氧化物。龙骨火煅醋淬后，其煎液中钙离子含量明显高于火煅不淬的龙骨，证明煅淬确能显著提高钙离子的煎出率。煅淬龙骨水煎液中 Mg、Zn、Fe、Mn、Cu 等微量元素含量也明显高于生龙骨。煅龙骨在偏光显微镜下显示原生物结构已碎裂，但其生物组织的环带结构依然保存，只是变得纹理不清晰。

【贮存】贮干燥容器内，置干燥处。防潮。

牡　蛎

【处方用名】牡蛎、生牡蛎、煅牡蛎。

【来源】本品为牡蛎科动物长牡蛎 *Ostrea gigas* Thunberg、大连湾牡蛎 *Ostrea talienwhanensis* Crosse 或近江牡蛎 *Ostrea rivularis* Gould 的贝壳。全年均可采收，去肉，洗净，晒干。

【历史沿革】汉代采用熬法（《玉函》）。南北朝刘宋时载有"烧令通赤"及"研为粉"（《雷公》）。宋代增加了很多炮制方法，如对饮片规格明确地提出"捣为粉"（《证类》），对净制明确提出"去黑鞭处"（《总录》）及"米泔水浸去土"（《三因》）；炮制方法的创新有炒黄（《总病论》)、火煨通赤（《史载》）、韭菜汁和泥煅水飞（《朱氏》）、童便煅（《妇人》）、醋煅（《普本》）等。明、清时代主要沿用宋代的方法。在历史上亦有生用的记载，并对炮制作用有阐述："按补阴则生捣用，煅过则成灰，不能补阳"（《纲目》）。"咸寒入肾，能益阴潜阳，退虚热，软坚痰，煅之则燥而兼涩，又能固下焦，除湿浊，敛虚汗，则咸寒介类之功，有重镇摄下之意"（《便读》）。现在主要的炮制方法有明煅等。现版药典收载牡蛎和煅牡蛎。

【炮制方法】

1. 牡蛎 取原药材，洗净，晒干，碾碎。

2. 煅牡蛎 取净牡蛎，置耐火容器内或无烟炉火上，用武火加热，煅至酥脆时取出，放凉，碾碎。

【质量要求】

1. 牡蛎 本品为不规则片状，灰白色，具光泽，分层次，质坚硬。

牡蛎含碳酸钙不得少于 94.0%。

2. 煅牡蛎 本品呈不规则片块，大小不一，灰白色，质酥脆。含量测定同牡蛎。

【炮制作用】牡蛎味咸，性微寒。归肝、胆、肾经。牡蛎具有重镇安神、潜阳补阴、软坚散结的功能。用于惊悸失眠，眩晕耳鸣，瘰疬痰核，癥瘕痞块。如治肝阳上亢所致之头目眩晕的镇肝息风汤（《参西录》）和治瘰疬、痰核的瘰疬内消丸（《处方集》）。

煅牡蛎质地酥脆，易于粉碎，利于有效成分的溶出，增强了收敛固涩作用。用于自汗盗汗，遗精崩带，胃痛吐酸。如治盗汗自汗的牡蛎散（《局方》）。

【炮制研究】牡蛎主含碳酸钙，并含磷酸钙、硫酸钙、氧化铁、铝、镁、硅等。

牡蛎煅后醋淬品水煎液中钙离子含量高于煅品和生品。生品水煎液中蛋白质的含量略高于醋淬品和煅品。牡蛎经煅后，铁、锰、锌元素的煎出量较生品显著增加。

煅后醋淬品煎剂对兔正常血压呈现降低作用，生品轻微升压，去钙的煎剂具有明显的升压作用。大鼠抗胃溃疡实验表明，牡蛎在 900℃，煅 1 小时的工艺条件下能明显提高抗实验性胃溃疡活性。

【贮存】贮干燥容器内，置干燥处。

石决明

【处方用名】石决明、煅石决明。

【来源】本品为鲍科动物杂色鲍 *Haliotis diversicolor* Reeve、皱纹盘鲍 *Haliotis discus hannai* Ino、羊鲍 *Haliotis ovina* Gmelin、澳洲鲍 *Haliotis ruber*（Leach）、耳鲍 *Haliotis asinina* Linnaeus 或白鲍 *Haliotis laevigata*（Donovan）的贝壳。夏、秋二季捕捉，去肉，洗净，干燥。

【历史沿革】南北朝时期有用盐、五花皮、地榆、阿胶制法（《雷公》）。唐代有"面裹煨后磨去粗皮研细用"（《海药本草》）。宋代增加了烧制（《苏沈》）、煨制（《证类》）、蜜炙（《总录》）、盐煮（《局方》）及煅法（《急救》）。明代以后又发展了上述方法，有了盐炒、盐煅（《一草亭》）；"火煅童便淬"（《粹言》）；醋煅（《瑶函》）；"火煅童便淬，水飞用"（《得配》）；"炭火煅赤，米醋淬三度，去火毒，研粉"（《食物》）。现在主要的炮制方法有明煅等。现版药典收载石决明和煅石决明。

NOTE

【炮制方法】

1. 石决明　取原药材，洗净，干燥，碾碎或碾粉。

2. 煅石决明　取净石决明，置耐火容器内或置于无烟炉火上，用武火加热，煅至灰白色或青灰色，易碎时，取出放凉，碾碎。

【质量要求】

1. 石决明　本品为不规则的碎片或细粉，外面粗糙呈灰棕色，具有青灰色斑，内面光滑，有珍珠样光彩。质坚硬，气微，味微咸。

石决明含碳酸钙不得少于 93.0%。

2. 煅石决明　本品呈不规则的小碎块或细粉，灰白色无光泽，质酥脆。断面呈层状。

煅石决明含碳酸钙不得少于 95.0%。

【炮制作用】石决明味咸，性寒。归肝经。具有平肝潜阳、清肝明目的功能。石决明偏于平肝潜阳。用于头痛眩晕，惊痫抽搐。如治头痛眩晕的羚羊角汤（《医醇》）。

煅石决明咸寒之性降低，平肝潜阳的功效缓和，增强了固涩收敛、明目作用。用于目赤，翳障，青盲雀目，痔漏成管。如治青盲内障的石决明散（《瑶函》）。且煅后质地疏松，便于粉碎，有利于外用涂敷撒布，并利于煎出有效成分。

【炮制研究】石决明主要含有碳酸钙、无机元素等。

石决明经煅醋淬后，煎液中的钙含量显著增高。

煅醋淬石决明煎剂对兔正常血压呈降低作用，生品微有上升趋向，除去钙的煎剂具有明显的升压作用。

800℃以下煅制石决明，pH 变化不大，但高温煅制后其水煎液 pH 显著升高，应是 $CaCO_3$ 转化为 CaO 所致，由于 CaO 不是石决明平肝潜阳、明目退翳的药效成分，因此石决明不宜高温煅制，以 300℃左右煅制为宜。

【贮存】贮干燥容器内，置干燥处。

瓦楞子

【处方用名】瓦楞子、煅瓦楞子。

【来源】本品为蚶科动物毛蚶 *Arca subcrenata* Lischke、泥蚶 *Arca granosa* Linnaeus 或魁蚶 *Arca inflata* Reeve 的贝壳。秋、冬至次年春捕捞，洗净，置沸水中略煮，去肉，干燥。

【历史沿革】唐代有"醋淬后出火毒"（《日华子本草》）等炮制方法。宋代有"细研"（《圣惠》）、"炙"（《总录》）等炮制方法。元代有"煅，醋煮一昼夜"（《丹溪》）的制法。火煅醋淬法直至明、清基本无大的变化，但醋淬法近代少用。现在主要的炮制方法有明煅等。现版药典收载瓦楞子和煅瓦楞子。

【炮制方法】

1. 瓦楞子　取原药材，洗净，捞出，干燥，碾碎或研粉。

2. 煅瓦楞子　取净瓦楞子，置耐火容器内，武火加热，煅至酥脆，取出放凉，碾碎或研粉。

【质量要求】

1. 瓦楞子　本品为不规则碎片或粒状，白色或灰白色，较大碎块仍显瓦楞线，有光泽。质坚硬，研粉后呈白色无定形粉末。

2. 煅瓦楞子　本品呈不规则碎片或颗粒，灰白色，光泽消失。质地酥脆，研粉后呈灰白色无定形粉末，无颗粒。

【炮制作用】瓦楞子味咸，性平。归肺、胃、肝经。具有消痰化瘀，软坚散结，制酸止痛的功能。瓦楞子偏于消痰化瘀，软坚散结。用于瘿瘤，瘰疬，癥瘕痞块，如治痰核瘿瘤的含化丸（《准绳》）。

煅瓦楞子制酸止痛力强，用于胃痛泛酸。且煅后质地酥脆，便于粉碎入药。如配伍乌贼骨、陈皮，开水调服治胃痛泛酸（经验方）。

【炮制研究】瓦楞子主要含有碳酸钙、磷酸钙等成分。

对瓦楞子3种炮制品水煎液中金属元素进行了含量测定，结果发现锌、铅、锰、铁、钙、铜在3种炮制品水煎液中含量的高低为：煅醋淬品＞煅品＞生品。其中煅品煎液中钙的含量增加50多倍。瓦楞子生品经煅制后，其砷含量均有不同幅度的下降，瓦楞子的煅制时间越长，有害元素砷越易除去。但煅制时间过长可能会损失有效成分，影响疗效，因此煅制时间应适宜。

【贮存】贮干燥容器内，置干燥处，防尘。

蛤　壳

【处方用名】蛤壳、海蛤壳、煅蛤壳。

【来源】本品为帘蛤科动物文蛤 *Meretrix meretrix* Linnaeus 或青蛤 *Cyclina sinensis* Gmelin 的贝壳。夏、秋二季捕捞，去肉，洗净，晒干。

【历史沿革】汉代有"杵为散"（《金匮》）的记载。唐代有"研炼"（《千金翼》）的方法。宋代增加了"烧通赤细研"（《总录》）、煅（《急救》）等炮制方法。明代又增加了"醋淬"等方法。并提出："烧为粉，研极细，过数月，火毒散用之"（《医学》）。煅、研的炮制方法历代皆沿用，现在主要的炮制方法有明煅等。现版药典收载蛤壳和煅蛤壳。

【炮制方法】

1. 蛤壳　取原药材，洗净，干燥，碾碎或研粉。

2. 煅蛤壳　取净蛤壳，置耐火容器内，煅至酥脆，取出放凉，碾碎或研粉。

【质量要求】

1. 蛤壳　本品为不规则的碎片或无定形粉末，表面灰白色或黄白色，内面乳白色，略带青紫光泽。质坚硬而重，断面显层状，气无味淡。

2. 煅蛤壳　本品呈不规则碎片或无定形粉末，光泽消失，灰白色。质疏松，口尝有涩感。

【炮制作用】蛤壳味苦、咸，性平。归肺、胃、肾经。具有清热化痰，软坚散结，制酸止痛的功能。蛤壳偏于软坚散结，用于瘰疬、瘿瘤、痰核等。如消瘿瘤的消瘿五海饮（《古今医鉴》）。

煅蛤壳易于粉碎，化痰制酸作用增强。用于痰火咳嗽，胸胁疼痛，痰中带血，胃痛吞酸。如治痰火咳嗽的青蛤丸（《卫生鸿宝》）。外治湿疹，烫伤。如治湿疮的青蛤散（《金鉴》）。

【贮存】贮干燥容器内，置干燥处，防尘。

NOTE

珍珠母

【处方用名】珍珠母、珠母、明珠母、煅珍珠母。

【来源】本品为蚌科动物三角帆蚌 *Hyriopsis cumingii*（Lea）、褶纹冠蚌 *Cristaria plicata*（Leach）或珍珠贝科动物马氏珍珠贝 *Pteria martensii*（Dunker）的贝壳。去肉，洗净，干燥。

【历史沿革】宋代有"以水磨控干"（《博济》）、研如粉（《百问》）等炮制法。明代有"研细用，碾"（《医学》）的制法。现在主要的炮制方法有明煅等。现版药典收载珍珠母和煅珍珠母。

【炮制方法】

1. 珍珠母　取原药材，除去杂质及灰屑，碾碎。

2. 煅珍珠母　取净珍珠母，置耐火容器内，用武火加热，煅至酥脆，取出放凉，打碎或碾粉。

【质量要求】

1. 珍珠母　本品为不规则碎块状，黄玉白色或银灰白色，有光彩，习称"珠光"。质硬而重，气微，味淡。

2. 煅珍珠母　本品呈不规则碎块或粉状，青灰色，"珠光"少见或消失。质松酥脆，易碎。

【炮制作用】珍珠母味咸，性寒。归肝、心经。珍珠母具有平肝潜阳、定惊明目的功能。用于头痛眩晕，烦躁失眠，肝热目赤，肝虚目昏。

煅珍珠母细研吞服，能治胃酸过多；同植物油、凡士林调和成油膏，可外涂治疗烫伤。

【炮制研究】珍珠母主含碳酸钙、贝壳硬蛋白和角壳蛋白。贝壳硬蛋白由多种氨基酸组成。此外还含有 Ca、Na、K、Mg 等 16 种无机元素。

珍珠母煅后总氨基酸含量明显下降，其原因可能是珍珠母经火煅后，致使其中部分氨基酸破坏。所以临床上虚阳上亢之疾，仍以生用为宜。火煅后碳酸钙被分解成氧化钙，煎汁时，钙离子在水中的溶解度增大，使珍珠母定惊、止血作用增强。

【贮存】贮干燥容器内，置干燥处。

禹余粮

【处方用名】禹余粮、煅禹余粮、醋禹余粮。

【来源】本品为氢氧化物类矿物褐铁矿的一种天然粉末状矿石，主含碱式氧化铁。采挖后，除去杂石。

【历史沿革】汉代有炼（《本经》）、烧（《金匮》）的炮制方法。南北朝时有用黑豆、黄精煮制法（《雷公》）。唐代有"用之宜细研，以水洮，取汁澄之，勿令有沙土也"（《图经》）。宋代有"火烧令赤，于米醋内淬，捣研如面"（《圣惠方》）；"凡使，并用火煅，酒淬七遍，捣研水飞令极细，方入药用"（《局方》）等记述。其后一直研细生用或火煅醋淬用。现在主要的炮制方法有明煅、煅淬等。现版药典收载禹余粮和煅禹余粮。

【炮制方法】

1. 禹余粮　取原药材，除去杂质，打碎。

2. 煅禹余粮　取净禹余粮，置耐火容器内，用武火加热，煅至红透，取出，放凉，碾碎或捣碎。

3. 醋禹余粮　取净禹余粮，捣碎，置耐火容器内用武火加热，煅至红透，取出，立即投入醋中淬酥，取出，干燥，碾粉。

每 100kg 禹余粮，用醋 30kg。

【质量要求】

1. 禹余粮　本品为不规则的斜方块状，表面红棕色、灰棕色或浅棕色，多凹凸不平或附有黄色粉末。断面多显深棕色与淡棕色或浅黄色相间的层纹，体重，质硬。气微，味淡，嚼之无砂粒感。

2. 煅禹余粮　本品层间色泽分明不同，呈铁黑色处失去光泽，表面粉性消失。质较酥脆，轻砸即碎，基本不染指。

3. 醋禹余粮　本品呈细粉状，黄褐色或褐色。具醋气。

【炮制作用】禹余粮味甘、涩，性平。归胃、大肠经。具有涩肠止泻、收敛止血的功能。禹余粮用于久泻久痢，崩漏，白带。

煅禹余粮和醋禹余粮质地疏松，便于粉碎入药，易于煎出有效成分，并能增强收敛作用。多用于久泻不止，赤白带下。如治冷劳、大肠转泄的神效太乙丹（《圣惠方》）；又如治疗妇人带下不止，用醋煅淬禹余粮止血益血（《胜金方》）。

【炮制研究】禹余粮主要成分为碱式氧化铁及碱式含水氧化铁，并含多量磷酸盐及 Al、Mg、K、Na 等元素。

X 射线衍射曲线表明，煅后出现赤铁矿。禹余粮生品水煎液具有明显缩短小鼠凝血、出血时间的作用，经煅制、醋制后则该作用不明显，其他药效作用还有待进一步研究。

【贮存】贮干燥容器内，置干燥处。防尘。

石　燕

【处方用名】石燕、煅石燕、醋石燕。

【来　源】本品为石燕科动物中华弓石燕 *Cyrtiospirifer sinensis*（Graban）或弓石燕 *Cyrtiospirifer* sp. 的化石。采得后洗净泥土。

【历史沿革】唐代有 "……和五味，炒令热，以酒浸三日"（《食疗》）。宋代有 "捣罗为末"（《证类》）；"火煅醋淬九遍，研"（《总录》）；"烧红酒淬"（《扁鹊》）的制法。现在主要的炮制方法有煅制、火煅醋淬等。现版药典未收载。

【炮制方法】

1. 石燕　取原药材，除去杂质，洗净，干燥，碾碎或捣碎。

2. 煅石燕　取净石燕，捣碎，置耐火容器内，用武火加热，煅至红透，取出，放冷，研成细粉。

3. 醋石燕　取净石燕，置耐火容器内，用武火加热，煅至红透，取出后立即投入醋中，捞出，干燥，研细。

每 100kg 石燕，用醋 30kg。

【质量要求】

1. 石燕　本品为不规则碎块，表面青灰色或土棕色，具银杏叶般的纹理。质较重而硬，可打碎，气微，味淡。

2. 煅石燕　本品呈青灰色或灰棕色细粉，外表性状无明显变化。

3. 醋石燕　本品为灰褐色细粉，质酥松，具醋气。

【炮制作用】石燕味咸，性凉。归肾、膀胱经。石燕具有除湿热、利小便、退目翳的功能。用于淋病，小便不利，湿热带下，目翳内障。

煅石燕质地酥脆，便于粉碎，利于有效成分煎出。

【炮制研究】石燕主要含碳酸钙，另含少量磷及二氧化硅等。

石燕炮制后水煎液中 Ca^{2+} 浓度是炮制前的 25 倍，证明石燕火煅醋淬后增加了水煎液 Ca^{2+} 的溶出率。因为石燕主含 $CaCO_3$，醋淬的作用可能是形成易溶于水的醋酸钙。另外也可能是醋淬使石燕质地疏松，所含成分易于溶出，从而增加 Ca^{2+} 的煎出量。

【贮存】贮干燥容器内，置干燥处。防尘。

阳起石

【处方用名】阳起石、煅阳起石、酒阳起石。

【来源】本品为硅酸盐类矿石透闪石 Actinolite 或阳起石 Actinolitum 的矿石。采得后，去净泥土、杂石。

【历史沿革】唐代有"酒渍三日"（《千金翼》）的炮制方法。宋代有"火煅研为粉"（《总录》）；"凡使，先以火烧通赤，好酒内淬七遍"（《局方》）；"火烧赤，醋淬，研"（《百问》）。明代有"火煅醋淬七次，细研水飞用"（《入门》）。现在主要的炮制方法有火煅醋淬或煅制等。现版药典未收载。

【炮制方法】

1. 阳起石　取原药材，除去杂质，洗净，干燥，砸成小块。

2. 煅阳起石　取净阳起石小块，置耐火容器内，用武火加热，煅至红透，取出，放冷，研碎。

3. 酒阳起石　取净阳起石小块，置耐火容器内，用武火加热，煅至红透后，倒入黄酒中淬，如此反复煅淬至药物酥脆、酒尽为度，取出晾干，研碎。

每 100kg 阳起石，用黄酒 20kg。

【质量要求】

1. 阳起石　本品为不规则碎块状，乳白色，具纤维状构造，有丝样光泽。体重，味淡。

2. 煅阳起石　本品煅淬研细后呈青褐色粉末，无光泽。

3. 酒阳起石　本品为粉末状，灰黄色，无光泽，质地松脆。略具酒气。

【炮制作用】阳起石味咸，性温。归肾经。具有温肾壮阳的功能。本品临床均煅用。

煅阳起石质地酥脆，易于粉碎，便于煎出有效成分。

酒阳起石可进一步使其质地酥脆，利于加工成细粉，并可加强壮阳作用。用于下焦虚寒，腰膝酸软，遗精，阳痿，宫冷不孕，崩漏。如治肾阳衰弱、肾不纳气的黑锡丹（《局方》）。

【炮制研究】阳起石主要成分为碱式硅酸镁钙，并含少量锰、铝、钛等杂质。

以阳起石中含量较高的 Ca、Mg、Zn、Fe、Cu、Al、Mn 元素在水煎液中的含量作为测定指标，其炮制方法的优劣顺序为：煅赤酒淬 7 次＞煅赤酒淬 3 次＞煅赤酒淬 1 次＞煅赤水淬 3 次＞生品。说明煅淬时以黄酒作液体辅料为好，煅淬次数越多，淬液完全吸尽为佳。

【贮存】贮干燥容器内，置干燥处。

皂矾（绿矾）

【处方用名】皂矾、煅皂矾、醋皂矾、矾红。

【来源】为硫酸铁盐类矿物水绿矾 Melanterite 的矿石或化学制品，主含含水硫酸亚铁。采得后，除去杂质。

【历史沿革】宋代有"用火煅通赤，取出，用酽醋淬过，复煅，如此三度，细研"（《证类》）；炼汁尽（《总录》）；用盐与硫黄制（《洪氏》）。同时代还有"火煅通红，取出放地上，出火毒"（《疮疡》）的记载。明代有姜制（《保元》）、炒制（《仁术》）等方法。清代有"煅赤，名绛矾，能入血分，伐肝木，燥脾湿"（《辑要》）的记述。现在主要的炮制方法有煅枯、醋煅等。现版药典收载皂矾和煅皂矾。

【炮制方法】

1. 皂矾 取原药材，除去杂质，打碎。

2. 煅皂矾 取净皂矾打碎，置耐火容器内，用武火加热，煅至汁尽、红透为度，取出，放凉，研粉。

3. 醋煅皂矾（矾红） 取净皂矾打碎，置耐火容器内，加入醋，盖好，置炉火上武火加热，待皂矾溶解后搅拌均匀，继续煅至汁尽，全部呈绛色为度，取出放凉，研粉。

【质量要求】

1. 皂矾 本品为不规则粒状，大小不一，绿色，半透明，有玻璃样光泽。质较脆，无臭，味涩而甜，在干燥空气中逐渐风化成粉，置湿空气中迅速氧化，表面生成黄棕色锈衣。

2. 煅皂矾 本品失水干枯，呈无定形粉末，不透明，光泽消失，绛红色。无臭，味涩。若成块状，则硬度稍高。

3. 醋皂矾 本品呈不定形粉末，不透明，色泽消失。质地疏松，绛红色或红棕色。无臭，味涩，有醋气。

【炮制作用】皂矾味酸、涩，性凉。归肝、脾、大肠经。具有解毒燥湿、杀虫补血的功能。皂矾一般不内服，多作外用洗涂剂，偏于燥湿止痒杀虫。用于湿疹，疥癣，疮毒。

内服多煅用，煅皂矾失水变枯，不溶于水，降低了致吐的副作用，增强了燥湿止痒的作用。醋皂矾不但降低了致吐的副作用，以利内服，并增强了入肝补血、解毒杀虫的功效，用于黄肿胀满，血虚萎黄，疳积久痢，肠风便血。如治黄肿胀满的绛矾丸（《重订广温热论》）和治赤白痢的绿白散（《总录》）。

【炮制研究】皂矾主成分为硫酸亚铁及部分杂质成分铜、钙、镁等。

有报道对皂矾中铁的赋存状态进行研究，结果表明，皂矾生品及炮制品中的铁基本是以 $FeSO_4$ 形式存在，同时含少量 Fe^{3+}，皂矾生品经酸性溶液浸泡后，部分 Fe^{3+} 形成了有机化合物，而且 Fe^{2+}/Fe^{3+} 比值及铁离子的离子性比绿矾生品均有显著提高。

【贮存】贮干燥容器内，密闭，置干燥处。防潮。

NOTE

青礞石

【处方用名】礞石、青礞石、煅礞石。

【来源】本品为变质岩类黑云母片岩或绿泥石化云母碳酸盐片岩。采挖后，除去泥沙和杂石。

【历史沿革】宋代有"研细为粉"（《圣惠方》）和"炭火烧一伏时"（《总微》）的炮制方法。元代才有以硝煅的记载："二两捶碎，焰硝二两，同入小砂罐内，瓦片盖之，铁线缚定，盐泥固济，晒干，火煅红，候冷取出"（《丹溪》）。明清时代尚有生姜汁淬（《禁方》）、藜芦汁淬（《本草述》），并对炮制作用有"制以硝石，其性更利"（《景岳》）；"必用火硝煅过，性始能发，乃能坠痰，不煅则石质不化，药性不发，又毒不散，故必用煅"（《问答》）的记载。现在主要的炮制方法有明煅、硝煅后水飞等。现版药典收载青礞石和煅青礞石。

【炮制方法】

1.青礞石　取原药材，除去杂质，砸碎。

2.煅青礞石

（1）明煅　取净青礞石小块，置耐火容器内，用武火加热，煅至红透，取出放凉。或取整块直火煅烧亦可。

（2）硝煅　取净青礞石小块加等量的火硝混匀，置耐火容器内，加盖，武火加热，煅至烟尽，取出放凉，水飞细粉。

【质量要求】

1.青礞石　本品为不规则的扁块，大小不一，青灰色或灰绿色，微带珍珠样光泽，断面呈片状，可见闪光发亮的星点。无臭，味淡。

2.煅青礞石　本品质地酥脆，光泽消失。硝煅青礞石呈金黄色，质地酥软，轻打可碎，部分呈团块状，稍有火硝味。

【炮制作用】青礞石味咸，性平。归肺、肝经。具有坠痰下气，平肝镇惊的功能。青礞石一般不生用。

煅青礞石质地酥松，便于粉碎加工，易于煎出有效成分。硝煅后可增强下气坠痰功效，能逐陈积伏匿之疾。用于顽痰胶结，咳逆喘急，癫痫发狂，烦躁胸闷，惊风抽搐。如治顽痰喘咳的礞石滚痰丸（《景岳》）；又如硝煅礞石研末，用薄荷汁和白蜜调服，治热痰壅塞引起的惊风（《婴孩宝书》）。

【贮存】贮干燥容器内，置干燥处。防尘。

附：金礞石：本品为变质岩类蛭石片岩或水黑云母片岩。古本草很少有金礞石的记载，但青礞石与金礞石常混为同一种药。现代研究表明：金礞石的成分特征、可溶性特征均不同于青礞石。2015年版药典均将青礞石和金礞石分别药用，但功能主治并没有明确区分。

第二节　煅淬法

将药物在高温有氧条件下煅烧至红透后，立即投入规定的液体辅料中骤然冷却的方法称煅淬法。煅制后药物投入液体辅料的操作程序称为淬，所用的液体辅料称为淬液。常用的淬液有醋、酒、药汁等，按临床需要选用。煅淬法适用于质地坚硬，经过高温仍不能疏松的矿物药及临床上因特殊需要须煅淬的药物。

（一）煅淬的主要目的

1.使药物质地酥脆，易于粉碎，利于有效成分煎出，如代赭石、磁石。

2.改变药物的理化性质，减少副作用，增强疗效，如自然铜。

3.清除药物中夹杂的杂质，洁净药物，如炉甘石。

（二）注意事项

煅淬要反复进行几次，使液体辅料吸尽、药物全部酥脆为度，避免生熟不均。所用的淬液种类和用量根据各药物的性质和煅淬目的而定。

自然铜

【处方用名】自然铜、煅自然铜。

【来源】本品为硫化物类矿物黄铁矿族黄铁矿，主含二硫化铁（FeS_2）。采挖后，除去杂石。

【历史沿革】刘宋时代有甘草、醋处理后煅的方法（《雷公》）。唐代主要用煅法、煅淬法。如："煅存性""火煅酸醋淬存性""大火中煅令赤，投酽醋中，如此二七（遍），细研，煅，酒淬别碎"（《理伤》）。宋代、元代除沿用上述方法外，还有以酒磨服（《证类》），醋炒干研（《传信》）等方法。明代在煅淬次数上有些变动，并增加了淬液和水飞法。如："用火煅，以童子小便浸七次，醋淬七次"（《普济方》）；"火煅七次，水淬七次"（《保元》）；"火煅醋淬七次，研细水飞过用"（《纲目》）。同时还记载："宜火煅醋淬末，研绝细，水飞，治跌损接骨续筋"（《蒙筌》）。现在主要的炮制方法有火煅醋淬等。现版药典收载自然铜和煅自然铜。

【炮制方法】

1.自然铜 取原药材，除去杂质，洗净，干燥，砸碎。

2.煅自然铜 取净自然铜，置耐火容器内，用武火加热，煅至红透立即取出，投入醋液中淬制，待冷后取出，继续煅烧醋淬至黑褐色，外表脆裂，光泽消失，质地酥脆，取出，摊开放凉，干燥后碾碎。

每100kg自然铜，用醋30kg。

【质量要求】

1.自然铜 本品为小方块状，大小不一，表面金黄色或黄褐色，有金属光泽。有的黄棕色或棕褐色，无金属光泽。具条纹，条痕绿黑色或棕红色。体重（密度 $4.9 \sim 5.2 g/cm^3$）且质坚硬（硬度 $6.0 \sim 6.5$）。

2.煅自然铜 本品为不规则的碎粒，呈黑褐色或黑色，无金属光泽。质地酥脆，有醋气，碾碎后呈无定形黑色粉末。

【炮制作用】自然铜味辛，性平。归肝经。具有散瘀、接骨、止痛的功能。本品多煅制用，经煅淬后，可增强散瘀止痛作用。多用于跌打肿痛，筋骨折伤，如自然铜散（《张氏医通》）。

NOTE

煅淬自然铜质地酥脆，便于粉碎加工，利于煎出有效成分。

【炮制研究】自然铜主含二硫化铁及铜、镍、砷、锑等成分。

自然铜经火煅后二硫化铁分解成硫化铁，经醋淬后表面部分生成醋酸铁，且能使药物质地疏松易碎，并使药物中铁离子溶出增加，易于在体内吸收。X射线衍射曲线表明，生自然铜为黄铁矿，煅自然铜则显磁黄铁矿特征。热分析结果表明，生自然铜表现出多个吸热、放热及与之相匹配的多阶段失重，即成分结构有多次变化。

研究表明，自然铜煅制后，溶出成分中铁、铜、锌的含量增高，尤其是铁明显高于其他物象百倍以上，铁、铜、锌是自然铜接骨续筋功效必不可少的元素，它们含量的增高提高了自然铜的临床疗效。前苏联专家曾在动物自体植骨的试验中发现，在愈合部骨痂中，铜含量较正常骨为高，其量的增加与骨痂形成的进度并行，锌能增加创伤组织的再生能力等。自然铜经过炮制后，有毒元素铅明显减少，在增强药效的同时也减少其副作用。

【贮存】贮干燥容器内，置干燥处。

磁　石

【处方用名】生磁石、灵磁石、煅磁石。

【来源】本品为氧化物类矿物尖晶石族磁铁矿，主含四氧化三铁（Fe_3O_4）。采挖后，除去杂石。

【历史沿革】南北朝时期有用"五花皮、地榆、故绵、东流水煮三日夜，捶细，水飞"的炮制方法（《雷公》）。唐代有"研，以水浮去浊汁"（《心鉴》）。宋代有"烧，醋淬七遍捣碎细研，水飞过"（《圣惠方》）；"烧，酒淬七遍，细研"（《圣惠方》）等炮制方法。明代基本沿用上述方法。现在主要的炮制方法有火煅醋淬等。现版药典收载磁石和煅磁石。

【炮制方法】

1. 磁石　取原药材，除去杂质，碾碎。

2. 煅磁石　取净磁石，砸成小块，置耐火容器内，用武火煅至红透，趁热倒入醋液内淬制，冷却后取出，反复煅淬至酥脆，取出干燥，碾碎。

每100kg磁石，用醋30kg。

【质量要求】

1. 磁石　本品为多棱角不规则块状，表面铁黑色或棕褐色，有金属样光泽。体重（密度5.16～5.18g/cm³），质坚硬（硬度5.5～6.5）。断面不整齐。具磁性，有土腥气，无味。

2. 煅磁石　本品呈黑色或深灰色无定形粉末，光泽消失。质地酥脆，略有醋气。

【炮制作用】磁石味咸，性寒。入肝、心、肾经。具有平肝潜阳，聪耳明目，镇惊安神，纳气平喘的功能。生磁石偏于平肝潜阳，镇惊安神。用于惊悸，失眠，头晕目眩。如治阴虚阳亢所致心悸、失眠的磁朱丸（《千金》）。

煅磁石聪耳明目，补肾纳气力强，并且质地酥脆，易于粉碎及煎出有效成分，缓和了重镇安神功效。用于耳鸣，耳聋，视物昏花，白内障，肾虚气喘，遗精等。如治肾虚作喘的玄石紫粉丹（《圣惠方》）和治遗精的磁石丸（《三因方》）。

【炮制研究】磁石主要含四氧化三铁，也含有硅、铅、钛、镁及砷。研究发现，磁石经煅醋淬后，砷含量显著降低。粉碎越细，其表面积越大，更易除去砷。另有报道，采用原子发射光谱分析炮制前后微量元素的变化，发现磁石中含有的有害元素钛、锰、铝、铬、钡、锶等煅制后均有变化，尤其锶煅制后未检出，说明煅制有消除磁石固有有害元素的作用。

生磁石煅制后磁铁矿及针铁矿大部分转化为赤铁矿，出现赤铁矿的特征线及磁铁矿的特征线，而无原生品的针铁矿特征线。热分析对查明磁铁矿的共存矿物及研究煅制效果十分有效。生磁石热分析曲线表明：吸热 365℃（小），放热 485℃（小），0℃～230℃有稍许增重，而后至 375℃有失重，证实有针铁矿存在，即样品有褐铁矿化。但即使表面的风化部位，其中 Fe^{2+} 也并未全部氧化。煅磁石的热分析曲线：表明吸热 315℃（微），证实样品中心部位尚保存少量未完全赤铁矿化的针铁矿或未转化尽的黏土矿物。

对不同炮制品的含砷量进行测定，得出含砷量由高到低的顺序为：生品干研＞煅干研＞煅醋淬干研＞生品水飞＞煅水飞＞煅醋淬水飞。其中煅后醋淬水飞含砷量最低。另有报道，磁石经煅淬后比生品亚铁含量增高，且与煅淬次数成正比，合理增加煅淬次数可提高亚铁含量，同时能降低砷的含量。

对抑制醋酸诱发小鼠扭体反应，对戊巴比妥钠的协同作用，煅磁石优于生磁石，但拮抗戊四氮致小鼠惊厥作用，降低角叉菜胶引发小鼠足肿胀度及止凝血作用，生磁石优于煅磁石。

【贮存】贮干燥容器内，置干燥处。防尘。

炉甘石

【处方用名】炉甘石、煅炉甘石、制炉甘石。

【来源】本品为碳酸盐类矿物方解石族菱锌矿，主含碳酸锌（$ZnCO_3$）。采挖后，洗净，晒干，除去杂石。

【历史沿革】唐代有"火煅，黄连水淬七次"（《银海精微》）。宋代有"研极细末"（《博济》）。此时不但对"煅""淬"法有了发展，还对淬液的种类有了创新，同时还提出了水飞法。如："火煅红，童子便淬七次，研极细末用水飞过"（《急救》）；"火煅以黄连汁童便共淬七八次研细"（《急救》）。后世根据临床需要对淬液的种类有些发展。如用三黄汤制（《粹言》）、龙胆制（《尊生》）等。清代对炮制炉甘石的目的有了明确记载："用三黄煎水而锻炼，善疗目疾"（《便读》）。现在主要的炮制方法有煅淬、黄连汤及三黄汤制等。现版药典收载炉甘石和煅炉甘石。

【炮制方法】

1.炉甘石 取原药材，除去杂质，打碎。

2.煅炉甘石 取净炉甘石，置耐火容器内，用武火加热，煅至红透，取出，立即倒入水中浸淬，搅拌，倾取上层水中混悬液，残渣继续煅淬 3～4 次，至不能混悬为度，合并混悬液，静置，待澄清后倾去上层清水，干燥。

3.制炉甘石

（1）黄连汤制炉甘石 取黄连加水煎汤 2～3 次，过滤去渣，合并药汁浓缩，加入煅炉甘石细粉中拌匀，吸尽后，干燥。

每 100kg 煅炉甘石细粉，用黄连 12.5kg。

（2）三黄汤制炉甘石　取黄连、黄柏、黄芩，加水煮汤 2～3 次，至苦味淡薄，过滤去渣，加入煅炉甘石细粉中拌匀，吸尽后，干燥。

每 100kg 煅炉甘石，用黄连、黄柏、黄芩各 12.5kg。

本品多作眼科外用药，临床要求用极细药粉，大多煅淬后还需水飞制取，制炉甘石应选用水飞后的细粉。

【质量要求】

1. 炉甘石　本品为不规则碎块状，表面白色或淡红色，不平坦，具众多小孔，显粉性。体轻，易碎，无臭，味微涩。

2. 煅炉甘石　本品呈白色或灰白色无定形细粉，质轻松。

3. 制炉甘石　本品呈黄色或深黄色细粉，质轻松，味苦。

【炮制作用】炉甘石味甘，性平。归肝、心经。具有解毒明目退翳、收湿止痒敛疮的功能。炉甘石一般不生用，也不作内服，多作外敷剂使用。

炉甘石经煅淬水飞后，质地纯洁细腻，适宜于眼科及外敷用，消除了由于颗粒较粗而造成的对敏感部位的刺激性。采用黄连及三黄汤煅淬或拌制，可增强清热明目、敛疮收湿的功效。用于目赤肿痛，眼缘赤烂，翳膜胬肉，溃疡不敛，脓水淋沥，湿疮，皮肤瘙痒。如治风眼目障的炉甘石散（《准绳》）。

【炮制研究】炉甘石主要成分为碳酸锌，尚含少量的氧化铝、氧化铁、氧化镁、氧化锰以及毒副作用成分铅等。

生炉甘石溶出物中铅含量大于 3%，而煅、水飞后只含 0.4%，故煅、水飞都可减少炉甘石的毒性成分。

X 射线衍射分析结果表明，生炉甘石由菱锌矿、水锌矿、方解石及白云石等矿物组成；煅后菱锌矿、水锌矿转化为氧化锌。方解石、白云石仍留在其中。炉甘石中主要组成矿物菱锌矿、水锌矿都易溶于酸。

煅炉甘石水飞后，氧化锌的含量增加。另有报道，炉甘石煅制后氧化锌的含量增加，三黄汤拌品及三黄汤淬后水飞品也有增加。三黄汤拌品的小檗碱含量高于三黄汤淬后水飞品，但三黄汤淬后水飞品抑菌作用优于三黄汤拌制品。

【贮存】贮干燥容器内，置干燥处。防尘。

赭 石

【处方用名】赭石、代赭石、生赭石、煅赭石。

【来源】本品为氧化物类矿物刚玉族赤铁矿，主含三氧化二铁（Fe_2O_3）。采挖后，除去杂石。

【历史沿革】汉代有"碎"（《金匮》）法。刘宋时代，记载有"凡使，不计多少，用（蜡）水细研尽，重重飞过，水面上有赤色如薄云者去之"（《雷公》），对代赭石最早使用了水飞法。宋代提出，"凡使，并用火煅，醋淬七遍，捣研水飞令极细，方入药用"（《局方》）；对淬的程度也作了规定，如"火煅，米醋淬，不拘遍数，以手捻得碎为度，研细，水飞"（《总微》）。明代沿用了研法、煅淬法、水飞法，还对炮制目的有了阐述："今人惟煅赤以醋淬三次或七次，研，水飞过用，取其相制，并为肝经血分引用也"（《纲目》）。现在主要的炮制方法有火煅醋淬等。现版药典收载赭石和煅赭石。

【炮制方法】

1. 赭石 取原药材，除去杂质，洗净晒干，打碎。

2. 煅赭石 取净赭石砸成小块，置耐火容器内用武火加热，煅至红透，立即倒入醋液淬制，如此反复煅淬至质地酥脆，淬液用尽为度。

每 100kg 代赭石，用醋 30kg。

【质量要求】

1. 赭石 本品为不规则扁平块状，大小不一，红棕色，表面有圆形乳头状突起，习称"丁头代赭"。与之相对的另一面相对应处有同样大小的凹窝。质坚（硬度 5.5 ～ 6.0），体重（密度 4.0 ～ 5.3g/cm³），气微味淡。

2. 煅赭石 本品为无定形粉末或成团粉末，暗褐色或紫褐色，光泽消失。质地酥脆，略带醋气。

【炮制作用】 赭石味苦，性寒。归心、肝经。赭石具有平肝潜阳，重镇降逆，凉血止血的功能。用于眩晕耳鸣，呕吐，噫气，呃逆，喘息，以及血热所致的吐血，衄血。如治呃逆呕吐的旋覆代赭汤（《伤寒论》）。

煅代赭石降低了苦寒之性，增强了平肝止血作用。用于吐血、衄血及崩漏等证。如《斗门方》记载："代赭石一味，火煅醋淬，研末内服，可治吐血，衄血。"煅后并使质地酥脆，易于粉碎和煎出有效成分。

【炮制研究】 赭石主含三氧化二铁。有时含有钛（钛赤铁矿）、镁、铝、硅等离子和水分等。

从对赭石生、煅品水溶性成分光谱分析结果可知，煅赭石比生赭石锰、铁、钙、镁、硅等成分溶出量都有较大的增加，证明煅后药物质地酥脆，有效成分易于溶出，尤其是钙的溶出量大幅增加，而对人体有害成分砷的溶出量显著减少。X 射线衍射结果表明，煅赭石与生赭石相同。

以含砷量为指标，对不同炮制品的含砷量进行测定，得出含砷量由高到低的顺序为：生品干研＞煅干研＞煅醋淬干研＞生品水飞＞煅水飞＞煅醋淬水飞，其中煅后醋淬水飞的含砷量最低。另有报道，赭石经煅淬后比生品亚铁含量增高，且与煅淬次数成正比，合理增加煅淬次数可提高亚铁含量，同时能降低砷的含量。

药理作用研究表明，生、煅赭石均能不同程度地缩短小鼠 BT（出血时间）、CT（凝血时间），增加 PLC（血小板计数），说明二者均具有一定止血、凝血作用，煅制作用比较明显。生、煅赭石对大鼠 PT（凝血原时间）、APTT（活化部分凝血活酶时间）、TT（凝血酶时间）也均能缩短，表明赭石既能影响外源性凝血系统，又影响内源性凝血系统而发挥促凝、止血作用，且煅制后作用比较明显。

【贮存】 贮干燥容器内，置干燥处。防尘。

紫石英

【处方用名】 紫石英、煅紫石英。

【来源】本品为氟化物类矿物萤石族萤石，主含氟化钙（CaF_2）。采挖后，除去杂石。

【历史沿革】唐代有"七日研之"（《千金翼》）和"醋淬，捣为末"（《日华子本草》）的炮制方法。宋代有"凡使，并用火煅，醋淬七遍，捣研水飞令极细"（《局方》）的方法。元明代以后多沿用火煅醋淬的方法。明代还对炮制作用有了记载："……入地坑埋，出火毒"（《奇效》）。清代沿用了上述炮制方法，但也有主张不煅用的，如："紫石英……具温养润泽之功，不可火炼，若一经火煅，则失其温润之性，而有毒烈之祸矣"（《便读》）。现在主要的炮制方法有火煅醋淬等。现版药典收载紫石英和煅紫石英。

【炮制方法】

1. 紫石英 取原药材，除去杂质，洗净，干燥，碾碎或捣碎。

2. 煅紫石英 取净紫石英块，置耐火容器内，用武火加热，煅至红透，立即倒入醋中淬酥，取出，再煅淬一次，干燥，捣碎。

每 100kg 紫石英，用醋 30kg。

淬制时药物冷却后迅速取出，不宜长期浸泡，否则时间过长药物颜色转白，影响质量。

【质量要求】

1. 紫石英 本品为不规则块状，外表紫色或绿色，中间夹有白色脉，透明或半透明。有玻璃样光泽，手触有油滑感。体重（密度 3.18g/cm³），质坚硬（硬度 4.0），无臭，味淡。

2. 煅紫石英 本品呈不规则块状碎粒，紫黑色或赭色，无光泽，局部崩裂，表面粗糙，质地酥脆，带醋气。

【炮制作用】紫石英味甘，性温。归心、肝经。具有镇心安神、温肺、暖宫的功能。紫石英偏于镇心安神。多用于心悸易惊，失眠多梦。如治风热惊痫的风引汤（《金匮》）。

煅紫石英质地疏松，便于粉碎加工，易于煎出有效成分，温肺降逆、散寒暖宫力强。多用于肺虚寒咳，宫冷不孕等。

【炮制研究】紫石英主要成分为氟化钙。纯品含钙 51.2%，氟 48.8%，但常有杂质氧化铁和稀土元素。

紫石英煅制前后无变化，仅较生品解理纹更为清晰。

在小鼠急性实验中，未发现紫石英对小鼠有明显急性毒性作用，但对个别单性别动物的体重和食量有一定影响，可能与紫石英属矿石类药物，质地坚硬，碍胃难消有关。故通常临床以煅紫石英入药。紫石英火煅醋淬后有利于粉碎，也有研究表明煅淬后有效成分 Ca^{2+} 的溶出量增加，有害元素如铅、砷、汞等均不同程度减少，因此紫石英的煅制除易于粉碎外，更具有减毒增效的作用。

【贮存】贮干燥容器内，置干燥处。

第三节　扣锅煅法

药物在高温缺氧条件下煅烧成炭的方法称扣锅煅法，又称密闭煅、闷煅、暗煅。适用于煅制质地疏松、炒炭易灰化或有特殊需要及某些中成药在制备过程中需要综合制炭的药物。

（一）煅炭的主要目的

1. 改变药物性能，产生或增强止血作用 如血余炭等。

2. 降低毒性 如干漆等。

（二）操作方法

将药物置于锅中，上盖一较小的锅，两锅结合处用盐泥或细砂封严，扣锅上压一重物，防止锅内气体膨胀而冲开扣锅。扣锅底部贴一白纸条或放几粒大米，用武火加热，煅至白纸或大米呈深黄色，药物全部炭化为度。亦有在两锅盐泥封闭处留一小孔，用筷子塞住，时时观察小孔处的烟雾，当烟雾由白变黄并转呈青烟，之后逐渐减少时，降低火力，煅至基本无烟时，离火，待完全冷却后，取出药物。

（三）注意事项

1. 煅烧过程中，由于药物受热炭化，有大量气体及浓烟从锅缝中喷出，应随时用湿泥堵封，以防空气进入，使药物灰化。

2. 药材煅透后应放置冷却再开锅，以免药材遇空气后燃烧灰化。

3. 煅锅内药料不宜放得过多、过紧，以免煅制不透，影响煅炭质量。

4. 判断药物是否煅透的方法，除观察米和纸的颜色外，还可用滴水即沸的方法来判断。

血余炭

【处方用名】血余炭。

【来源】本品为人发经过煅炭制备成的炭化物。

【历史沿革】汉代以前有"燔发"（《病方》）、"烧灰"（《金匮》）等炮制方法。唐代有"炙之"（《千金翼》）的炮制方法。宋代更明确了炮制标准，为"存性烧灰"（《总录》）。明代有"用皂角水洗净，入罐内烧存性，止血"（《入门》）；"将发入罐中，封固，阴干，以炭火围之，俟黑烟将尽，即起"（《醒斋》）。此为密闭煅法。此法一直沿用至今。现在主要的炮制方法有扣锅煅等。现版药典收载血余炭。

【炮制方法】

取头发，除去杂质，反复用稀碱水洗去油垢，清水漂净，晒干，装于锅内，上扣一个口径较小的锅，两锅结合处用盐泥或黄泥封固，上压重物，扣锅底部贴一白纸条，或放几粒大米，用武火加热，煅至白纸或大米呈深黄色为度，离火，待凉后取出，剁成小块。

【质量要求】

本品为不规则的小块状，大小不一，乌黑而光亮，呈蜂窝状，互碰有清脆之声，体轻质松易碎，有不快的臭气，味苦。血余炭酸不溶性灰分不得过 10.0%。

【炮制作用】血余炭味苦、涩，性平。归肝、胃、膀胱经。具有止血、化瘀的功能。本品不生用，入药必须煅制成炭。血余炭具有止血作用。用于吐血、咯血、衄血、尿血、崩漏下血、外伤出血。如治出血的化血丹（《参西录》）。

【炮制研究】头发主含纤维蛋白，还含脂肪、黑色素和铁、锌、铜、钙、镁等。头发煅成血余炭后，临床及药理实验证明确有良好的止血作用。实验表明，血余炭可显著缩短实验动物的出、凝血时间，而人发的水和乙醇煎出液则无效；从血余炭中提得的粗结晶止血作用更强。

NOTE

进一步研究证实，血余炭的粗结晶具有内源性系统止血功能，其止血原理与血浆中 cAMP 含量降低有关。除去血余炭中的钙、铁离子后，其凝血时间延长，说明血余炭的止血作用可能与其所含的钙、铁离子有关。

【贮存】贮干燥容器内，密闭，置干燥处。

棕　榈

【处方用名】棕板、棕榈炭、陈棕炭、棕板炭。

【来源】本品为棕榈科植物棕榈 *Trachycarpus fortunei* (Hook. f.) H. Wendl. 的干燥叶柄。采棕时割取旧叶柄下延部分及鞘片，除去纤维状的棕毛，晒干。

【历史沿革】唐代有 "烧灰"（《外台》）。宋代有煅炭法，如："入一瓶内，用泥固济，候干，以大火煅通赤，放冷，取出，细研"（《总录》）。明代有炒炭法："棕榈皮半烧半炒为末"（《纲目》）、"炒焦存性"（《准绳》）。历代仅有烧、煅、炒三种炮制方法。现在主要的炮制方法有扣锅煅、炒炭等。现版药典收载棕榈和棕榈炭。

【炮制方法】

1. 棕榈取　原药材，除去杂质，洗净，切段，干燥，筛去灰屑。

2. 棕榈炭

（1）煅炭　取净棕榈段或棕板块置锅内，上扣一较小锅，两锅结合处用盐泥封固，上压重物，并贴一块白纸条或放大米数粒，用文武火加热，煅至白纸或大米呈深黄色时，停火，待锅凉后，取出。

（2）炒炭　取净棕板，切成小块，用武火炒至黑棕色，喷淋少量清水，取出干燥。

【质量要求】

1. 棕榈　本品为不规则的块状物，表面红棕色，粗糙，有纵直皱纹，两侧附有多数棕色棕毛，切面纤维状。质坚韧，气微，味淡。

2. 棕榈炭　本品为黑褐色或黑色的块状物，有光泽。质酥脆，味苦涩。炒棕榈炭表面黑棕色，微发亮，内部棕褐色，质较脆。

【炮制作用】生棕榈不入药。棕榈炭味苦、涩，性平。归肺、肝、大肠经。具有收敛止血的功能。用于吐血、衄血、尿血、便血、崩漏下血。如治血崩不止的乌金散（《圣惠方》）和治诸窍出血的黑散子（《仁斋直指》）。

【炮制研究】棕榈中含有对羟基苯甲酸、原儿茶酸、原儿茶醛、α－儿茶素、没食子酸等成分。棕榈经制炭后，所含化学成分的组成和含量发生复杂的变化，总鞣质量有所下降。高效液相色谱法初步分析，棕榈中检出 19 个成分，棕榈炭中则可检出 26 个成分，而且对羟基苯甲酸的含量成倍增长，其他对照品没食子酸、原儿茶酸、原儿茶醛、d- 儿茶素在相应的位置上也可检出。动物实验表明，棕榈炭能缩短出血时间和凝血时间。有研究报告以炒炭、闷煅炭和砂烫炭 3 种工艺，并制备不同存性程度的样品，对其所含原儿茶醛、原儿茶酸、对羟基苯甲酸进行定性比较和高效液相分析、药理作用对比及临床疗效观察，优选出砂烫棕榈炭的最佳工艺。

【贮存】贮干燥容器内，密闭，置通风干燥处。

灯心草

【处方用名】灯心、灯心草、灯心草炭。

【来源】本品为灯心草科植物灯心草 *Juncus effusus* L. 的干燥茎髓。夏末至秋季割取茎，晒干，取出茎髓，理直，扎成小把。

【历史沿革】宋代有烧炭法（《证类》）。清代有煅炭法，如"灯草最难成炭，一烧即过，要能得炭，必紧扎作一把，令实塞入罐内，固济煅之，罐红为度，待冷取出方有存性黑炭"（《本草述》）；还有朱砂染法（《经纬》）。现在主要的炮制方法有扣锅煅等。现版药典收载灯心草和灯心草炭。

【炮制方法】

1. 灯心草　取原药材，拣净杂质，剪成段。

2. 灯心草炭　取净灯心草，扎成小把，置煅锅内，上扣一口径较小的锅，接合处用盐泥封固，在扣锅上压以重物，并贴一条白纸或放数粒大米，用文武火加热，煅至纸条或大米呈深黄色时停火，待锅凉后，取出。

【质量要求】

1. 灯心草　本品为细圆形条状，长 40～60mm，表面白色或黄白色，有细纵纹。体轻质软，略有弹性，无臭，味淡。

2. 灯心草炭　本品呈炭黑色，有光泽。质轻松，易碎。

【炮制作用】灯心味甘、淡，性微寒。归心、肺、小肠经。具有清心火、利小便的功能。灯心草长于利水通淋。用于心烦失眠，尿少涩痛，口舌生疮。如灯心草一两，麦门冬、甘草各五钱，浓煎饮，治五淋癃闭（《方脉正宗》）。灯心草炭凉血止血，清热敛疮；外用治咽痹，乳蛾，阴疳。

【炮制研究】灯心草茎髓中含多种菲类衍生物，全草含挥发油、氨基酸、糖类等成分。动物实验结果表明，灯心草炭能缩短出血和凝血时间。

【贮存】贮干燥容器内，密闭，置干燥处。

荷　叶

【处方用名】荷叶、荷叶炭。

【来源】本品为睡莲科植物莲 *Nelumbo nucifera* Gaertn. 的干燥叶。夏、秋二季采收，晒至七八成干时，除去叶柄，折成半圆形或扇形，干燥。

【历史沿革】唐代有"炙"（《外台》）、"炒令黄"（《产宝》）等炮制方法。宋代有"烧令烟尽，细研"（《圣惠方》）；"熬令香，为末"（《救急方》）；"烧烟欲尽，以碗盖灭火，研"（《传信方》）。明、清以炒、煅法为主，并有"活血生用，止血炒焦"（《得配》）的论述。现在主要的炮制方法有扣锅煅等。现版药典收载荷叶和荷叶炭。

【炮制方法】

1. 荷叶　取原药材，除去杂质及叶柄，抢水洗净，稍润，切丝，干燥。

2. 荷叶炭　取净荷叶折叠后平放锅内，留有空隙，上扣一个口径较小的锅，两锅接合处用盐泥封固，上压重物，并贴一白纸条或放大米数粒，用文武火加热，煅至白纸条或大米呈深黄色时，停火，待锅凉后，取出。

【质量要求】

1. 荷叶 本品为不规则丝片状，深绿色或黄绿色，叶脉明显凸起。质脆易碎，具清香气，味微苦。

荷叶水分不得过 15.0%，总灰分不得过 12.0%，醇溶性浸出物（热浸法）不得少于 10.0%，含荷叶碱不得少于 0.10%。

2. 荷叶炭 本品表面呈棕褐色或黑褐色，气焦香，味涩。

【炮制作用】荷叶味苦，性平。归肝、脾、胃经。荷叶具有清暑化湿，升发清阳，凉血止血的功能。用于暑热烦渴，暑湿泄泻，脾虚泄泻，血热吐衄，便血崩漏。如治暑温的清络饮（《条辨》）和治吐血衄血的四生丸（《妇人》）。荷叶炭收涩化瘀止血力强，用于多种出血症及产后血晕。如治多种出血症的十灰散（《十药》）。

【炮制研究】荷叶含有多种生物碱及荷叶苷、草酸、琥珀酸和鞣质等。以促凝血时间为药理指标，实验表明，荷叶生品有较好的止血作用，制炭后止血效果增强。

【贮存】贮干燥容器内，密闭，置干燥处。

干 漆

【处方用名】干漆、煅干漆、干漆炭。

【来源】本品为漆树科植物漆树 *Toxicodendron vernicifluum*（Stokes）F. A. Barkl. 的树脂经加工后的干燥品。一般收集盛漆器具底留下的漆渣，干燥。

【历史沿革】晋代有"熬烟绝"（《肘后》）。唐代有"烧灰"（《颅囟》）的方法，同时有"入药须捣碎炒熟，不尔损人肠胃"（《日华子本草》）的记叙。宋代除沿用上述方法外，还增加了"重汤煮一半日，令香"（《苏沈》）；"酒炒令烟出""捣末点醋炒烟尽为度"（《总录》）等炮制方法。明代对炮制作用有了进一步阐述："用新瓦上下合定，火煅黑烟尽方可用，以其性气大悍，服之大伤血气，若去烟而用之，止破瘀血而不伤元血"（《粹言》）。现在主要的炮制方法有炒制、扣锅煅等。现版药典收载干漆（烧枯或炒枯）。

【炮制方法】

1. 煅干漆 取净干漆块置锅内，上盖一个口径较小的锅，两锅接合处用盐泥封闭，上压重物，扣锅底部贴一白纸条或放几粒大米，用文武火加热，煅至白纸或大米呈老黄色为度。离火，待凉后取出，剁成小块或碾碎。

2. 炒干漆 取净干漆砸成小块，置锅中炒至枯焦，烟尽，取出，放凉。

【质量要求】

1. 煅干漆 本品呈黑色或棕褐色，为大小不一的块状或粒状，有光泽。质松脆，断面多孔隙，气微，味淡，嚼之有砂粒感。

2. 炒干漆 本品呈大小不一的颗粒状，焦黑色，质坚硬，具孔隙，无臭，味淡。

【炮制作用】干漆味辛，性温；有毒。归肝、脾经。具有破瘀通经，消积杀虫的功能。生干漆辛温有毒，伤营血，损脾胃，不宜生用。炒、煅干漆毒性和刺激性降低。用于妇女经闭，瘀血癥瘕，虫积腹痛。如治胞衣不出，恶血不行的干漆散（《总录》）。

【炮制研究】本品含漆酚 50%～60%，最高达 80%，可导致过敏性皮炎。近年发现生漆中尚含一种漆敏内酯，可使人产生过敏性皮炎。漆酚与漆敏内酯为干漆中具有刺激性和毒性的物质，经煅制后，其含量下降，可缓和刺激性和降低毒性。动物实验表明，干漆能缩短出血和凝血时间。

【贮存】贮干燥容器内，密闭，置干燥处。

蜂　房

【处方用名】蜂房、露蜂房、煅蜂房。

【来源】本品为胡蜂科昆虫果马蜂 *Polistes olivaceous*（DeGeer）、日本长脚胡蜂 *Polistes japonicus* Saussure 或异腹胡蜂 *Parapolybia varia* Fabricius 的巢。秋、冬二季采收，晒干或略蒸，除去死蜂、死蛹，晒干。

【历史沿革】汉代有"火熬之良"（《本经》）、"炙微黄"（《金匮》）等炮制方法。刘宋时代有蒸制法："凡使革蜂窠，先须以鸦豆枕等同拌蒸，从巳至未出，去鸦豆枕了，（晒）干用之"（《雷公》）。唐代有"烧灰细研"。宋代有微炒、蜜制、煅（《疮疡》）等炮制方法。炒、煅法以后一直沿用。清代又增加了"去虫，将食盐填于孔内，阴阳瓦焙干为末"（《奥旨》）的制法。现在主要的炮制方法有扣锅煅等。现版药典收载蜂房。

【炮制方法】

1. 蜂房　取原药材，刷尽泥灰，除去杂质，切块。筛去灰屑。

2. 煅蜂房　取净蜂房块置于耐火容器内，加盖，接口处用盐泥封固，用中火煅烧至透，停火。冷却后取出，用时掰碎或研细入药。

【质量要求】

1. 蜂房　本品为不规则的扁块状，正面灰白色，有多数六角形房孔，背面灰褐色，有大量斑点。质韧而轻，气微，味辛淡。

2. 煅蜂房　本品呈不规则的块状，大小不一，黑褐色。质轻，无臭，味涩。

【炮制作用】蜂房味甘，性平；有小毒。归胃经。具有祛风，攻毒，杀虫，止痛的功能。蜂房可内服，亦可外用，多用其炮制品。煅蜂房可增强疗效，降低毒性，并利于制剂。用于痈疽，瘰疬，牙痛，癣疮，风湿痹痛，瘾疹瘙痒等。如治瘰疬生头，脓水不干的蜂房膏（《圣惠方》）。

【炮制研究】蜂房含蜂蜡及树脂，并含蜂房油（挥发油），为一种有毒成分。炮制后，能使部分有毒成分散失，使毒性降低。药理实验表明，蜂房的醇、醚及丙酮浸出物，皆有促进血液凝固的作用，能增强心脏运动，使血压一时性下降，并有利尿作用。

【贮存】贮干燥容器内，密闭，置通风干燥处，防潮。

丝瓜络

【处方用名】丝瓜络、炒丝瓜络、丝瓜络炭。

【来源】本品为葫芦科植物丝瓜 *Luffa cylindrical*（L.）Roem. 干燥成熟果实的维管束。夏、秋二季果实成熟，果皮变黄，内部干燥时采摘，除去外皮及果肉，洗净，晒干，除去种子。

NOTE

【历史沿革】宋代有"煅"法（《疮疡》）。明代有"连子烧灰存性"（《准绳》）等法。清代有"焙为末"（《大成》）、"烧酒洗"（《霍乱》）等方法。现在主要的炮制方法有炒黄、炒炭、扣锅煅等。现版药典收载有丝瓜络。

【炮制方法】

1.丝瓜络　取原药材，除去杂质及残留种子，打扁，切成小块。筛去碎屑。

2.炒丝瓜络　取净丝瓜络小块，置锅内，用文火加热，炒至表面深黄色，取出放凉。

3.丝瓜络炭

（1）炒炭　取丝瓜络块，置锅内，用武火加热，炒至表面焦黑色，内部焦褐色时，喷淋清水，取出，晾干。

（2）煅炭　取净丝瓜络块，置耐火容器内，加盖，接口处用盐泥封固，用中火煅至透，停火。冷却后取出。

【质量要求】

1.丝瓜络　本品为筋络（维管束）交织而成的网状小块。表面黄白色。体轻，质韧，有弹性，气微，味淡。

2.炒丝瓜络　本品表面褐黄色，微焦。

3.丝瓜络炭　炒丝瓜络炭表面焦黑色，内部焦褐色。煅丝瓜络炭呈炭黑色，有光泽。

【炮制作用】丝瓜络味甘，性平。归肺、胃、肝经。具有通络，活血，祛风，下乳的功能。古代多用丝瓜络炭。老者烧存性服，用于祛风痰，凉血，解毒，发痘疮。如治妇女血脉壅滞，乳汁不通，以之烧存性研末酒服（《简便单方》）；治痰多咳嗽，以之烧存性为末，枣肉为丸（《摄生众妙方》）；治痈疽疮肿多用鲜品捣汁外涂。

【贮存】贮干燥容器内，密闭，置通风干燥处。

第十四章 蒸煮焯法

蒸、煮、焯法为"水火共制"法。这里的"水"可以是清水，也可以是酒、醋等液体辅料或药汁（如甘草汁、黑豆汁）。即便是用固体辅料，但操作时仍需加水来进行蒸煮，如豆腐制珍珠、藤黄、硫黄等。

蒸制是利用水蒸气加热药物（或药物与辅料）的方法。不加辅料蒸制的时间较短，其目的是软化药材、便于切制或使药物便于保存，如清蒸木瓜、天麻、桑螵蛸、黄芩、人参等。加辅料蒸制的时间相对较长，其主要目的在于改变药物性味、产生新的功能或扩大临床适用范围，如酒蒸地黄、大黄，黑豆汁蒸何首乌等；亦可增强疗效，如酒蒸肉苁蓉、黄精、山茱萸、女贞子、五味子等。

煮制是利用水、辅料或药汁的温度加热药物，无论是清水煮（如川乌、草乌）、加液体辅料或药汁煮（如附子、吴茱萸、远志），还是用固体辅料煮（如用豆腐煮藤黄、硫黄），其主要目的都是为了降低毒性或消除副作用。

焯制是将药物在沸水中短时间浸煮的方法，主要目的在于破坏一些药物中的分解酶（如苦杏仁、桃仁）、毒蛋白（如白扁豆），同时也有利于除去非药用部位或分离不同的药用部位。

第一节 蒸 法

将净制或切制后的药物加液体辅料或不加辅料置蒸制容器内，隔水加热至一定程度的方法，称为蒸法。其中不加辅料者为清蒸，加辅料者为加辅料蒸（根据所加辅料的不同，又分为酒蒸、醋蒸、黑豆汁蒸等）。直接利用流通蒸汽蒸者称为"直接蒸法"；药物在密闭条件下隔水蒸者称"间接蒸法"，加辅料在密闭条件下隔水蒸制，又称为"炖法"。

（一）蒸制的目的

1.改变药物性能，扩大用药范围 如何首乌、地黄等。

2.增强疗效 如肉苁蓉、山茱萸等。

3.缓和药性 如大黄、女贞子等。

4.减少副作用 如大黄、黄精等。

5.保存药效，利于贮存 如黄芩、桑螵蛸等。

6.便于软化切制 如木瓜、天麻等。

（二）蒸制的操作方法

蒸法根据药物的性质和要求的不同，分为清蒸、加辅料蒸和炖 3 种炮制方法：

1.清蒸法 取净药材，大小分档，置适宜的蒸制容器内，用蒸汽加热蒸至规定程度，放

NOTE

凉，取出，晾至六成干，切片或段，干燥。

2. 加辅料蒸法 取净药材，大小分档，加入液体辅料拌匀，润透，置适宜的蒸制容器内，用蒸汽加热蒸至规定程度，取出，稍晾，拌回蒸液（蒸后容器内剩余的液体辅料），再晾至六成干，切片或段，干燥。

3. 炖法 取净药材，大小分档，加入液体辅料拌匀，润透，置适宜的蒸制容器内，密闭，隔水或用蒸汽加热炖透，或炖至辅料完全被吸尽时，放凉，取出，晾至六成干，切片或段，干燥。

蒸制的操作工序，一般要求先将净药材分档，加辅料蒸或炖法，还要加入辅料与药物拌匀，再隔水或用蒸汽蒸制。质地坚硬的药物，在蒸制前，可先用水浸润 1～2 小时，以改善蒸制效果。蒸制时间一般视药物性质而定，短者 1～2 小时，长者数十小时，有的要求反复蒸制，如九蒸九晒法。

（三）注意事项

1. 须用液体辅料拌蒸的药物，应待辅料被药物吸尽后再蒸制。

2. 蒸制时一般先用武火加热，待"圆汽"（即水蒸气充满整个蒸制容器并从锅盖周围大量溢出）后改为文火，保持锅内有足够的蒸汽即可。但在非密闭容器中酒蒸时，从开始到结束要一直用文火蒸制，防止酒很快挥发，达不到酒蒸的目的。

3. 蒸制时要注意火候，若时间太短则达不到蒸制目的；若蒸得过久，则影响药效，有的药物可能"上水"，致使水分过大，难于干燥。

4. 须长时间蒸制的药物，应不断添加开水，以免蒸汽中断，特别注意不要将水蒸干，影响药物质量。需日夜连续蒸制者应有专人值班，以保安全。

5. 加辅料蒸制完毕后，若容器内有剩余的液体辅料（蒸液），应拌入药物后再进行干燥。

黄　芩

【**处方用名**】黄芩、酒黄芩、黄芩炭。

【**来源**】本品为唇形科植物黄芩 *Scutellaria baicalensis* Georgi 的干燥根。春秋二季采挖，除去须根及泥沙，晒后撞去粗皮，晒干。

【**历史沿革**】晋代有切（《肘后》）法。唐代有去黑心、炒、酒洗、酒炒（《银海精微》）等方法。宋代有剉（《圣惠方》）、炒令香（《苏沈良方》）、去芦、剉碎、微炒（《局方》）、炒焦（《妇人》）、煅存性（《洪氏》）、焙干（《杨氏家藏方》）、米醋浸炙七次（《易简方》）、陈壁土炒（《仁斋直指方论》）等炮制方法。元代有去烂心、去黑皮（《御药院方》）、炒炭（《医垒元戎》）、酒浸焙（《宝鉴》）、姜汁炒（《丹溪》）等方法。明代又增加了醋浸（《普济方》）、煮软切片（《外科枢要》）、炒紫黑、酒浸猪胆汁炒（《保元》）、童便炒、米泔浸炙七次（《济阴》）、酒浸蒸曝（《必读》）等制法。清代有皂角子仁、侧柏水煮（《大成》）及吴茱萸制（《本草述》）等方法，并有"寻常生用，或水炒去寒性亦可，上行酒浸切炒，下行便浸炒，除肝胆火猪胆汁拌炒，更有用吴萸制芩者，欲其入肝散滞火也"（《钩元》）的论述。现在主要的炮制方法有蒸、煮、酒炙和炒炭等。现版药典收载黄芩和酒黄芩。

【**炮制方法**】

1. 黄芩 取原药材，除去杂质，洗净。大小分档，置沸水中煮 10 分钟，取出，闷 8～12

小时，至内外湿度一致时，切薄片，干燥；或置蒸制容器内，隔水蒸至"圆汽"后半小时，待质地软化，取出，趁热切薄片，干燥（注意避免曝晒）。

2. 酒黄芩 取黄芩片，加黄酒拌匀，稍闷，待酒被吸尽后，置炒制容器内，用文火炒至药物表面微干，深棕黄色，嗅到药物与辅料的固有香气，取出，晾凉。

每100kg黄芩片，用黄酒10kg。

3. 黄芩炭 取黄芩片，置预热的炒制容器内，用武火炒至药物表面黑褐色，内部深黄色，取出，摊开晾凉。

【质量要求】

1. 黄芩 本品为类圆形或不规则形的薄片，外表皮黄棕色或棕褐色，切面黄棕色或黄绿色，具放射性纹理，中心部分多呈枯朽状的棕色圆心，周边棕黄色或深黄色，质硬而脆。气微，味苦。

黄芩饮片含黄芩苷不得少于8.0%。

2. 酒黄芩 本品形如黄芩片，表面棕褐色，切面棕黄色，略带焦斑，微有酒香气。

酒黄芩含黄芩苷不得少于8.0%。

3. 黄芩炭 本品形如黄芩片，表面黑褐色，体轻，有焦炭气。

【炮制作用】黄芩味苦，性寒。归肺、胆、脾、大肠、小肠经。具清热燥湿、泻火解毒、止血、安胎的功效。黄芩蒸或沸水煮的目的是灭活酶，防止苷类成分分解，以保存药效，又能使药物软化，便于切片。生黄芩清热泻火解毒力强，用于热病，湿温，黄疸，泻痢，乳痈发背。如治三焦热盛，壮热烦躁的黄连解毒汤（《外台》）；治湿热阻于肝胆，全身黄疸的必效散（《直指方》）。

酒黄芩入血分，并可借黄酒升腾之力上行，用于上焦肺热及四肢肌表之湿热；同时，因酒性大热，可缓和黄芩的苦寒之性，以免损伤脾阳，导致腹泻。如治肺热咳嗽的黄芩泻肺汤（《张氏医通》）。

黄芩炭以清热止血为主，用于崩漏下血，吐血衄血。如治血热妄行之吐血衄血，崩中漏下及血痢的荷叶丸（《经验方》）。

【炮制研究】黄芩含多种黄酮类化合物，其中黄芩苷、黄芩素、汉黄芩苷、汉黄芩素是其主要有效成分，还含有氨基酸、挥发油及糖类等成分。

实验表明，黄芩在软化过程中，如用冷水处理，易变绿色，是由于黄芩中所含的酶在一定温度和湿度下，可酶解黄芩中的黄芩苷和汉黄芩苷，产生葡萄糖醛酸和黄芩素、汉黄芩素两种苷元。其中黄芩素是一种邻位三羟基（5,6,7-OH）黄酮，本身不稳定，容易被氧化成醌类物质而变绿，使疗效降低。黄芩苷的水解与酶的活性有关，以冷水浸，酶的活性最大。而蒸或煮就可破坏酶，使其活性消失，有利于黄芩苷的保存。黄芩经过蒸制或沸水煮，既可杀酶保苷，又可使药物软化，便于切片，保证饮片质量和原有色泽。实验发现，三种水制黄芩中黄芩苷的含量，以水蒸品含量最高，水煮品含量次高，而水浸品含量较低。但也有研究认为，黄芩遇冷水变绿并非黄芩苷酶解产物——黄芩素氧化所致，而是黄芩中存在的一种绿色内生菌，在冷浸条件下大量繁殖，因而呈现黄芩遇冷水变绿的现象。

炮制过程中温度和时间对黄芩苷含量的影响很大，利用高效液相色谱法对黄芩炮制品中黄芩苷的含量进行测定，生黄芩、酒黄芩、炒黄芩、黄芩炭中黄芩苷的含量依次降低。加热时间越长、温度越高，损失越多，其中黄芩炭中黄芩苷保存很少。研究黄芩炮制前后 3 种黄酮苷及其苷元的变化，发现黄芩酒制后黄芩苷、汉黄芩苷、野黄芩苷的含量稍有下降，而相应的苷元黄芩素、汉黄芩素的含量稍有增加，千层纸素 A 的含量无太大变化。黄芩炒炭后黄芩苷、汉黄芩苷、野黄芩苷的含量明显下降，黄芩素、汉黄芩素、千层纸素 A 的含量显著升高。说明炒炭后由于局部高热会导致黄酮苷分解破坏，转化成相应的苷元。就黄酮总量来说，酒制后稍有减少，炒炭后减少了近 50%。

药理研究证明，黄芩中的黄芩苷和与汉黄芩苷均有解热、利胆、利尿、降压、镇静、抗菌作用。生黄芩的抗炎作用明显强于炙品，而黄芩酒炙能增强其免疫吞噬能力。

【贮存】贮干燥容器内，密闭，置通风干燥处，防潮。

巴戟天

【处方用名】巴戟天、巴戟肉、盐巴戟天、制巴戟天。

【来源】本品为茜草科植物巴戟天 *Morinda officinalis* How 的干燥根。全年均可采挖，洗净，除去须根，晒至六七成干，轻轻捶扁，晒干。

【历史沿革】晋代有去心（《肘后》）法。宋代有酒煮（《博济》）、糯米炒（《衍义》）、酒浸焙、面炒、盐汤浸（《局方》）等方法。明代有油炒、炮（《普济方》）、盐水煮（《入门》）、甘草汤浸、枸杞汤浸（《仁术》）、甘草汤炒（《景岳》）、甘草汁煮（《醒斋》）等法。清代有"助阳，杞子汁浸蒸；去风湿，好酒拌炒；摄精，金樱子汁拌炒；理肾气，菊花同煮"（《得配》）的记述。现在主要的炮制方法有清蒸、盐水拌蒸、盐炙、甘草水制等。现版药典收载巴戟天、巴戟肉、盐巴戟天和制巴戟天。

【炮制方法】

1. 巴戟天　取原药材，除去杂质。

2. 巴戟肉　取净巴戟天，置蒸制容器内蒸透，趁热除去木心，切段，干燥。

3. 盐巴戟天　取净巴戟天，用盐水拌匀，待盐水被吸尽后，置蒸制容器内蒸透，趁热除去木心，切段，干燥。

每 100kg 净巴戟天，用食盐 2kg。

4. 制巴戟天　取净甘草捣碎，加水（甘草∶水=1∶5）煎汤，去渣，取甘草汤加入净巴戟天拌匀，置锅内，用文火煮至药透汁尽，取出，趁热除去木心，切段，干燥。

每 100kg 净巴戟天，用甘草 6kg，煎汁约 50kg。

【质量要求】

1. 巴戟天　本品为扁圆柱形，略弯曲，表面灰黄色或暗灰色，具纵纹和横裂纹。质韧，断面皮部厚，紫色或淡紫色，易与木部剥离；木部坚硬，黄棕色或黄白色，气微，味甘而微涩。

巴戟天饮片水分不得过 15.0%，总灰分不得过 6.0%，水溶性浸出物不得少于 50.0%，耐斯糖不得少于 2.0%。

2. 巴戟肉　本品呈扁圆柱形短段或不规则块。表面灰黄色或暗灰色，具纵纹和横裂纹。切面皮部厚，紫色或淡紫色，中空。气微，味甘而微涩。

3. 盐巴戟　本品形如巴戟肉，质较软润，味微咸。

4. 制巴戟 本品形如巴戟肉，表面微黄色，味甜。

【炮制作用】巴戟天味甘、辛，性微温。归肾、肝经。具有补肾阳，强筋骨，去风湿的功能。蒸软后除去木心，为去除非药用部位。巴戟肉具有祛风除湿的功效，用于肾虚而兼风湿之证。如治风冷腰痛，行步困难的巴戟天丸（《圣惠方》），治腰膝风湿疼痛，脚气水肿，或肌肉萎缩无力的巴戟去痹汤（《中药临床应用》）。

盐巴戟天引药归肾，温而不燥，补肾助阳作用缓和，多服久服无伤阴之弊。常用于阳痿遗精，宫冷不孕，月经不调，少腹冷痛。如治肾脏久虚，夜多梦泄，耳内蝉鸣的巴戟天丸（《总录》），治妇人子宫久冷，月经不调的巴戟丸（《局方》），治妇女肾气不足的温肾丸（《玉尺》）。

制巴戟天增加甘温补益作用，偏于补肾阳，强筋骨，多用于肾气虚损，胸中短气，腰脚疼痛，筋骨痿软。如治脾肾亏损的无比山药丸（《中药成药制剂手册》）。

【炮制研究】巴戟天含糖类、蒽醌类、环烯醚萜苷类化合物，还含有脂类、有机酸、氨基酸类及微量元素等成分。

巴戟天传统用药要求"去心"，研究结果表明，巴戟天根皮和木心所含化学成分存在一定的差异。巴戟天木心中的总糖和多糖含量不足巴戟肉中的一半。研究发现，巴戟天不同炮制品及其木心中多糖含量高低依次为：制巴戟天＞巴戟肉＞盐巴戟天＞巴戟天木心。

药理研究发现，巴戟天补肾壮阳、补肾健脑作用的主要有效部位是所含的低聚糖和蒽醌类成分。巴戟天中的糖类可以提高果蝇性活力，还能显著提高幼虫羽化率，其低聚糖具有促进细胞免疫、抗抑郁等作用，其蒽醌类成分具有抗致癌促进剂的作用等。

【贮存】贮干燥容器内，炮制品密闭，置通风干燥处。防霉，防蛀。

桑螵蛸

【处方用名】桑螵蛸、盐桑螵蛸。

【来源】本品为螳螂科昆虫大刀螂 *Tenodera sinensis* Saussure、小刀螂 *Statilia maculata* (Thunberg) 或巨斧螳螂 *Hierodula patellifera* (Serville) 的干燥卵鞘。以上三种分别习称"团螵蛸""长螵蛸"及"黑螵蛸"。深秋至次春收集，除去杂质，蒸至虫卵死后，干燥。

【历史沿革】汉代载有蒸法（《本经》）。南齐时代有炙法（《鬼遗》）。隋唐时期有沸浆水浸淘、熬干（《雷公》）、炒（《外台》）等法，并有"二月三月采蒸之，当火炙，不尔令人泻"（《千金翼》）的记述。宋代有微炒、炒令黄（《圣惠方》）、麸炒、醋浸炙令焦黄色（《总录》）、酒浸炒（《局方》）、涂酥炙（《普本》）、米泔水煮（《总微》）、火炮（《证类》）、焙燥（《三因》）、酒炙（《妇人》）等方法。明代增加了蜜炙、面炒黑、盐水炒（《普济方》）等方法，并有"曝干后炙，当中破开炙之，免泄大肠"（《蒙筌》）的记述。清代又增加了烧存性（《增广》）、醋煮（《备要》）等炮制方法。现在主要的炮制方法有清蒸和盐炙等。现版药典收载桑螵蛸。

【炮制方法】

1. 桑螵蛸 取原药材，除去杂质，洗净，置蒸制容器内，用武火隔水蒸至"圆汽"后约1小时，容器壁有水蒸气凝结成的水珠滴下为度。取出，晒干或烘干。用时剪碎。

2. 盐桑螵蛸 取净桑螵蛸，加入盐水拌匀，闷润，置炒制容器内，用文火加热，炒至有香气逸出时，取出放凉。

每 100kg 桑螵蛸，用食盐 2.5kg。

【质量要求】

1. 桑螵蛸　本品略呈圆柱形或半圆形，由多层膜状薄片叠成，表面浅黄褐色，上面带状隆起不明显，体轻，质松而韧；气微腥，味淡或微咸；长螵蛸略呈长条形，表面灰黄色，上面带状隆起明显，质硬而脆；黑螵蛸略呈平行四边形，表面灰褐色，上面带状隆起明显，质硬而韧。

2. 盐桑螵蛸　本品形如桑螵蛸，色泽加深，略带焦斑，味微咸。

【炮制作用】　桑螵蛸味甘、咸，性平。归肝、肾经。具固精缩尿、补肾助阳的功效。生桑螵蛸令人泄泻，蒸后可消除致泻的副作用，同时经过蒸制，又可杀死虫卵，有利于贮存。可用于遗精滑精，遗尿尿频，小便白浊。如治梦遗滑精的桑螵蛸丸（《杨氏家藏方》），治小便数、如稠米泔的桑螵蛸散（《衍义》），治白浊、带下的首乌枸杞汤（《简明中医妇科学》）。

盐桑螵蛸可引药下行入肾，增强益肾固精、缩尿止遗的作用。如治小便频数，如稠米泔色的桑螵蛸散（《澹寮方》）

【炮制研究】　桑螵蛸含蛋白质、氨基酸、磷脂类、脂肪、糖、粗蛋白、粗纤维等成分，卵含糖蛋白及脂蛋白。

氨基酸含量分析发现，黑螵蛸、长螵蛸、团螵蛸 3 种桑螵蛸均含有 18 种氨基酸，其中包括人体必需的 8 种氨基酸。3 种桑螵蛸均以酪氨酸含量为最高，总氨基酸含量黑螵蛸＞长螵蛸＞团螵蛸。

桑螵蛸经过盐炒和蒸制后，蛋白质提取率、多糖和磷脂含量均下降，总脂含量升高。蛋白质提取率和多糖含量均为生品＞盐炒品＞蒸品，总脂含量为蒸品＞盐炒品＞生品，磷脂含量生品＞蒸品＞盐炒品。

药理研究发现，桑螵蛸具有延长小鼠常压耐缺氧及负重游泳时间，增加小鼠胸腺、脾脏、睾丸指数和阳虚小鼠的体温，以及降低高脂大鼠肝中脂质过氧化物的作用，这些作用可能与其补肾、固精功效有关。盐炙桑螵蛸与生品比较，具有显著的抗利尿作用。

【贮存】　贮干燥容器内，密闭，置通风干燥处，防蛀。

人　参

【处方用名】　人参、生晒参、红参。

【来源】　本品为五加科植物人参 *Panax ginseng* C. A. Mey. 的干燥根和根茎。多于秋季采挖，洗净；经晒干或烘干，称"生晒参"；蒸制后，干燥，称"红参"。

【历史沿革】　隋唐时期有去四边芦头并黑者（《雷公》）、细锉、切法（《外台》）。宋代有烧炭（《证类》）、焙、微炒（《总微》）、去芦、蒸（《疮疡》）、黄泥裹煨（《朱氏》）等方法。元代有蜜炙（《世医》）法。明代有盐炒、湿纸裹煨（《普济方》）、酒浸（《保元》）、人乳拌烘、人乳浸蒸（《醒斋》）等方法。清代已有类似今天生晒参加工的"人参采来，有入沸汤略沸即取出，焙干"（《冯氏锦囊秘录》）和类似红参加工的"掘人参之人，一日所得，至晚便蒸，次早，日中晒，晒干后有大有小，有红有白"（《绝域纪略》）的明确记述。现在主要的炮制方法有蒸切、润切等。现版药典收载人参（生晒参）和红参。

【炮制方法】

1. 生晒参 取原药材，洗净，经晒干或烘干后即为生晒参。用时润透，切薄片，干燥；或用时粉碎，捣碎。

2. 红参 取原药材，洗净，经蒸制干燥后即为红参。用时蒸软或稍浸后烤软，切薄片，干燥；或用时粉碎，捣碎。

【质量要求】

1. 生晒参 本品为圆形或类圆形薄片。外表皮灰黄色。切面淡黄白色或类白色，显粉性，形成层环纹棕黄色，皮部有黄棕色的点状树脂道及放射性裂隙。体轻，质脆。香气特异，味微苦、甘。

生晒参饮片水分不得过 12.0%，总灰分不得过 5.0%，人参皂苷 Rg_1 和人参皂苷 Re 的总量不得少于 0.27%，人参皂苷 Rb_1 不得少于 0.18%。

2. 红参 本品为类圆形或椭圆形薄片。外表皮红棕色，半透明。切面平坦，角质样。质硬而脆。气微香而特异，味甘、微苦。

红参水分同生晒参，人参皂苷 Rg_1 和人参皂苷 Re 的总量不得少于 0.25%，人参皂苷 Rb_1 不得少于 0.20%。

【炮制作用】 人参（生晒参）味甘、微苦，性微温。归脾、肺、心、肾经。具大补元气、复脉固脱、补脾益肺、生津养血、安神益智的功效。用于体虚欲脱，肢冷脉微，脾虚食少，肺虚喘咳，津伤口渴，内热消渴，气血亏虚，久病虚羸，惊悸失眠，阳痿宫冷。如治气阴两伤的生脉饮（《内外伤辨惑论》），治脾胃虚弱，食少便溏，四肢乏力，形体消瘦的参苓白术散（《局方》）。

红参味甘、微苦，性温。归脾、肺、心、肾经。具大补元气、复脉固脱、益气摄血的功效。用于体虚欲脱，肢冷脉微，气不摄血，崩漏下血。如治气虚欲脱，汗出肢冷的参附汤（《妇人》）。

【炮制研究】 人参中含人参皂苷、蛋白质、酶类、多肽类、氨基酸、糖类、有机酸、生物碱、萜类、炔类、脂类、挥发油、维生素、果胶和无机元素等成分。

人参皂苷是人参的主要有效成分，可被人参中含有的酶水解，生成皂苷元后，药效降低或丧失。35℃左右酶的活性最强，70℃以上加热可变性失活。人参经蒸制成红参，可破坏水解酶，防止人参皂苷的水解损失。

鲜人参在蒸制、烘干等炮制过程中有部分多糖水解，转化成为低聚糖或单糖，生晒参因为水分的流失，其糖类含量高于红参。

加工红参时，人参中的淀粉经过蒸制和烘烤而糊化，转变为白糊精，最后变为红糊精，使人参颜色变红。人参经蒸制干燥后，质地坚硬，角质透明，既隔绝空气又隔绝水，对人参皂苷具有机械保护作用。

田七素是人参产生副作用的成分，研究表明，生晒参中田七素含量与鲜人参接近，而鲜人参加工成红参后，田七素降低近 1 倍。原因在于田七素是一种特殊氨基酸，属二元酸类，其对热不稳定，特别在干燥红参加热脱水环境中，田七素易发生裂解，产生脱羧降解反应，含量降低，从而降低人参的毒副作用。

经过炮制后，红参含有的人参皂苷种类和相对含量要多于生晒参，但共有成分含量差异不大。人参皂苷种类的变化在临床上表现为其药效的变化，研究发现红参清除自由基能力优于生晒参，从化学结构来看，红参特有皂苷仅含有 1～2 个糖基，具有适宜的肠吸收极性，增强生物利用度。麦芽酚是红参的特有成分之一，有显著的抗过氧化作用，起到抗衰老的效果。在不同人参加工品中，红参中精氨酸双糖苷含量最高，该成分具有增强免疫功能、扩张血管、抑制小肠麦芽糖酶的活性。

药理研究发现，红参比生晒参有更强的抗肝毒活性。在对循环系统的作用强度、增强网状内皮细胞的吞噬能力、增强动物活动能力、抗利尿作用、增强心脏收缩幅度、增加动物动情期方面，红参的作用均强于生晒参。而在降压、抗疲劳和促进小鼠体重增长方面，生晒参强于红参。

人参传统炮制要求去芦，认为参芦有涌吐作用。成分分析表明：人参根和人参芦有效成分相近，但在人参皂苷、挥发油、无机元素的含量方面，人参芦比人参高。目前的实验研究和临床实践结果均证明人参芦无催吐作用。在小鼠游泳能力、常压耐缺氧、耐高温、耐低温、自主活动、抗利尿、抗惊厥及急性毒性方面，两者无明显差异。但参芦总皂苷有较强的溶血作用，不能供静脉注射使用，故供制剂使用时，人参宜去芦后应用。

【贮存】贮干燥容器内，密闭，置阴凉干燥处。防霉、防蛀。

天 麻

【处方用名】天麻。

【来源】本品为兰科植物天麻 Gastrodia elata Bl. 的干燥块茎。立冬后至次年清明前采挖，立即洗净，蒸透，敞开低温干燥。

【历史沿革】唐代有炒存性（《银海精微》）、酒浸（《颅囟》）等法。宋代有去芦、微炒（《圣惠方》）、炙令通黄色（《博济》）、炮、面裹炮、湿纸裹煨、面裹煨（《史载》）、热灰中煨熟、煮（《证类》）、酒浸炙、浆水煮切片（《总录》）等炮制方法。明代出现了火煨（《保元》）、麸炒黄（《普济方》）、火煅（《回春》）、焙（《婴童》）、酒煮（《准绳》）法。清代增加了有饭上蒸（《辨义》）、姜制（《幼幼》）法等方法。现在主要的炮制方法有蒸切或润切等。现版药典收载天麻。

【炮制方法】取原药材，除去杂质，洗净，润透或蒸软，切薄片，干燥。

【质量要求】本品呈不规则的薄片，外表皮淡黄色至黄棕色，有时可见点状排成的横环纹。切面黄白色至淡棕色。角质样，半透明。气微，味甘。

天麻饮片水分不得过 12.0%，总灰分不得过 4.5%，二氧化硫残留量不得过 400mg/kg，醇溶性浸出物不得少于 15.0%，天麻素和对羟基苯甲醇的总量不得少于 0.25%。

【炮制作用】天麻味甘，性平。归肝经。具息风止痉，平抑肝阳，祛风通络的功效。用于小儿惊风，癫痫抽搐，破伤风，头痛眩晕，手足不遂，肢体麻木，风湿痹痛。如治偏正头疼的天麻丸（《总录》），治风湿痹痛，关节屈伸不利的秦艽天麻汤（《医学心悟》）。

蒸天麻主要是为了便于软化切片，同时可破坏酶，保存苷类成分。

【炮制研究】天麻中含有酚类及其苷（天麻素、对羟基苯甲醇等）、苄醇酯苷类、含氮生物碱、有机酸、甾醇、多糖等成分，其中天麻素为天麻中主要有效成分。

传统炮制工艺多采用冷水浸润法，但由于天麻质地坚硬，需浸润较长时间才能软化，易造成天麻素的流失，还可能造成药材霉变。并且由于天麻中含较多黏液质，经长时间浸润，切制过程中容易黏刀，给切片带来困难。生天麻采用常压蒸制工艺，可有效避免天麻素的流失，且明显缩短了软化所需时间，耗时远低于传统浸润法。

研究发现，天麻因加工方法、温度、时间，以及干燥方法不同，可导致天麻中活性成分变化明显。新鲜天麻需经适宜方法加工后天麻素含量才能达到《中国药典》相关含量要求。煮制过程直接与水接触，会使天麻中活性成分溶解损失。蒸制法是目前应用最广泛、最为有效的炮制加工方法，能有效避免水浸煮法易造成天麻的霉变、切片过程中的粘刀及天麻素流失的问题。不同处理方法的天麻中天麻素含量顺序为蒸制法＞煮制法＞直接加热烘制法＞冷冻干燥法＞直接晒干法。天麻素含量随蒸制温度的升高和时间的延长而逐渐升高，115℃蒸制1小时的天麻，其天麻素含量是同一新鲜天麻样品的6倍。

部分地区对新鲜天麻采取60℃直接烘制干燥，经验认为烘制温度高于60℃易使麻块结成硬壳，低于45℃易使麻块染菌腐烂。然而深入研究发现，在烘干前以高温（125℃）处理后，再以60℃干燥为宜。高温条件下酶迅速失活，避免了酶催化后天麻的活性成分含量下降甚至消失。而仅以60℃烘制被认为不可取是由于此温度下杀酶效果不好。

【贮存】贮干燥容器内，密闭，置通风干燥处，防蛀。

木　瓜

【处方用名】木瓜。

【来源】本品为蔷薇科植物贴梗海棠 *Chaenomeles speciosa*（Sweet）Nakai 的干燥近成熟果实。夏、秋两季果实绿黄色时采收，置沸水中烫至外皮灰白色，对半纵剖，晒干。

【历史沿革】隋唐时期有薄切、黄牛乳蒸（《雷公》）。宋代有蒸熟（《圣惠方》）、酒浸焙干（《朱氏》）。明代有酒洗（《回春》）、炒（《启玄》）等法。清代有酒炒（《医醇》）、姜汁炒（《治裁》）等法。现在主要的炮制方法有蒸切等。现版药典收载木瓜。

【炮制方法】取原药材，除去杂质，洗净，润透或蒸透后切薄片，晒干。

【质量要求】本品呈类月牙形薄片。外表紫红色或棕红色，有不规则的深皱纹。切面棕红色。气微清香，味酸。

木瓜饮片水分不得过15.0%，总灰分不得过5.0%，pH值应为3～4。

【炮制作用】木瓜味酸，性温。归肝、脾经。具有舒筋活络、和胃化湿的功效。用于湿痹拘挛，腰膝关节酸重疼痛，暑湿吐泻，转筋挛痛，脚气水肿。如治吐泻转筋的木瓜汤（《三因》）。

木瓜质地坚硬，水分不易渗入，软化时久泡则损失有效成分。蒸木瓜较易切制，其片形美观，容易干燥。

【炮制研究】木瓜含黄酮、皂苷、鞣质、糖类、有机酸、果胶、氨基酸等成分。

研究表明，木瓜的总黄酮含量为：炒制品＞蒸制品＞生品，说明加热处理对木瓜总黄酮含量有显著的影响。木瓜的总皂苷含量顺序为：酒炙品＞炒焦品＞炒黄品＞生品＞盐炙品，说明炮制温度、时间和辅料均对木瓜总皂苷的溶出有影响。

【贮存】贮干燥容器内，密闭。置阴凉干燥处，防潮，防蛀。

五味子

【处方用名】五味子、醋五味子、酒五味子、蜜五味子。

【来源】五味子为木兰科植物五味子 *Schisandra chinensis*（Turcz.）Baill. 的干燥成熟果实。习称"北五味子"。秋季果实成熟时采摘，晒干或蒸后晒干，除去果梗和杂质。

【历史沿革】汉代有打碎法（《玉函》）。唐代以后多沿用此法。隋唐时期有蜜蒸（《雷公》）、炒（《银海精微》）等法。宋代有去梗（《总病论》）、酒浸（《总录》）等法。元代有炮（《精义》）法。明代有糯米炒（《普济方》）、焙（《理例》）、麸炒（《济阴》）等方法。又有"入补药熟用，入嗽药生用"（《纲目》）的论述。清代还有酒拌蒸（《握灵》）、盐水拌蒸（《全生集》）、盐水浸炒（《时方》）、蒸（《汇纂》）、蜜酒拌蒸（《四要》）等方法。现在主要的炮制方法有醋蒸、酒蒸、蜜炙等。现版药典收载五味子和醋五味子。

【炮制方法】

1. 五味子　除去杂质，用时捣碎。

2. 醋五味子　取净五味子，加醋拌匀，稍闷，置蒸制容器内，隔水蒸至醋被吸尽，表面显紫黑色，取出，干燥。

每100kg 五味子，用醋 15kg。

3. 酒五味子　取净五味子，加酒拌匀，稍闷，置蒸制容器内，隔水蒸至酒被吸尽，表面转黑色，取出，干燥。

每100kg 五味子，用黄酒 20kg。

4. 蜜五味子　取熟蜜用适量沸水稀释后，加入净五味子，拌匀，闷透，置炒制容器内，用文火加热，炒至不粘手时，取出，放凉。

每100kg 五味子，用熟蜜 10kg。

【质量要求】

1. 五味子　本品呈不规则的球形或扁球形，表面红色、紫红色或暗红色，皱缩，显油润；有的表面呈黑红色或出现"白霜"。果肉柔软，种子肾形。果肉气微，味酸；种子破碎后，有香气，味辛、微苦。

五味子饮片水分不得过 16.0%，总灰分不得过 7.0%，五味子醇甲不得少于 0.40%。

2. 醋五味子　本品形如五味子，表面乌黑色，油润，稍有光泽，有醋香气。

醋五味子水分不得过 16.0%，总灰分不得过 7.0%，醇溶性浸出物不得少于 28.0%，五味子醇甲不得少于 0.40%。

3. 酒五味子　本品形如五味子，表面棕黑色或黑褐色，油润，稍有光泽，有酒香气。

4. 蜜五味子　本品形如五味子，色泽加深，稍有光泽，味酸，兼有甘味。

【炮制作用】五味子味酸、甘，性温。归肺、心、肾经。具收敛固涩、益气生津、补肾宁心的功效。五味子生品以敛肺止咳止汗为主。用于咳喘、自汗、盗汗、口干作渴。如治肺经感寒，咳嗽不已的五味细辛汤（《鸡峰》）；治气阴两伤，自汗口渴的生脉散（《内外伤辨惑论》)。

醋五味子酸涩收敛之性增强，涩精止泻作用更强。用于遗精，泄泻。如治脾肾虚寒，五更泄泻的四神丸（《中国药典》)。

酒五味子益肾固精作用增强，用于肾虚遗精。如治肾虚骨软，遗精尿频的麦味地黄丸（《保元》)。

蜜五味子补益肺肾作用增强，用于久咳虚喘。如治阴虚燥热久咳的久嗽噙化丸（《醒斋》)。

【炮制研究】五味子含木脂素类、三萜类化合物及挥发油、有机酸、糖类、甾醇、维生素、树脂、鞣质、微量元素等成分。

研究表明，炒五味子、酒蒸、醋蒸五味子中具保肝作用的木脂素类成分煎出量均较生品提高，说明古人认为五味子"入补药熟用"具有一定道理。醋五味子中有机酸的煎出量较生品显著增加，这与醋制增强其收敛作用的传统之说相符合。比较醋蒸、酒蒸、酒浸、蜜炒、蜜蒸、清炒、酒蜜蒸、清蒸 8 种不同方法加工的炮制品中五味子醇甲、五味子醇乙、五味子甲素、戈米辛 N、五味子乙素和五味子丙素的含量结果，与生品相比，炮制品中五味子醇乙含量除酒浸法提高外其余均为降低，其他 5 种成分的含量均有不同程度的提高，以酒浸法的炮制品中总木脂素含量最高。

药理研究表明，五味子生品及其炮制品均具有明显的保肝护肝作用，对不同原因导致的小鼠肝损伤均有较好的保护作用，其中醋五味子作用最强，这与"醋制入肝经"的中医理论相一致。止咳祛痰平喘实验表明，五味子炮制后止咳作用明显减弱，主要是因为挥发油中所含的萜类止咳成分在炮制后质和量都发生了变化，与"入嗽药生用"的古代认识相吻合。镇静实验表明，五味子炮制品能明显延长戊巴比妥钠致小鼠睡眠时间，其中酒五味子效果最明显。

研究发现，五味子、醋五味子、酒五味子对肾阳虚、肾阴虚小鼠均有一定的治疗作用，可改善小鼠的激素水平，增加脏器指数，其中酒五味子作用最好。五味子醋制前后均有较明显的降血糖作用，如长期用于降血糖，宜选醋五味子。五味子、醋五味子均能明显降低腹泻小鼠稀便率、稀便级、腹泻指数，能够抑制小鼠胃肠推进，并呈量效关系；醋五味子作用强于生品，四神丸中选用醋五味子止泻、抑制肠推进作用强于用生五味子。

对五味子所含木脂素类成分的药理和临床研究发现，7 种木脂素类成分均有降低肝炎患者血清谷丙转氨酶水平的作用，其中以五味子酯乙作用最强，其次为五味子醇乙、五味子丙素、五味子乙素、五味子甲素、五味子酯甲和五味子醇甲。五味子降酶机理主要是对肝细胞的保护作用，促进损伤肝细胞的修复或抑制肝细胞病变，使细胞膜发生机能性改变，通透性降低，从而使漏到血浆中的转氨酶减少，对转氨酶的合成并无抑制作用。此外，还发现五味子中木脂素类成分具有抗氧化作用，以五味子乙素的作用最强。

【贮存】贮干燥容器内，密闭，置通风干燥处，防霉。

何首乌

【处方用名】何首乌、首乌、生首乌、制首乌、制何首乌。

【来源】本品为蓼科植物何首乌 *Polygonum multiforum* Thunb. 的干燥块根。秋、冬二季叶枯萎时采挖，削去两端，洗净，个大的切成块，干燥。

NOTE

【历史沿革】唐代有黑豆蒸、黑豆酒煮、醋煮、水煮熟（《理伤》）等炮制方法。宋代增加了单蒸、米泔浸后九蒸九曝（《圣惠方》）、麸炒、酒炒（《总录》）等炮制方法，并加用生姜、甘草（《朱氏》）、牛膝（《履岩》）等作为炮制辅料。所用制药工具提出"忌铁器"的要求（《证类》）。明清以后又增加乳拌蒸法（《景岳》）。现在主要的炮制方法有黑豆汁蒸等。现版药典收载何首乌和制何首乌。

【炮制方法】

1. 何首乌 取原药材，除去杂质，洗净，稍浸，润透，切厚片或块，干燥。

2. 制何首乌 取生首乌片或块，用黑豆汁拌匀，润湿，置非铁质的蒸制容器内，密闭隔水炖至汁液吸尽，药物呈棕褐色时，取出，干燥。或清蒸或用黑豆汁拌匀后蒸，至内外均呈棕褐色，取出，干燥。

每100kg何首乌片或块，用黑豆10kg。

黑豆汁制法取黑豆10kg，加水适量，煮约4小时，熬汁约15kg，豆渣再加水煮约3小时，熬汁约10kg，合并得黑豆汁约25kg。

【质量要求】

1. 何首乌 本品呈不规则的厚片或块。外表皮红棕色或红褐色，皱缩不平，有浅沟，切面浅黄棕色或浅红棕色，显粉性。中央木部较大，有的呈木心。气微，味微苦而甘涩。

何首乌饮片水分不得过10.0%，总灰分不得过5.0%，二苯乙烯苷不得少于1.0%，结合蒽醌以大黄素和大黄素甲醚的总量计，不得少于0.05%。

2. 制何首乌 本品呈不规则皱缩状的块片，厚约1cm。表面黑褐色或棕褐色，凹凸不平。质坚硬，断面角质样，棕褐色或黑色。气微，味微甘而苦涩。

制何首乌水分不得过12.0%，总灰分不得过9.0%，醇溶性浸出物不得少于5.0%，二苯乙烯苷不得少于0.70%，游离蒽醌以大黄素和大黄素甲醚总量计，不得少于0.10%。

【炮制作用】何首乌味苦、甘，涩，性微温。归肝、心、肾经。具解毒、消痈、截疟、润肠通便的功效。生首乌苦泄性平兼发散，用于瘰疬疮痈，风疹瘙痒，肠燥便秘，久疟不止，高脂血症。如治遍身疮肿痒痛的何首乌散（《精义》），治颈项生瘰疬，咽喉不利的何首乌丸（《圣惠方》），治久疟不止的何人饮（《景岳》）。

经黑豆汁拌蒸后，味转甘厚而性转温，增强了补肝肾、益精血、乌须发、强筋骨、化浊降脂的作用，用于血虚萎黄，眩晕耳鸣，须发早白，腰膝酸软，肢体麻木，崩漏带下，高脂血症。如益肾固精乌发的七宝美髯丹（《医方集解》）。同时消除了生首乌滑肠致泻的副作用，使慢性病人长期服用而不造成腹泻。

【炮制研究】何首乌中含有卵磷脂（约3.7%）、蒽醌衍生物、二苯乙烯苷、淀粉、脂肪及矿物质等。

研究表明，首乌蒸制过程中，外表颜色加深，具有致泻作用的结合蒽醌含量随着蒸制时间延长而减少，游离蒽醌开始增加，使致泻作用减弱。游离蒽醌具有补益作用，能抑制肠道对胆固醇的再吸收。制首乌的磷脂类成分和糖的含量增加，卵磷脂为构成神经组织，特别是脑脊髓的主要成分，具有良好的滋补作用，能升血糖、抗衰老，还有减轻动脉粥样硬化作用，从而使制何首乌补益作用更加突出。水溶性二苯乙烯苷具有降胆固醇和保肝作用，炮制时间对二苯乙烯苷有明显影响，研究表明，生品中二苯乙烯苷含量最高，其含量随着炮制时间增加而逐步减少，但其消耗速率常数很小，在最佳炮制时间内，二苯乙烯苷含量降低不多，因此应避免炮制时间过长引起药效成分损失。

何首乌生品对小鼠有致泻作用，炮制后泻下作用减弱；制何首乌对小鼠免疫器官的重量、正常白细胞及免疫抑制剂引起白细胞下降和脏器重量下降有对抗免疫抑制作用，但与炮制时间有密切关系；制何首乌温水浸液能使切除肾上腺饥饿小鼠的肝糖原升高；制何首乌水煎液还能明显提高小鼠全血及脑组织 SOD 的活性，加速体内脂质过氧化物的清除，减少自由基对组织细胞的损害；此外，何首乌生品、黑豆汁蒸品、清蒸品、酒蒸品及熟地汁蒸品水煎剂体外抑菌实验结果表明，各炮制品均有不同程度的抑菌作用。

对沿用至今的何首乌与黑豆汁拌蒸法采用不同蒸制时间进行炮制的结果表明，蒸 32 小时制品的颜色乌黑发亮，外观质量最好；有实验选择常压和高压下分别清蒸、黄酒蒸和黑豆蒸制何首乌，并采用不同炮制时间，以卵磷脂、二苯乙烯苷、多糖、结合型和游离型蒽醌的含量为指标综合优选何首乌炮制工艺，结果以采用高压黑豆蒸制的工艺炮制何首乌为佳。

近来临床发现，口服何首乌及其成方制剂，均会引起不同程度的肝损伤，多数发生在 1～4 周，与用药剂量呈一定相关性。研究表明，生、制何首乌本身存在或其代谢产生的相关毒性成分，长期大剂量服用生、制首乌提取液对胃肠道具有一定影响，对肝脏有一定损害，但停药后可恢复。多数学者认为，蒽醌类成分可能为何首乌中引起肝损伤不良反应的主要毒性成分。根据化学成分与肝肾毒性相关性分析，游离及结合蒽醌类成分都可能具有肝肾毒性，其中大黄素可能是引发肝毒性的主要成分。研究还发现长期大剂量使用二苯乙烯苷、鞣质，均会对肝脏造成一定的损伤，但停药后可恢复肝功正常。

比较生何首乌和制何首乌对大鼠肝脏损伤作用的差异。病理组织分析显示生何首乌组的肝组织结构破坏明显，局部可见肝细胞坏死；制何首乌组可见肝脏组织基本正常，未见明显病变现象。制何首乌对大鼠肝脏的损伤作用显著低于生何首乌，炮制能有效降低何首乌肝毒性。基于内毒素特异质模型，比较何首乌炮制前后对大鼠肝损伤作用的差异，结果生首乌在 2 倍临床等效剂量下即可对实验大鼠肝功能造成损伤，而制首乌在 8 倍临床等效剂量下才表现出肝损伤作用，提示炮制可降低何首乌的特异质肝毒性。

【贮存】贮干燥容器内，密闭，置通风干燥处，防霉，防蛀。

地　黄

【处方用名】鲜地黄、生地黄、熟地黄、生地炭、熟地炭。

【来源】本品为玄参科植物地黄 *Rehmannia glutinosa* Libosch. 的新鲜或干燥块根。秋季采挖，除去芦头、须根及泥沙，鲜用；或将地黄缓缓烘焙至约八成干。前者习称"鲜地黄"，后者习称"生地黄"。

【历史沿革】汉代有蒸后取汁法（《金匮》）。南北朝有蒸焙（《鬼遗方》）、渍酒良（《集注》）的记载。隋唐时期有酒拌蒸（《雷公》）、熬、蒸曝九遍（《千金翼》）、酒浸焙、酒蒸焙、酒蒸炒、酒炒（《银海精微》）等方法。宋代有炒炭（《圣惠方》）、醋炒（《博济》）、生姜同炒（《传信》）、九蒸（《朱氏》）等法。在酒制地黄的质量上提出了"光黑如漆，味甘如饴糖"（《证类》）的要求。并指出"干地黄《本经》不言生干及蒸干，方家所用二物别，蒸干即温补，生干则平宣，当依此以用之"（《证类》）。明代有盐煨浸炒（《普济方》）、砂仁及酒拌蒸（《纲目》）、姜汁炒（《保元》）、砂仁、茯苓、酒煮七次（《景岳》）、酒炖（《大法》）等方法。认为"盖地黄性泥，得砂仁之香而窜，合和五脏冲和之气，归宿丹田故也"（《纲目》）。清代有青盐制、童便制（《得配》）、蛤粉炒、红花炒（《医醇》）、人乳、粉山药拌蒸法（《治裁》）等。并有"鲜用则寒，干用则凉，上升酒炒，痰膈姜汁炒，入肾青盐水炒，阴火咳嗽童便拌炒"（《得配》）的阐述。现在主要的炮制方法有清蒸、酒蒸、炒炭、煅炭等。现版药典收载鲜地黄、生地黄和熟地黄。

【炮制方法】

1.鲜地黄　取鲜药材，除去杂质，洗净，用时切厚片或绞汁。

2.生地黄　取干药材，除去杂质，洗净，闷润，切厚片，干燥。

3.熟地黄

（1）取净生地黄，加黄酒拌匀，置蒸制容器内，密闭隔水炖至酒吸尽，药物显乌黑色光泽，味转甜，取出，晒至外皮黏液稍干时，切厚片或块，干燥。

每100kg生地黄，用黄酒30～50kg。

（2）取净生地黄，置蒸制容器内，隔水蒸至黑润，取出，晒至八成干，切厚片或块，干燥。

4.生地炭　取生地黄片，置炒制容器内，用武火炒至焦黑色，发泡，鼓起时，取出，放凉。或用闷煅法煅炭。

5.熟地炭　取熟地黄片，置炒制容器内，用武火炒至焦褐色，取出，放凉，或用闷煅法煅炭。

【质量要求】

1.鲜地黄　本品呈纺锤形或条状，外皮薄，表面浅红黄色。肉质，易断，断面皮部淡黄白色，木部黄白色。气微，味微甜、微苦。

2.生地黄　本品呈类圆形或不规则的厚片。外表皮棕黑色或棕灰色，极皱缩，具不规则的横曲纹。切面棕黑色或乌黑色，有光泽，具黏性。气微，味微甜。

生地黄饮片水分不得过15.0%，总灰分不得过8.0%，酸不溶性灰分不得过3.0%，水溶性浸出物不得少于65.0%，梓醇不得少于0.20%，毛蕊花糖苷不得少于0.020%。

3.熟地黄　本品为不规则的块片、碎块，表面乌黑色，有光泽，黏性大。质柔软而带韧性，不易折断，断面乌黑色，有光泽。气微，味甜。

熟地黄水分、总灰分、酸不溶性灰分、水溶性浸出物同生地黄，毛蕊花糖苷不得少于0.020%。

4.生地炭　本品形如生地黄，表面焦黑色，质轻松膨胀，外皮焦脆，中心部呈棕黑色并有蜂窝状裂隙。有焦苦味。

5.熟地炭　本品形如熟地黄，表面焦黑色，有光泽，较生地炭色深。

【炮制作用】鲜地黄味甘、苦，性寒。归心、肝、肾经。具清热生津、凉血、止血的功效。用于热病伤阴，舌绛烦渴，温毒发斑，吐血，衄血，咽喉肿痛。如治热入心包，血虚生烦的五汁一枝煎（《重订通俗伤寒论》），治劳瘵咳嗽的生津止嗽膏（《简明医彀》）。

生地黄味甘，性寒。归心、肝、肾经。为清热凉血之品，具清热凉血，养阴生津的功效。

用于热入营血，温毒发斑，吐血衄血，热病伤阴，舌绛烦渴，津伤便秘，阴虚发热，骨蒸劳热，内热消渴。如治阴虚发热的地黄煎及治血热出血的四生丸（《妇人》），治虚劳吐血不止的地黄散（《圣惠方》）。

地黄蒸制后药性由寒转温，味由苦转甜，功能由清转补。清蒸熟地黄质厚味浓，滋腻碍脾，加酒蒸制药性转温，主补阴血，且可借酒力行散，起到行药势、通血脉的作用。熟地黄味甘，性微温。归肝、肾经。具补血滋阴，益精填髓的功效。用于血虚萎黄，心悸怔忡，月经不调，崩漏下血，肝肾阴虚，腰膝酸软，骨蒸潮热，盗汗遗精，内热消渴，眩晕，耳鸣，须发早白。如治肾虚梦遗，腰膝萎弱的六味地黄丸（《药证》），治阴虚消渴的地黄饮子（《宣明论方》）。

生地炭入血分凉血止血，用于吐血，衄血，尿血，便血，崩漏等。如治产后血崩的四物加地榆汤（《医略六书》），治痔疮漏疮，肛门肿痛，大便出血的断红肠澼丸及治阴虚火旺之吐血衄血，痰中带血的八宝治红丹（《全国中药成药处方集》）。

熟地炭以补血止血为主，用于虚损性出血。如治疗崩漏的止崩汤（《临证医案医方》），治妇人血崩的补气止崩汤（《揣摩有得集》）。

【炮制研究】地黄主含环烯醚萜、单萜及其苷类化合物，还含有苯乙醇苷类、糖类、氨基酸、有机酸及无机元素等成分。

梓醇是环烯醚萜单糖苷，为地黄的主要有效成分，具有降血糖、利尿和缓泻作用。梓醇在地黄各炮制品中的含量有明显差异，鲜地黄含量最高，生地黄次之，熟地黄含量最低。鲜地黄抽真空冷冻下梓醇含量几乎不变。梓醇受 pH 影响较大，强酸或强碱条件下均不稳定，并随着温度升高而加剧这种变化，同时易受 β–葡萄糖苷酶的影响而分解。炮制方法及辅料不同，地黄炮制品中梓醇含量不同，其含量顺序依次为生地黄＞酒熟地黄＞蒸熟地黄＞砂仁制熟地黄＞生地黄炭＞熟地黄炭。随着地黄蒸制次数的增加，梓醇的含量减少，5-羟甲基糠醛的含量增加。梓醇的减少与 5-羟甲基糠醛的增加呈现对应趋势，即梓醇的减少幅度越大，5-羟甲基糠醛的增加幅度越大。蒸制温度和液体辅料乙醇体积分数对梓醇和 5-羟甲基糠醛的含量都有显著的影响。

地黄中的毛蕊花糖苷为苯乙醇苷类的代表性成分，对神经系统、免疫系统具有明显的作用，特别是针对老年性疾病（老年痴呆）、免疫性疾病（慢性肾炎）具有明显的治疗作用。实验表明，地黄加工过程对毛蕊花糖苷有破坏，不同炮制品的含量依次为：鲜地黄＞生地黄＞熟地黄。毛蕊花糖苷含量随炮制时间的增加而降低，异毛蕊花糖苷含量随炮制时间增加而增加。生地黄中毛蕊花糖苷平均含量高于熟地黄，异毛蕊花糖苷平均含量低于熟地黄，生地黄中毛蕊花糖苷在炮制过程中可能部分转化为异毛蕊花糖苷。

研究表明，生地黄炮制成熟地黄后，5-羟甲基糠醛含量增加 20 倍左右。在蒸制过程中，5-羟甲基糠醛的含量在一定范围内随着时间的延长而增加，但蒸制 52 小时左右时，其含量开始下降。其原因可能是长时间水蒸气加热造成损失，或 5-羟甲基糠醛进一步分解之故。

地黄中含有的水苏糖为具有防癌、抗癌、增进健康等生理功能的低聚糖之一。鲜地黄中水苏糖含量最高，达总糖的 64.9%，在干地黄中达药材总重的 30% 左右。

熟地黄多糖可显著提高血虚模型大鼠的血象，促进机体的造血机能。熟地黄多糖具有免疫和抑瘤活性，并对心血管系统有强心、降压、保护心肌、抑制血栓形成和降血脂等作用。生地黄经长时间加热蒸熟后，部分多糖和多聚糖可水解转化为单糖。熟地黄单糖含量比生地黄高 2 倍以上。单糖类物质在体内易于吸收，有利于更好地发挥其作用。另有研究认为，生地黄经加热蒸制后一部分多糖和低聚糖水解成还原糖，随着蒸制时间的增加，还原糖含量也增加，炮制成熟地黄后还原糖含量增加 3 倍左右。研究表明，常压蒸制 24 小时的熟地黄还原糖含量最高。地黄炮制前后总糖含量无明显差别，但熟地黄中水苏糖、棉子糖较生地黄明显降低，果糖含量增加。

通过高效液相色谱技术进一步研究地黄炮制加工过程中糖类成分的变化，结果发现，在鲜地黄的烘焙过程中，水苏糖发生了分解，生成了棉子糖和半乳糖。在炮制熟地黄时，蒸制后水苏糖（包括棉子糖）发生了脱果糖反应，从而使果糖的含量增加，生成了甘露三糖。

【贮存】鲜地黄放在阴凉干燥处或埋于砂土中，防冻。其他制品贮干燥容器内，密闭，置阴凉干燥处，防霉、防蛀。

肉苁蓉

【处方用名】肉苁蓉、酒苁蓉。

【来源】本品为列当科植物肉苁蓉 *Cistanche deserticola* Y. C. Ma 或管花肉苁蓉 *Cistanche tubulosa*（Schrenk）Wight 的干燥带鳞叶的肉质茎。春季苗刚出生时或秋季冻土之前采挖，除去茎尖。切段，晒干。

【历史沿革】宋代有酒浸炙干（《圣惠方》）、酒浸焙、酒浸煎（《博济》）、酒洗、水煮（《证类》）、酒煮（《局方》）、酒蒸（《济生方》）等炮制方法。明代出现了酒拌炒（《普济方》）、酥炒（《景岳》）法。清代新增了"泡淡"法（《条辨》），在酒蒸时强调"以甑蒸之"，并"忌铁器"（《本草述》）。现在主要的炮制方法有酒炖或酒蒸等。现版药典收载肉苁蓉和酒苁蓉。

【炮制方法】

1. 肉苁蓉　取原药材，除去杂质，洗净，润透，切厚片，干燥。有盐质者，先将盐分漂净后再切厚片，干燥。

2. 酒苁蓉　取净肉苁蓉片，加黄酒拌匀，置蒸制容器内，隔水蒸透，或密闭隔水炖至酒被吸尽，表面呈黑色，取出，干燥。

每 100kg 肉苁蓉片，用黄酒 30kg。

【质量要求】

1. 肉苁蓉　本品呈不规则形的厚片。表面棕褐色或灰棕色。有的可见肉质鳞叶。切面有淡棕色或棕黄色点状维管束，排列成波状环纹（肉苁蓉）或切面散生点状维管束（管花肉苁蓉）。气微，味甜、微苦。

肉苁蓉饮片水分不得过 10.0%，总灰分不得过 8.0%，醇溶性浸出物不得少于 35.0%（肉苁蓉）或 25.0%（管花肉苁蓉），松果菊苷和毛蕊花糖苷的总量不得少于 0.30%（肉苁蓉）或 1.5%（管花肉苁蓉）。

2. 酒苁蓉　本品形如肉苁蓉片，表面黑棕色。质柔润，略有酒香气，味甜、微苦。

【炮制作用】肉苁蓉味甘、咸，性温。归肾、大肠经。具补肾阳、益精血、润肠通便的功效。肉苁蓉生品补肾止浊、滑肠通便力强，多用于便秘、白浊。如治阴虚便秘的润肠丸

（《世医》）。

酒苁蓉补肾助阳之力增强。多用于阳痿，腰痛，不孕。如治肾虚阳痿的肉苁蓉丸（《圣惠方》）；治肾虚骨弱，腰膝冷痛的滋阴大补丸（《丹溪》）。

【炮制研究】肉苁蓉含苯乙醇苷、环烯醚萜苷、木脂素、生物碱、寡糖酯、多元醇、多糖等成分。

肉苁蓉中甜菜碱含量较高，是其主要化学成分之一。可用于胃酸缺乏、动脉粥样硬化、肝脏疾病等，并具有降低外周血管阻力，扩张外周血管，降压，抗脂肪肝和抗肿瘤等多种药理活性。肉苁蓉炮制后，甜菜碱含量明显提高。

干燥方式对肉苁蓉中苯乙醇苷类成分含量影响较大。因为肉苁蓉植物体内含有苯乙醇苷的水解酶，若干燥时间长，苯乙醇苷在干燥过程中被水解，含量大大降低。以90℃～100℃干燥和日光曝晒的速度最快，总苷、松果菊苷和毛蕊花糖苷的含量较高；70℃～80℃和自然晾干法中总苷、松果菊苷和毛蕊花糖苷的含量较低，说明快速干燥方法有利于苯乙醇苷类成分的保存。

研究发现，不同酒蒸时间制备的酒肉苁蓉中松果菊苷、毛蕊花糖苷、异毛蕊花糖苷、肉苁蓉苷C、2′-乙酰基毛蕊花糖苷5种苯乙醇苷类成分随着蒸制时间的延长含量呈逐渐降低的趋势；其中2′-乙酰基毛蕊花糖苷降低幅度最大，酒蒸16小时下降约77%；松果菊苷、毛蕊花糖苷、异毛蕊花糖苷、肉苁蓉苷C 4种成分酒蒸20小时也下降50%～70%；而肉苁蓉苷A在酒蒸的前12小时呈现逐渐增加的趋势，然后又逐渐降低。以上结果表明，6种苯乙醇苷类成分在酒蒸一定时间后含量均降低，但热稳定性和变化趋势不完全一致，而且其他成分在加热时可能转化为肉苁蓉苷A。

研究表明，肉苁蓉可促进幼龄小鼠的睾丸生长发育，增加精囊前列腺的重量，证明它具有促激素样作用，生品和炮制品两者无显著差异。对幼年大鼠，无论是生品还是炮制品，均可明显增加副性器官的重量，显示出雄性激素样作用，而无睾丸素样的副作用，两者亦无统计学差异。无论是生品还是炮制品，均有显著提高小鼠的非特异性免疫功能的作用。

【贮存】贮干燥容器内，密闭，置通风干燥处，防受潮后起霜，防霉，防蛀。

黄 精

【处方用名】黄精、酒黄精、蒸黄精。

【来源】本品为百合科植物滇黄精 *Polygonatum kingianum* Coll. et Hemsl.、黄精 *Polygonatum sibiricum* Red. 或多花黄精 *Polygonatum cyrtonema* Hua 的干燥根茎。按形状不同，习称"大黄精""鸡头黄精""姜形黄精"。春、秋二季采挖，除去须根，洗净，置沸水中略烫或蒸至透心，干燥。

【历史沿革】隋唐时期有蒸法（《雷公》）、九蒸九曝法（《食疗》）。并有"蒸之，若生则刺人咽喉，曝使干，不尔朽坏"（《食疗》）的论述。宋代有和蔓荆子水蒸、取汁酒熬（《圣惠方》）等法。明代增加了黑豆煮（《禁方》）、水煮晒干复蒸晒（《粹言》）、酒蒸（《保元》）等方法。现在主要的炮制方法有黑豆制、酒蒸和清蒸等。现版药典收载黄精和酒黄精。

【炮制方法】

1.黄精 取原药材，除去杂质，洗净，略润，切厚片，干燥。

NOTE

2.酒黄精　取净黄精，加黄酒拌匀，置蒸制容器内，隔水蒸透，或密闭隔水炖至酒被吸尽，色泽黑润，口尝无麻味时，取出，稍晾，切厚片，干燥。

每 100kg 黄精，用黄酒 20kg。

3.蒸黄精　取净黄精，置蒸制容器内，反复蒸至内外呈滋润黑色，切厚片，干燥。

【质量要求】

1.黄精　本品呈不规则的厚片，外表皮淡黄色至黄棕色。切面略呈角质样，淡黄色至黄棕色，可见多数淡黄色筋脉小点。质稍硬而韧。气微，味甜，嚼之有黏性。

黄精饮片水分不得过 18.0%，总灰分不得过 4.0%，醇溶性浸出物不得少于 45.0%，黄精多糖以无水葡萄糖计，不得少于 7.0%。

2.酒黄精　本品呈不规则的厚片。表面棕褐色至黑色，有光泽，中心棕色至浅褐色，可见筋脉小点。质较柔软。味甜，微有酒香气。

酒黄精水分不得过 15.0%，总灰分不得过 4.0%，醇溶性浸出物不得少于 45.0%，黄精多糖以无水葡萄糖计，不得少于 4.0%。

3.蒸黄精　本品形如黄精，表面棕黑色，有光泽，质柔软，味甜。

【炮制作用】黄精味甘，性平。归脾、肺、肾经。具补气养阴、健脾、润肺、益肾的功效。生黄精具麻味，刺人咽喉。蒸后补脾润肺益肾的功能增强，并可除去麻味，以免刺激咽喉。用于肺虚燥咳，脾胃虚弱，肾虚精亏。如治肾虚精亏、头晕足软的枸杞丸（《奇效》）。

酒黄精能助其药势，使之滋而不腻，更好地发挥补益作用。如用于治疗气血两亏的九转黄精丹及用于肾虚阳痿，梦遗滑精的海马保肾丸（《北京市中药成方选集》）。

【炮制研究】黄精含有多糖、甾体皂苷、蒽醌、生物碱、强心苷、木脂素、黏液质以及氨基酸等成分。

黄精蒸制后，水浸出物和醇浸出物比生品增加，总糖量比生品略有减少，多糖下降，还原糖则增加，游离氨基酸由 4 个增加到 10 个。有研究报道，清蒸和酒炖的黄精中均检测出 5- 羟甲基糠醛，并且其含量与蒸制时间有密切关系，在 30 小时内其含量基本稳定，但受热 30 小时以后含量急剧上升，继续加热则含量下降。

研究发现，生黄精中总多糖的含量为 11.74%，制黄精中总多糖含量为 3.77%，认为黄精多糖减少的原因可能与其在炮制过程中黏液质被大量去除有关。黄精在炮制过程中，由于药材喷淋黄酒后尚须置锅中隔水炖 48 小时至黄酒吸尽，可使黄精中的水溶性多糖随水蒸气而溶解流失，从而导致炮制黄精粗多糖的提取收率显著下降。而黄精中的黏液质正是属于水溶性多糖，黄精炮制后黏液质大量被除去，尽管导致了药材中总多糖含量的下降，但同时也达到了消除刺激咽喉副作用的炮制目的。

黄精炮制后，刺激性消失。将生黄精及清蒸品、酒蒸品的水提醇沉液按 450g/kg（相当于原生药）的剂量给小鼠灌服。结果表明，生品组小鼠全部死亡，而炮制组小鼠均无死亡，且活动正常。

【贮存】贮干燥容器内，密闭，置通风干燥处，防霉，防蛀。

山茱萸

【处方用名】山茱萸、山萸肉、酒山萸肉。

【来源】本品为山茱萸科植物山茱萸 Cornus officinalis Sieb. et Zucc. 的干燥成熟果肉。秋末冬初果皮变红时采收果实，用文火烘或置沸水中略烫后，及时除去果核，干燥。

【历史沿革】隋唐时期有"凡使山茱萸，以酒润，去核取皮……其核能滑精，不可用"（《雷公》）的记载。唐代多打碎用（《千金》）。宋代有酒浸、麸炒（《总录》）、炒（《苏沈》）、炮（《百问》）等法。认为"缓火熬之方用，能壮元气，秘精，核能滑精"（《证类》）。元代有微烧（《世医》）、酒浸蒸（《活动》）等法。明代有"酒浸良久，取肉去核"（《普济方》）；蒸（《准绳》）、酒制（《瑶函》）；慢火炒（《一草亭》）等炮制方法。清代又有酒洗（《说约》）、羊油炙、盐炒（《本草述》）、酒蒸（《幼幼》）等方法。现在主要的炮制方法有去核、酒蒸或酒炖、清蒸、醋制等。现版药典收载山萸肉和酒萸肉。

【炮制方法】

1. 山萸肉　取原药材，洗净，除去杂质和残留果核。

2. 酒萸肉　取山萸肉，用黄酒拌匀，置蒸制容器内，隔水蒸透，或密闭隔水炖至酒被吸尽，药物变黑润，取出，干燥。

每 100kg 山萸肉，用黄酒 20kg。

3. 蒸山茱萸　取山萸肉，置蒸制容器内，先用武火，待"圆汽"改用文火，隔水蒸至外皮呈紫黑色，熄火后闷过夜，取出，干燥。

【质量要求】

1. 山萸肉　本品呈不规则的片状或囊状，表面紫红色至紫黑色，皱缩，有光泽。质柔软。气微，味酸、涩、微苦。

山萸肉饮片水分不得过 16.0%，总灰分不得过 6.0%，水溶性浸出物不得少于 50.0%，含莫诺苷和马钱苷的总量不得少于 1.2%。

2. 酒萸肉　本品形如山萸肉，表面紫黑色或黑色，质滋润柔软。微有酒香气。

酒萸肉水分、总灰分、水溶性浸出物同山萸肉，含莫诺苷和马钱苷的总量不得少于 0.70%。

3. 蒸山茱萸　本品形如山萸肉，表面紫黑色，质滋润柔软。

【炮制作用】山茱萸味酸、涩，性微温。归肝、肾经。具补益肝肾、收涩固脱的功效。山茱肉敛阴止汗力强，多用于自汗，盗汗，遗精，遗尿。如治肾虚尿多失禁的山茱萸散（《圣惠方》）。

蒸山茱萸补肾涩精、固精缩尿力胜。如治肾阳虚引起的阳痿、遗精、早泄的锁阳补肾胶囊（《卫生部药品标准》），治脾肾两虚，食少肌瘦，腰膝酸软，目眩耳鸣的无比山药丸（《卫生部药品标准》）。

酒萸肉借酒力温通，助药势，降低其酸性，滋补作用强于清蒸品。多用于头目眩晕，腰部冷痛，阳痿早泄，尿频遗尿。如治肾虚遗精的六味地黄丸（《药证》）；治肝阳上亢，头目眩晕的草还丹（《扶寿精方》）。

【炮制研究】山茱萸主含环烯醚萜苷、皂苷、有机酸及其酯、鞣质、挥发油、糖类、氨基酸、维生素、矿物质等成分。

研究发现，山茱萸炮制后 5-羟甲基糠醛含量增加 2.5 倍，没食子酸含量增加 2.2 倍，总有机酸、熊果酸与齐墩果酸含量增加，马钱苷和莫诺苷含量降低，总黄酮含量降低一半，总皂苷、总鞣质、总多糖含量明显降低。

采用双波长薄层扫描法测定山茱萸不同炮制品中熊果酸含量，结果表明，生品与酒制品、醋制品、盐制品的含量差别不大，而蒸制品含量有所下降。其含量依次为酒制品＞生品＞醋制品＞盐制品＞蒸制品。

山茱萸多糖是山茱萸补肝肾作用的主要活性成分，有较强的免疫兴奋和抗氧化作用。山茱萸生品和酒制品中多糖均能明显提高免疫低下小鼠的非特异性免疫功能、体液免疫功能和细胞免疫功能，且酒制品多糖疗效显著优于生品多糖。山茱萸经酒蒸制后，多糖含量下降41.6%，多糖结构发生明显变化。

【贮存】贮干燥容器内，密闭，置通风干燥处，防蛀。

女贞子

【处方用名】女贞子、酒女贞子。

【来源】本品为木犀科植物女贞 *Ligustrum lucidum* Ait. 的干燥成熟果实。冬季果实成熟时采收，除去枝叶，稍蒸或沸水中略烫后，干燥；或直接干燥。

【历史沿革】宋代有"饭上蒸"（《疮疡》）。明代有用酒、旱莲草及地黄制（《蒙筌》）、酒浸蒸晒（《通玄》）、酒拌黑豆蒸九次（《大法》）、酒拌（《醒斋》）、酒蜜拌蒸晒露七日夜（《瑶函》）等方法。并有"浸酒去风补血"的论述（《品汇》）。清代又增加盐水拌炒（《得配》），白芥子、车前水浸（《拾遗》）等炮制方法。现在主要的炮制方法有酒炖或酒蒸等。现版药典收载女贞子和酒女贞子。

【炮制方法】

1. 女贞子　除去杂质，洗净，干燥。

2. 酒女贞子　取净女贞子，用黄酒拌匀，稍闷，置蒸制容器内，隔水蒸透，或密闭隔水炖至酒完全吸尽，女贞子呈黑润时，取出，干燥。

每100kg女贞子，用黄酒20kg。

【质量要求】

1. 女贞子　本品呈卵形、椭圆形或肾形，表面黑紫色或灰黑色，皱缩不平。体轻，外果皮薄，中果皮较松软，内果皮木质。气微，味甘、微苦涩。

女贞子饮片水分不得过8.0%，总灰分不得过5.5%，醇溶性浸出物不得少于25.0%，特女贞苷不得少于0.70%。

2. 酒女贞子　本品形如女贞子，表面黑褐色或灰黑色，常附有白色粉霜。微有酒香气。

酒女贞子水分、灰分、浸出物、含量测定同女贞子。

【炮制作用】女贞子味甘、苦，性凉。归肝、肾经。具滋补肝肾、明目乌发的功效。女贞子生品以清肝明目、滋阴润燥为主，多用于肝热目眩、阴虚肠燥便秘。如与菊花、桑叶同用，治肝热目赤；与生首乌或火麻仁同用，治肠燥便秘。

酒女贞子缓和其寒滑之性，增强其滋补肝肾的功效，多用于头晕耳鸣，视物不清，须发早白。如治肝肾阴虚，头目眩晕，须发早白的二至丸（《集解》）。

【炮制研究】女贞子含萜类（包括脂溶性的三萜类成分如齐墩果酸、熊果酸等，水溶性的环烯醚萜类成分如特女贞苷、女贞苷、女贞苷 G13 等）、苯乙醇类（红景天苷、酪醇等）以及黄酮、多糖、挥发油、氨基酸、微量元素等成分。

不同炮制方法对女贞子中主要化学成分含量均有显著的影响。不同炮制品中特女贞苷含量依次为盐制品＞生品＞酒制品＞醋制品，齐墩果酸含量依次为酒制品＞盐制品＞醋制品＞生品。不同方法炮制后红景天苷和酪醇含量均有不同程度的升高，酒炖品明显高于酒蒸品和清蒸品，生品含量最低。主要是因为女贞子中的环烯醚萜苷类如特女贞苷、女贞苷等均含有红景天苷母核，其性质不稳定，在高温作用下可水解生成次级苷——红景天苷，进一步水解生成红景天苷的苷元——酪醇。在 24 小时内，随着酒蒸时间的延长，松果菊苷含量逐渐降低，红景天苷含量逐渐增加，酪醇、羟基酪醇含量均先逐渐升高后达到稳定状态，而毛蕊花糖苷含量呈先升高后降低的趋势，以红景天苷含量变化最为显著。而特女贞苷、橄榄苦苷、女贞苷 G13、女贞苷的含量，随着酒蒸时间的延长，均呈现逐渐降低的趋势。

女贞子炮制后多糖含量均有不同程度的降低，提示在炮制过程中多糖可能发生了水解反应。

置容器内酒蒸和酒炖，利于保存女贞子中的水溶性有效成分；加酒和较长时间蒸制均利于女贞子中醇溶性成分溶出。采用薄层扫描法测定女贞子生品和不同炮制品中齐墩果酸含量，结果含量高低顺序为：酒蒸品＞酒炒品＞酒炙品＞清蒸品＞生品。采用高效液相色谱法测定齐墩果酸含量，结果表明不同方法炮制后齐墩果酸含量均有不同程度的增加，尤其以黄酒蒸制品增加率最大，其次是蒸制品和醋制品，蒸制与醋制无显著性差异。

研究表明，用黄酒、醋等辅料炮制后的女贞子，水解氨基酸的总量均有不同程度的增加，其中以黄酒制品及醋制品中水解氨基酸增加较多。女贞子炮制后，一些微量元素的含量比生品明显增高。

药理研究表明，女贞子具有抗菌、抗病毒、抗炎、降血糖、降血脂、抗衰老、抗疲劳、抗癌、保肝等作用。女贞子中的红景天苷及其苷元酪醇具有抗衰老、抗疲劳、抗寒冷、抗肝纤维化、抗肾间质纤维化、保肝、抗微波辐射等作用。动物实验发现，酒蒸品降低谷丙转氨酶的作用最强，且与齐墩果酸含量成正相关关系。对女贞子的耐缺氧能力、升高白细胞作用及毒性实验结果表明，酒蒸品的抗缺氧、升白作用优于清蒸品和生品；灌胃 LD_{50} 值，酒蒸品介于清蒸品和生品之间。女贞子中齐墩果酸、多糖等成分对肝损伤具有保护作用，酒蒸品作用优于生品和清蒸品，可能是由于长时间加酒蒸制，有利于齐墩果酸等成分的溶出。

【贮存】贮干燥容器内，密闭，置通风干燥处，防霉、防潮。

第二节　煮　法

将净选过的药物加辅料或不加辅料放入锅内（固体辅料需先捣碎或切制），加适量清水同煮的方法称为煮法。

（一）煮制的目的

1. 消除或降低药物的毒副作用　如川乌、附子、藤黄等。

2. 清洁药物　如珍珠等。

（二）煮制的操作方法

煮制的操作方法因各药物的性质、辅料种类及炮制要求不同而异，分为以下 3 种方法。

1. 清水煮 药物净制、大小分档后，加水浸泡至内无干心，取出，置适宜容器内，加水没过药面，武火煮沸，改用文火煮至内无白心，取出，切片，如乌头。或加水武火煮沸，投入净药材，煮至一定程度，取出，闷润至内外湿度一致，切片，如黄芩。

2. 药汁煮或醋煮 药物净制、大小分档后，加药汁或醋拌匀，加水没过药面，武火煮沸后，改用文火煮至药透汁尽，取出，切片，干燥。如醋莪术，甘草水煮远志。

3. 豆腐煮 将药物置豆腐中，放置于适宜容器，加水没过豆腐，煮至规定程度，取出放凉，除去豆腐。如豆腐煮珍珠、藤黄。

（三）注意事项

1. 大小分档 大小不同的药材对煮制时间要求不同，为保证产品质量均匀一致，大小不同药材要分别炮制。

2. 控制适宜加水量 加水量多少根据要求而定。如毒剧药清水煮时加水量宜大，要求药透汁不尽，煮后将药捞出，去除母液。加液体辅料煮制时，加水量应控制适宜，要求药透汁尽，加水过多，药透而汁未吸尽，有损药效；加水过少，则药煮不透，影响质量。煮时中途如需加水，应加沸开水。

3. 掌握适当火力 先用武火煮至沸腾，再改用文火，保持微沸，否则水迅速蒸发，不易向药物组织内部渗透。

4. 及时干燥或切片 煮好后出锅，应及时晒干或烘干，如需切片，则可闷润至内外湿度一致，先切成饮片，再进行干燥，如黄芩。或适当晾晒，再切片，干燥，如乌头。

珍　珠

【处方用名】珍珠、珍珠粉。

【来源】本品为珍珠贝科动物马氏珍珠贝 *Pteria martensii*（Dunker）、蚌科动物三角帆蚌 *Hyriopsis cumingii*（Lea）或褶纹冠蚌 *Cristaria plicata*（Leach）等双壳类动物受刺激形成的珍珠。自动物体内取出，洗净，干燥。

【历史沿革】唐代有研粉法（《千金翼》）、豆腐蒸法（《银海精微》）。宋代有水飞法、牡蛎煮法（《圣惠方》）。明代有人乳浸后煮（《纲目》）、豆腐煮（《大法》）等法。现在主要的炮制方法有豆腐煮、水飞等。现版药典收载珍珠和珍珠粉。

【炮制方法】

1. **珍珠** 取原药材，除去杂质，洗净，晾干。

2. **珍珠粉** 取原药材，洗净污垢（垢重者，可先用碱水洗涤，再用清水漂去碱性），用纱布包好，再将豆腐置砂锅或铜锅内，一般 300g 珍珠用两块 250g 重的豆腐，下垫一块，上盖一块，加清水淹没豆腐寸许，煮制 2 小时，至豆腐呈蜂窝状为止。取出，去豆腐，用清水洗净晒干，研细过筛，用冷水水飞至舌舔无渣感为度。取出放入铺好纸的竹筐内晒干或烘干，再研细。

【质量要求】

1. **珍珠** 本品呈球形、长圆形、卵圆形或棒形。表面类白色、浅粉红色、浅黄绿色或浅蓝色，半透明，光滑或微有凸凹，具特有的彩色光泽。质坚硬。气微，味淡。

2. 珍珠粉　本品为类白色粉末，无光点，质重。气微腥，味微咸，尝之无渣。

【炮制作用】珍珠味甘、咸，性寒。归心、肝经。具有安神定惊、明目退翳、解毒生肌、润肤祛斑的功能。用于惊悸失眠、惊风癫痫、目生云翳、疮疡不敛、皮肤色斑。如治小儿惊啼的真珠丸（《总录》）；治口内诸疮的珍宝散（《丹台玉案》）。

珍珠质地坚硬，不溶于水，经水飞成极细粉末，才能被人体吸收。同时，作过装饰品的珍珠（习称"花珠"）外有油腻，必须用豆腐煮制，令其洁净。

【炮制研究】珍珠主含无机成分为碳酸钙、碳酸镁及少量的氧化硅、磷酸钙，另含多种氨基酸、微量元素，尚含牛磺酸、丰富的维生素、肽类等。

研究表明珍珠各炮制品中总氨基酸含量依次为：豆浆煮水飞的珍珠＞豆腐煮水飞的珍珠＞牛乳煮水飞的珍珠＞水飞的珍珠＞炒爆研细的珍珠。且前 4 个品种均含 17 种以上氨基酸，其中以甘氨酸和丙氨酸的含量最多，天门冬氨酸、丝氨酸、精氨酸次之，炒爆研细珍珠只含 10 种，且含量都低于前 4 种炮制品，这是由于在炒制过程中温度较高，部分氨基酸被破坏。

采用牛奶制珍珠其镇静催眠作用明显增强。用正交试验以炮制品的水煎液中总 Ca^{2+} 含量为指标，优选出牛奶制珍珠的工艺为：珍珠与牛奶用量（g：g）为 1：10，煮制 4 小时，于 200℃烘干 1 小时。

珍珠常用的加工方法主要有水飞、球磨、机械粉碎等。不同的加工方法所得到的粉体细度、外观效果、粒子形态等不同。对现代超微粉碎技术和传统的球磨机粉碎所得的珍珠粉粒径的大小进行比较，结果表明二者珍珠粉的粒径大小差异很大。

【贮存】贮干燥容器内，多用瓷缸或玻璃瓶装，密闭，置干燥处。防尘。

藤　黄

【处方用名】生藤黄、制藤黄。

【来源】本品为藤黄科植物藤黄 *Garcinia hanburyi* Hook. F. 所分泌的胶质树脂。在开花之前，于离地约 3m 处将茎干的皮部作螺纹状割伤，伤口内插一竹管，盛受流出的树脂，加热蒸干，用刀刮下，即得。

【历史沿革】清代始记载有荷叶炮、山羊血制（《金鉴》）、水蒸燀（《拾遗》）法。现在主要的炮制方法有荷叶制、豆腐制、山羊血制等。现版药典未收载。

【炮制方法】

1. 生藤黄　将原药材除去杂质，轧成粗粒或打成小块。

2. 制藤黄

（1）豆腐制　大块豆腐，中间挖一长方形槽，将药置槽中，再用豆腐盖严，置锅内加水煮，煮至藤黄熔化后，取出放凉，待藤黄凝固，除去豆腐即得。或将定量豆腐块中间挖槽，把净藤黄粗末放入槽中，上用豆腐覆盖，放入盘中用蒸笼加热，蒸至藤黄全部熔化，取出，放凉，除去豆腐，干燥。

每 100kg 净藤黄，用豆腐 300kg。

（2）荷叶制　取荷叶加 10 倍量水煎 1 小时，捞去荷叶，加入净藤黄煮至燀化，并继续浓缩成稠膏状，取出，凉透，使其凝固，打碎。

每 100kg 净藤黄，用荷叶 50kg。

（3）山羊血制　取净藤黄与鲜山羊血同煮 5～6 小时，取出，拣出山羊血，晾干。

每 100kg 净藤黄，用山羊血 50kg。

【质量要求】

1. 生藤黄　本品呈不规则碎块状、片状或细粉状，表面棕黄色、红黄色或橙棕色，质脆易碎，有光泽，无臭，味辛。

2. 制藤黄　本品显黄褐色，表面粗糙，断面显蜡样光泽。

【炮制作用】藤黄味酸、涩，性寒；有大毒。归胃、大肠经。生品有大毒，不能内服。具有消肿排脓、散瘀解毒、杀虫止痒的功能。外用治疗痈疽肿毒，顽癣。如治一切肿毒的一笔消（《祝穆试效方》）。

制藤黄毒性降低，可供内服。并可保证药物的净度。用于跌打损伤，金疮肿毒，肿瘤。如治金疮肿毒的黎峒丸（《全生集》）。

【炮制研究】藤黄主要含藤黄酸、新藤黄酸、藤黄素、莫里林、异莫里林、莫里林酸、半乳糖、鼠李糖等化学成分。

炮制对藤黄中藤黄酸的含量影响：对生藤黄、豆腐制藤黄、荷叶制藤黄、水煮藤黄、山羊血制藤黄和高压蒸藤黄进行分析比较，结果表明藤黄各炮制品中藤黄酸差异不明显；但各炮制品与生品比较均有下降。

炮制对藤黄毒性和致突变作用的影响：对小鼠的 LD_{50} 大小顺序为：山羊血制＜豆腐制＜清水制＜荷叶制＜生品，表明藤黄经不同方法炮制后毒性均降低。以小鼠骨髓细胞中嗜多染红细胞微核和姐妹染色单体互换为指标，观察不同炮制方法对藤黄致突变作用的影响，结果表明藤黄经炮制后可降低其致突变作用，各炮制品之间无显著性差异。另有实验表明藤黄不同炮制品对小鼠腹腔均具有致炎作用，生品致炎作用最强，炮制后作用降低。

藤黄经炮制后均可增强其抗炎、抗菌、抗肿瘤等药理作用。抗炎方面，荷叶制品和高压蒸制品优于其他炮制品。抗菌方面，6 种藤黄炮制品对革兰阳性金黄色葡萄球菌和白色葡萄球菌具有明显的抗菌作用，但对实验所用的几株革兰阴性杆菌均无效，与生藤黄相比较，所用各种炮制方法均可增强抗菌活性。细胞毒方面，高压制藤黄对致病菌和肿瘤细胞的杀伤作用比较好。抗肿瘤方面，高压蒸制藤黄对肿瘤细胞的抑制作用最强，其细胞的形态损伤作用与生长抑制作用相一致。

【贮存】贮干燥容器内，密闭，置通风干燥处。按毒性中药管理。

川　乌

【处方用名】生川乌、制川乌。

【来源】本品为毛茛科植物乌头 Aconitum carmichaelii Debx. 的干燥母根。6 月下旬至 8 月上旬采挖，除去子根、须根及泥沙，晒干。

【历史沿革】汉代有灰火炮炙、蜜煮（《金匮要略》）法。唐代有熬（《千金》）、烧作灰（《产宝》）、火煨、米炒、醋煮（《理伤》）等法。宋代增加了微炒、黑豆煮、酒浸、酒拌炒、童便制（《圣惠方》）、盐炒（《博济》）、酒煮（《苏沈》）、黑豆同炒、盐煮炒（《总录》）、蚌粉炒制、乌豆蒸（《局方》）、煅存性（《总微》）、牡蛎粉炒制、米泔浸后麸炒制（《三因》）、麻油煎令黄（《朱氏》）、姜汁浸、童便浸后姜炒（《扁鹊》）等方法；元代有土制（《丹溪》）法。明、清时代又增加了酒和童便制、盐姜制、面炒制、蛤粉炒制、米泔浸（《普济方》）、盐酒浸（《医学》）、酒醋制（《纲目》）。并提出湿纸煨后酒煮，以入口不麻为度（《醒斋》）；童便及浓甘草汤同煮汁尽为度（《必读》）；草果蒸（《串雅外》）等多种炮制方法。现在主要的炮制方法有蒸法和煮法等。现版药典收载川乌和制川乌。

【炮制方法】

1. 生川乌　取原药材，拣净杂质，洗净灰屑，晒干。

2. 制川乌　取川乌，大小分档，用水浸泡至内无干心，取出，加水煮沸 4～6 小时，或蒸6～8 小时，至取个大及实心者切开无白心，口尝微有麻舌感时，取出晾至六成干，切厚片，干燥。

【质量要求】

1. 生川乌　本品呈不规则圆锥形，稍弯曲，顶端常有残茎，中间多向一侧膨大。表面棕褐色或灰棕色，有细纵皱纹。质坚实，断面类白色或浅灰黄色。气微，味辛辣、麻舌。

生川乌饮片水分不得过 12.0%，总灰分不得过 9.0%，酸不溶性灰分不得过 2.0%，乌头碱、次乌头碱和新乌头碱的总量应为 0.050%～0.17%。

2. 制川乌　本品为不规则或长三角形厚片，表面黑褐色或黄褐色，有灰棕色多角形环纹，体轻质脆，断面有光泽，气微，微有麻舌感。

制川乌水分不得过 11.0%，双酯型生物碱以乌头碱、次乌头碱和新乌头碱的总量计，不得过 0.040%，含苯甲酰乌头原碱、苯甲酰次乌头原碱及苯甲酰新乌头原碱的总量应为0.070%～0.15%。

【炮制作用】川乌味辛、苦，性热；有大毒。归心、肝、脾、肾经。具有祛风除湿、温经止痛的功能。生川乌有大毒，多外用于风冷牙痛，疥癣，痈肿。如用醋渍后洗患处治痈肿（《外台》）。

制川乌毒性降低，可供内服。用于风寒湿痹，肢体疼痛，麻木不仁，心腹冷痛，疝痛，跌打肿痛。如治寒疝的乌头煎（《金匮》）；治寒湿历节及脚气疼痛，不可屈伸的乌头汤（《金匮》）。

【炮制研究】川乌主要含生物碱类成分，其中双酯型乌头碱毒性最强，苯甲酰单酯型乌头碱毒性较小，乌头原碱类毒性很弱。其中双酯型二萜类生物碱，包括乌头碱、中乌头碱、次乌头碱是川乌中的主要毒性成分。此外川乌中尚含糖及挥发性成分。

川乌所含的双酯型生物碱性质不稳定，通过加水、加热处理，使极毒的双酯型乌头碱 C_8 位上的乙酰基水解（或分解），失去一分子醋酸，得到相应的苯甲酰单酯型生物碱：苯甲酰乌头胺（乌头次碱）、苯甲酰中乌头胺、苯甲酰次乌头胺。其毒性为双酯型乌头碱的1/200～1/500。再进一步水解，使 C_{14} 位上的苯甲酰基水解（或分解），失去一分子苯甲酸，得到亲水性氨基醇类乌头原碱：乌头胺（乌头原碱）、中乌头胺、次乌头胺。其毒性仅为双酯型乌头碱的1/2000～1/4000。在炮制工艺中，川乌经加水、加热处理，促进水解反应，从而达到炮制"减毒"的目的。

NOTE

　　川乌中双酯型二萜类生物碱乌头碱、中乌头碱、次乌头碱是其主要毒性成分，又是镇痛、抗炎的有效成分。去甲乌药碱和去甲猪毛菜碱为川乌水溶性强心有效成分。炮制后由于双酯型乌头碱类成分的分解破坏而使其毒性降低，但其镇痛、抗炎作用仍然很明显，但若炮制太过，水解完全，则药效降低。乌头毒性的降低与其总生物碱含量无关，只决定于毒性强的双酯型生物碱的分解或水解程度。乌头药效的强弱亦与双酯型生物碱的水解程度有关。

　　根据水解去毒的原理，有报道川乌的炮制工艺可采用加压蒸制，其工艺为 110℃～115℃，98kPa 的气压炮制 40 分钟即可。其炮制品没有乌头碱特有的苦味，也无麻辣感，毒性降为原生药的 1/200。另有报道表明，相比药典法制川乌，用辅料醋蒸或煮川乌，在一定程度上可促进双酯型生物碱的一级水解，抑制单酯型生物碱的二级水解，从而提高单酯型生物碱的含量。

　　【贮存】贮干燥容器内，置通风干燥处。生品防蛀，制品防潮、防霉。按毒性中药管理。

草　乌

　　【处方用名】草乌、生草乌、制草乌。

　　【来源】本品为毛茛科植物北乌头 *Aconitum kusnezoffii* Reichb. 的干燥块根。均系野生。秋季茎叶枯萎时采挖，除去须根及泥沙，干燥。

　　【历史沿革】唐代有姜汁煮、醋煮、山矾灰汁浸（《理伤》）等的炮制方法。宋代有炒焦（《总病论》）、炒黑存性、盐水浸、盐水浸后麸炒、童便浸、麸和巴豆同炒黑色（《总录》）、盐炒（《普济方》）、火炮（《局方》）、薄荷生姜汁浸（《总微》）、水煮（《卫济》）、米泔浸、黑豆同煮（《三因》）、酒浸（《传信》）、盐油炒（《朱氏》）、豆腐煮（《急救仙方》）、麻油浸炒（《疮疡》）等方法。元代有煨制（《丹溪》）法。明代增加了姜汁浸、醋炒、醋淬、醋浸、粟米炒（《普济方》）、姜汁炒（《入门》）、酒淬（《准绳》）、米泔浸后炒焦（《保元》）、酒煮（《醒斋》）等方法。清代又增加了绿豆同煮（《全生集》）、面炒（《串雅外》）、面裹煨（《增广》）等炮制方法。现在主要的炮制方法有水浸后煮制等。现版药典收载草乌和制草乌。

　　【炮制方法】

　　1. 生草乌　取原药材，除去杂质，洗净，干燥。

　　2. 制草乌　取净草乌，大小分档，用水浸泡至内无干心，取出，加水煮沸至取大个及实心者切开内无白心，口尝微有麻舌感时，取出，晾至六成干，切薄片，干燥。

　　【质量要求】

　　1. 生草乌　本品呈圆锥形，稍弯曲而瘦长，表面暗棕色或灰褐色，外皮皱缩，偶有突起的支根"钉角"，质坚。破碎面为灰白色，粉性。气微，味辛辣，麻舌。

　　生草乌饮片杂质（残茎）不得过 5.0%，水分不得过 12.0%，总灰分不得过 6.0%，乌头碱、次乌头碱和新乌头碱的总量应为 0.10%～0.50%。

　　2. 制草乌　本品呈不规则类圆形或近三角形片状，表面黑褐色，有灰白色多角形形成层环及点状维管束，并有空隙，周边皱缩或弯曲。质脆。气微，味微辛辣，稍有麻舌感。

　　制草乌水分同生品，双酯型生物碱以乌头碱、次乌头碱和新乌头碱的总量计，不得过 0.040%，含苯甲酰乌头原碱、苯甲酰次乌头原碱及苯甲酰新乌头原碱的总量应为 0.020%～0.070%。

【炮制作用】草乌味辛、苦，性热；有大毒。归心、肝、脾、肾经。具有祛风除湿、温经止痛的功能。生草乌有大毒，多作外用。用于喉痹，痈疽，疔疮，瘰疬。如治痈疽肿毒的草乌揭毒散（《景岳》）。

制草乌毒性降低，可供内服。用于风寒湿痹，关节疼痛，心腹冷痛，跌打疼痛。如治寒湿痹痛的小活络丹（《处方集》）。

【炮制研究】草乌的主要成分和炮制解毒机理与川乌类似，可参看川乌项。

采用双波长薄层扫描法分别测定生草乌、高压蒸法及煮沸4小时的制草乌饮片中的乌头碱、中乌头碱、次乌头碱三种毒性生物碱的含量，结果煮沸4小时的制草乌毒性生物碱含量降低最为明显。在蒸制工艺中，随着压力与温度的增高，总生物碱含量无显著变化，而毒性生物碱含量显著下降。

草乌炮制程度的传统经验要求达到"口尝无麻舌感或微有麻舌感"。由于每人的味觉敏感程度不同，口尝量和口尝方式不同，因而有很大差异。使用这种经验方法应遵循如下原则：①舌尝部位应在舌前1/3处；②取样100～150mg；③在口中嚼半分钟；④咀嚼当时不麻，2～5分钟后出现麻辣感；⑤舌麻时间维持20～30分钟才逐渐消失。

草乌传统炮制工艺常采用水浸泡处理，实验表明，经水浸泡处理后生物碱流失严重，其总单、双生物碱和总生物碱的损失率分别为20.97%、31.13%和14.57%。且常温下酯型生物碱水解减毒作用不明显。而润湿法能最大程度保留生物碱的含量。对草乌常压蒸煮、高压蒸制和高温烘制等加热方式进行研究，结果表明，高温烘制和高压蒸制均具有一定的减毒作用，以高压蒸制减毒作用最好。其制品中双酯型生物碱的含量大大降低，明显低于药典的限量要求，而单酯型生物碱能最大保留，炮制品美观，工艺操作简单可控，耗时短，可用于饮片大生产。

【贮存】贮干燥容器内，置通风干燥处。生品防蛀，制品防潮、防霉。按毒性中药管理。

附　子

【处方用名】白附片、黑顺片、炮附片、淡附片。

【来源】本品为毛茛科植物乌头 *Aconitum carmichaelii* Debx. 的子根的加工品。6月下旬至8月上旬采挖，除去母根、须根及泥沙，习称"泥附子"。

【历史沿革】汉代首载火炮法（《玉函》）。晋代有炒炭（《肘后》）法。南北朝刘宋时代有用东流水并黑豆浸（《雷公》）的方法。唐代有蜜炙（《千金翼》）、纸裹煨（《理伤》）的方法。宋代有水浸、醋浸（《圣惠方》）、醋炙、黑豆青盐制、浆水制、黄连制（《总录》）、姜制（《博济》）、盐制（《三因》）法。明代有地黄制（《普济方》）、甘草汤炒（《景岳》）、童便制（《回春》）等方法。清代有甘草防风童便同制法（《说约》）。现在主要的炮制方法有盐制、漂制、蒸制、煮制、砂炒和甘草黑豆制等。现版药典收载附片（黑顺片、白附片）、盐附子、淡附子和炮附片。

【炮制方法】

1. 盐附子　选个大、均匀的泥附子，洗净，浸入食用胆巴的水溶液中过夜，再加食盐，继续浸泡，每日取出晒晾，并逐渐延长晒晾时间，直至附子表面出现大量结晶盐粒（盐霜），体质变硬。

2. 黑顺片 取泥附子，按大小分别洗净，浸入食用胆巴的水溶液中数日，连同浸液煮至透心，捞出，水漂，纵切成厚约 0.5cm 的片，再用水浸漂，用调色液使附片染成浓茶色，取出，蒸至出现油面、光泽后，烘至半干，再晒干或继续烘干。

3. 白附片 选大小均匀的泥附子，洗净，浸入食用胆巴的水溶液中数日，连同浸液煮至透心，捞出，剥去外皮，纵切成厚约 0.3cm 的片，用水浸漂，取出，蒸透，晒干。

4. 炮附片 取砂置锅内，用武火炒热，加入附片，拌炒至鼓起并微变色，取出，筛去砂，放凉。

5. 淡附片 取净盐附子，用清水浸漂，每日换水 2～3 次，至盐分漂尽，与甘草、黑豆加水共煮，至透心，切开后口尝无麻舌感时，取出，除去甘草、黑豆，切薄片，干燥。

每 100kg 盐附子，用甘草 5kg，黑豆 10kg。

【质量要求】

1. 盐附子 本品呈圆锥形，长 4～7cm，直径 3～5cm。表面灰黑色，被盐霜，顶端有凹陷的芽痕，周围有瘤状突起的支根或子根痕。体重，横切面灰褐色，可见充满盐霜的小空隙及多角形形成层环纹，环纹内侧导管束排列不整齐。气微，味咸而麻，刺舌。

2. 黑顺片 本品为纵切厚片，上宽下窄，外皮黑褐色，切面暗黄色，油润具光泽，半透明状，并有纵向导管束。质硬而脆，断面角质样，气微，味淡。

3. 白附片 本品形如黑顺片，表面黄白色（无外皮），半透明。

附片（黑顺片和白附片）水分不得过 15.0%，双酯型生物碱以新乌头碱、次乌头碱和乌头碱的总量计不得过 0.020%，含生物碱以乌头碱计不得少于 1.0%，含苯甲酰乌头原碱、苯甲酰次乌头原碱及苯甲酰新乌头原碱的总量不得少于 0.010%。

4. 炮附片 本品形如黑顺片或白附片，表面鼓起黄棕色，质松脆。气微，味淡。

5. 淡附片 本品为纵切片，外皮褐色，切片褐色，半透明，有纵向导管束。质硬，断面角质样。气微，味淡，口尝无麻舌感。

淡附片含双酯型生物碱以新乌头碱、次乌头碱和乌头碱的总量计，不得过 0.010%。

【炮制作用】 附子味辛、甘，性大热；有毒。归心、肾、脾经。具有回阳救逆、补火助阳、逐风寒湿邪的功能。用于亡阳虚脱，肢冷脉微，阳痿，宫冷，心腹冷痛，虚寒吐泻，阴寒水肿，阳虚外感，寒湿痹痛。生附子有毒，加工炮制后毒性降低，便于内服。产地加工成盐附子的目的是防止药物腐烂，利于贮存。加工成黑顺片、白附片后毒性降低，可直接入药。

炮附片以温肾暖脾为主，用于心腹冷痛，虚寒吐泻。如治虚寒泄泻的附子理中丸（《局方》）及治冷痢腹痛的温脾汤（《千金》）。

淡附片长于回阳救逆，散寒止痛。用于亡阳虚脱，肢冷脉微，阴寒水肿，阳虚外感，寒湿痹痛。如治厥逆亡阳的四逆汤（《中国药典》）；治寒湿痹痛的甘草附子汤（《伤寒》）；治阳虚水肿的八味肾气丸（《金匮》）。

【炮制研究】 附子主要含多种生物碱类成分，其中二萜双酯类生物是其主要毒性成分。附子炮制后毒性降低，减毒机理与川乌类似。

附子经各种方法加工炮制后，能使附子中生物碱含量下降，但附子中总生物碱含量的多少不能准确反映其毒性大小，其中双酯型生物碱的含量是决定其毒性大小的主要因素。生品中双酯型生物碱的含量高，炮制后双酯型生物碱的含量减少，单酯型乌头碱类含量增加。不同炮制品毒性大小为生附片＞白附片＞微波炮附片。

附子具有明显的强心作用，其中所含的一种微量成分消旋去甲乌药碱，被证明具有显著的强心作用，稀释至十亿分之一仍有活性。其他强心成分尚有棍撑碱（氯化甲基多巴胺）、去甲猪毛菜碱等。生附子具有一定抗炎作用，白附片无抗炎作用，而微波炮附子抗炎作用最强。经小鼠热板法实验，在同等剂量下，生附子镇痛作用不明显，白附片作用较强且持久，微波炮附子作用强而迅速，也能维持一定时间。

有研究将附子去皮后，加入药材量50%的老水浸泡10～15小时，再换清水浸泡20～24小时，反复2～4次后，蒸10～20分钟，晾干或烘干后，选用2450MHz或915MHz的微波机进行辐射干燥，制得含水量为10%以下的附子，药效较好，毒性低；另有用烘箱烘烤法炮制附子，通过正交试验设计考察烫漂时间、烘烤温度、烘烤时间对双、单酯型生物碱含量的影响，结果表明烘箱烘烤能很好地降低附子中毒性成分的含量，增加有效成分的含量，为附子新型炮制品和减毒增效工艺的研发提供参考。

【贮存】贮干燥容器内，密闭，置通风干燥处。防潮。

远　志

【处方用名】远志、炙远志、远志肉。

【来源】本品为远志科植物远志 *Polygala tenuifolia* Willd. 或卵叶远志 *Polygala sibirica* L. 的干燥根。春秋两季采挖，除去须根及泥沙，晒干。

【历史沿革】汉代有去心法（《中藏》）。南北朝刘宋时代有甘草汤浸法，并提出"若不去心，服之令人闷"（《雷公》）。宋代有炒黄、甘草煮、生姜汁炒（《普本》）、酒蒸（《鸡峰》）等方法。明代有米泔浸（《普济方》）、甘草水和黑豆煮去骨后姜汁炒（《入门》）、灯心煮（《奇效》）、猪胆汁煮后姜汁制、泔煮（《准绳》）法等。清代增加了蜜蒸（《解要》）、炙（《金鉴》）、甘草汁炒、炒炭（《治裁》）等炮制方法。并有"去骨取皮甘草汤渍一宿，因苦下行，以甘缓之，使上发也"（《本草述》）及"米泔水浸，捶碎，去心用，不去心令人闷绝，再用甘草汤泡一宿，漉出日干，或焙干用，生用则戟人咽喉"（《得配》）的阐述。现在主要的炮制方法有甘草汁制、蜜炙等。现版药典收载远志和制远志。

【炮制方法】

1. 远志取　原药材，除去杂质，略洗，润透，切段，干燥。

2. 制远志　取甘草，加适量水煎煮两次，煎液合并，加入净远志，用文火煮至汤被吸尽，取出，干燥。

每100kg远志段，用甘草6kg。

3. 蜜远志　取熟蜜，加入少许开水稀释后，淋于制远志段中，稍闷，用文火炒至蜜被吸尽，药色深黄，略带焦斑，疏散不粘手为度，取出，放凉。

每100kg远志段，用熟蜜20kg。

【质量要求】

1. 远志　本品为圆柱形的段，外表皮灰黄色至灰棕色，有横皱纹。断面棕黄色，中空。气微，味苦微辛，嚼之有刺喉感。

NOTE

远志饮片水分不得过 12.0%，总灰分不得过 6.0%，70% 乙醇醇溶性浸出物不得少于 30.0%，细叶远志皂苷不得少于 2.0%，远志𠮦酮Ⅲ不得少于 0.15%，3,6′-二芥子酰基蔗糖不得少于 0.50%。

2. 制远志 本品形如远志段，表面黄棕色，味微甜，嚼之无刺喉感。

制远志水分、醇溶性浸出物含量要求同生品，酸不溶灰分不得过 3.0%，细叶远志皂苷含量要求同生品，远志𠮦酮Ⅲ不得少于 0.10%，3,6′-二芥子酰基蔗糖不得少于 0.30%。

3. 蜜远志 本品显棕红色，稍带焦斑，略有黏性，味甜。

【炮制作用】远志味苦、辛，性温。归心、肾、肺经。具有安神益智、祛痰、消肿的功能。远志生品"戟人咽喉"，多外用涂敷，用于痈疽肿毒，乳房肿痛。如治口疮的远志散（《朱氏集验方》）。

制远志能缓和燥性，消除麻味，防止刺喉，以安神益智为主。用于心神不安，惊悸，失眠，健忘。如治失眠健忘的远志丸（《局方》）。

蜜远志能增强化痰止咳的作用，多用于咳嗽，痰多，难咯出者。

【炮制研究】远志主要含三萜皂苷类成分，包括远志皂苷 A、B、C、D、E、F、G。尚含脂肪油、树脂、远志糖醇、葡萄糖、果糖、远志碱等。

远志不同炮制品皂苷类成分含量的比较，用高效液相色谱法测定用甘草汁炮制远志，各炮制品中远志皂苷的含量顺序为：生品＞烘法＞煮法＞炒法＞蒸法，表明远志经甘草汁制后，皂苷含量均有所下降；环远志皂苷元的含量，炮制品明显比生品高。远志皂苷元含量，炮制品与生品相当。

药理研究表明，生远志、蜜炙远志、姜制远志、甘草制远志均对小鼠有明显的止咳作用。蜜炙远志能增强远志对胃黏膜及迷走神经的刺激，增加支气管分泌，使气管内容物易于咳出。

生远志、姜远志、甘草制远志均可使小鼠胃内甲基橙胃残留率明显增高，胃排空速度减慢，而蜜远志各组对小鼠胃排空没有明显影响，生远志与姜汁炙远志组能显著抑制胃蛋白酶的活性；蜜炙远志能显著增强大鼠胃黏膜 ITF 的表达，并能上调胃黏膜 α-TGF 基因表达，而生远志对其无显著影响，说明生远志毒性较大，蜜炙品毒性小，能降低对胃黏膜的损伤。生远志的 LD_{50} 值明显小于其他各制品，而蜜远志的 LD_{50} 值明显大于其他制品，说明炮制后可减小毒性。

远志传统加工要求抽去木心，取根皮入药。化学研究表明，远志皮和远志木心的化学成分种类相同，远志皮皂苷含量为 12.1%，远志心为 0.482%，相差达 25 倍。药理研究表明，远志皮的祛痰作用、抗惊厥作用和溶血作用及急性毒性均强于远志木心。鉴于带心远志的毒性和溶血作用均小于远志皮，而且镇静作用强，祛痰作用亦不减弱，且抽取木心较为费工费时，故《中国药典》现规定远志不去心应用，但远志木心约占全远志质量 1/4，且有效成分含量较低，若从提高整体疗效，除去质次非药用部位考虑，传统"去心"的方法值得进一步探讨。

【贮存】贮干燥容器内，密闭，置通风干燥处。

吴茱萸

【处方用名】吴茱萸、制吴茱萸。

【来源】本品为芸香科植物吴茱萸 *Euodia rutaecarpa*（Juss.）Benth、石虎 *Euodia rutaecarpa*（Juss.）Benth. var. *officinalis*（Dode）Huang 或疏毛吴茱萸 *Euodia rutaecarpa*（Juss.）Benth.var. *bodinieri*（Dode）Huang 的干燥近成熟果实。8～11 月果实尚未开裂时，剪下果枝，晒干或低温干燥，除去枝、叶、果梗等杂质。

【历史沿革】汉代有洗法（《玉函》）、炒法（《金匮》）。南北朝刘宋时代有盐水炒、醋煮法（《雷公》）。唐代有酒煮服、姜汁制（《食疗》）。宋代增加了炒令焦、炒令熟、醋制、焙制（《圣惠方》）、煨制、醋炒（《博济方》）、汤浸（《衍义》）、酒浸炒、黑豆汤浸炒（《总录》）、童便浸法（《局方》）、盐制（《总微》）、汤煮（《妇人》）。元代有汤洗焙干（《脾胃论》）、酒洗焙（《宝鉴》）、盐炒（《丹溪》）等法。明代增加了盐水炒、黄连水炒（《入门》）、水浸、黄连炒、牵牛子炒（《奇效》）。有"滚水加盐泡五次，去毒炒用"（《仁术》）及"盐汤浸去烈汁焙干用，陈久者良，闭口者多毒"（《通玄》）的论述。清代对炮制目的有"阴干，须深滚汤泡去苦烈汁七次始可焙用，治疝盐水炒，治血醋炒，止呕姜汁炒，疏肝胃黄连木香汁炒"（《害利》）等记载。现在主要的炮制方法有甘草水制和盐水炙等。现版药典收载吴茱萸和制吴茱萸。

【炮制方法】

1. 吴茱萸 取原药材，除去杂质，洗净，干燥。

2. 制吴茱萸 取甘草片或碎块，加适量水，煎汤去渣，加入净吴茱萸，闷润吸尽后置热锅内，用文火炒至微干，取出，晒干。

每 100kg 净吴茱萸，用甘草 6kg。

3. 盐吴茱萸 取净吴茱萸，置于适宜容器内，加入盐水拌匀，置锅内用文火加热，炒至裂开，稍鼓起时，取出放凉。

每 100kg 净吴茱萸，用食盐 3kg。

【质量要求】

1. 吴茱萸 本品呈球形或略呈五角状扁球形。表面暗黄绿色至褐色，粗糙，顶端有五角星状的裂隙。质硬而脆，气芳香浓郁，味辛辣而苦。

吴茱萸饮片水分不得过 15.0%，总灰分不得过 10.0%，醇溶性浸出物不得少于 30.0%，吴茱萸碱和吴茱萸次碱的总量不得少于 0.15%，柠檬苦素不得少于 0.20%。

2. 制吴茱萸 本品形如吴茱萸，表面棕褐色至暗褐色。

制吴茱萸、水分、总灰分、醇溶性浸出物、吴茱萸碱和吴茱萸次碱的总含量及柠檬苦素含量要求均同生品。

3. 盐吴茱萸 本品形如吴茱萸，表面色泽加深，香气浓郁，味辛辣而微咸。

【炮制作用】吴茱萸味辛、苦，性热；有小毒。归肝、脾、胃、肾经。具有散寒止痛、降逆止呕、助阳止泻的功能。生品有小毒，多外用。以散寒定痛力强，用于口腔溃疡，牙痛，湿疹。如用吴茱萸煎酒含漱，治牙齿疼痛（《食疗》）。

制吴茱萸，毒性降低，燥性缓和，用于厥阴头痛，寒疝腹痛，寒湿脚气，经行腹痛，脘腹胀满，呕吐吞酸，五更泄泻。如治厥阴头痛的吴茱萸汤（《伤寒》）；治胁肋胀痛，吞酸呕吐，脘痞嗳气的左金丸（《中药成药制剂手册》）。

盐制吴茱萸宜用于疝气疼痛。

【炮制研究】吴茱萸含生物碱类成分，主要为吴茱萸碱、吴茱萸次碱、羟基吴茱萸碱等。

还含挥发油，主要为吴茱萸内酯、吴茱萸烯、吴茱萸内酯醇等。另含柠檬苦素类、黄酮类、多糖及氨基酸等成分。

研究表明，不同炮制方法对吴茱萸碱、吴茱萸次碱、吴茱萸内酯影响不同，其中吴茱萸内酯的含量：生品＞姜制＞醋制＞甘草制＞酒制＞盐制；吴茱萸碱的含量：酒制＞盐制＞姜制＞生品＞甘草制＞醋制；吴茱萸次碱含量：盐制＞酒制＞生品＞姜制＞醋制＞甘草制。对吴茱萸生品、甘草制品、醋制品、盐制品的挥发油进行了气相色谱分析，挥发油总量依次按生品及醋、甘草、盐制品下降。盐制品挥发油含量下降最多，仅为生品的一半。甘草炮制后吴茱萸挥发油组分发生明显变化，其中 β－水芹烯，β－罗勒烯及月桂烯等主要成分的含量也有较大变化。酒炙吴茱萸总黄酮含量显著增高，其他炮制品均较生品显著降低。吴茱萸经甘草炙后，多糖含量较生品显著上升。

对吴茱萸生品、甘草制品、醋制品、盐制品进行镇痛、抗炎、止泻实验的比较研究，结果表明镇痛作用盐制品最好，这与治疗寒疝腹痛用盐水炒是一致的；抗炎作用甘草制与生品明显强于醋制与盐制品；止泻作用强弱依次为：生品＞甘草制品＞盐制品＞醋制品。另外甘草制吴茱萸挥发油 LD_{50} 值与生品相比升高了 19.1%，且甘草制后挥发油的小鼠死亡时间明显延长，提示吴茱萸的毒性与其所含的挥发油成分有关。

以吴茱萸脂溶性及水溶性成分指纹图谱为指标，考察甘草炙吴茱萸的炮制工艺，结果表明，炒制时间和炒制温度对吴茱萸指纹图谱有显著影响，最佳炮制工艺为：药材与甘草以100∶6 比例，闷润 3 小时，180℃炒制 10 分钟。

【贮存】贮干燥容器内，密闭，置通风干燥处。

硫　黄

【处方用名】硫黄、制硫黄。

【来源】本品为自然元素类矿物硫族自然硫，采挖后，加热熔化，除去杂质；或用含硫矿物经加工制得。

【历史沿革】汉代有炼法（《中藏》）。南北朝刘宋时代有用龙尾蒿、紫背天葵汁制（《雷公》）。唐代有研（《千金翼》）、烧灰（《颅囟》）等方法。宋代有微火上炒勿令焦（《产育》）、同黑铅同制（《普本》）、与水银同制（《局方》）、与铅同炒、萝卜制（《三因》）等方法。明代增加了猪肠内煮（《普济方》）、豆腐中煮（《医学》）、醋煮（《原始》）、烧后酒淬（《禁方》）及用甘草汤和甘草、百部汤煮制（《粹言》）等方法。清代基本沿用前法。现在主要的炮制方法为豆腐制等。现版药典收载硫黄和制硫黄。

【炮制方法】

1.硫黄　拣去杂质，敲成碎块。

2.制硫黄　取净硫黄块与适量豆腐同煮，至豆腐显黑绿色时，取出，漂净，阴干。

每 100kg 净硫黄，用豆腐 200kg。

本品有毒，炮制用过的豆腐应妥善处理。

【质量要求】

1.硫黄　本品呈不规则块状，黄色或略呈黄绿色，表面不平坦，呈脂肪光泽，常有多数小孔。用手握紧置于耳旁，可闻轻微的爆裂声。体轻，质松，易碎，断面常呈针状结晶形。有特异的臭味，味淡。

硫黄含硫不得少于 98.5%。

2. 制硫黄 本品为黄褐色或黄绿色结晶块，断面蜂窝状，臭气不明显。

【炮制作用】硫黄味酸，性温；有毒。归肾、大肠经。外用解毒杀虫疗疮；内服补火助阳通便。生品有毒，多外用于疥癣，秃疮，阴疽恶疮。如治顽癣的如圣散（《总录》）；治疥疮的臭灵丹（《金鉴》）。

制硫黄毒性降低，可供内服。以助阳益火为主。用于阳痿，尿频，虚寒腹痛，虚喘冷哮，虚寒便秘。如治肾阳不足，命门火衰所致的阳痿、遗精、尿频的金液丹（《局方》）；治肾虚气喘的黑锡丹；治老年虚冷便秘，或寒湿久泻的半硫丸（《局方》）。

【炮制研究】硫黄主含硫，尚含少量钙、铁、铝、镁和微量硒、碲等元素。

豆腐、药汁炮制硫黄，能保证硫在加热中不逸失，不氧化。研究表明，炮制硫黄时，豆腐显黑绿色，是硫黄与铁锅或铜锅在加热过程中，产生了某种化学反应的结果。当炮制所用容器是铝锅、不锈钢锅或非金属容器时，豆腐不显黑绿色。黑色粉状物质经 X 衍射分析，证明系铁的化合物与硫的混合物，其组分除硫以外，主要是硫化亚铁。硫黄在铜锅中产生的黑色物质，其化学组分除硫以外，主要是硫和铜的化合物。因此应对炮制容器及炮制机理做进一步研究。

对硫黄进行了炮制前后砷含量的测定，结果表明，生品中砷含量比炮制品大 8～15 倍，经炮制后可降低硫黄中 As_2O_3 的含量，以豆腐炮制品最为显著。故豆腐制硫黄可降低毒性。

硫黄与皮肤的分泌液接触，可形成硫化氢和五硫黄酸，具有软化表皮和杀死皮肤寄生虫的作用，对皮肤真菌有抑制作用，对疥虫有杀灭作用。硫黄内服变为硫化物或硫化氢，可刺激胃肠黏膜，使其加快蠕动，导致缓泻。

硫黄和豆腐以 1:1.5～1:2 的比例进行炮制，制品含硫量可达到 98% 以上，含砷量低于或等于 1μg/mL，符合《中国药典》关于砷盐限量的规定。

【贮存】贮干燥容器内，密闭，置通风干燥处。防火。

第三节 燀 法

将药物置沸水中浸煮短暂时间，取出，分离种皮的方法称为燀法。

（一）燀制的目的
1. 在保存有效成分的前提下，除去非药用部分 如苦杏仁等。

2. 分离不同药用部位 如白扁豆等。

（二）燀制的操作方法
先将多量清水加热至沸，再把药物连同具孔盛器（如笊篱、漏勺等），一起投入沸水中，稍微翻烫片刻，5～10 分钟，加热烫至种皮由皱缩到膨胀，种皮易于挤脱时，立即取出，浸漂于冷水中，捞起，搓开种皮、种仁，晒干，簸去或筛去种皮。

（三）注意事项

1. 用水量宜大，以确保水温，一般为药材量的10倍以上。若水量少，投入苦杏仁后，水温迅速降低，酶不能很快被灭活，反而使苷被酶解，影响药效。亦影响白扁豆的去毒效果。

2. 水沸腾后投入药物，加热时间以5～10分钟为宜。若水烫时间过长，易导致成分损失。

3. 去皮后，宜当天晒干或低温烘干。否则易泛油，色变黄，影响成品质量。

苦杏仁

【处方用名】苦杏仁、杏仁、燀杏仁、炒杏仁。

【来源】本品为蔷薇科植物山杏 *Prunus armeniaca* L. var. *ansu* Maxim.、西伯利亚杏 *Prunus sibirica* L.、东北杏 *Prunus mandshurica*（Maxim.）Koehne 或杏 *Prunus armeniaca* L. 的干燥成熟种子。夏季采收成熟果实，除去果肉和核壳，取出种子，晒干。

【历史沿革】汉代有去皮尖炒（《金匮》）、熬黑（《伤寒》）、捣令如膏（《玉函》）等。晋代有熬令黄法（《肘后》）。南北朝刘宋时代有"沸汤浸少时去皮膜……"（《雷公》）。梁代记述有"得火良"。唐代有麸炒法（《外台》）。宋代增加了面炒（《脚气》）、制霜法（《总录》）。明代又增加了蜜拌炒、蛤粉炒（《普济方》）、童便浸（《禁方》）、酒浸、盐水浸（《通玄》）等炮制方法。并指出"单仁者泡去皮尖，麸炒入药，双仁者惟堪毒狗，误服杀人"（《蒙筌》）；"面炒黄色去油"（《入门》）；"治风寒肺病，药中亦有连皮用者，取其发散也"（《纲目》）。清代有去皮尖，蒸熟捣碎法（《增广》）。并有"咳逆上气或喘急，并可用杏仁制炒，研膏入蜜，杵熟……劳伤咳嗽，杏仁以童子小便浸，春七日，冬二七日，连皮尖研滤取汁，煮令鱼眼沸，如糊，以粗布摊爆之，可丸"（《握灵》）；"不去皮尖……杏仁留尖，取其发，连皮，取其涩"（《集解》）的论述。现在主要的炮制方法有燀制、炒制等。现版药典收载苦杏仁、燀苦杏仁、炒苦杏仁。

【炮制方法】

1. 苦杏仁　取原药材，筛去皮屑杂质，拣净残留的核壳及褐色油粒。用时捣碎。

2. 燀苦杏仁　取净苦杏仁置10倍量沸水中，加热约5分钟，至种皮微膨起即捞出，用凉水浸泡，取出，搓开种皮与种仁，干燥，筛去种皮。用时捣碎。

3. 炒苦杏仁　取燀苦杏仁，置锅内用文火炒至微黄色，略带焦斑，有香气，取出放凉。用时捣碎。

应注意锅中水量要多，水沸后加药，药量要少，使水始终接近100℃。否则破坏酶的效果不好。

【质量要求】

1. 苦杏仁　本品为扁心形，表面黄棕色至深棕色，有微细纵皱，顶端略尖，底部钝圆肥厚，左右不对称，富油性。气微，味苦。

苦杏仁饮片过氧化值不得过 0.11，苦杏仁苷不得少于 3.0%。

2. 燀苦杏仁　本品无种皮或分离成单瓣，表面乳白色，有特殊的香气，味苦。

燀苦杏仁苦杏仁苷不得少于 2.4%。

3. 炒苦杏仁　本品形如燀苦杏仁，表面微黄色，偶带焦斑，有香气。

炒苦杏仁苦杏仁苷不得少于 2.1%。

【炮制作用】苦杏仁味苦，性微温，有小毒。归肺、大肠经。止咳平喘，润肠通便。

生品性微温而质润，长于润肺止咳，润肠通便。多用于新病喘咳（常为外感咳喘），肠燥便秘。

燀苦杏仁作用与生品相同。去皮后，除去非药用部位，便于有效成分煎出，提高药效。如治风热咳嗽的桑菊饮（《条辨》）；治燥热咳嗽的桑杏汤（《条辨》）；用于肺热咳喘的麻杏石甘汤（《伤寒》）；用于肠燥便秘的润肠丸（《济生方》）。

炒苦杏仁性温，长于温散肺寒，并可去小毒。多用于肺寒咳喘，久喘肺虚。如治上气喘急的双仁丸（《总录》）。

【炮制研究】苦杏仁主含苦杏仁苷（约3%）、脂肪油（约50%）。另含氨基酸、蛋白质、挥发性成分等。

苦杏仁中的苦杏仁苷是其止咳平喘的有效成分，其脂肪油具有润肠通便作用。在一定的温度和湿度条件下，苦杏仁苷易被共存的苦杏仁苷酶水解，生成野樱苷，野樱苷在野樱酶的作用下生成杏仁腈，杏仁腈不稳定，分解为苯甲醛和氢氰酸。若大量口服生苦杏仁，在苦杏仁酶的作用下，可迅速分解大量的氢氰酸而导致中毒，甚至使呼吸麻痹而死亡。在入汤剂煎煮过程中，开始有一段时间的温度适宜苦杏仁中含的苦杏仁酶发挥作用，使苦杏仁苷迅速酶解放出氢氰酸而逸散。苦杏仁经加热炮制后，酶被破坏，利于保存苦杏仁苷。在体内胃酸作用下，苦杏仁苷缓缓分解，产生适量的氢氰酸，发挥镇咳平喘作用而不致引起中毒。燀制品中的苦杏仁酶在燀制过程中因沸水煮烫而被破坏，故煎剂中苦杏仁苷的含量高于生品。

研究表明，不同炮制方法对苦杏仁成分有一定影响，炮制后蛋白质含量均较生品降低，其中清炒苦杏仁降低较多；制后苦杏仁苷的含量是生品的两倍。不同炮制品的煎出效果不同，先煎时煎出率炒燀苦杏仁>炒苦杏仁>燀苦杏仁>生苦杏仁；后煎时为炒燀苦杏仁>燀苦杏仁>炒苦杏仁>生苦杏仁。粉碎度对煎出率也有影响，粉碎成原药材的1/4～1/8粗颗粒煎出率最高。苦杏仁皮和肉中苦杏仁苷的含量相当，苦杏仁皮中微量元素含量高于苦杏仁肉，苦杏仁中氢氰酸含量为0.27%，皮中含0.09%。

炮制火候、时间对氢氰酸含量影响较大，武火炒至外黑内棕，氢氰酸含量降至44.61%，炒至内外均黑，则降至10.82%。

生苦杏仁的醚提取物和水煎液在体外培养的Raji细胞上有诱导EBV-EA的激活作用，提示有一定的促癌活性。炒法、燀法和炒燀法均能降低对EBV-EA的激活作用，并以炒及炒燀法更好。三种炮制方法均能增强其润肠作用，其醚提取物润肠作用顺序为：炒燀苦杏仁>燀苦杏仁>生苦杏仁。不同炮制的苦杏仁均具有明显的止咳平喘作用。经酚红排泌法祛痰实验、枸橼酸引咳法镇咳实验及药物引喘法平喘实验发现，蒸制品比沸水制品的止咳、祛痰、平喘效果好，且毒性最低。

蒸、煮、炒、燀均可使苦杏仁酶变性，实验研究表明，少量苦杏仁在10倍量100℃的沸水中煮5分钟为佳；大量炮制时可采用流通蒸汽加热30分钟，苦杏仁中的酶被完全破坏，苦杏仁苷含量稳定；微波法炮制苦杏仁，温度80℃，加热4～5分钟，苦杏仁酶完全灭活，苦杏仁苷不受损失。有研究认为，蒸法比燀法及炒法效果好，是因为蒸法中，蒸汽的热量高，穿透能力强，杀酶效果好。燀法中苦杏仁要接触到水，部分苦杏仁苷可溶于水，会使很少一部分苦杏仁苷水解，故时间不宜过长。

NOTE

判断杀酶效果的方法：取样品 10～20 粒，打碎后放玻璃杯中，加水湿润，加盖，如有杏仁香气，说明酶还存在，正在释放苯甲醛。或将苦味酸试纸先用碳酸氢钠碱性液浸湿，悬空挂在上述杯中，如试纸从黄变红，说明有酶存在。

【贮存】贮干燥容器内，置阴凉干燥处。防蛀。

桃 仁

【处方用名】桃仁、燀桃仁、炒桃仁。

【来源】本品为蔷薇科植物桃 *Prunus persica*（L.）Batsch 或山桃 *Prunus davidiana*（Carr.）Franch. 的干燥成熟种子。果实成熟后采收，除去果肉和核壳，取出种子，晒干。

【历史沿革】汉代有去皮尖和熬法（《玉函》）。南北朝刘宋时代有白术乌豆制、酒蒸法（《雷公》）。唐代有"去皮尖，炒熟研如膏"（《产宝》）、酒煮法（《食疗》）。宋代增加了麸炒、炒焦（《圣惠方》）、面炒（《博济》）、黑豆汤浸炒（《总录》）、童便浸（《局方》）及盐炒（《朱氏》）等炮制方法。元代新增焙法（《世医》）。明代又增加了吴茱萸炒、蛤壳粉炒、酒制、炒微黄、炙令微黑（《普济方》）、水洗去毒（《奇效》）、烧存性（《纲目》）、盐水炒、黄连水炒法（《入门》）等。现在主要的炮制方法有燀法和炒法等。现版药典上载桃仁、燀桃仁、炒桃仁。

【炮制方法】

1. 桃仁　取原药材，筛去灰屑杂质，拣净残留的壳及泛油的黑褐色种子。用时捣碎。

2. 燀桃仁　取净桃仁置沸水中，加热烫至种皮微膨起即捞出，在凉水中稍泡，捞起，搓开种皮与种仁，干燥，筛去种皮。用时捣碎。

3. 炒桃仁　取燀桃仁，置锅内用文火炒至黄色，略带焦斑，取出放凉。用时捣碎。

【质量要求】

1. 桃仁　本品呈扁长卵形。表面黄棕色至红棕色，密布颗粒状突起。一端尖，中部膨大，另端钝圆稍偏斜，边缘较薄。尖端一侧有短线形种脐，圆端有颜色略深不甚明显的合点，自合点处散出多数纵向维管束。气微，味微苦。

桃仁饮片酸值不得过 10.0，羰基值不得过 11.0，苦杏仁苷不得少于 2.0%。

2. 燀桃仁　本品无种皮，表面呈淡黄白色，有细皱纹。

燀桃仁苦杏仁苷不得少于 1.50%。

3. 炒桃仁　本品形如桃仁，微黄色，略具焦斑，有香气。

炒桃仁苦杏仁苷不得少于 1.60%。

【炮制作用】桃仁味苦、甘，性平。归心、肝、大肠经。具有活血祛瘀、润肠通便的功能。生用行血祛瘀力强，多用于血瘀经闭，产后瘀滞腹痛，跌打损伤。如治妇女经闭不通，产后瘀血的核桃承气汤（《伤寒论》）；治跌打损伤，腹中瘀血刺痛的桃红四物汤（《金鉴》）。

燀桃仁易去皮，可除去非药用部位，使有效成分易于煎出，提高药效。

炒桃仁偏于润燥和血，多用于肠燥便秘，心腹胀满等。如治疗年老体衰，或久病血虚津亏，或产后失血过多而致肠燥便秘的润燥丸（《张氏医通》）。

【炮制研究】桃仁主含苦杏仁苷、挥发油、脂肪油、蛋白质等。

桃仁不粉碎，直接煎煮，其水溶性浸出物的含量顺序为：燀桃仁＞炒桃仁＞带皮桃仁＞

生桃仁，说明燀制去皮利于水溶性成分的溶出。粉碎煎煮时，生桃仁水溶性煎出物含量高于燀桃仁、带皮桃仁和炒桃仁。桃仁燀、炒、蒸制品中醇溶性浸出物含量均较生品降低。桃仁皮中水溶性成分也不容忽视，苦杏仁苷的含量，去尖桃仁＞不去尖桃仁＞去皮尖桃仁，说明皮中含有较多的苦杏仁苷，去皮尖可降低毒性。桃仁燀后去皮尖和不去皮尖灰分均低于生品，故认为燀制有净化药材作用。苦杏仁苷在煎液中的留存量甚微，故生桃仁入煎剂不会导致中毒。

桃仁的水溶性成分具有显著的抗浮肿活性和抗炎活性，其中抗浮肿的活性成分为蛋白质PR-A/PR-B，抗炎作用的活性物质为蛋白质F、蛋白质G和蛋白质PR-B；其醇溶性成分具抗凝、溶血、收缩子宫等作用。

桃仁及炮制品（生、燀、炒、蒸、皮）对小鼠的抗凝血、抗血栓、抗炎、润肠通便作用实验研究表明，生桃仁各种作用均为最强，燀、炒、蒸桃仁抗凝血作用趋向缓和，炒、蒸桃仁抗血栓作用明显降低，桃仁皮也有明显的抗凝血和抗血栓作用，燀桃仁和桃仁皮有一定的抗炎作用。故认为桃仁用于活血抗炎以生品为宜。

【贮存】贮干燥容器内，置阴凉干燥处。防蛀。

白扁豆

【处方用名】白扁豆、扁豆、炒扁豆、扁豆衣。

【来源】本品为豆科植物扁豆 *Dolichos lablab* L. 的干燥成熟种子。秋、冬季采收成熟的果实，晒干，取出种子，晒至全干。

【历史沿革】宋代有炒（《博济》）、焙（《苏沈》）、蒸（《普本》）、炮（《总微》）、姜汁炒法（《局方》）。元代出现煮、去皮（《世医》）的方法。明代有连皮炒熟、水浸去皮（《纲目》）法。清代增加了炒黑（《逢原》）、同陈皮炒、醋制（《得配》）的方法。现在主要的炮制方法有燀法、炒法等。现版药典收载白扁豆和炒白扁豆。

【炮制方法】

1. 白扁豆 取原药材，除去杂质，用时捣碎。

2. 扁豆衣 取净扁豆置沸水中，稍煮至皮软后，取出放凉水中稍泡，取出，搓开种皮与种仁，干燥，筛取种皮（其仁亦药用）。

3. 炒扁豆 取净扁豆或仁，置热锅内，用文火炒至表面微黄，略有焦斑时，取出放凉。

【质量要求】

1. 白扁豆 本品为扁椭圆形，表面黄白色，平滑而具光泽。质坚硬。种皮薄，种仁黄白色，嚼之有豆腥气。

2. 扁豆衣 本品呈不规则的卷缩状种皮，乳白色，质脆易碎。

3. 炒扁豆 本品表面微黄，略具焦斑，有香气。

【炮制作用】白扁豆味甘，性微温。归脾、胃经。具有健脾化湿、和中消暑的功能。扁豆生用清暑、化湿力强。用于暑湿和消渴。如治夏季伤于暑湿，腹痛吐泻的香薷散（《局方》）；治阴津受损或脾胃积热，津液耗伤，口渴引饮的金豆丸（《仁存堂经验方》）。

燀制是为了分离不同的药用部位，增加药用品种。扁豆衣气味俱弱，健脾作用较弱，偏于

NOTE

祛暑化湿。可用于暑热所致的身热，头目眩晕，如清络饮（《条辨》）；又可用于暑日酒食所伤，伏热，烦渴，如缩脾饮（《局方》）。

炒扁豆性微温，偏于健脾止泻。用于脾虚泄泻，白带过多。如治脾胃虚弱，运化失常，大便泄泻，饮食不佳，神疲体倦的参苓白术散（《局方》）。

【炮制研究】白扁豆主含蛋白质、脂肪、碳水化合物、血细胞凝集素 A 和 B、磷脂、豆甾醇、钙、磷、铁、锌等多种成分。白扁豆磷脂组分主要是磷脂酰胆碱，含量在 70% 以上，其次为磷脂酰乙醇胺，约占总磷脂的 20%。

用薄层扫描法和钼蓝比色法对白扁豆炒制前后磷脂成分变化进行分析，结果表明白扁豆经炒制后，总磷脂含量减少 6.5%～9.4%；磷脂酰胆碱的摩尔百分比较生品减少 18%～25%，而其他组分的相对摩尔百分比略有增高。

白扁豆中所含血细胞凝集素 A 不溶于水，无抗胰蛋白酶活性作用，如与饲料相混喂食大鼠，则可抑制其生长，甚至引起肝脏的区域性坏死，加热后则毒性大大降低。一般认为凝集素 A 是生扁豆的毒性成分。凝集素 B 可溶于水，有抗胰蛋白酶活性作用，加压蒸汽消毒或煮沸 1 小时后，活力损失 86%～94%。

现代研究有用浸润砂烫法炒白扁豆，取净的白扁豆用清水浸泡（冬天可用温水）约 1 小时，待种皮稍软后捞起，置容器中润至略膨胀，晾干。用砂炒法炒至多数种皮爆裂，透出香气即可。

【贮存】贮于干燥容器内，置阴凉通风处。防蛀。

薤　白

【处方用名】薤白、小根蒜、薤、焯薤白。

【来源】本品为百合科植物小根蒜 *Allium macrostemon* Bge. 或薤 *Allium chinense* G. Don 的干燥鳞茎。夏、秋二季采挖，洗净，除去须根，蒸透或置沸水中烫透，晒干。

【历史沿革】汉代就有酒煮法记载（《金匮》）。南北朝梁代记载"除青令尽"（《集注》）。唐代有切段法（《外台》）。宋代有"净洗去土"（《圣惠方》）、"同黄柏煮"（《本草图经》）、"与蜜同捣，涂汤火伤"（《本义衍义》）等记载。明代有"去青留白"（《本草纲目》）、"去青细切"（《奇效良方》）的记载。现在主要的炮制方法有焯法、蒸法。现版药典收载薤白。

【炮制方法】

1. 薤白　夏、秋二季采挖，洗净，除去须根，蒸透或置沸水中烫透，晒干。

2. 焯薤白　将净薤白置沸水中，加热烫至表皮微膨起即捞出，在凉水中稍泡，捞起，干燥。

【质量要求】

1. 薤白　呈略扁的长卵形，高 1～3cm，直径 0.3～1.2cm。表面淡黄棕色或棕褐色，具浅纵皱纹。质较软，断面可见鳞叶 2～3 层。嚼之粘牙。

2. 焯薤白　本品表面乳白色，有蒜气。

【炮制作用】薤白味辛、苦，性温。归肺、胃、大肠经。通阳散结，行气导滞。用于胸痹心痛，脘腹痞满胀痛，泻痢后重。薤有瘀血可散，胸痹刺痛可愈，中恶卒死可救（《本草求真》)。

【炮制研究】薤白主要含挥发油、皂苷、含氮化合物、前列腺素、氨基酸、微量元素等多种成分。

现代研究表明，薤白具有抗菌消炎、解痉平喘、抗血小板聚集、抗氧化、降低血脂、抗动脉粥样硬化、抗肿瘤等药理作用。临床上用于治疗呼吸系统疾病、心血管系统疾病以及肿瘤的辅助用药等。

现代研究有对薤白生品和炒品进行比较，表明薤白生品及炒品水煎液均具有较强的止痛作用，均能延长常压条件下，$NaNO_2$ 中毒及 ISOfP 引起耗氧量增强的小鼠耐缺氧时间。生品的止痛作用略优于炒制品，而炒品的延长小鼠耐缺氧时间稍长于生品，但二者无显著性差异（$P < 0.05$），因此，薤白炒制的必要性需要进一步探究。

有报道若取其行气散寒，则用酒炒，每 500g 药用酒 50g，撒入药内拌匀，稍润片刻，放入锅内用文火炒至黄色为度。

【贮存】置干燥处，防蛀。

第十五章　复制法

将净选后的药物加入一种或数种辅料，按规定操作程序，反复炮制的方法，称为复制法。

复制法历史悠久，早在唐代某些药物就有了复制的方法，如《千金翼方》中的造熟地黄、造干地黄等。部分药物自古至今有几十种复制的方法，其工艺和辅料等多不一致，具有地方炮制特色。本法的特点是用多种辅料或多种工序共同处理药物。现在的复制法，与传统方法比较，其辅料种类、用量及工艺程序均有所改变。目前，复制法主要用于天南星、半夏等有毒中药的炮制。

（一）复制的主要目的

1. 降低或消除药物毒性或刺激性　如半夏等。

2. 改变药性　如天南星等。

3. 增强疗效　如白附子等。

4. 矫臭矫味　如紫河车等。

（二）复制的操作方法

复制法没有统一的方法，具体方法和辅料的选择可视药物而定。一般将净选后的药物置一定容器内，加入一种或数种辅料，按工艺程序，或浸、泡、漂，或蒸、煮，或数法共用，反复炮制达到规定的质量要求。

（三）注意事项

本法操作方法复杂，辅料品种较多，炮制一般需较长时间，故应注意：

1. 时间可选择在春、秋季，避免温度过高导致发酵腐烂（化缸）。

2. 地点应选择在阴凉处，避免暴晒，以免腐烂，并可加入适量明矾防腐。

3. 如需加热处理，火力要均匀，水量要多，以免糊汤。

半　夏

【处方用名】生半夏、清半夏、姜半夏、法半夏。

【来源】本品为天南星科植物半夏 *Pinellia ternata*（Thunb.）Breit. 的干燥块茎。夏秋二季采挖，洗净，除去外皮及须根，晒干。

【历史沿革】汉代以前有治半夏（《内经》）的方法。汉、唐时代有汤洗（《玉函》）、姜制（《肘后》）、水煮制（《集注》）等法。宋代有"麸炒"，炮制程度要求"微黄"（《圣惠方》）；制曲（《药证》）等法。明代增加了吴茱萸制（《普济方》），竹沥制（《纲目》），甘草制和制炭（《准绳》）等。清代炮制辅料出现多样化，增加了姜与桑叶及盐制（《新编》）、皂荚白矾煮制（《逢原》）、姜汁青盐制（《便读》）等。现在主要的炮制方法有白矾制、生姜与白矾制、甘草与石灰制等。现版药典收载生半夏、清半夏、姜半夏和法半夏。

【炮制方法】

1. 生半夏 取原药材，除去杂质，洗净，干燥。用时捣碎。

2. 清半夏 取净半夏，大小分开，用8%白矾溶液浸泡至内无干心，口尝微有麻舌感，取出，洗净，切厚片，干燥。

每100kg净半夏，用白矾20kg。

3. 姜半夏 取净半夏，大小分开，用水浸泡至内无干心时，取出，另取生姜切片煎汤，加白矾与半夏共煮至透心，取出，晾干，或晾至半干，干燥；或切薄片，干燥。

每100kg净半夏，用生姜25kg，白矾12.5kg。

4. 法半夏 取净半夏，大小分开，用水浸泡至内无干心，取出；另取甘草适量，加水煎煮二次，合并煎液，倒入用适量水制成的石灰液中，搅匀，加入上述已浸透的半夏，浸泡，每日搅拌1～2次，并保持浸液pH值12以上，至切面黄色均匀，口尝微有麻舌感时，取出，洗净，阴干或烘干。

每100kg净半夏，用甘草15kg，生石灰10kg。

【质量要求】

1. 生半夏 本品呈扁圆形、类圆形或偏斜形，大小不一，表面类白色或浅黄色，顶端有凹陷的茎痕，周围密布麻点状根痕，下面钝圆，较光滑。质坚实，断面洁白，富粉性。无臭，味辛辣，麻舌而刺喉。

2. 清半夏 本品呈椭圆形、类圆形或不规则片。切面淡灰色至灰白色，可见灰白色点状或短线状维管束迹，有的残留栓皮处下方显淡紫红色斑纹。质脆，易折断，断面略呈角质样，气微，味微涩，微有麻舌感。

清半夏饮片水分不得过13.0%，总灰分不得过4.0%，白矾以含水硫酸铝钾计不得过10.0%，水溶性浸出物不得少于7.0%，含总酸以琥珀酸计不得少于0.30%。

3. 姜半夏 本品呈淡黄棕色片状，质硬脆，具角质样光泽。气微香，味辛辣，微有麻舌感，嚼之有粘牙感。

姜半夏饮片水分同清半夏，总灰分不得过7.5%，白矾以含水硫酸铝钾计不得过8.5%，水溶性浸出物不得少于10.0%。

4. 法半夏 本品呈类球形或破碎成不规则颗粒状，表面淡黄白色、黄色或棕黄色，质较松脆或硬脆，气微，味淡略甘，微有麻舌感。

法半夏饮片水分不得过13.0%，总灰分不得过9.0%，水溶性浸出物不得少于5.0%。

【炮制作用】半夏味辛，性温；有毒。归脾、胃、肺经。具有化痰止咳、消肿散结的功能。生半夏有毒，使人呕吐，咽喉肿痛，失音，一般不作内服，多作外用，用于疮痈肿毒，湿痰咳嗽。如治一切阴疽、流注的桂麝散（《药奁启秘》）。

半夏经炮制后，能降低毒性，缓和药性，消除副作用。

清半夏长于化痰，以燥湿化痰为主，用于湿痰咳嗽，痰热内结，风痰吐逆，痰涎凝聚，咯吐不出。如治寒痰咳嗽的二陈汤（《局方》）。

姜半夏增强了降逆止呕作用，以温中化痰、降逆止呕为主，用于痰饮呕吐，胃脘痞满。如

NOTE

治痰饮呕吐的小半夏汤（《金匮》）；治胃脘痞满的半夏泻心汤（《伤寒论》）。

法半夏偏于祛寒痰，同时具有调和脾胃的作用，用于痰多咳嗽，痰饮眩悸。亦多用于中药成方制剂中。如香砂养胃丸（《中药成药制剂手册》）。

【炮制研究】半夏中含刺激性苷及其苷元高龙胆酸、3,4-二羟基苯甲醛、草酸钙针晶等。还含淀粉、生物碱、脂肪酸、多种氨基酸、微量元素以及半夏蛋白等。

研究显示，不同炮制品中总生物碱含量，生半夏＞法半夏＞姜半夏＞清半夏。总氨基酸含量，清半夏＞姜半夏＞生半夏＞法半夏。β-谷甾醇的含量生半夏最高，含量由高到低依次为生半夏、姜浸半夏、矾半夏、姜矾半夏、姜煮半夏。多糖含量，法半夏＞姜半夏（姜矾煮制）＞清半夏（矾煮）＞清半夏（矾泡）＞生半夏＞姜半夏（姜炒）。半夏炮制过程中大多经较长时间的浸、漂，因半夏有毒成分不溶或难溶于水，而水溶性、醇溶性成分及生物碱均损失一半以上，故应考虑以辅料解毒，以缩短水浸泡时间，避免有效成分损失。有研究表明，主要由草酸钙和蛋白组成的特殊晶形的毒针晶是半夏主要的刺激性毒性成分，半夏炮制品草酸钙针晶含量，生半夏2.77%＞法半夏1.79%＞清半夏0.77%＞姜半夏0.44%。8%明矾水或pH＞12以上的碱水炮制可以使生半夏药材中草酸钙针晶的针形晶体破坏，含量降低，刺激性毒性减弱。

毒理学研究证明，生半夏的毒性主要表现为对多种黏膜（包括胃、肠道、眼及咽喉）的刺激性，导致舌及咽喉刺痛肿胀、失音、眼结膜水肿、呕吐、水泻等。各种制半夏均无失音和刺激作用。家兔眼结膜及小鼠腹腔刺激性实验表明，生半夏刺激性最强，炮制后可不同程度地降低其刺激强度。小鼠的急性、亚急性、蓄积性毒性反应研究结果认为，制半夏80g/kg对小鼠未见任何毒性反应，而生半夏小鼠一次腹腔注射LD_{50}为325mg/kg。生半夏粉9g/kg灌胃，对妊娠母鼠和胚胎均有非常显著的毒性，相同剂量矾制半夏粉与蒸馏水对照组相比无明显差异，矾制半夏粉毒性降低。

生半夏、姜半夏、姜浸半夏和明矾半夏的煎剂，对碘液注入猫胸腔或电刺激喉上神经所致的咳嗽有明显的镇咳作用。半夏加热炮制或加明矾、姜汁炮制的各种制剂对去水吗啡、洋地黄、硫酸铜引起的呕吐都有镇吐作用。半夏炮制品具有破坏肿瘤细胞的作用，使细胞结构模糊、萎缩、崩解，形成碎片，这种破坏作用以姜浸半夏、矾半夏、姜矾半夏作用较为明显，其中姜浸半夏作用最强。

用1.3～1.5kg/cm²高压蒸2小时，可消除半夏的麻辣味。将半夏浸透后，经115℃、10分钟蒸制后，口服无刺激感。研究认为，清半夏：用6%～8%矾水浸泡2～3天，至内无干心即可达到消除麻辣味的要求。法半夏：将半夏以清水浸泡一天至透，加入石灰、甘草混悬液浸渍，每日腌拌1～2次，浸2～3天，至口尝微有麻舌感，切面呈黄色均匀为度，洗净干燥即可。姜半夏：每100kg半夏浸泡至透后加15kg姜汁、8kg白矾，煮2～3小时。同药典法相比显著缩短了炮制时间，减少辅料用量。

【贮存】贮干燥容器内，密闭，置通风干燥处。防潮，防虫蛀。

天南星

【处方用名】生天南星、生南星、制天南星、制南星、胆南星。

【**来源**】本品为天南星科植物天南星 *Arisaema erubescens*（Wall.）Schott、异叶天南星 *Arisaema heterophyllum* Bl. 或东北天南星 *Arisaema amurense* Maxim. 的干燥块茎。秋冬二季茎叶枯萎时采挖，除去须根及外皮，干燥。

【**历史沿革**】唐代有石灰炒黄、面裹煨、姜汁浸（《理伤》）等法。宋代增加了酒炒、生姜拌炒、牛乳拌炒（《圣惠方》）、牛胆汁制（《药证》）、酒煮、姜酒制（《总录》）、浆水姜汁煮、羊胆汁制（《普本》）、白矾皂荚同煮（《疮疡》）等炮制方法。金元时代主要有九蒸九晒（《宝鉴》）、皂角水浸（《丹溪》）等方法。明代又有了蜜制法。清代基本沿用前法，但有些方法已趋完善，如胆南星制法（《幼幼》）、南星曲制法（《得配》）等。现在主要的炮制方法有生姜与白矾制（制南星）、胆汁制（胆南星）等。现版药典收载生天南星、制天南星和胆南星。

【**炮制方法**】

1. 生天南星 取原药材，除去杂质，洗净，干燥。

2. 制天南星 取净天南星，按大小分别用清水浸泡，每日换水 2～3 次，如水面起白沫，换水后加白矾（每 100kg 天南星，加白矾 2kg），泡一日后，再换水漂至切开口尝微有麻舌感时取出。另取白矾、生姜片置锅内加适量水煮沸后，倒入天南星共煮至无干心时取出，除去姜片，晾至 4～6 成干，切薄片，干燥，筛去碎屑。

每 100kg 天南星，用生姜、白矾各 12.5kg。

3. 胆南星 取制天南星细粉，加入净胆汁（或胆膏粉及适量清水）拌匀，蒸 60 分钟至透，取出放凉，制成小块，干燥。或取天南星细粉，加入净胆汁（或胆膏粉及适量清水）拌匀，放温暖处，发酵 5～7 天后，再连续蒸或隔水炖 9 昼夜，每隔 2 小时搅拌一次，除去腥臭气，至呈黑色浸膏状，口尝无麻味为度，取出，晾干。再蒸软，趁热制成小块。

每 100kg 制天南星细粉，用牛（或羊、猪）胆汁 400kg（胆膏粉 40kg）。

【**质量要求**】

1. 生天南星 本品呈扁圆形，外表类白色或淡棕色，上面凹陷，周围布散多数麻点。质坚硬，断面白色，粉质，气微辛，味麻辣。

生天南星饮片水分不得过 15.0%，总灰分不得过 5.0%，醇溶性浸出物不得少于 9.0%，含总黄酮以芹菜素计不得少于 0.050%。

2. 制天南星 本品呈圆形或不规则形薄片，黄色或淡棕色，断面角质状，质脆易碎，气微，味涩，微麻。

制天南星饮片水分不得过 12.0%，总灰分不得过 4.0%，白矾以含水硫酸铝钾计不得超过 12.0%，含总黄酮以芹菜素计同生品。

3. 胆南星 本品呈方块状或圆柱状，棕黄色、灰棕色或棕黑色，质硬，气微腥，味苦。

【**炮制作用**】天南星味苦、辛，性温；有毒。归肺、肝、脾经。生天南星辛温燥烈，有毒，多外用。亦可内服，以祛风止痉为主，多用于破伤风，如玉真散（《正宗》）；也用于癫痫，如南星散（《幼科指南》）。外用治痈肿疮疖，蛇虫咬伤。

制南星毒性降低，燥湿化痰的作用增强。多用于顽痰咳嗽，如治湿痰咳嗽的姜桂丸（《家珍丸》）。

胆南星毒性降低，其燥烈之性缓和，药性由温转凉，味由辛转苦，功能由温化寒痰转为清化热痰。以清化热痰、息风定惊力强，多用于痰热咳喘，急惊风，癫痫等症。如治热痰咳嗽

NOTE

的清气化痰丸（《医方考》），治小儿急惊风的牛黄抱龙丸（《入门》），治癫痫突发的天南星散（《准绳》）等。

【炮制研究】天南星含有生物碱、三萜皂苷、安息香酸、海韭菜苷、D-甘露醇、多种氨基酸及草酸钙针晶等。草酸钙针晶为其主要刺激性成分，且其刺激性与针晶的结构形态有关。

研究表明，掌叶半夏碱乙具有抗凝血作用，天南星不同炮制品中掌叶半夏碱乙的含量有差异，不论改进工艺制品还是老法制品，均较生品含量下降。另外，炮制对天南星中 β-谷甾醇含量、水溶性浸出物含量、氨基酸含量及醇溶性浸出物含量均有影响。

实验证明，天南星毒性主要表现为黏膜刺激。生品可使兔眼结膜出现明显的水肿反应，可对小鼠腹膜刺激引起扭体反应，而炮制后刺激作用明显降低。急性毒性试验表明天南星针晶组 LD_{50} 为 42.53 mg/kg，生天南星粉末组 LD_{50} 为 1062mg/kg，而制天南星粉末组 LD_{50} 为 2788 mg/kg，制后毒性明显降低。以发酵法和混合蒸制法制备胆南星（生天南星细粉、猪胆汁比例为 1∶6），两种制品均未见毒副反应；其水浸液腹腔给药，均可增强戊巴比妥钠催眠作用，混合蒸制法醇提物腹腔给药较发酵法醇提物有明显的增强作用。

天南星通过白矾、生姜、甘草等炮制后能解毒增效。其麻味的消除与辅料的加入和辅料的选择有很大关系，传统炮制方法中使用的辅料以明矾"去麻"效果最好。长时间的水处理对天南星麻味的消除影响不大。另外，猪胆汁、牛胆汁、姜汁作为辅料炮制天南星亦能起到减毒存效的作用。

天南星生品经 8% 白矾溶液闷润后加热加压 60 分钟，既可使麻辣感消失，又使水浸出物含量大大提高。以口尝麻辣味为指标，采用正交实验设计，优选出天南星以加 12.5% 的白矾辅料、加热 100℃、不水漂、加热 4 小时为最佳炮制条件。炮制后刺激性显著下降。该方法显著缩短了制天南星的炮制时间。胆南星采用直接拌合法、用浓缩胆汁与白酒等拌制或蒸后烘干的方法，缩短了时间，平均胆酸含量增加了 3 倍。

【贮存】贮干燥容器内，置通风干燥处。防霉、防蛀。

白附子

【处方用名】生白附子、禹白附、制白附子。

【来源】本品为天南星科植物独角莲 *Typhonium giganteum* Engl. 的干燥块茎。秋季采挖，除去须根及外皮，晒干。

【历史沿革】宋代有热灰中炮裂方可入药用、生姜汁拌炒（《圣惠方》）、米泔浸焙、酒浸炒、酒煮炒、醋拌炒（《总录》）、炮裂捣碎炙微黄（《普本》）、姜汁泡后甘草浸焙（《朱氏》）、面包煨（《扁鹊》）等炮制方法。明代增加水浸后炒黄、湿纸裹煨（《普济方》）、面裹或湿纸包火煨炮用（《品汇》）、煨裂（《医学》）等法。清代又增加了童便酒炒（《金鉴》）、姜汁蒸（《增广》）等炮制方法。现在主要的炮制方法有生姜与白矾制等。现版药典收载生白附子和制白附子。

【炮制方法】

1. 生白附子 取原药材，除去杂质。

2. 制白附子 取净白附子，大小分开，用清水浸泡，每日换水 2～3 次，数日后如起泡沫，换水后加白矾（每 100kg 白附子，用白矾 2kg），泡一日后再进行换水，至口尝微有麻舌感为度，取出。另取白矾及生姜片加适量水，煮沸后，倒入白附子共煮至内无干心为度，捞出，除去生姜片，晾至 6 ～ 7 成干，切厚片，干燥。筛去碎屑。

每 100kg 白附子，用生姜、白矾各 12.5kg。

【质量要求】

1. 生白附子　本品呈为椭圆形或扁圆形，表面白色或黄白色，略粗糙，有环纹及须根痕，顶端有茎痕或芽痕。质坚硬，断面白色，粉性。无臭，味淡，麻辣刺舌。

生白附子饮片水分不得过 15.0%，总灰分不得过 4.0%，醇溶性浸出物不得少于 7.0%。

2. 制白附子　本品呈类圆形或椭圆形厚片，外表面淡棕色，切面黄色，角质，呈半透明状。味淡，微有麻舌感。

制白附子饮片水分不得过 13.0%，总灰分同生品，醇溶性浸出物不得少于 15.0%。

【炮制作用】白附子味辛，性温；有毒。归胃、肝经。生白附子一般外用。具有祛风定惊，解毒止痛的功能。用于口眼㖞斜、破伤风，外治瘰疬痰核、毒蛇咬伤。如治口眼㖞斜的牵正散（《杨氏家藏方》）。

制白附子可降低毒性，消除麻辣味，增强祛风痰的作用。多用于偏头痛，痰湿头痛，咳嗽痰多。如治偏头痛的白附子散（《本事方》）；治痰湿咳嗽的白附丸（《准绳》）。

【炮制研究】白附子含有皂苷、生物碱、胆碱、尿嘧啶、肌醇、β- 谷甾醇、β- 谷甾醇 -D- 葡萄糖苷等多种成分。

白附子毒性表现为口咽、胃肠道刺激等症状，经过炮制，麻舌感消除，毒性成分草酸钙毒针晶的含量下降，但其他化学成分如氨基酸、油酸、β- 谷甾醇也均明显下降，而这些成分都具有一定的生理活性。制白附子产生了新的化学成分 5- 羟甲基糠醛，双 [5- 甲酰基 - 糠基]- 醚。

采用小鼠急性毒性、兔眼结膜刺激、镇静等动物实验，比较白附子生品、药典法炮制品、超微粉碎制品的药理作用，结果发现毒性、刺激性由强到弱为白附子生品＞药典法炮制品＞超微粉碎制品，超微粉碎制品药效作用与生品、药典法炮制品基本一致。研究表明超微粉碎使白附子粉末中草酸钙针晶碎断，数目减少。通过超微粉碎技术可破坏白附子针晶引起刺激性的特殊结构，从而大大降低其毒性。

以浸出物含量结合药效和毒性实验为指标，优选的炮制工艺为：白附子加 6% 白矾浸泡，115℃加压煎煮 30 分钟。

【贮存】贮干燥容器内，置通风干燥处。防潮、防霉、防蛀。

紫河车

【处方用名】紫河车、制紫河车。

【来源】本品为健康人的干燥胎盘。

【历史沿革】宋代有煅制（《总录》）、黑豆制（《局方》）、煨制（《妇人》）、酒煮（《传信》）等炮制方法。明代增加了米泔煮、烘熟、酒蒸（《景岳》）、清蒸（《蒙筌》）、酒醋洗（《普济方》）、猪肚蒸（《大法》）、乳香酒蒸（《乘雅》）、烘制（《入门》）等炮制方法。清代尚有蜂蜜煮

NOTE

（《逢原》）、白矾与姜汁同制法（《幼幼》）。现在主要的炮制方法有花椒与黄酒制、酒炒等。现版药典未收载紫河车。

【炮制方法】

1. 紫河车 将新鲜胎盘除去膜及脐带，反复冲洗至去尽血液，加适量花椒、黄酒蒸或置沸水中略煮后，干燥，砸成小块或研成细粉。

每100kg 紫河车块，用黄酒 10kg，花椒 2.5kg。

2. 酒炒紫河车 取净紫河车块，用酒拌匀，待酒吸尽后，用文火炒至酥脆为度。用时研末。

每100kg 紫河车，用酒 10kg。

【质量要求】

1. 紫河车 本品为不规则的碎块，大小不一。黄色或棕黄色，一面凹凸不平，有不规则沟纹，另一面光滑。质硬而脆。有腥气。

2. 酒炒紫河车 本品质地酥脆，腥气较弱，具酒香气。粉末黄棕色。

【炮制作用】 紫河车味甘、咸，性温。归心、脾、肾经。生紫河车有腥气，内服易产生恶心呕吐的副作用。多入片剂或胶囊剂。

酒炒紫河车可除去腥臭味，便于服用。并使其质地酥脆，便于粉碎，增强疗效。用于肺肾两虚，虚劳咳嗽，阳痿遗精。

【炮制研究】 紫河车主要含有多种氨基酸，如蛋氨酸、谷氨酸、胱氨酸、甘氨酸、酪氨酸等。紫河车经黄酒蒸制后，可使蛋白质凝固，并达到去污脱脂的作用。

【贮存】 贮干燥容器内，密闭，置阴凉干燥处。防尘、防蛀。

松 香

【处方用名】 松香、制松香。

【来源】 本品为松科植物油松 *Pinus tabulaeformis* Carr.、马尾松 *Pinus massoniana* Lamb. 或云南松 *Pinus yunnanensis* Franch. 树干中取得的油树脂，经蒸馏除去挥发油后的遗留物。

【历史沿革】 南齐有炼制（《鬼遗》）。唐代有酒制（《千金》）、煮制（《千金翼》）的炮制方法。宋代增加了炙制（《圣惠方》）、炒制（《百问》）等法。明清时期，有蒸制（《品汇》）、"炒黑"（《得配》）、烟叶制（《拾遗》）等炮制方法。现在主要的炮制方法有葱汁制等。现版药典未收载。

【炮制方法】

1. 松香 取原药材，除去杂质，置锅内，用文火加热，熔化后倾入水中，放凉，取出晾干，捣碎。

2. 制松香 取葱煎汁，去渣，加入净松香及适量水，加热至松香完全熔化，倒入冷水中，待凝固后，取出晾干。

每100kg 松香块，用葱 10kg。

【质量要求】

1. 松香 本品呈不规则半透明块状，大小不一，表面淡黄色，常有一层黄白色霜粉，常温时质坚而脆，易碎，断面光亮，似玻璃状。具有松节油香气，味苦。

2. 制松香　本品颜色加深，味微苦。

【炮制作用】松香味苦、甘，性温。归肝、脾经。生松香多外用，入膏药或研末贴敷患处。用于风湿痹痛，痈疽，疥癣，湿疮，金疮出血。如外敷治一切肿毒（《怪症奇方》）。

制松香可部分除去油质及杂质，使其品质纯洁，质地酥脆，便于制剂和粉碎。并可矫正其不良气味，减少刺激性。如用于瘑痒疥癣，恶疮，疥毒等（《鬼遗》）。

【炮制研究】松香含松香酸酐、松香酸、树脂烃、挥发油等成分。其治银屑病的主要有效成分为树脂酸，其毒副作用成分为松节油及树脂部分。

松香经葱汤制后，可除去部分油质及杂质，对多种致病性真菌具有不同程度的抑制作用。

【贮存】贮干燥容器内，密闭，置阴凉干燥处。防火、防潮。

第十六章　发酵法、发芽法

发酵与发芽均系借助于酶和微生物的作用，使药物通过发酵与发芽过程，改变其原有性能，增强或产生新的功效，扩大用药品种，以适应临床用药需要的炮制方法。这两类方法都必须具有一定环境条件的要求，如温度、湿度、空气、水分等。

第一节　发酵法

发酵法是把经净制或处理后的药物，在一定的温度和湿度条件下，由于霉菌和酶的催化分解作用，使药物发泡、生衣的方法。

一、发酵的主要目的

1. 改变原有性能，产生新的治疗作用，扩大用药品种　如六神曲、建神曲、淡豆豉等。

2. 增强疗效　如半夏曲。

二、发酵的操作方法

根据不同品种，将发酵原料采用不同的方法进行加工处理后，再置温度、湿度适宜的环境中进行发酵。常用的方法有药料与面粉混合发酵和直接用药料进行发酵两种。用前法炮制的如六神曲、建神曲、半夏曲、沉香曲等，后者如淡豆豉、百药煎等。

发酵过程主要是微生物新陈代谢的过程，因此，此过程要保证其生长繁殖的条件。主要条件如下：

1. 菌种　主要是利用空气中微生物自然菌种进行发酵，但有时会因菌种不纯，影响发酵的质量。

2. 培养基　主要为水、含氮物质、含碳物质、无机盐类等。如六神曲中面粉为菌种提供了碳源，赤小豆为菌种提供了氮源。

3. 温度　一般发酵环境的最佳温度为30℃～37℃。温度太高则菌种老化、死亡，不能发酵；温度过低，虽能保存菌种，但繁殖太慢，不利于发酵，甚至不能发酵。

4. 湿度　一般发酵的相对湿度应控制在70%～80%。湿度太大，则药料发黏，且易生虫霉烂，造成药物发暗；过分干燥，则药物易散不能成形。以"握之成团，指间可见水迹，放下轻击则碎"为宜。

5. 其他方面　还要有适宜的pH值、溶氧、无机盐等。

三、注意事项

发酵制品的质量以曲块表面霉衣黄白色，内部有斑点为佳，同时应有酵香气味。不应出现黑色、霉味及酸败味。故因注意：

1. 原料在发酵前应进行杀菌处理，以免杂菌感染，影响发酵质量。
2. 发酵过程须一次完成，不中断，不停顿。
3. 温度和湿度对发酵的质量影响很大，应随时检查、监控温、湿度的变化。

六神曲

【处方用名】六神曲、神曲、六曲、炒六曲、焦神曲、煨神曲、麸炒六曲、焦六曲、酒神曲。

【来源】本品为苦杏仁、赤小豆、鲜青蒿、鲜苍耳草、鲜辣蓼等药加入面粉（或麦麸）混合后经发酵而成的曲剂。

【历史沿革】汉代始见有曲（《金匮》）。南北朝时有焙制法（《雷公》）。唐代有微炒制（《千金》）、炒黄（《食疗》）法。宋代有火炮法（《圣惠方》）、半夏共炒制（《朱氏》）法。元代有煨制（《活幼》）。明、清代增加了枣肉制（《普济方》）、酒制（《纲目》）、煮制（《金鉴》）、制炭（《医案》）等炮制方法。并有"火炒以助天五之气，入足阳明经"（《发挥》）；"味甘气香醒脾，生用消谷力剧"（《尊生》）；"消导炒用，发表生用"（《便读》）等记述。现在主要的炮制方法有炒黄、麸炒、炒焦等。现版药典未收载。

【炮制方法】

1. 神曲 取杏仁、赤小豆碾成粉末，与面粉混匀，加入鲜青蒿、鲜辣蓼、鲜苍耳草药汁，揉搓成捏之成团，掷之即散的粗颗粒状软材，置模具中压制成扁平方块（33cm×20cm×6.6cm），用鲜荷麻叶包严，放入箱内，按品字形堆放，上面覆盖鲜青蒿。置30℃～37℃，经4～6天即能发酵，待药面生出黄白色霉衣时取出，除去荷麻叶，切成2.5cm见方的小块，干燥。

每100kg面粉，用杏仁、赤小豆各4kg，鲜青蒿、鲜辣蓼、鲜苍耳草各7kg。药汁为鲜草汁和其药渣煎出液。

2. 炒神曲 将神曲块投入热锅内，用文火加热，不断翻炒，至表面呈微黄色，取出，放凉。

3. 麸炒神曲 取麦麸皮均匀撒于热锅内，待烟起，将神曲倒入，快速翻炒至神曲表面呈棕黄色，取出，筛去麸皮，放凉；或用清炒法，炒至棕黄色。

每100kg神曲，用麦麸10kg。

4. 焦神曲 将神曲块投入热锅内，用文火加热，不断翻炒，至表面呈焦褐色，内部微黄色，有焦香气时，取出，摊开放凉。

【质量要求】

1. 六神曲 本品为立方形小块，表面灰黄色，粗糙，质脆易断，微有发酵香气。

2. 炒神曲 本品表面微黄色，偶有焦斑，质坚脆。

NOTE

3. 麸炒神曲　本品表面棕黄色，有麸香气。

4. 焦神曲　本品表面焦黄色，内为微黄色，有焦香气。

【炮制作用】六神曲味甘、辛，性温。入脾、胃经。生六神曲健脾开胃，并有发散作用。如用于治感冒食滞，常与山楂、紫苏、广藿香同用；又如治食滞中焦的宽中降逆汤（《温病刍言》）。

炒神曲健脾和胃功能增强，发散作用减少。

麸炒六神曲具有甘香气，以醒脾和胃为主。用于食积不化，脘腹胀满，不思饮食，肠鸣泄泻。如健脾思食方（《局方》）。

焦六神曲消食化积力强，以治食积泄泻为主。如治时暑暴泻及饮食所伤、胸膈痞闷的曲术丸（《局方》）。

【炮制研究】六神曲含有挥发油、淀粉酶、蛋白酶等。

现代研究表明，六神曲中的消化淀粉效价，经炒黄后一般保存了生品的 60%，而炒焦后基本消失。六神曲外观质量不同，其酶活力及 pH 值亦不同。其中以内土黄色，外灰绿色，质地较硬，有辛、酸、苦味，陈腐气者活力较高，酸度较低，质量好。对炮制前后神曲中 17 种微量元素的分析结果表明，Zn、Mn、Fe 等人体必需的微量元素含量较高，而焦神曲所含的微量元素较生品为高。

六神曲麸炒品和焦炒品均能较好地促进胃的分泌功能，增强胃肠的推动功能。

【贮存】贮干燥容器内，置通风干燥处。防蛀、防潮。

半夏曲

【处方用名】半夏曲、炒半夏曲。

【来源】本品为法半夏、赤小豆、苦杏仁和鲜青蒿、鲜辣蓼、鲜苍耳草与面粉经发酵炮制而成的曲剂。

【历史沿革】宋代始有半夏合生姜制曲法，并云："半夏汤浸七次，切，焙干，用生姜三钱，同捣成曲，焙干"（《药证》）；也有"用生姜和半夏末作曲用……微炒"（《总录》）等炒制法。明代发展有"用半夏细末一斤，白矾半斤，楮叶包，伏日制阴干"（《仁术》）；"半夏研末，以姜汁、白矾汤和作饼，楮叶包置篮中，待生黄衣，日干用，谓之半夏曲"（《纲目》）等炮制方法。现在主要的炮制方法有制成半夏曲后麸炒。现版药典未收载。

【炮制方法】

1. 半夏曲　取法半夏、赤小豆、苦杏仁共碾细粉，与面粉混合均匀，加入鲜青蒿、鲜辣蓼、鲜苍耳草药汁，搅拌均匀，堆置发酵，压成片状，切成小块，晒干。每 100kg 法半夏，用赤小豆 30kg，苦杏仁 30kg，面粉 400kg，鲜青蒿 30kg，鲜辣蓼 30kg，鲜苍耳草 30kg。

2. 麸炒半夏曲　取麸皮，撒在热锅内，用中火加热，待冒浓烟时加入半夏曲，迅速拌炒至表面呈深黄色时，取出，筛去麸皮，晾凉。每 100kg 半夏曲，用麸皮 10kg。

【质量要求】

1. 半夏曲　本品为小立方块，表面浅黄色。质疏松，有细蜂窝眼。

2. 麸炒半夏曲　本品形如半夏曲，表面呈深黄色，具焦香气。

【炮制作用】半夏曲味甘、微辛，性温。归脾、胃经。半夏经发酵制成曲剂后，可增强健脾温胃、燥湿化痰的功能。临床以化痰止咳、消食积为主，可用于咳嗽痰多，胸脘痞满，饮食不消，苔腻呕恶。如用于中脘气滞，胸膈烦满，痰涎不利，头目不清的三仙丸（《百一选方》）；还可用于脾胃虚弱，食谷不消，泄泻，呕吐，腹胀等症。

麸炒半夏曲，产生焦香气，增强健胃消食的作用。

【贮存】贮干燥容器内，置通风干燥处。防蛀、防潮。

淡豆豉

【处方用名】淡豆豉、豆豉。

【来源】本品为豆科植物大豆 *Glycine max* (L.) Merr. 的成熟种子的发酵加工品。

【历史沿革】晋代有熬令黄香（《肘后》）法。唐代增加有九蒸九曝（《心鉴》），酒制（《食疗》），醋制（《外台》），并记载有造豉汁法（《食疗》）。宋代有"炒令烟出，微焦"（《圣惠方》）法。明代详细记载了制造淡豆豉的方法（《纲目》）。并有"黑豆性平，作豉则温，即经蒸（罨），故能升能散"（《大法》）等记述。还有了醋拌蒸法（《普济方》）。清代新增了清蒸法、酒浸制法（《本草述》）。现在主要的炮制方法有桑叶与青蒿制曲等。现版药典收载淡豆豉。

【炮制方法】取黑大豆洗净。另取桑叶、青蒿加水煎煮，滤过，将煎汁拌入净大豆中，待汤液被吸尽后，置蒸制容器内蒸透，取出，稍凉，置容器内，用煎过汁的桑叶、青蒿渣覆盖，在温度25℃～28℃，相对湿度80%的条件下，闷至发酵，长满黄衣时，取出，去药渣，加适量水搅拌、捞出，置容器内，保持温度50℃～60℃，闷15～20天，充分发酵，有香气逸出时，取出，略蒸，干燥，即得淡豆豉。

每100kg黑大豆，用桑叶、青蒿各7～10kg。

【质量要求】本品呈椭圆形，略扁，长0.6～1cm，直径0.5～0.7cm。表面黑色，皱缩不平。质柔软，断面棕黑色。气香，味微甘。

本品与1%硫酸铜溶液和40%氢氧化钾溶液反应，应无紫红色出现。

【炮制作用】淡豆豉味辛、甘、微苦，性寒。归肺、肾经。具有解表、除烦的功能。用于伤风感冒、发热恶寒、头痛，或胸中烦闷，虚烦不眠。如治感冒发热、胸脘不舒的葱豉桔梗汤（《通俗伤寒论》）。

【炮制研究】制备淡豆豉的主要原料大豆中的异黄酮类物质具有抗肿瘤、抗氧化、抗骨质疏松等多方面功效，其中主要包括染料木素、大豆黄素、鸡豆黄素A等。

淡豆豉中游离染料木素含量比原料大豆高48%，游离大豆黄素含量比原料大豆高94%。表明淡豆豉经过发酵，其异黄酮苷发生酶解，使游离苷元含量提高。但淡豆豉总异黄酮含量低于原料大豆的含量，可能是由于制备淡豆豉过程中煎煮、发酵等步骤使大豆黄酮类成分损失所致。实验表明，经过发酵淡豆豉中一部分成分转变成机体易利用的物质，淡豆豉抗癌作用比其原料大豆强可能与之有关。

【贮存】贮于干燥容器内，密闭，置阴凉干燥处。防潮。

红 曲

【处方用名】红曲、制红曲、炒红曲、红曲炭。

【来源】本品为曲霉科真菌紫色红曲霉 Monascus parpureus Went 的菌丝及孢子，经人工培养，使菌丝在粳米内部生长，使整个米粒变为红色的制品。

【历史沿革】宋代始见红曲，有焙制法（《朱氏》）。元代有炒制法（《活幼》）。明代对制曲方法则作详述，云："白粳米一石五斗，水淘浸一宿，作饭，分作十五处，入曲母三斤，搓揉令匀，并作一处，以帛密覆；热即去帛摊开，觉温急堆起，又密覆；次日日中又作三堆，过一时分作五堆，再一时合作一堆，又过一时分作十五堆，稍温又作一堆，如此数次；第三日，用大桶盛新汲水，以竹笋盛曲作五六份，蘸湿完又作一堆，如前法作一次；第四日，如前又蘸；若曲半沉半浮，再依前法作一次，又蘸；若尽浮则成矣，取出日干收之"（《纲目》）。现在主要的炮制方法有制曲后炒炭等。现版药典未收载。

【炮制方法】

1. 红曲

（1）传统方法　选择红色土壤地，挖一深坑，在坑上下周围铺以篾席，将粳米倒入其中，上压以重石，经 3 ～ 4 天后，米粒外皮变紫红色，内心亦变为红色。

（2）现代发酵法　将白粳米，加水淹没，浸泡 12 ～ 24 小时，使其充分吸水，然后取出蒸 20 分钟；另将 40℃ 的无菌水配制成 5% 的醋酸溶液，加入菌种母液，每瓶 100mL，在 32℃ 孵育 6 小时，待温度降到 40℃ 时，与上述粳米充分搅拌，使米变为通红色。接下来进行发酵，开始的 24 小时温度控制在 26℃ ～ 30℃，由于曲米发酵产生热量，因此在发酵过程中需要控制温度。48 小时后需要补充纯净水，并每隔 2 小时淋水一次，使含水量维持在 38% ～ 40%，并适当搅拌使发酵均匀。待粳米完全变为紫色时，倒出，堆积，加盖布袋放置一夜。当掰开米粒，内断面为红色，干燥，即可。

2. 红曲炭　将净红曲置热锅内，用武火微炒，使外部呈黑色，内部呈老黄色为度，喷淋清水，冷却，取出晾干。

【质量要求】

1. 红曲　本品呈米粒状，多碎断，表面紫红色或棕红色，断面粉红色。质脆，手捻之易粉碎，染指。微有酵酸气，味淡。

2. 红曲炭　红曲炒炭后，形似红曲，外皮呈黑色，内部呈老黄色，有焦香味。

【炮制作用】红曲味甘，性温。归肝、大肠经。具有活血化瘀、健脾消食的功能。用于产后恶露不净，瘀滞腹痛，食积饱胀，赤白下痢，外用治跌打损伤。

红曲炭涩性增强，以收敛止血、止泻见长。如用治冷滞赤白痢、血痢。

【炮制研究】粳米含游离态氨基酸约为 0.55mg/g，紫色红曲霉菌在粳米培养基中发酵后产生大量游离态氨基酸，含量可达 8.2 ～ 11.5 mg/g。

对福建产古田红曲又称"福曲"进行氨基酸分析表明：共检出 20 种氨基酸，其中蛋白质氨基酸 17 种，含量为 11.2%；非蛋白质氨基酸有鸟氨酸、牛磺酸和 γ - 氨基丁酸。除色氨酸未测定外，红曲中必需氨基酸占氨基酸总量的 42.0%；红曲中含有 11 种药用氨基酸，含量为 8.6%，其中牛磺酸含量为 0.46mg/g。

现代研究表明红曲具有调节血脂的作用。对红曲二级代谢产物研究发现，红曲中含有多种生理活性物质：如具降胆固醇功效的洛伐他汀类；降血压有效成分为 γ-氨基丁酸及 Glucosamine（红曲菌细胞壁成分），天然抗氧化物质黄酮酚等。

采用改良选育的紫色红曲霉菌株接种在粳米上固体发酵培养而成的红曲中，洛伐他汀含量高达 4.99～5.33μg/g，而普通商品红曲中的洛伐他汀含量甚微，只有 0.088～0.551μg/g。

【贮存】置阴凉干燥处。防潮、防蛀。

建神曲

【处方用名】建神曲、建曲、炒建神曲、焦建神曲。

【来源】本品为面粉、麸皮与广藿香、青蒿等中药混合后，经发酵而制成的曲剂。

【历史沿革】建神曲见于清代（《拾遗》）。《药性考》曰："白酒药曲，松江得名，良姜四两，草乌半斤，吴萸白芷，黄柏桂心，干姜香附，辣蓼苦参，秦椒九味，一两等分，菊花薄荷，二两齐秤，丁皮益智，五钱杏仁，共为细末。滑石五斤，米粉斗八，河水搅匀。造丸干用，酿酒芬馨，炒焦拌食，滞积消灵"（《拾遗》）。现在主要的炮制方法有炒黄、炒焦等。现版药典未收载。

【炮制方法】

1. 建神曲 取广藿香 6kg，青蒿 6.5kg，辣蓼草 6.5kg，苍耳草 6.5kg，苦杏仁 4kg，赤小豆 4kg，炒麦芽 9kg，炒谷芽 9kg，炒山楂 9kg，陈皮 6kg，紫苏 6kg，香附 6kg，苍术 6kg，炒枳壳 3kg，槟榔 3kg，薄荷 3kg，厚朴 3kg，木香 3kg，白芷 3kg，官桂 1.5kg，甘草 1.5kg。面粉 10.5kg，生麸皮 21kg。各药共研细粉与生麸皮混匀，再将面粉制成稀糊，趁热与上述混合各药揉合制成软材，压成块状，发酵，取出，干燥。

2. 炒建神曲 取净建曲碎块，置炒制容器内，用文火炒至表面呈深黄色，有香气逸出时，取出，放凉。

3. 焦建神曲 取净建曲碎块，置炒制容器内，用武火炒至表面呈焦黄色，有焦香气逸出时，取出，放凉。

【质量要求】

1. 建神曲 本品为不规则的碎块，土黄色。具清香气，味淡微苦。

2. 炒建神曲 本品形如建神曲，表面呈深黄色，具香气。

3. 焦建神曲 本品形如建神曲，表面呈焦黄色，具焦香气。

【炮制作用】建神曲味辛、甘，性温。归脾、胃经。具有消食化积、发散风寒、健脾和胃的功能。用于感冒头痛、宿食积滞、胸腹胀满、脾虚泄泻。

炒建神曲、焦建神曲可增强其消食化积、健脾和胃的功能。常与健脾消食药同用。

【贮存】贮干燥容器内，密闭，置阴凉干燥处。防潮、防蛀。

第二节　发芽法

将净选后的新鲜成熟的果实或种子，在一定的温度或湿度条件下，促使萌发幼芽而产生新

NOTE

的药效作用的炮制方法称为发芽法。

一、发芽的主要目的

通过发芽，果实或种子中贮存的物质被分解或转化，如淀粉被分解为糊精、葡萄糖及果糖，蛋白质分解成氨基酸，脂肪被分解成甘油和脂肪酸，并依据植物的遗传特性合成各种新的物质，包括纤维素、消化酶、维生素，而具有新的功效，扩大用药品种。

二、发芽的操作方法

选择新鲜、粒大、饱满、无病虫害、色泽鲜艳的种子或果实，用清水浸泡适度，捞出，置于能透气漏水的容器中，或已垫好竹席的地面上，用湿物盖严，每日喷淋清水 2 ～ 3 次，保持湿润，经 2 ～ 3 天即可萌发幼芽，待幼芽长出 0.2 ～ 1cm 时，取出干燥。

三、注意事项

1. 发芽温度一般以 18℃～ 25℃为宜，浸渍后种子或果实的含水量控制在 42%～ 45%为宜。

2. 种子的浸泡时间应依气候、环境而定，一般春、秋季宜浸泡 4 ～ 6 小时；冬季 8 小时，夏季 4 小时。

3. 选用新鲜成熟的种子或果实，在发芽前应先测定发芽率，要求发芽率在 85%以上。

4. 适当避光并选择有充足氧气、通风良好的场地或容器进行发芽。

5. 发芽时先长须根而后生芽，不能把须根误认为是芽。以芽长至 0.2 ～ 1cm 为标准，发芽过长则影响药效。

6. 在发芽过程中，要勤加检查、淋水，以保持所需湿度，并防止发热霉烂。

麦　芽

【处方用名】麦芽、大麦芽、炒麦芽、焦麦芽。

【来源】本品为禾本科植物大麦 *Hordeum vulgare* L. 的成熟果实经发芽干燥的炮制加工品。

【历史沿革】晋代有熬制法（《肘后》）。唐、宋代有微炒（《千金》）、炒黄（《外台》）、微炒黄（《圣惠方》）。元代又有焙法（《活幼》）。明代则有巴豆炒（《普济方》）、发芽（《品汇》）、炒熟（《宋氏》）、煨（《景岳》）等炮制方法。清代增加了炒焦（《害利》）、炒黑（《得配》）的炮制方法。现在主要的炮制方法有炒黄、炒焦等。现版药典收载麦芽、炒麦芽、焦麦芽。

【炮制方法】

1. 麦芽　取新鲜成熟饱满的净大麦，用清水浸泡 6 ～ 7 成透，捞出，置能排水容器内，盖好，每日淋水 2 ～ 3 次，保持湿润，待幼芽长至约 0.5cm 时，取出干燥即得。

2. 炒麦芽　取净大麦芽，置预热的炒制容器内，用文火加热，不断翻动，炒至表面棕黄色，鼓起并有香气时，取出晾凉，筛去灰屑。

3. 焦麦芽　取净麦芽置炒制容器内，用中火加热，炒至有爆裂声，表面呈焦褐色，鼓起，并有焦香气时，取出晾凉，筛去灰屑。

【质量要求】

1. 麦芽　本品呈梭形，长 0.8 ～ 1.2cm，直径 0.3 ～ 0.4cm。表面淡黄色，一端有幼芽，淡黄色，皱缩或脱落，下端有纤细而弯曲的须根数条。质硬，破开内有黄白色大麦米一粒，粉质，气微，味微甘。

麦芽水分不得过 13.0%，总灰分不得过 5.0%，芽长不得小于 0.5cm，出芽率不得少于 85.0%，每 1000g 含黄曲霉毒素 B_1 不得过 5μg，黄曲霉毒素 G_2、黄曲霉毒素 G_1、黄曲霉毒素 B_2 和黄曲霉毒素 B_1 总量不得过 10μg。

2. 炒麦芽　表面棕黄色或深黄色，偶见焦斑，有香气。

炒麦芽水分不得过 12.0%，总灰分不得过 4.0%。

3. 焦麦芽　表面焦褐色，有焦斑。有焦香气，味微苦。

焦麦芽水分不得过 10.0%，总灰分不得过 4.0%。

【炮制作用】麦芽味甘，性平。归脾、胃经。具有消食和胃、疏肝通乳的功能。用于消化不良，乳汁郁积，乳癖。可与谷芽、山楂、白术、陈皮等同用，治一般消化不良，对米、面积滞或果积有化积开胃作用，如小儿消食方（《中药临床应用》）。对食积化热者尤宜生用。

炒麦芽偏温而气香，具有行气、消食、回乳之功。如用于饮食停滞，可与山楂、神曲等同用；治中虚食少，脾胃虚弱，食少难消，脘腹胀闷，可与人参、白术、茯苓、神曲、砂仁等配伍，如健脾丸（《准绳》）；用于妇女产后无儿食乳、乳房肿胀、坚硬疼痛难忍的回乳四物汤（《疡医大全》）。

焦麦芽性偏温而味甘微涩，增强了消食化滞、止泻的作用。如用于治食积泄泻的三仙散（《经验方》）；治脾虚泄泻，常与白术、党参、炮姜、乌梅炭等同用；另外，还可用于治疗脾胃虚寒，运化无权，大便溏泄。

【炮制研究】麦芽含淀粉酶、转化糖酶、维生素 B、脂肪、磷脂、糊精、麦芽糖、葡萄糖等。大麦发芽过程中，酶活性因发芽程度不同而有显著差异。长出胚芽者酶的活性为 1∶7 ～ 1∶10，而无胚芽者酶的活性为 1∶3 ～ 1∶5。乳酸含量前者为 0.8% ～ 1.0%，后者为 0.5% ～ 0.75%。芽亦不能太长，太长则其他成分消耗多，纤维素含量高，药效降低。

麦芽加热炮制时，随加热程度的升高，淀粉酶效价降低或消失。但是中医临床用炒麦芽、麦芽入煎剂，均取得了确切的临床疗效。可见，酶类并非是其唯一有效成分。另外，临床实践证明，单用炒麦芽回乳，效果强于己烯雌酚，作用快而强。麦芽生、炒品均有回乳作用，关键在于剂量，小剂量时则消食开胃而催乳，大剂量时则耗气散血而回乳。

利用分光光度法和高效液相色谱法测定了麦芽中总黄酮和麦黄酮在不同炮制品中的含量变化。结果发现，生麦芽中总黄酮和麦黄酮均增加，炒麦芽和焦麦芽总黄酮的含量均高于生麦芽。

谷　芽

【处方用名】谷芽、炒谷芽、焦谷芽。

【来源】本品为禾本科植物稻 *Oryza sativa* L. 的成熟果实经发芽、干燥而得的炮制加工品。

【历史沿革】宋代有微炒（《总录》）、"炒令焦黑"（《圣惠方》）。元代用焙法（《幼幼》）。

NOTE

明代还记载了其炮制作用："候生芽曝干去须，取其中米，炒研面用，其功皆主消导"（《纲目》）。清代沿用了明以前的炒法。现在主要的炮制方法有炒黄、炒焦等。现版药典收载谷芽、炒谷芽、焦谷芽。

【炮制方法】

1.谷芽　取成熟而饱满的稻，用清水浸泡至六七成透，捞出，置能排水的容器内，覆盖，每日淋水 1～2 次，保持湿润，待须根长至 1cm 时，取出晒干，除去杂质。

2.炒谷芽　取净谷芽，置炒制容器内，用文火加热，炒至表面深黄色，大部分爆裂，并有香气逸出时，取出晾凉，筛去灰屑。

3.焦谷芽　取净谷芽，置炒制容器内，用中火加热，炒至表面焦黄色，大部分爆裂，并有焦香气逸出时，取出晾凉，筛去灰屑。

【质量要求】

1.谷芽　本品呈长椭圆球形，顶端钝圆，基部略尖。外稃呈黄色，具白色细茸毛、弯曲细须根。气微，味淡。

谷芽出芽率不得少于 85%，水分不得过 14.0%，灰分不得过 5.0%，酸不溶性灰分不得过 3.0%。

2.炒谷芽　本品表面深黄色、有焦斑，具香气。

炒谷芽水分不得过 13.0%，灰分不得过 4.0%，酸不溶性灰分不得过 2.0%。

3.焦谷芽　表面焦褐色。有焦香气。

【炮制作用】谷芽味甘，性温。归脾、胃经。具有消食和中，健脾开胃的功能。生谷芽长于养胃消食，如用于启脾开胃，增进食欲的谷神丸（《澹寮方》）；治脾胃虚弱泄泻的健脾止泻汤（《麻疹集成》）；亦可单用谷芽蒸露，代茶饮，如养胃进食的谷芽露（《中国医学大辞典》）。

炒谷芽性转温，以健脾消食力胜，多用于脾虚食少。

焦谷芽性温微涩，长于消食止泻，用于食积不化或饮食停滞，腹满便溏。

【贮存】置通风干燥处。防蛀。

粟　芽

【处方用名】粟芽、炒粟芽、焦粟芽。

【来源】本品为禾本科植物粟 *Setaria italica*（L.）Beauv. 成熟果实经发芽干燥而得。

【历史沿革】宋代有粟蘖（《衍义》）。明代有"凡谷皆可生蘖，有粟黍谷麦豆诸蘖，皆水浸胀，候生芽，曝干去须，取其中米炒，研面用"（《大法》）的记述。现在主要的炮制方法有炒黄、炒焦等。现版药典未收载。

【炮制方法】

1.粟芽　取成熟饱满的净粟谷，用清水浸泡至六至七成透，捞出，置能排水的容器内，覆盖，每日淋水 1～2 次，保持湿润，待须根长至 0.6cm，取出晒干，除去杂质。

2.炒粟芽　取净粟芽，置炒制容器内，用文火加热，不断翻炒，至粟芽呈深黄色，大部分爆裂，并有香气逸出时，取出，晾凉。

3.焦粟芽　取净粟芽，置炒制容器内，用中火加热，不断翻炒，至粟芽表面呈焦黄色，大部分爆裂，并有焦香气逸出时，取出，晾凉。

【质量要求】

1. 粟芽　本品呈类圆球形，直径约 2mm，顶端钝圆，基部略尖。外壳为革质的稃片，淡黄色，具点状皱纹，下端有初生的细须根，长 3 ～ 6mm。气微，味微甘。

粟芽出芽率不得少于 85%，水分不得过 14.0%，总灰分不得过 5.0%，酸不溶性灰分不得过 3.0%。

2. 炒粟芽　本品呈深黄色，略有焦斑，具香气。

炒粟芽水分不得过 13.0%，总灰分不得过 4.0%，酸不溶性灰分不得过 2.0%。

3. 焦粟芽　本品呈焦黄色，有焦香气。

【炮制作用】粟芽味甘，性平。归脾、胃经。具有开胃消食、下气除胀的功能。常与健脾消食药同用，用于宿食不消，胃脘胀闷。

炒粟芽、焦粟芽产生香气，开胃消食的作用增强。

【贮存】贮干燥容器内，密闭，置阴凉干燥处。防虫蛀、防鼠害、防潮。

大豆黄卷

【处方用名】大豆黄卷、大豆卷、豆黄卷、豆卷、清水豆卷、制豆卷。

【来源】本品为豆科植物大豆 *Glycine max* (L.) Merr. 的成熟种子经发芽干燥的炮制加工品。

【历史沿革】汉代始见大豆黄卷（《本经》）。唐代有炒法（《千金》）、发芽方法，并对发芽方法有所阐述，如："以大豆为芽，糵生便干之，名为黄卷"（《新修》）。熬制（《食医心镜》）。宋代增加了焙制（《宝产》）。金、元时代又增加了煮制（《儒门》）。明、清时代在继承前法的同时又增加了醋制（《本草述》），对发芽的作用论述也较多（《便读》）。现在主要的炮制方法有淡竹叶与灯心草制、炒黄等。现版药典收载大豆黄卷。

【炮制方法】

1. 大豆黄卷　取净大豆，用清水浸泡至表面起皱，捞出。置能排水的容器内，上盖湿布，每日淋水 2 ～ 3 次，保持湿润，待芽长至 0.5 ～ 1cm 时，取出，干燥。

2. 制大豆黄卷　取灯心草、淡竹叶置锅内，加入适量清水煎煮两次（每次 30 ～ 60 分钟），过滤去渣。药汁与净大豆黄卷共置锅内用文火加热，煮至药汁被吸尽，取出干燥。每 100kg 大豆黄卷，用淡竹叶 2kg，灯心草 1kg。

3. 炒大豆黄卷　取净大豆黄卷，置热锅内，用文火加热，微炒至较原色稍深，取出放凉。

【质量要求】

1. 大豆黄卷　本品略呈肾形，长约 0.8 cm，宽约 0.6 cm。表面黄色或黄棕色，微皱缩，一侧有明显的脐点；一端有 1 弯曲胚根。外皮质脆，多破裂或脱落。子叶 2，黄色。气微，味淡，嚼之有豆腥味。

大豆黄卷水分不得过 11.0%，总灰分不得过 7.0%，饮片按干燥品计算含大豆苷和染料木苷的总量不得少于 0.080%。

2. 制大豆黄卷　本品粒坚韧，豆腥气较轻而微清香。

3. 炒大豆黄卷　本品质坚韧，颜色加深，偶见焦斑，略有香气。

【炮制作用】大豆黄卷味甘，性平，归脾、胃经。具有清利湿热、清解表邪的功能。用于夏月感冒、暑湿、湿温；小儿撮口和发噤（《圣惠方》）；亦用于湿痹，水肿胀满。

制大豆黄卷宣发作用减弱，清热利湿作用增强，如治暑湿、湿温的豆卷汤（《中药临床应用》）。

炒大豆黄卷清解表邪作用极弱，长于利湿舒筋，兼益脾胃，适用于湿痹、水肿胀满。如用于湿邪所致的骨节疼痛，肢体重着，痛处不易转移者；治头风湿痹，筋挛膝痛，胃中积热，大便结涩的黄卷散（《普济方》）；水肿胀满的大豆散（《总录》）。

【贮存】贮干燥容器内，密闭，置阴凉干燥处。防虫蛀。

第十七章 制霜法

药物经过去油制成松散粉末或析出细小结晶或升华的方法称为制霜法。制霜法根据操作方法不同分为去油制霜、渗析制霜、升华制霜等。

第一节 去油制霜法

药物经过适当加热去油制成松散粉末的方法称去油制霜法。

（一）去油制霜的目的

1. 降低毒性，缓和药性 如巴豆，有大毒，泻下作用猛烈，去油制霜后可降低毒性，缓和泻下作用，保证临床用药安全有效。

2. 降低副作用 如柏子仁，其内含柏子仁油，具有滑肠通便之功，体虚便溏患者不宜用，制成霜后，除去了大部分油分，可降低滑肠的副作用。

（二）操作方法

取原药材，除去外壳取仁，碾成细末或捣烂如泥，用多层吸油纸包裹，蒸热，或置炉边或烈日曝晒后，压榨，如此反复换纸吸去油，至松散成粉，不再黏结为度。

（三）注意事项

1. 药物加热时所含油质易于渗出，故去油制霜时多加热或放置热处。

2. 有毒药物去油制霜用过的布或纸要及时烧毁，以免误用。

巴 豆

【处方用名】生巴豆、巴豆霜。

【来源】本品为大戟科植物巴豆 *Croton tiglium* L. 的干燥成熟果实。秋季果实成熟时采收，堆置 2～3 天，摊开，干燥。

【历史沿革】早在汉代就有"巴豆去皮心，复熬变色"（《玉函》）的炮制方法；晋代有"去皮心，捣熬令黄，别捣如膏"的炮制方法并对巴豆中毒后的解毒方法进行了论述："黄连小豆藿汁大豆汁并解之"（《肘后》）。唐代有"去皮心膜，熬令紫色"（《千金》）及"去皮冷水浸，别研"（《颅囟经》）的方法。宋代有"去皮心研纸裹压去油""麸炒微黄""用醋熬巴豆成膏"（《圣惠方》）、"去皮，新瓦上出油"（《洪氏》）、"去皮以纸裹出油尽为度"（《博济》）等法，并出现了制霜法（《苏沈》）。明代对巴豆的用法和炮制方法更趋多样，所载巴豆沿用去皮心熬、制霜、面煨、米炒、麸炒等方法外，并新增有炮黄、去皮不去油、去皮用生肉、竹汁去油、薄

NOTE

荷汁制、桑柴灰制等炮制方法，如"巴豆有用仁者，用壳者，用油者，有生用者，麸炒者，醋煮者，烧存性者，研烂纸包压去油者，谓之巴豆霜"（《纲目》）。清代基本沿用前法，并增加了沉香制（《握灵》）、雄黄制（《问答》）、隔纸炒令油出（《串雅内》）。现在主要的炮制方法有制霜等。现版药典收载生巴豆和巴豆霜。

【炮制方法】

1. 生巴豆　取原药材，除去杂质，去净果壳及种皮取仁。

2. 炒巴豆　取净巴豆仁，置炒制容器内，用中火加热，炒至表面焦褐色（焦巴豆）或内外均呈焦黑色（巴豆炭），取出晾凉。

3. 巴豆霜　取净巴豆仁，碾如泥状，里层用纸，外层用布包严，蒸热，用压榨器榨去油，如此反复数次，至药物松散成粉，不再黏结成饼为度。少量者，可将巴豆仁碾后用数层粗纸包裹，放热炉台上，受热后，反复压榨换纸，达到上述要求为度。

注意事项：①生巴豆有剧毒，在制霜过程中，往往由于接触巴豆种仁、油蒸气而引起皮炎，局部出现红斑或红肿，有灼热感或瘙痒，眼鼻部亦有灼热感等。操作时应加注意，并应戴手套及口罩防护。②工作结束时，可用冷水洗涤裸露部分，不宜用热水洗。如有皮炎症状时，可用绿豆、防风、甘草煎汤内服。据《外科证治全书》载："中巴豆毒，绿豆汤冷服或甘草、黄连煎汁冷饮。"③压榨去油时，药物要加热才易出油；如用粗纸包压时要勤换纸，以使油充分渗在纸上。④用过的布或纸立即烧毁，以免误用。

【质量要求】

1. 生巴豆　本品呈椭圆形，略扁。表面棕色或灰棕色，有隆起的种脊，外种皮薄而脆，内种皮有白色薄膜，种仁黄白色，富油性。无臭，味辛辣。

2. 巴豆霜　本品为粒度、疏松的淡黄色粉末，显油性。味辛辣。

巴豆霜水分不得过 12.0%，总灰分不得过 7.0%，含脂肪油量应为 18.0%～20.0%，巴豆苷含量按干燥品计不得少于 0.80%。

【炮制作用】巴豆味辛，性热；有大毒。归胃、大肠经。具有峻下积滞、逐水消肿、豁痰利咽、蚀疮的功能。生巴豆毒性强烈，仅供外用蚀疮。多用于恶疮，疥癣，疣痣。如巴豆捣泥，绢包擦患处，可治癣疮；与雄黄同用，可治神经性皮炎。

炒巴豆毒性稍减，可用于疮痈肿毒，腹水鼓胀，泻痢。如治一切疮毒及腐化瘀肉的乌金膏（《痈疽神验方》）。

巴豆霜毒性降低，泻下作用得到缓和，多用于寒积便秘，乳食停滞，腹水，二便不通，喉风，喉痹。如治寒积便秘的三物备急丸（《金匮》）；治小儿乳食停积的保赤散（《中国药典》）。

【炮制研究】巴豆含巴豆油 34%～57%，其主要成分为巴豆油酸、巴豆酸以及由棕榈酸、硬脂酸、油酸、巴豆醇等形成的甘油酯，巴豆醇 –12,13– 二酯、巴豆醇三酯。尚含两种毒性球蛋白（巴豆毒素Ⅰ、Ⅱ），巴豆苷，生物碱，β– 谷甾醇等。巴豆脂肪油具有强烈的泻下作用和刺激作用。

由于巴豆霜的制备方法不统一，导致巴豆霜的含油量差异很大，有人曾测定天津六个不同单位制成的巴豆霜含油量，其结果相差甚大，最低含量与最高含量之比约为 1∶3。另据报道，巴豆霜的含油量高低与过筛率存在明显关系，含油量高，黏性就强，过筛困难。含油量在20%以下的粉末光滑细腻，流动性较好，含油量高则局部易黏结成饼，称量和混合困难，造成剂量不准确。在含油量达到30%时，有40%的粉末留在60目筛上，说明粉末黏性显著增强。因此，为保证巴豆用药安全有效，巴豆霜的含油量应以不超过20%为宜。人服巴豆油20滴可致死。加热制霜后毒性减低。口服巴豆油半滴至一滴，即产生口腔、咽及胃部灼热感，并有催吐作用。至肠内遇碱性肠液水解后释放出巴豆酸，刺激肠黏膜使之发炎，增加分泌，促进肠蠕动，0.5～3小时内产生剧烈腹泻，伴有剧烈腹痛和里急后重。巴豆霜大剂量（1.5g/kg）可显著增加小鼠胃肠推进运动，小剂量无明显影响。另据研究，生巴豆渣、冷冻生巴豆渣和生榨霜3个样品均有溶血作用。而经炒、煮、常压蒸、高压蒸等加热处理的各种巴豆制品的残渣或霜均未显示有溶血作用。巴豆毒素是一种蛋白质，遇热则失去活性。

传统制霜法因有加热环节，使巴豆油含量不稳定，有效成分损失大，加填充剂稀释的制霜法，其成品含油量稳定，可避免有效成分损失，提高效率，但此法并不能保证用药安全。因直接取巴豆制霜，未经加热环节，不能消除毒性蛋白的毒性。有人将此法加以改进，在稀释以前加热处理，破坏毒性蛋白，既可去毒，保证用药安全，又能使成品质量稳定。有研究采用先将巴豆脱脂，再粉碎过筛，待粉末完全通过100目筛时，再把一定量的油返回至粉末中的工艺，认为粉末既能达到入丸散等剂型的粒度，又便于准确调控含油量和准确分取剂量，也符合毒剧药物宜单独粉碎成细粉后，再用等量递加法与其他药物细粉混合均匀的药剂学要求。

【贮存】巴豆霜瓶装或坛装，置阴凉干燥处，生巴豆按毒性中药管理。

千金子

【处方用名】千金子、续随子、千金子霜。

【来源】本品为大戟科植物续随子 *Euphorbia lathyris* L. 的干燥成熟种子。夏、秋二季果实成熟时采收，除去杂质，干燥。

【历史沿革】千金子的炮制始见于宋代"去皮"炮制法（《圣惠方》），《药证》亦沿用此法。"去壳研，以纸裹，用物压出油，重研末"是千金子最早的制霜方法（《证类》）；尚有"去皮炒"（《总录》）等炮制方法。元代有"去壳"的记载（《宝鉴》）。明代有"去壳不去油"（《普济方》）、"用好酒浸一宿，取出晒干"（《医学》）、"去苗研细，以纸裹压去油，研"（《奇效》）等炮制法，并有"用须取仁纸裹，压以重石去油，复研成霜，方可入药"（《蒙筌》）及"去壳，取白色者，以纸包压，去油取霜用"（《纲目》）的记述。清代基本沿用前法。现在主要的炮制方法为去油制霜。现版药典收载千金子和千金子霜。

【炮制方法】

1. 生千金子 取原药材，除去杂质，筛去灰屑，洗净，曝晒后，搓去皮，取仁，用时打碎。

2. 千金子霜 取净千金子仁，碾成泥状，用布包严，蒸热，压榨去油，如此反复操作，至药物松散不再黏结成饼为度。少量者，碾碎用吸油纸数层包裹，加热，反复压榨换纸，以纸上不显油痕即可。

NOTE

【质量要求】

1. 生千金子　本品呈椭圆形或卵圆形，长约 5mm，直径约 4mm，表面灰褐色，有网状皱纹及褐色斑点。种皮薄而脆，内表面灰白色，有光泽。种仁白色或黄白色，富油性。气微味辛。

2. 千金子霜　本品为均匀、疏松的淡黄色粉末，微显油性，味辛辣。

千金子霜含脂肪油应为 18.0%～20.0%。

【炮制作用】千金子味辛，性温；有毒。归肝、肾、大肠经。具有逐水消肿，破血消癥，散结的功能。生品逐水消肿，破血消癥。但毒性较大，作用峻烈，多供外用，可治顽癣，疣赘。

千金子霜泻下作用缓和，并能降低毒性，临床上内服多用千金子霜，可配入丸散剂内服，用于水肿胀满，积聚癥块，诸疮肿毒。如治水肿胀满（《摘玄方》）。

【炮制研究】千金子含脂肪油 40%～50%，油中含多种脂肪酸的甘油酯和二萜酚酯等。尚含香豆素、黄酮类、瑞香素、七叶树苷等成分。千金子生品毒性较大，所含脂肪油对胃、肠都有刺激作用，能引起峻泻。可将脂肪油作为评价千金子品质和研究炮制质量的参考指标。

对千金子不同炮制品（生品、炒品、酒制品、冷霜、热霜、蒸霜）作了脂肪油的提取、相对密度和折光率的测定、脂肪油的薄层分析，实验结果证明，千金子经不同方法炮制后，毒性成分脂肪油的含量均显著降低，其降低顺序为蒸霜＞热霜＞冷霜＞酒制品＞炒品。各炮制品脂肪油相对密度差异不大，而折光率则显著低于生品。有研究证实：千金子的毒性物质可能为同一或同类物质，而这类毒性物质在不同极性的溶媒中均存在，只是在脂溶性溶媒中的含量较大，致泻作用既是千金子的药效作用，也是其部分毒性作用的表现，因此，临床应用中应控制剂量。有人对不同产地千金子中两种致泻成分续随二萜酯和千金二萜醇二乙酸苯甲酸酯的含量进行测定，结果表明其含量均较高，而去油制霜后，两种成分的含量也随之明显下降，平均下降率分别为 64.22% 和 62.86%。另有研究显示千金子与千金子霜中脂肪酸成分组成基本一致，脂肪酸成分含量略有差别。

千金子脂肪油对胃肠有刺激性，能引起峻泻，作用强度为蓖麻油的 3 倍，其作用成分为千金子甾醇。有研究显示：千金子中主要成分千金二萜醇二乙酸苯甲酸酯能明显增加便秘小鼠粪便的湿重及含水量，制霜后泻下作用缓和，千金二萜醇二乙酸苯甲酸酯为千金子中除千金子甾醇外另一泻下主要成分。

传统经验制霜含油量差异较大，有人认为千金子含油量与疗效和毒性有关。对不同炮制方法制备的千金子霜进行含油量测定，结果表明以热法和蒸法制霜较好，含油量较低，并提出含油量在 18%～20% 较为适宜。根据《实用有毒中药手册》，按含油量 28%～32% 标准炮制的千金子霜在临床上常规给药（每次 1～2g），未出现任何中毒症状的情况，结合实验，认为千金子霜含油标准宜定为 30%±2%。中间质量控制方法为：用吸油纸法可按理论得霜率 67% 控制霜重；压榨法可按理论去油率 33% 控制榨出的油重。

【贮存】贮干燥容器内，千金子霜瓶装或坛装，置阴凉干燥处。防蛀。生千金子按毒性中药管理。

柏子仁

【处方用名】柏子仁、柏子仁霜、炒柏子仁。

【来源】本品为柏科植物侧柏 *Platycladus orientalis*（L.）Franco 的干燥成熟种仁。秋、冬二季采收成熟种子，晒干，除去种皮，收集种仁。

【历史沿革】南北朝刘宋时代就有"酒浸后，黄精汁煎煮，焙干"的炮制法（《雷公》）。唐代有"熬"（《外台》）。宋代最早提出"去壳"的制法，并有"研，用纸裹压去油"（《博济方》）、"酒浸、焙炒"（《总录》）、炒（《证类》）等法。明代有蒸制（《品汇》）、酒制（《大法》）、"隔纸焙去油"（《景岳》）及"去壳取仁，微炒去油"（《入门》）。清代多沿用前法。现在主要的炮制方法有炒黄和制霜。现版药典收载柏子仁。

【炮制方法】

1. 柏子仁 取原药材，除去杂质及残留的种皮，筛去灰屑。

2. 炒柏子仁 取净柏子仁，置热锅中，用文火加热，炒至油黄色，有香气逸出为度，取出，放凉。

3. 柏子仁霜 取净柏子仁，碾成泥状，用布（少量可用数层吸油纸）包严，蒸热，压榨去油，如此反复操作，至药物不再黏结成饼为度，再碾细。

【质量要求】

1. 柏子仁 本品呈长卵形或长椭圆形。表面黄白色或淡黄棕色。质软，油润。断面黄白色，富油性。气微香，味淡。

生柏子仁酸值不得过 40.0，羰基值不得过 30.0，过氧化值不得过 0.26，黄曲霉毒素每1000g 含黄曲霉毒素 B_1 不得过 5μg，黄曲霉毒素 G_2、黄曲霉毒素 G_1、黄曲霉毒素 B_2 和黄曲霉毒素 B_1 总量不得过 10μg。

2. 炒柏子仁 本品表面油黄色，偶见焦斑，具有焦香气。炒柏子仁酸值、羰基值、过氧化值同生品。

3. 柏子仁霜 本品为均匀、疏松的淡黄色粉末，微显油性，气微香。柏子仁霜酸值、羰基值、过氧化值及黄曲霉毒素同生品。

【炮制作用】柏子仁味甘，性平。归心、肾、大肠经。具有养心安神，止汗，润肠通便的功能。多用于肠燥便秘。如治津液枯竭，肠燥便秘的五仁丸（《医方类聚》）；治心气虚寒，心悸易惊，失眠多梦的柏子养心丸（《中国药典》2015 年版）。柏子仁长于润肠通便，养心安神。有异味及致人恶心呕吐的副作用。其脂肪油有润肠致泻的作用。

炒柏子仁有焦香气，使药性缓和，降低致泻作用，并消除令人呕吐的副作用。常用于心烦失眠，心悸怔忡，阴虚盗汗。如治虚烦失眠、心悸健忘、盗汗的天王补心丹（《摄生秘剖》）。

柏子仁霜可消除致呕和致泻的副作用，多用于心神不安，虚烦失眠的脾虚患者。如治劳心太过，神不守舍的柏子养心丸（《古今医统》）。

【炮制研究】柏子仁含脂肪油约 14%，并含少量挥发油和皂苷。此外，还含植物甾醇、酚性化合物、黄酮、维生素 A、蛋白质、木脂素等成分。

有人对生柏子仁和柏子仁霜的化学成分用纸层析法做了定性分析，结果表明，柏子仁和柏子仁霜有较大差别，柏子仁在 R_f 值 0.74 处有一浅黄色荧光斑点，而柏子仁霜在相应处则为浅蓝色荧光斑点。在 R_f 值 0.70 处，柏子仁霜有一深蓝色斑点，而柏子仁没有斑点。说明柏子仁炮制前后，化学成分有一定变化。对柏子仁生品及霜品中总皂苷含量进行测定，结果显示，柏子仁制霜前后总皂苷几乎没有损失。

通过实验研究，比较了生柏子仁和柏子仁霜对小鼠阈下催眠剂量异戊巴比妥钠的协同作用，结果表明，二者有非常显著性差别。同柏子仁比较，柏子仁霜有明显的镇静安神作用，即对阈下催眠剂量异戊巴比妥钠有显著的协同作用。另有研究表明，生柏子仁、炒柏子仁和柏子仁霜，经动物灌服，小鼠用量为成人用量的 100 倍时，各样品均无明显的滑肠致泻作用。

因传统制霜法较繁琐，费时，生产量小。有人以高速粉碎机或用电碾船粉研为泥团状，然后在大瓷盘内铺数层吸油纸，将药物铺平，再盖上吸油纸数层，以瓷盘层层相叠，上压木板或砖块，置电热干燥箱内加热处理一定时间，反复操作数次，凉后取出，去油纸，研细粉的现代制霜工艺。霜为松散的棕黄色粉末。研究比较了柏子仁的传统及现代制霜工艺，以制霜效率、脂肪油含量及其酸败度为指标，考察柏子仁不同制霜方法的优劣，并采用薄层色谱法和气相色谱法比较其脂肪油成分是否一致。结果表明，机械压榨热烘制霜法比传统法制霜法效率高，成品质量均一，酸败度变化较小，脂肪油化学成分基本一致，认为该法可以取代传统法制柏子仁霜。

【贮存】贮干燥容器内，柏子仁霜瓶装或坛装，置阴凉干燥处。防热、防蛀、防泛油。

瓜蒌子

【处方用名】瓜蒌子、瓜蒌仁、炒瓜蒌仁、蜜瓜蒌子、瓜蒌子霜。

【来源】本品为葫芦科植物栝楼 *Trichosanthes kirilowii* Maxim. 或双边栝楼 *Trichosanthes rosthornii* Harms 的干燥成熟种子。秋季采摘成熟果实，剖开，取出种子，洗净，晒干。

【历史沿革】瓜蒌子炮制最早见于南北朝时期："栝楼凡使，皮、子、茎、根效别……若修事，去上壳皮革膜并油了"（《雷公》）。宋代有"炒令香熟"（《证类》）。金元时期有"炒"（《儒门》）、"研和润"（《丹溪》）等法。明代有制霜（《蒙筌》）、蛤粉炒（《醒斋》）等法。清代有焙制（《握灵》）、麸炒（《治裁》）。现在主要的炮制方法有炒黄、蜜炙、制霜等。现版药典收载瓜蒌子和炒瓜蒌子。

【炮制方法】

1. 瓜蒌子 取原药材，除去杂质及干瘪的种子，洗净，干燥。用时捣碎。

2. 炒瓜蒌子 取净瓜蒌子，置热锅内，用文火加热，炒至鼓起，取出，放凉。用时捣碎。

3. 蜜瓜蒌子 取熟蜜，用适量开水稀释后，加入捣碎的瓜蒌子拌匀，闷透，置热锅内，文火加热，炒至颜色加深、不粘手为度，取出，放凉。

每 100kg 瓜蒌子，用熟蜜 5kg。

4. 瓜蒌子霜 取净瓜蒌子，碾成泥状，用布包严后蒸至上气，压去油脂，碾细。

【质量要求】

1. 瓜蒌子 本品呈扁平椭圆形，表面灰棕色，沿边缘有一圈沟纹。一端较尖，有种脐，另一端钝圆或较狭。种皮坚硬，内种皮膜质，灰绿色，种仁黄白色。富油性。气微，味淡。

生瓜蒌子水分不得过 10.0%，总灰分不得过 3.0%，石油醚（60℃～90℃）浸出物不得少于 4.0%，含 3,29- 二苯甲酰基栝楼仁三醇不得少于 0.080%。

2.炒瓜蒌子　本品微鼓起，表面呈微黄色，具香气。

炒瓜蒌子水分同生品，总灰分不得过 5.0%，含 3,29- 二苯甲酰基栝楼仁三醇不得少于 0.060%。

3.蜜炙瓜蒌子　碎块棕黄色，微显光泽，具香气。

4.瓜蒌子霜　为黄白色松散粉末，微显油性。

【炮制作用】瓜蒌子味甘，性寒。归肺、胃、大肠经。具有润肺化痰、滑肠通便的功能。瓜蒌子寒滑之性明显，长于润肺化痰，滑肠通便。用于肺热咳嗽，肠燥便秘。如治咳而微喘，气郁不下的润肺降气汤（《医醇》）。

炒瓜蒌子寒性减弱，长于理肺化痰。用于痰饮结阻于肺，气失宣降，咳嗽，胸闷。

蜜瓜蒌子寒性缓和，润肺止咳的作用增强。用于润肺止咳。如治咳嗽喘促，痰涎壅盛的润肺止嗽丸（《北京市药品标准》1983 年版）。

瓜蒌子霜功专润肺祛痰，但滑肠作用显著减弱，且可除去部分令人恶心呕吐、腹泻的油脂。多用于肺热咳嗽，咯痰不爽，而大便不实者。制霜后还便于制备丸散剂用。蜜炙、制霜后多用于体虚患者。如治热痰咳嗽的清气化痰丸（《景岳》）。

【炮制研究】瓜蒌子含脂肪油 26%～31%。其所含有机酸以栝楼酸为主，由其中某些酸构成的甘油酸酯和三酸甘油酯是具有抗血栓形成作用的成分。此外，尚含多种甾醇、三萜类化合物、蛋白质、无机元素等成分。

瓜蒌子含脂肪油，具有致泻作用，制霜后除去脂肪油约 51.29%，从而缓和了瓜蒌子滑肠致泻的副作用。

瓜蒌有泻下作用，瓜蒌皮作用较弱；瓜蒌仁所含脂肪油致泻，且作用强，瓜蒌霜的作用则较为缓和。其泻下作用强弱依次为：瓜蒌仁＞瓜蒌皮＞瓜蒌霜。瓜蒌有扩张冠脉作用，瓜蒌不同部位的扩张冠脉作用强度为：瓜蒌皮＞瓜蒌霜＞瓜蒌子＞瓜蒌仁＞瓜蒌子壳。体外实验表明，瓜蒌煎剂在体外能杀死小鼠腹水癌细胞。瓜蒌皮比瓜蒌仁效果好，且以 60% 乙醇提取物的作用最强。而瓜蒌子壳及脂肪油均无效。

【贮存】贮干燥容器内，瓜蒌子霜、蜜瓜蒌子装瓷坛内，密闭，置阴凉干燥处。防霉、防蛀。

大风子

【处方用名】大风子、大风子霜。

【来源】本品为大风子科植物大风子 *Hydnocarpus anthelmintica* Pierre 的干燥种子。夏季果实成熟时采收，除去果皮，取出种子，洗净，干燥。

【历史沿革】明代有"去壳"（《保婴》）、"去壳取仁"（《原始》）、"去油取净霜"（《景岳》）的炮制方法。清代有"入丸药，压去油"（《备要》）及"凡入丸药汤药，俱宜除油为妙"（《求真》）的论述。现在主要的炮制方法有去油制霜等。现版药典未收载。

【炮制方法】

1.生大风子　取原药材，除去杂质，拣去霉坏变质者，去壳取仁。

NOTE

2. 大风子霜 取大风子仁，碾碎，用布包严，蒸热，压榨去油，研细。少量可用吸油纸去油的方法。

【质量要求】

1. 生大风子 本品呈不规则的卵圆形，或多面形，稍有钝棱，表面灰棕色或灰褐色，有细纹。种皮坚硬而厚，内表面光滑，浅黄色或黄棕色。种皮与种仁分离，种仁灰白色，有油性。气微，味淡。

2. 大风子霜 本品为乳白色粉末。气微，味淡。

【炮制作用】大风子味辛，性热；有毒。归肝、脾、肾经。具有祛风燥湿、攻毒杀虫的功能。生品毒性较强，作用峻烈，多外用。用于麻风，疥癣，杨梅毒疮。如治癣痒疥疮的大枫丹（《血证论》）。

大风子霜除去部分油质，降低了毒性，可供内服。多制成丸散剂内服，如治大风眉目遍身秽烂的大风丸（《解围元薮》）。

【炮制研究】大风子种仁含脂肪油约 50%，油中脂肪酸主要是大风子油酸、次大风子油酸及少量饱和脂肪酸、不饱和脂肪酸等。

大风子制霜后能除去大部分油质，毒性降低，药性缓和。

【贮存】贮干燥容器内，大风子霜瓶装或坛装，密闭，置阴凉干燥处。

木鳖子

【处方用名】木鳖子、木鳖子霜。

【来源】本品为葫芦科植物木鳖 *Momordica cochinchinensis*（Lour.）Spreng. 的干燥成熟种子。冬季采收成熟果实，剖开，晒至半干，除去果肉，取出种子，干燥。

【历史沿革】木鳖子的炮制方法始见于唐代的"去壳，细切，麸炒"（《理伤》）法。宋代炮制方法有较大的发展，并提出了"制霜"的方法。如炒焦（《局方》）、"去壳纸捶出油"（《朱氏》）、"烧令烟尽"（《博济方》）。明代有去壳麸炒、炒熟、炒黄、烧存性（《普济方》）、油制法（《正宗》），并出现了一些新的炮制方法，如"新瓦上焙干"（《保元》）。清代尚有土炒（《奥旨》）、制炭（《金鉴》）、火酒浸（《拾遗》）等炮制方法。现在主要的炮制方法有制霜法。现版药典收载生木鳖子。

【炮制方法】

1. 生木鳖子 取原药材，除净杂质，筛去灰屑。

2. 木鳖子霜 取净木鳖子去壳取仁，炒熟，碾末，用吸油纸包裹数层，外加麻布包紧，压榨去油，反复多次，至不再出现油迹，色由黄变灰白色，呈松散粉末时，研细。

【质量要求】

1. 生木鳖子 本品呈扁平类圆形，表面灰褐色或灰黑色，有网状花纹，周边有纵棱突起，呈锯齿形，外种皮质坚而脆，内种皮灰绿色。种仁黄白色，富油性。有特殊的油腻气，味苦。

含木鳖子仁含丝石竹皂苷元 3-O-β-D-葡萄糖醛酸甲酯不得少于 0.25%。

2. 木鳖子霜 本品为白色或灰白色的松散粉末。味苦。

含丝石竹皂苷元 3-O-β-D-葡萄糖醛酸甲酯不得少于 0.40%。

【炮制作用】木鳖子味苦、微甘，性温，有毒。归肝、脾、胃经。具有散结消肿，攻毒疗疮，止痛的功能。生木鳖子有毒，仅供外用。用于疮疡肿毒，乳痈，瘰疬，痔漏，干癣，秃疮。如治一切诸毒的神效千捶膏（《金鉴》）。

木鳖子霜除去大部分油质，降低了毒性，可入丸散剂内服，其功用与木鳖子同。如治小儿久痢，肠滑脱肛的木鳖子丸（《杨氏家藏方》）。

【炮制研究】木鳖子含脂肪油约44%，油中含多种脂肪酸；皂苷为苦瓜定和木鳖子酸衍生的皂苷；多糖为海藻糖；此外，还含氨基酸、蛋白质、甾醇等成分。木鳖子中的齐墩果烷型三萜皂苷，体外对艾氏腹水癌细胞有细胞毒作用，体内对小鼠肉瘤180腹水型及肝癌实体瘤有抑制作用。木鳖子制霜后，可除去大部分油质，从而使毒性降低，作用缓和。木鳖子制霜后其抗炎、镇痛和体外抑菌作用较原药材增强，20%含油霜抗炎镇痛作用最好，10%含油霜抑菌作用最好。木鳖子种皮和木鳖子油无明显毒性，木鳖子毒性成分可能以其所含皂苷为主。

木鳖子手工去壳去种皮，费工费时。有报道认为，用将去净外壳的木鳖子放入沸水中加热数分钟，捞出，用毛巾等物搓去种仁绿色表皮，然后洗净，轻炒干燥。也可采用炒药机炒制木鳖子，来提高生产效率，并可避免去不净绿表皮而影响药物功效。

【贮存】置干燥处。

第二节　渗析制霜法

药物与物料经过加工析出细小结晶的方法，称为渗析制霜法。其目的是制造新药，扩大用药品种，增强疗效。如西瓜霜。

西瓜霜

【处方用名】西瓜霜。

【来源】本品为葫芦科植物西瓜 *Citrullus lanatus* (Thunb.) Matsumu. et Nakai 的成熟新鲜果实与皮硝经加工而制成。

【历史沿革】清代有"制西瓜霜"（《疡医》）的炮制方法。现在主要的炮制方法有制霜。现版药典收载西瓜霜。

【炮制方法】

取新鲜西瓜，沿蒂头切一厚片作顶盖，挖出部分瓜瓤，将芒硝填入瓜内，盖上顶盖，用竹签扦牢，用碗或碟托住，盖好，悬挂于阴凉通风处，待西瓜表面析出白霜时，随时刮下，直至无白霜析出，晾干。或取新鲜西瓜切碎，放入不带釉的瓦罐内，一层西瓜一层芒硝，将口封严，悬挂于阴凉通风处，数日后即自瓦罐外面析出白色结晶物，随析随收集，至无结晶析出为止。每100kg西瓜，用芒硝15kg。

【质量要求】

本品为白色结晶性粉末，味咸，有清凉感。

西瓜霜重金属含量不得过百万分之十，砷盐含量不得过百万分之十。含硫酸钠不得少于

NOTE

90.0%。

【炮制作用】西瓜霜味咸，性寒。归肺、胃经。具有清热泻火，消肿止痛的功能。西瓜能清热解暑，芒硝能清热泻火，两药合制，性味增强，起到协同作用，使药物更纯洁，增强清热泻火之功。西瓜霜多用于咽喉肿痛，口舌热疮，牙疳，单双乳蛾。如治咽喉肿痛，声音嘶哑，口舌生疮的西瓜霜润喉片（《全国中成药产品集》）；治一切喉证的玉钥匙（《喉痧症治概要》）。

【炮制研究】西瓜霜的主要成分为经重结晶的 $Na_2SO_4 \cdot 10H_2O$，此外，还含有 9 种无机元素以及 18 种氨基酸，其中 7 种为人体必需的氨基酸，并有广谱抗菌作用。

适宜工业化生产的方法为：取西瓜切碎，加入制芒硝溶化，以布氏滤器加滑石粉助滤，滤出液减压蒸发浓缩，放冷析晶，结晶风化。该法质量稳定，生产周期短，不受季节、气候、环境的限制，产量高。

【贮存】贮干燥容器内，密闭，置阴凉干燥处。防潮、防热。

【备注】本品制作宜在秋凉季节进行，容易析出结晶。

第三节　升华制霜法

药物经过高温加工处理，升华成结晶或细粉的方法，称为升华制霜法。目的是纯净药物。如砒霜。

信　石

【处方用名】信石、砒霜。

【来源】本品为天然产矿物砷华 Arsenolite 或硫化物类矿物毒砂 Arsenopyrite、雄黄 Realgar、雌黄 Orpiment 等含砷矿物经加工制成。全年均可采挖，采得后，除净杂质。商品有红信石、白信石两种。

【历史沿革】南北朝刘宋时代有紫背天葵、石龙芮煅制砒霜的记载（《雷公》）。宋代有灯心制霜、醋制（《圣惠方》）、白矾制霜（《急救》）、萝卜制霜（《扁鹊》）等法。明代有醋与甘草制（《入门》）、酸浆水制、煅制（《奇效》）、硝石制（《要诀》）、锡制（《普济方》）、煨制（《正宗》）。清代有酒制（《良朋》）、豆腐制（《串雅补》）、铅制（《全生集》）、红枣制（《大成》）等。现在主要的炮制方法有制霜。现版药典未收载。

【炮制方法】

1. 信石　取原药材，除去杂质，碾细。

2. 砒霜　取净信石，置煅锅内，上置一口径较小的锅，两锅接合处用盐泥封固，上压重物，盖锅底上贴一白纸条或放几粒大米，用文武火加热煅至白纸或大米成老黄色，离火待凉后，收集盖锅上的结晶。

【质量要求】

1. 信石　本品呈不规则碎块状，断面具灰、黄、白、红色交错彩晕，略透明或不透明，具玻璃样或绢丝样光泽，质脆，易砸碎。气无。

2. 砒霜　本品为白色结晶或粉末。

【炮制作用】信石味酸、辛，性大热；有大毒。归脾、肺、胃、大肠经。具有祛痰、截疟、杀虫、蚀腐的功能。用于寒痰，哮喘，疟疾，休息痢；外治痔漏，瘰疬，走马牙疳，癣疮，溃疡腐烂肉不脱。如治癣不问干湿，积年不瘥的砒霜散（《圣惠方》）。

砒霜药性更纯，毒性更大。内服可祛痰平喘，截疟。如治寒痰哮喘、日久不愈的紫金丹（《普本》）；治恶性疟疾的一剪金（《宝鉴》）。外用具有蚀疮祛腐、杀虫之功能。如治瘰疬、痔漏、恶疮的紫霞锭子（《准绳》）。

【炮制研究】砒石以氧化砷为主，常混有云母、石英等矿物。天然样品尚含 Ag、Pb、Co、Ni、Sb 等成分；人工制品的混入成分取决于原料矿物。红砒（粉红色者）尚含少量硫化砷，药用以红砒为主。白砒（白色者）为较纯的氧化砷，少见。制霜后产品更纯，毒性更大。

目前，在国内外展开了大量 As_2O_3 系列相关研究，如抗肝癌、急性早幼粒细胞性白血病的研究及临床应用，诱导血管平滑肌细胞凋亡等。As_2O_3 已成为抗癌药研究的热点，但 As_2O_3 经口服毒性较大，可采用非胃肠道给药。现已探索了静脉注射、肌内注射、局部注射、动脉介入、腔内给药和药泵给药等多种方法。目前临床使用的多是精制纯化的注射液，即 0.1% As_2O_3 注射液。

【贮存】贮干燥容器内，密封，置干燥处。按毒性中药管理。

第十八章 其他制法

对某些药物采用烘、焙、煨、提净、水飞及干馏等加工炮制方法，统列为其他制法。

其目的是，增强药物的疗效，改变或缓和原有的性能，降低或消除药物的毒性或副作用，使药物达到一定的纯净度，便于粉碎或贮存等。

由于本章各节药物的品种和性质不同，有的工艺比较复杂，有的具有毒性，故须严格掌握炮制操作规程、辅料用量及注意事项，以达到上述炮制目的。

第一节 烘焙法

将净选或切制后的药物用文火直接或间接加热，使之充分干燥的方法，称为烘焙法。

该方法主要适合于某些昆虫或其他药物，目的是使药物充分干燥，便于粉碎和贮存。烘就是将药物置于近火处或利用烘箱、干燥室等设备，使药物所含水分徐徐蒸发，从而使药物充分干燥。焙则是将净选后的药物置于适当容器或锅内，用文火经较短时间加热，并不断翻动，焙至药物颜色加深，质地酥脆为度。现代由于在烘制过程中，多利用烘箱、干燥室等设备，减少了传统炒炙法中的翻炒，减轻了劳动强度，又避免了烟熏火燎，还可使药物受热均匀，便于控制炮制程度，提高饮片质量。

烘焙法不同于炒法，一定要用文火，并要勤加翻动，以免药物焦化。

虻 虫

【处方用名】虻虫、焙虻虫、米炒虻虫。

【来源】本品为虻科昆虫复带虻 *Tabanus bivittatus* Matsumura 的雌虫干燥全体。夏、秋二季捕捉后，用线穿起，晒干或阴干。

【历史沿革】汉代有"熬，去足翅"（《玉函》）法。宋代增加炒令微黄，去翅足（《圣惠方》）及炒黑（《博济》）、糯米炒制（《总病论》）法。元、明新增有麸炒（《宝鉴》）、去足翅焙用（《通玄》）。清代又增加了炙法（《条辨》）。现在主要的炮制方法有去足翅焙或米炒等。现版药典未收载。

【炮制方法】

1.虻虫 取原药材，拣净杂质，筛去泥屑，去除足翅。

2.焙虻虫 取净虻虫，置热锅内，用文火焙至黄褐色或棕黑色，质地酥脆时取出放凉。

3.米炒虻虫 取净虻虫与米，置热锅内，用文火拌炒至米呈深黄色，取出，筛去米粒，摊开放凉，即得。

每 100kg 虻虫，用米 20kg。

【质量要求】

1. 虻虫 本品为椭圆形，头部呈黑棕色而有光泽，有凸出的两眼及长形的吸吻。背部黑棕色，有光泽，腹部黄褐色，有横纹节。体轻质脆，具腥臭气味。

2. 焙虻虫 本品形如虻虫，呈黄褐色或棕黑色，无足翅，微有腥臭气味。

3. 米炒虻虫 本品形如虻虫，呈深黄色，略具米香气。

【炮制作用】虻虫味苦，性微寒；有小毒。归肝经。虻虫腥味较强，破血力猛，并有致泻副作用。

焙虻虫或米炒虻虫降低毒性和腥臭气味，便于粉碎。用于血滞经闭、癥瘕积聚以及跌打损伤等证。如治月经不调，瘀结成块的大黄䗪虫丸（《金匮》）；治跌打损伤，瘀血肿痛的化癥回生丹（《条辨》）。

【炮制研究】虻虫主要含有蛋白质、氨基酸、胆固醇及钙、镁、磷、铁、钴、铜、锰、锶、锌、铅等 24 种无机元素。

虻虫中含有多糖类物质，能显著延长凝血时间，并能够降低内、外凝血因子的活性，增强纤维系统活力，进而防止血栓的形成和发展。

【贮存】贮干燥容器内，置通风干燥处。防蛀。

蜈 蚣

【处方用名】蜈蚣、焙蜈蚣。

【来源】本品为蜈蚣科动物少棘巨蜈蚣 *Scolopendra subspinipes mutilans* L. Koch 的干燥体。春、秋二季捕捉；捕捉后，捉住蜈蚣头部红黑连接第三节处，用比蜈蚣稍长的竹签或竹片插入头尾，绷直，干燥。

【历史沿革】南北朝刘宋时代有与木末或柳蛀末同炒，去足甲（《雷公》）的炮制方法。晋代增加烧灰制炭（《肘后》）、唐代炙法（《千金翼》）。宋代又增加了酒浸、姜制（《总录》），焙法（《急救》）、薄荷制（《局方》）、酥制（《总微》）。明代新增了酒焙（《景岳》）、炒制（《普济方》）、葱制、醋制（《普济方》）、火炮存性（《保元》）。清还增加煅制（《大成》）、荷叶制（《备要》）、鱼鳔制（《治裁》）等炮制方法。现在主要的炮制方法有焙制等。现版药典收载蜈蚣和焙蜈蚣。

【炮制方法】

1. 蜈蚣 取原药材，除去竹片及头足，用时折断或捣碎。

2. 焙蜈蚣 取净蜈蚣，除去头足，用文火焙至黑褐色质脆时，放凉。

【质量要求】

1. 蜈蚣 本品为扁长形，背部棕绿色或墨绿色，有光泽，腹部棕黄色或淡黄色，质脆，具有特殊的刺鼻腥气，味辛而微咸。

蜈蚣每 1000g 含黄曲霉毒素 B_1 不得过 5μg，黄曲霉毒素 G_2、黄曲霉毒素 G_1、黄曲霉毒素 B_2 和黄曲霉毒素 B_1 总量不得过 10μg。

NOTE

2. 焙蜈蚣　本品形如蜈蚣，呈棕褐色或黑褐色，有焦腥气。

【炮制作用】蜈蚣味辛，性温，有毒。归肝经。具有息风止痉、解毒散结、通络止痛的功能。多用于急慢惊风，破伤风等症的痉挛抽搐，癫痫。如治小儿急惊的万金散（《圣惠方》）。另外，还多外用。如治疮疡肿毒，瘰疬溃烂，毒蛇咬伤的不二散（《拔萃方》）。

焙蜈蚣毒性降低，矫味矫臭，并使之干燥，便于粉碎。多入丸散内服或外敷，功用同生品。

【炮制研究】蜈蚣除含有脂肪油、胆甾醇、蚁酸及多种氨基酸外，还含有两种类似蜂毒的有毒成分，即组织胺样物质及溶血蛋白质，具有溶血作用，能引起过敏性休克。

通过对蜈蚣头、足和体所含成分分析后认为，其所含成分基本一致。另从微量元素分析，躯干与头足所含的微量元素相同，惟躯干微高，去头足可相对提高微量元素含量。

【贮存】贮干燥容器内，密闭，置阴凉通风处。防霉，防蛀。

第二节　煨　法

将净制或切制后的药物用湿面皮或湿纸包裹，或吸油纸均匀隔层分放，进行加热处理，或将药物与麦麸同置炒制容器内用文火加热至规定程度的方法称为煨法。

（一）煨法的目的

1. 除去药物中部分挥发性及刺激性成分，从而降低副作用　如肉豆蔻。

2. 增强疗效　如肉豆蔻。

3. 缓和药性　如诃子、葛根。

（二）操作方法

1. 麦麸煨　将药物和麦麸同置预热适度的炒制容器内，用文火加热，掩埋并适当翻动，至麦麸呈焦黄色，药物颜色加深时取出，筛去麦麸，放凉，即得。

每 100kg 药物，用麦麸 40 ～ 50kg。

2. 面裹煨　取面粉加适量水做成团块，再压成薄片，将药物逐个包裹，或将药物表面用水湿润，如水泛丸法包裹面粉 3 ～ 4 层，晾至半干，投入热滑石粉或热砂中，文火加热，掩埋，适当翻动，煨至面皮呈焦黄色时取出，筛去滑石粉或砂子，放凉，剥去面皮，筛去碎屑，即得。

每 100kg 药物，用面粉、滑石粉各 50kg。

3. 纸包煨　将净制或切制后的药物用三层湿纸包裹，埋于热滑石粉中，文火加热，煨至纸呈焦黑色，药物表面呈微黄色时，取出，去纸，放凉，即得。

每 100kg 药物，用滑石粉 50kg。

4. 滑石粉煨　取滑石粉置预热适度的炒制容器内，加热炒至灵活状态，投入药物，文火加热，掩埋并适当翻动，至药物颜色加深，并有香气飘逸时取出，筛去滑石粉，放凉，即得。

每 100kg 药物，用滑石粉 50kg。

5. 隔纸煨　药物切片后，趁湿平铺于吸油纸上，一层药物一层纸，如此间隔平铺数层，上下用平坦木板夹住，以绳捆扎结实，使药物与吸油纸紧密接触，置于烘干室或温度较高处，煨至油渗透到纸上，取出，放凉，除去纸，即得。

麦麸煨和滑石粉煨是近代利用固体辅料掩埋翻炒缓慢加热代替传统包裹煨的方法，它与麦麸炒和滑石粉烫炒的区别是煨法辅料用量大、药物受热程度低、时间长且翻炒频率低。

（三）注意事项

1. 药物应大小分档，以免受热不均匀。

2. 煨制时辅料用量较大，以便于药物受热均匀和吸附油质。

3. 煨制时火力不宜过强，一般以文火缓缓加热，并适当翻动。

肉豆蔻

【处方用名】肉豆蔻、肉果、玉果、煨肉蔻、煨肉果。

【来源】本品为肉豆蔻科植物肉豆蔻 *Myristica fragrans* Houtt. 的干燥种仁。

【历史沿革】南北朝刘宋时代有糯米粉裹塘灰炮（《雷公》）的记载。宋代新出现了面裹煨、醋面裹煨（《圣惠方》）、湿纸煨（《局方》）、生姜汁和面裹煨（《总微》）、炒黄、粟米炒（《洪氏》）等炮制方法。明代还增加有麸炒、醋浸（《普济方》）、取霜（《要诀》）等法。清代又增有面包捶去油（《良朋》）。现在主要的炮制方法有麦麸煨、面裹煨、纸包煨、滑石粉煨等。现版药典收载肉豆蔻、麸煨肉豆蔻。

【炮制方法】

1. 肉豆蔻 除去杂质，洗净，干燥。

2. 麦麸煨 取净肉豆蔻，加入麸皮，麸煨温度150℃～160℃，约15分钟，至麸皮呈焦黄色，肉豆蔻呈棕褐色，表面有裂隙时取出，筛去麸皮，放凉（药典法）。或将麦麸和肉豆蔻同置锅内，用文火加热，掩埋并适当翻动，至麦麸呈焦黄色，肉豆蔻呈深棕色时取出，筛去麦麸，放凉，用时捣碎。

每100kg肉豆蔻，用麦麸40kg。

3. 面裹煨 取面粉加适量水做成团块，再压成薄片，将肉豆蔻逐个包裹，或将肉豆蔻表面用水湿润，如水泛丸法包裹面粉，再湿润包裹至3～4层，晒至半干，投入已炒热的滑石粉锅内，适当翻动，至面皮呈焦黄色时取出，筛去滑石粉，放凉，剥去面皮。用时捣碎。

每100kg肉豆蔻，用面粉50kg。

4. 滑石粉煨 将滑石粉置锅内，加热炒至灵活状态，投入肉豆蔻，文火加热，掩埋并适当翻动，至肉豆蔻呈深棕色并有香气飘逸时取出，筛去滑石粉，放凉，用时捣碎。

每100kg肉豆蔻，用滑石粉50kg。

【质量要求】

1. 肉豆蔻 本品为卵圆形或椭圆形。表面灰黄色或灰棕色，有的外被白粉（石灰粉末）。全体有纵行沟纹及不规则网状沟纹。质坚，断面显棕黄相杂的大理石花纹，宽端可见干燥皱缩的胚，富油性。气香浓烈，味辛辣。

肉豆蔻水分不得过10.0%，每1000g含黄曲霉毒素 B_1 不得过5µg，黄曲霉毒素 G_2、黄曲霉毒素 G_1 黄曲霉毒素 B_2 和黄曲霉毒素 B_1 的总量不得过10µg，挥发油不得少于6.0%（mL/g），含去氢二异丁香酚不得少于0.10%。

NOTE

2. 麸煨肉豆蔻　本品形如肉豆蔻，表面棕褐色，有裂隙。气香，味辛。

麸煨肉豆蔻水分及黄曲霉素同生品，挥发油不得少于 4.0%，含去氢二异丁香酚不得少于0.080%。

3. 面裹煨肉豆蔻　本品形如肉豆蔻，表面棕黄色或淡棕色，稍显油性。香气更浓烈，味辛辣。

4. 滑石粉煨肉豆蔻　本品形如肉豆蔻，表面深棕色或棕黄色，稍显油性。气香，味辛辣。

【炮制作用】肉豆蔻味辛，性温。归脾、胃、大肠经。具有涩肠止泄、温中行气、开胃消食的功能。

生肉豆蔻辛温气香，长于暖胃消食，下气止呕。如治脾胃虚寒，不思饮食的本车二神丸（《景岳全书》）；但生肉豆蔻含有大量油质，有滑肠之弊，并具刺激性，一般多制用。

煨肉豆蔻可除去部分油质，免于滑肠，刺激性减小，增强了固肠止泻的功能。用于心腹胀痛，虚弱冷痢，呕吐，宿食不消。如治久泻不止的养脏汤（《局方》）；治脾肾阳虚，五更泄泻的四神丸（《中国药典》）；治脾胃虚寒气滞所致的脘腹胀痛、宿食不消、呕吐等症的肉豆蔻散（《总录》）。

【炮制研究】肉豆蔻含有脂肪油 25%～40%，挥发油 8%～15%，脂肪油中主要含肉豆蔻酸甘油酯，挥发油中主要含肉豆蔻醚、丁香酚、黄樟醚及多种萜类化合物。

研究表明，肉豆蔻经炮制后挥发油成分发生了质和量的变化，有 13 个新成分增加，4 个成分消失，止泻成分甲基丁香酚、甲基异丁香酚含量增加，毒性成分肉豆蔻醚、黄樟醚含量降低，其中肉豆蔻醚含量依次是面煨＜麸煨＜滑石粉煨＜生品。通过对肉豆蔻不同炮制品挥发油中丁香酚、甲基丁香酚、甲基异丁香酚的含量分析，发现丁香酚炮制前后变化不大，而甲基丁香酚、甲基异丁香酚明显增加。GC/MS 分析说明肉豆蔻生制品挥发油中以单萜类化合物为主要成分，以麸煨品含量最高，其次为面炒品，芳香类化合物为次要成分，以滑石粉煨品含量最高，其次为面煨品和土煨品，麸煨品最低。肉豆蔻、麸炒、面裹煨及滑石粉煨等制品之间鞣质含量无明显差异，麸炒略高。麸煨后肉豆蔻中木脂素、去氢二异丁香酚含量均降低。

药理实验表明，肉豆蔻面煨和麸煨对蓖麻油及番泻叶所致小鼠腹泻皆有明显的对抗作用；滑石粉煨、面煨和麸煨皆能明显抑制小鼠的小肠推进功能，对新斯的明所致小鼠肠推进功能亢进有明显的抑制作用；不同炮制品中的挥发油均有明显的止泻作用，其强度为：面煨＞麸煨＞生品＞滑石粉煨；生制品均有较好的抗炎作用，尤其对以蛋清致炎者最明显，生品作用最强，而生制品镇痛作用不明显；生制品能显著提高实验性脾虚大鼠骨骼肌线粒体腺苷三磷酸酶活性，麸煨制品强于生品；另外，肉豆蔻及其炮制品均有很好的抗菌作用，尤其对肺炎杆菌、变形杆菌及金黄色葡萄球菌作用最强。

肉豆蔻经炮制后，毒性降低，其毒性依次为面裹煨＜麸煨＜滑石粉煨＜生品。因此临床上肉豆蔻入药应炮制。

炮制工艺研究认为，麦麸煨以 130℃～150℃，20 分钟为宜；面裹煨以 170℃～190℃，20 分钟为宜；滑石粉煨以 140℃～160℃,15 分钟为宜；土炒法以 160℃～180℃,50 分钟为宜。通过对肉豆蔻面裹滑石粉煨、面裹砂煨、水泛丸面裹砂煨、麦麸煨、滑石粉煨、黄土煨、制霜和粗颗粒清炒炮制品的挥发油、脂肪油、鞣酸含量及药理作用与生品对照研究，初步认为麦麸煨、黄土煨是肉豆蔻较理想的炮制方法。

【贮存】贮干燥容器内，置通风干燥处。防蛀。

诃　子

【处方用名】诃子、诃黎勒、诃子肉、煨诃子、炒诃子。

【来源】本品为使君子科植物诃子 *Terminalia chebula* Retz. 或绒毛诃子 *Terminalia chebula* Retz. var. *tomentella* Kurt. 的干燥成熟果实。秋、冬二季果实成熟时采收，除去杂质，晒干。

【历史沿革】南北朝刘宋时代有酒浸后蒸，焙干法（《雷公》）的炮制方法。唐代增加炮半熟去核（《颅囟》）、去核煨（《外台》）、蒸制（《产宝》）、宋代大多采用面裹煨或湿纸煨后去核（《圣惠方》）、（《总录》）、熬制（《证类》）、烧灰（《传信》）、姜制（《痘疹方》），明代增加了麸炒、煅制、醋浸（《普济方》），清代新增酒蒸（《本草汇》）。现在主要的炮制方法有煨制、炒制、蒸制、砂烫制、炒炭等。现版药典收载诃子、诃子肉。

【炮制方法】

1. 诃子肉　取原药材，拣净杂质，洗净略泡，闷润至软，轧开去核，取肉，干燥备用。

2. 炒诃子肉　取净诃子肉，置热锅内，用文火炒至深棕色时，取出放凉。

3. 煨诃子

（1）面裹煨　取面粉加适量水做成团块，并压成薄片，将诃子逐个包裹，或将净诃子用面粉加水以泛丸法包裹 3～4 层，晾至半干，置热滑石粉或热细砂中文火加热，掩埋并适当翻动，煨至面皮焦黄色时取出，筛去滑石粉或砂子，剥去面皮，轧开去核取肉。

每 100kg 诃子，用面粉 50kg。

（2）麦麸煨　取净诃子与麦麸同置锅内，用文火加热，掩埋并适当翻动，缓缓翻煨至麦麸呈焦黄色，诃子呈深棕色时，取出，筛去麦麸，轧开去核取肉。

每 100kg 诃子，用麦麸 30kg。

【质量要求】

1. 诃子　本品为长圆形或卵圆形，表面黄棕色或暗棕色，具光泽。有不规则的皱纹及 5～6 条纵棱线。质坚实。气微，味酸涩而后甜。

2. 诃子肉　本品为不规则片块状，外表深褐色或黄褐色。表面有纵皱纹、沟、棱。内表面粗糙，颗粒性，稍有酸气，味酸涩而后甜。

3. 炒诃子肉　本品形如诃子肉，表面深黄色，有焦斑，断面黄褐色，微有香气，味涩。

4. 煨诃子　本品形如诃子，鼓起，表面深棕色，偶见附有焦糊面粉（面裹煨者）。纵棱不明显。质地较松脆，味略酸涩，略有焦香气。

【炮制作用】诃子苦、酸、涩，平。归大肠经。具有涩肠敛肺，下气利咽的功能。

生诃子长于清金敛肺利咽，用于治疗咽痛失音，肺虚久嗽。如治久咳语言不出的诃子饮（《济生》）。

炒诃子酸涩之性缓和，具有涩肠止泻、温散寒气的功能。用于消食化积及虚寒久泻、久痢、腹痛等症。如治小儿宿食不化，脘腹胀满的诃黎勒散（《圣惠方》）。

煨诃子炮制后药性缓和，涩敛之性增强，止泻作用增强。用于老人久泻久痢及脱肛症。如

NOTE

治脾胃虚寒久泻的诃子皮散（《兰室秘藏》）。

【炮制研究】诃子含鞣质 20%～40%，主要为诃子酸、诃黎勒酸、1,3,6- 三没食子酰葡萄糖、原诃子酸等。

诃子不同部位鞣质的含量：生诃子肉约为诃子核的 6.5 倍，诃子核占诃子总重量的40.2%，可见，诃子去核是除去质次部分，提高药效。实验结果表明，诃子不同炮制品之间鞣质含量并无明显差异，麸炒者略高。各炮制品的成分均未有变化。

工艺研究发现，不同炮制温度对诃子鞣质含量也有影响，并提出砂烫带核诃子，砂温保持在 160℃左右为宜；煨制时，滑石粉温度保持在 240℃～260℃可提高鞣质含量。

诃子对痢疾杆菌有较强的抑制作用，对菌痢或肠炎所形成的黏膜溃疡有保护作用，并有抗流感病毒作用。诃子不同炮制品（炒诃子、麸煨诃子、去核诃子、面煨去核诃子）对离体肠管自发性活动和乙酰胆碱及氯化钡引起的肠肌收缩均有明显的抑制和拮抗作用，对小鼠腹泻有较好的止泻作用。制诃子对乙酰胆碱诱发的气管平滑肌收缩有明显的抑制作用，而生品则无明显作用。研究表明，诃子种仁毒性最低，其次为诃子全核和纯核，诃子肉、生全诃子及不同炮制品全诃子均有一定毒性。

【贮存】贮于干燥容器内，置通风干燥处。

木　香

【处方用名】木香、广木香、云木香、煨木香。

【来源】本品为菊科植物木香 *Aucklandia lappa* Decne. 的干燥根。秋、冬二季采挖，除去泥沙及须根，切段，大的再纵剖成瓣，干燥后撞去粗皮。

【历史沿革】宋有炙法（《圣惠方》）、纸煨（《苏沈》）、面煨法（《普本》）、火炮（《史载》）、炒、焙（《局方》）、黄连制（《朱氏》）、吴茱萸制（《总录》）等多种炮制方法。明代还增加了酒制（《保元》）、茶水炒、酥炙（《普济方》）、水磨汁（《仁术》）等法。清代新增姜汁磨、酒汁磨（《说约》）、蒸制（《备要》）等法。现在主要的炮制方法有煨法。现版药典收载木香、煨木香。

【炮制方法】

1. 木香　取原药材，除去杂质，洗净，闷润至软，切厚片晾干。

2. 煨木香　取未干燥的木香片，平铺于吸油纸上，一层木香片一层纸，如此间隔平铺数层，上下用平坦木板夹住，以绳捆扎结实，使木香与吸油纸紧密接触，放烘干室或温度较高处，煨至木香所含挥发油渗透到纸上，取出木香，放凉，备用。

【质量要求】

1. 木香片　本品为类圆形或不规则的厚片。外表皮黄棕色至灰褐色，有纵皱纹。切面棕黄色至棕褐色，中部有明显菊花心状的放射纹理，形成层环棕色，褐色油点（油室）散在。有特异香气，味微苦。

木香片水分不得过 14.0%，总灰分不得过 4.0%，乙醇热浸出物不得少于 12.0%，含木香烃内酯和去氢木香内酯的总量不得少于 1.5%。

2. 煨木香　本品形如木香片，切面棕黄色。气微香，味微苦。

NOTE

【炮制作用】木香味辛、苦，性温。归脾、胃、大肠、胆经。具有行气止痛，健脾消食的功能。

生木香行气作用强。多用于脘腹胀痛。如木香槟榔丸（《事亲》）、大香连丸（《局方》）。

煨木香除去部分油质，实肠止泻。多用于脾虚泄泻、肠鸣腹痛等。如泻痢导滞散（《处方集》）。

【炮制研究】木香主含挥发油。有研究报道：纸煨品、清炒品、麸煨品等炮制品比生品中的挥发油含量有所减少。麸炒、麸煨、纸煨均使木香中的去氢木香内酯、木香烃内酯等的含量显著降低。GC/MS 分析发现，木香麸煨后挥发油组分发生了很大改变，α-水芹烯等成分消失，α-紫罗兰酮、α-石竹烯、β-倍半水芹烯及 α-长叶松烯，橙花叔醇等新生成多种挥发性组分，榄香烯、二氢-α-紫罗兰酮、β-石竹烯等含量增加。

实验表明，煨木香水煎剂抑制肠管蠕动的作用显著。煨木香的挥发油乳剂对肠蠕动抑制作用亦较生品显著增强，木香生品及其麸制品的挥发油均可显著降低盐酸-乙醇所致大鼠胃黏膜溃疡指数，而对胃泌素分泌量影响较小，麸煨品的高剂量挥发油对大鼠胃黏膜损伤保护作用强于生品。煨制前后木香在复方煎液中挥发油的层析结果也表明，其挥发油组分已发生变化，因而认为煨木香的炮制原理在于改变挥发油的性质，增强对肠蠕动抑制作用，为临床用于固肠止泻多选用煨木香入药提供了科学依据。

【贮存】贮干燥容器内，密闭，置通风干燥处。防霉，防蛀。

【备注】川木香为菊科植物川木香 *Vladimiria souliei*(Franch.) Ling 或灰毛川木香 *Vladimiria souliei* (Franch.) Ling var. *cinerea* Ling 的干燥根。性味归经、功效主治及炮制方法等与木香同。

葛 根

【处方用名】葛根、煨葛根。

【来源】本品为豆科植物野葛 *Pueraria lobata* (Willd.) Ohwi 的干燥根。秋、冬二季采挖，野葛多趁鲜切成厚片或小块，干燥。

【历史沿革】唐代有蒸制（《食疗》）。宋代增加有醋制（《圣惠方》）、炙（《总录》）、焙制（《洪氏》）等法。元、明代又增加了炒制（《丹溪》）、微炒、干煮（《普济方》）、炒黑（《保元》）等炮制方法。清代新增煨法（《食物》）。现在主要的炮制方法有湿纸煨、麦麸煨等。现版药典收载葛根。

【炮制方法】

1.葛根 取原药材，除去杂质，洗净，稍泡，捞出闷润，切厚片，晒干。

2.煨葛根

（1）湿纸煨 取葛根片或块，用三层湿纸包好，埋入无烟热火灰中，煨至纸呈焦黑色，葛根呈微黄色时取出，去纸放凉，备用。

（2）麦麸煨 取麦麸撒入热锅中，用中火加热，待冒烟后，倒入葛根片，上面再撒麦麸，煨至下层麦麸呈焦黄色时，随即用铁铲将葛根与麦麸不断翻动，至葛根片呈焦黄色时取出。筛去麦麸，放凉，备用。

每100kg 葛根，用麦麸 30kg。

【质量要求】

1. 葛根　本品为不规则厚片、粗丝或边长为 5～12mm³ 的小方块。切面浅黄棕色至棕黄色。质韧，纤维性强。气微，味微甜。

葛根水分不得过 13.0%，总灰分不得过 6.0%，稀乙醇热浸出物不得少于 24.0%，含葛根素（$C_{21}H_{20}O_9$）不得少于 2.4%。

2. 煨葛根　本品形如葛根，表面焦黄色，气微香。

【炮制作用】葛根味甘、辛，性凉。归脾、胃经。具有解肌退热，生津透疹，升阳止泻的功能。

生葛根长于解肌退热，生津止渴，透疹。用于外感表证及消渴。如治发热口渴的柴葛解肌汤（《医学心悟》）；治疗消渴证的玉泉丸（《回春》）。

煨葛根发散作用减轻，止泻功能增强。多用于湿热泻痢、脾虚泄泻。如治腹泻的七味白术散（《六科准绳》）；治湿热泻痢的葛根芩连汤（《伤寒》）。

【炮制研究】葛根主含黄酮类成分葛根素、大豆苷等。另外，还含 β-谷甾醇及多量淀粉。

研究表明，麸煨制的葛根，其水煎液中有效成分总黄酮及葛根素的含量均高于生品。煨制后葛根素、大豆苷和大豆苷元的量分别增加 1 倍多。在切制和水制之后，葛根素和大豆黄酮的提取率大大提高。有研究报道，葛根炮制品中总黄酮和葛根素含量不同，总黄酮含量依次是醋制＞米汤煨＞滑石粉煨＞麦麸煨＞湿纸煨＞炒制＞生品；葛根素含量依次是醋炙品＞炒黄品＞麸煨品＞米汤煨品＞生品＞炒炭品。葛根鲜切品中葛根素含量较干切品的高。药理实验表明：生、煨葛根均能抑制大鼠离体十二指肠平滑肌运动，煨葛根较生葛根作用明显。研究认为烘法可代替炒法，最佳工艺为：每 10g 葛根，用 4g 麦麸（加 1.6mL 水湿润），在 165℃ 条件下烘制 40 分钟，其成品外观质量与传统麸煨法无差异，同时，烘制品中葛根素含量最高，煨制品（炒制）次之，生品最低。

【贮存】贮干燥容器内，置通风干燥处。

【备注】粉葛为豆科植物甘葛藤 *Pueraria thomsonii* Benth. 的干燥根。性味归经、功效主治及炮制方法等与葛根同。

第三节　提净法

某些矿物药，特别是一些可溶性无机盐类药物，经过溶解，过滤，除净杂质后，再进行重结晶，以进一步纯净药物，这种方法称为提净法。

（一）提净的目的

1. 使药物纯净，提高疗效　如芒硝。

2. 缓和药性　如芒硝。

3. 降低毒性　如硇砂。

（二）提净法的操作方法

1. 降温结晶（冷结晶）　将药物与辅料加水共煮后，滤去杂质，将滤液置阴凉处，使之冷却重新结晶。

2. 蒸发结晶（热结晶）　将药物先适当粉碎，加适量水加热溶化后，滤去杂质，将滤液置于搪瓷盆中，加入定量米醋，再将容器隔水加热，使液面析出结晶物，随析随捞取，至析尽为止；或将原药与醋共煮后，滤去杂质，将滤液加热蒸发至一定体积后再使之自然干燥。

芒硝〔附：玄明粉〕

【处方用名】芒硝。

【来源】本品为天然产的硫酸盐类矿物芒硝族芒硝，经加工精制而成的结晶体。主含含水硫酸钠（$Na_2SO_4 \cdot 10H_2O$）。

【历史沿革】汉代有炼法（《本经》）。晋代增加熬制（《肘后》）。唐代又有煮制（《新修》）、蒸制（《千金翼》）。宋代出现了烧制（《证类》）、炒制（《总录》）。明代还有火炮（《奇效》）、萝卜制（《乘雅》）、豆腐制（《普济》）、甘草制及加萝卜、冬瓜和豆腐共煮（《蒙筌》）。清代多采用辅料（豆腐、萝卜、甘草）合制。现在主要的炮制方法有提净法。现版药典收载芒硝。

【炮制方法】取适量鲜萝卜，洗净，切成片，置锅中，加适量水煮透，捞出萝卜，再投入适量天然芒硝（朴硝）共煮，至全部溶化，取出过滤或澄清以后取上清液，放冷。待结晶大部分析出，取出置避风处适当干燥即得，其结晶母液经浓缩后可继续析出结晶，直至不再析出结晶为止。

每100kg朴硝，用萝卜20kg。

【质量要求】本品为棱柱状、长方形或不规则块状及粒状。无色透明或类白色半透明。质脆，易碎，断面显玻璃样光泽。气微，味咸。

【炮制作用】芒硝味咸、苦，性寒。归胃、大肠经。具有泻热通便，润燥软坚，清火消肿的功能。将天然产品加热水溶解过滤，除去泥砂及不溶性杂质，将滤液静置，析出结晶是芒硝的粗制品（朴硝），杂质较多，不宜内服，以消积散痛见长，多外用于乳痈。

朴硝用萝卜煮制后所得的芒硝，可提高其纯净度，同时缓和其咸寒之性，并借萝卜消积滞，化痰热，下气，宽中作用，以增强芒硝润燥软坚，消导，下气通便之功。用于实热便秘，大便燥结，积滞腹痛，肠痈肿痛。如治疗胃肠实热积滞、热结便秘的调胃承气汤（《伤寒》）；治阳明腑实证的大承气汤（《伤寒》）；治水饮与热邪结聚所致之结胸证或夹痰夹食，结于胸腹，胸闷气短，脘腹硬满疼痛，口燥而渴，大便闭结的大陷胸汤（《伤寒》）。

【炮制研究】芒硝主含硫酸钠，此外常夹带有食盐、硫酸钙、硫酸镁等。

朴硝经不同工艺炮制后钠元素含量变化不明显，钙、镁离子含量显著下降，加萝卜制芒硝中钾元素含量明显升高。同一条件下，10℃～15℃结晶比2℃～4℃结晶无机元素含量低。用萝卜提净后，萝卜的锌、锰、铁等元素进入了芒硝，成为炮制后芒硝的组成成分，同时萝卜也吸附了铜、铅、铬等离子，从而降低了对人体健康不利的成分的含量。采用正交设计法，以芒硝收得率为指标，优选最佳炮制工艺为：每100kg朴硝，用萝卜10kg，水250kg，煎煮10分钟后过滤，滤液于2℃～4℃结晶。

【贮存】密闭，在30℃以下保存，防风化，防潮。

附：玄明粉

【处方用名】玄明粉、风化硝。

【来源】为芒硝经风化干燥制得。主含硫酸钠。

【历史沿革】元代有芒硝风化（《丹溪》）的记载；明代《纲目》载："以芒硝于风日中消尽水气，自成轻飘白粉也。"现在主要的炮制方法有提净后风化。现版药典收载玄明粉。

【炮制方法】取重结晶之芒硝，打碎，包裹悬挂于阴凉通风处，令其自然风化成白色质轻粉末。或取芒硝平底盆内，露放通风处，令其风化，消失水分，成为白色粉末，即得。

【质量要求】本品为白色粉末，质轻，用手搓之微有涩感。气微，味咸。有引湿性。

玄明粉的铁盐与锌盐、镁盐检查应符合现版药典规定，含重金属不得过百万分之二十，含砷量不得过百万分之二十，含硫酸钠不得少于99.0%。

【炮制作用】玄明粉味咸、苦，性寒。归胃、大肠经。泻热通便，润燥软坚，清火消肿。

玄明粉为芒硝经风化作用，失去结晶水后的无水硫酸钠，其性缓和而不泄利。用于实热便秘，大便燥结，积滞腹痛。外治咽喉肿痛，口舌生疮，牙龈肿痛、目赤，痈肿，丹毒。

【贮存】瓶装或缸、坛装，密闭，置阴凉干燥处。防潮。

【备注】现今视风化硝与玄明粉为一物，而古代两者有别：风化硝是朴硝以萝卜汁制过，所得重结晶——芒硝，经风化而成风化硝，玄明粉是朴硝以萝卜加甘草等制，所得重结晶经风化而成。风化温度一般不宜超过30℃，否则易液化。自然风化需时较长，常因风化不完全而残留部分水分。要快速风化，可将芒硝置搪瓷盘中，放水浴锅上加热，结晶体熔化，水分逐渐蒸发，即可得到白色粉末状风化硝。

硇　砂

【处方用名】硇砂、白硇砂、紫硇砂、醋硇砂。

【来源】本品为氯化物矿物硇砂 *Sal Ammoniac* 或紫色石盐 *Halite Violaceous* 的晶体。前者称白硇砂，主含氯化铵 (NH_4Cl)，后者称紫硇砂，主含氯化钠 $(NaCl)$。全年可采，挖出后除去杂质即得。

【历史沿革】唐代有浆水浸晒取霜法（《千金翼》），宋代增加醋提净法（《圣惠方》）、醋与浆水制、皂角汁加酒与童便制（《总录》）、水飞后重汤提净法（《衍义》）、煅制（《证类》）等炮制方法。明代还出现了煨制（《普济方》）、炒制（《医学》）、枫树皮制（《一草亭》）等方法；清代又增加了豆腐煎（《良朋》）。现行主要的炮制方法有提净法。现版药典未收载。

【炮制方法】

1. 硇砂　取原药材，除去杂质，砸成小块。

2. 醋硇砂　取净硇砂块，置沸水中溶化，过滤后倒入搪瓷盆中，加入适量醋，将搪瓷盆放在水锅内，隔水加热蒸发，当液面出现结晶时随时捞起，直至无结晶析出为止，干燥。或将上法滤过获得的清液置锅中，加入适量醋，加热蒸发至干，取出。

每100kg硇砂，用米醋50kg。

【质量要求】

1. 硇砂　白硇砂为不规则碎块状结晶，表面灰白色或暗白色，有部分呈黄色。质酥脆，易打碎，断面显束针状纹理。有土腥气，味咸、苦，刺舌。紫硇砂为不规则块状，质坚而脆，断面平滑光亮，具玻璃样光泽，有臭气，味极咸而刺舌。手摸之有凉感，易潮解。

2. 醋硇砂　本品为灰白色或微带黄色或紫红色的结晶性粉末，味咸、苦。

【炮制作用】硇砂味咸、苦、辛，性温；有毒。归肝、脾、胃经。具有消积软坚、破瘀散结的功能。

生硇砂具有腐蚀性，只限外用，用于息肉，疣赘，瘰疬，痈肿，恶疮。如治息肉，耳挺，鸡眼的硇砂散（《金鉴》）。

醋硇砂使药物纯净，并能降低毒性，同时借助醋散瘀之性，增强软坚化瘀、消癥瘕积块之功。用于癥瘕痃癖、噎膈反胃，外治目翳。如硇砂醋煮，与木瓜同用治积年气块，脐腹疼（《圣惠方》）；现多用于治疗各种恶性肿瘤，如配伍礞石、沉香、硼砂等治食管癌。

【炮制研究】紫硇砂主含氯化钠，此外尚含有 Fe^{2+}、Fe^{3+}、Mg^{2+}、S^{2-} 及 SO_4^{2-}。白硇砂主含氯化铵，尚含 Fe^{3+}、Ca^{2+}、Mg^{2+}、SO_4^{2-} 等离子。

现代研究认为，紫硇砂毒性主要来自硫化物和多硫化物。通过对紫硇砂生品、提净法中的直火醋制品、隔水醋制浮霜品和水煮品中硫和多硫化物进行测定，结果直火醋制品中硫和多硫化物含量最低，从除毒效果看，以直火醋制炮制法为好。从临床考虑，炮制应有度，又以隔水醋制浮霜法为好。

紫硇砂经炮制后，硫、铁、钙离子含量降低，对人体有害的 As、Cd、Cr、Pb 等元素含量亦下降。紫硇砂生品对小鼠 S_{180} 肉瘤抑制效果较好，其次是醋制品和水制品。醋制后对胃、肠黏膜刺激黏性减弱，急性毒性有所降低。而白硇砂没有抑制作用，且毒性较大，应区别用药。同时，若作抗癌药，以生紫硇砂为好。

【贮存】贮干燥容器内，密闭，置阴凉干燥处。防潮。

第四节　水飞法

某些不溶于水的矿物药，利用粗细粉末在水中悬浮性不同，将不溶于水的矿物、贝壳类药物经反复研磨，而分离制备极细腻粉末的方法，称为水飞法。

（一）水飞法的目的

1. 去除杂质，洁净药物。

2. 使药物质地细腻，便于内服和外用，提高其生物利用度。

3. 防止药物在研磨过程中粉尘飞扬，污染环境。

4. 除去药物中可溶于水的毒性物质，如砷、汞等。

（二）操作方法

将药物适当破碎，置乳钵中或其他适宜容器内，加入适量清水，研磨成糊状，再加多量水搅拌，粗粉即下沉，立即倾出混悬液，下沉的粗粒再行研磨，如此反复操作，至研细为止。最后将不能混悬的杂质弃去。将前后倾出的混悬液合并静置，待沉淀后，倾去上面的清水，将干燥沉淀物研磨成极细粉末。

目前大生产多采用球磨机湿法粉碎。方法是将药料和水加入球磨机圆筒内，投料量一般为圆筒容积的 1/4 ～ 1/3，加水量为投料量的一倍。研磨至所需程度，取出，静置，倾去上清液，沉淀物干燥，或用清水漂洗数次，干燥。

（三）注意事项

1. 在研磨过程中，水量宜少。
2. 搅拌混悬时加水量宜大，以除去溶解度小的有毒物质或杂质。
3. 干燥时温度不宜过高，以晾干为宜。
4. 朱砂和雄黄粉碎要忌铁器，并要注意温度。

朱　砂

【处方用名】朱砂、辰砂、丹砂。

【来源】本品为硫化物类矿物辰砂族辰砂，主含硫化汞（HgS）。采挖后，选取纯净者，用磁铁吸净含铁的杂质，再用水淘去杂石和泥砂。

【历史沿革】南齐有研法（《鬼遗》）。唐代增加炼制（《新修》），宋代首次提出水飞法（《圣惠方》），尚增有煮制（《证类》）、醋浸（《普本》）、黄松节酒煮（《三因》）、蜜煮（《朱氏》）等方法。明代增加黄芪当归煮熟、蒸、煅（《准绳》）、荔枝壳水煮（《启玄》）、麻黄水煮（《保元》）、酒蒸（《普济方》）、炒制（《保元》）等炮制方法；清代还新增了猪心血和湿纸包煨（《增广》）、猪心血酒蒸研（《治裁》）等方法。现在主要的炮制方法有水飞法。现版药典收载朱砂粉。

【炮制方法】朱砂粉：取原药材，用磁铁吸尽铁屑，置乳钵内，加适量清水研磨成糊状，然后加多量清水搅拌，倾取混悬液。下沉的粗粉再如上法，反复操作几次，直至手捻细腻，无亮星为止，弃去杂质，合并混悬液，静置后倾去上面的清水，取沉淀晾干，再研细即可。或取朱砂用磁铁吸除铁屑，球磨水飞成细粉，40℃以下烘干，过 200 目筛。

【质量要求】

本品为朱红色极细粉末，体轻，以手指撮之无粒状物，以磁铁吸之，无铁末。气微，味淡。

朱砂粉铁盐检查应符合现版药典规定，不得显可溶性汞盐反应，含硫化汞不得少于98.0%。

【炮制作用】朱砂味甘，性微寒；有毒。归心经。具有清心镇惊、安神，明目，解毒的功能。

水飞朱砂可使药物达到纯净，极细，便于制剂及服用。内服多用于心悸易惊，失眠多梦，癫痫肿毒等。如治心火亢盛，灼伤阴血所致心神不安的朱砂安神丸（《医学发明》）；治疗心肾阴虚，心阳偏亢，心悸失眠，耳鸣耳聋，视物昏花的磁朱丸（《备急千金要方》）；以及辟瘟解毒，消肿止痛，用于中暑，脘腹胀痛，恶心呕吐，痢疾泄泻，小儿痰厥。内服多入丸散服，不宜入煎剂。外用治疗疔疮疖肿，疿腮，丹毒，喉风的紫金锭（《中国药典》）。

【炮制研究】朱砂的主要成分为硫化汞，尚含有微量的杂质，杂质主要是游离汞和可溶性汞盐，后者毒性极大，为朱砂中的主要毒性成分。游离汞和可溶性汞盐可被吸收入血，并被分布到各组织器官，与肾、肝、心脏等组织中的含巯基的蛋白酶结合，使酶蛋白功能降低，从而影响细胞的正常代谢，因而若朱砂超量服用或长久服用可造成急性或慢性中毒，以慢性中毒多见，临床主要表现为严重的急性胃肠炎，出现腹痛、恶心、呕吐、腹泻，严重者出现脓血便、少尿、无尿、尿毒症以及昏迷等。《中国药典》中明确指出，本品有毒，不宜大量服用，也不宜少量久服；孕妇及肝肾功能不全者禁用。内服用量应控制在 0.1～0.5g，多入丸散服，不宜入煎剂。

大生产时，干研法所得朱砂粉，游离汞含量为 68.7μg/g，可溶性汞盐为 32.2μg/g；研磨水飞法所得朱砂粉，游离汞含量为 27.6μg/g，可溶性汞盐为 8.4μg/g。进一步的研究证实，水飞可使朱砂中毒性汞含量下降，亦可降低铅和铁等金属的含量。水飞时洗涤次数越多，可溶性汞盐的含量越少，而对 HgS 含量基本无影响。同时还发现，晒干品中游离汞的含量较 60℃烘干者高出约 1 倍，因此水飞后，朱砂粉应晾干的传统炮制要求具有科学道理。

【贮存】瓷瓶装，置干燥处。

雄 黄

【处方用名】雄黄、明雄黄。

【来源】本品为硫化物类矿物雄黄族雄黄，主含二硫化二砷（As_2S_2）。采挖后，除去杂质。

【历史沿革】汉代有炼法、研法；宋代出现了水飞法，并一直沿用至今，还有醋煮或醋浸、醋研等；明代有炒法；清代增加有蜜煎、猪脂裹蒸、松脂和、白萝卜蒸、竹筒蒸等炮制方法，清代提出"忌火煅"的注意事项。现行炮制方法有水飞法。《中国药典》列有雄黄粉。汉代有炼法（《本经》）的炮制方法。自汉代以后有研法（《金匮》）、醋制（《肘后》）、药制（《雷公》）、油煮（《千金》）、烧制、煨法（《新修》）、水飞法（《局方》）、醋煮或醋浸（《圣惠方》）、醋研（《总录》）、油煎（《普本》）、桃叶制（《三因》）、炒法（《普济方》）、蜜煎（《说约》），猪脂裹蒸、松脂和（《指南》），白萝卜蒸（《全生集》）、竹筒蒸（《辑要》）等炮制方法。并有"忌火煅"（《便读》）的注意事项。现在主要的炮制方法有水飞法。现版药典收载雄黄粉。

【炮制方法】雄黄粉：取净雄黄加适量清水共研至细，加多量清水搅拌，倾取混悬液，下沉部分再如上法反复操作多次，除去杂质，合并混悬液，静置后分取沉淀，晾干，研细。

【质量要求】本品为极细腻的粉末，橙红色或橙黄色。质重。气特异而刺鼻，味淡。雄黄粉的砷盐检查：砷斑颜色不得深于标准砷斑。

【炮制作用】雄黄味辛，性温；有毒。归肝、大肠经。具有解毒杀虫、燥湿祛痰，截疟的功能。

水飞雄黄使药粉达到极细和纯净，毒性降低，便于制剂。用于痈肿疔疮，蛇虫咬伤，虫积腹痛，惊痫，疟疾等。如治一切痈疽恶疮的雄黄膏（《总录》）；治一切痈疽溃烂，狂犬、毒蛇等虫兽咬螫伤痛的雄黄消毒饮（《宝鉴》）；治上膈壅热，痰涎不利所致的缠喉风及急喉痹，咽喉肿痛，卒然倒仆，失音不语，或牙关紧急，不省人事的雄黄解毒丸（《局方》）等。

【炮制研究】雄黄主含硫化砷。炮制可减少雄黄原药材中的杂质，使雄黄饮片的质最趋同，经过炮制后的雄黄饮片质量趋近一致，说明炮制过程在控制雄黄的饮片质量上作用重大。

NOTE

研究表明，水飞法能降低雄黄中 As_2O_3 含量，而干研法则不能减少其中 As_2O_3 的含量，水飞时用水量愈多，As_2O_3 去除得愈净，当用水量为药材的 300 倍时，去除效果较好。亦有报道，雄黄以 10% 醋飞制、醋牛奶水飞及 3% NaOH 碱洗法，均可有效除去 As_2O_3，使毒性降低。研究发现，雄黄在空气中受热，当温度上升到 180℃ 以上，至 200℃～250℃ 时，As_2S_2 大量转化生成 As_2O_3，毒性增加，故雄黄不能在有氧情况下加热炮制，且水飞后宜低温干燥或晾干。另外，由于 As_2S_2 既不溶于水，也不溶于稀酸，而 As_2O_3 可溶于水，与稀盐酸作用生成 AsCl3，易于被水洗除，因此将雄黄 3 次酸洗，5 次水洗，可将 As_2O_3 基本除净。雄黄经 5% 草酸溶液研磨、搅拌、洗涤等处理使其中可溶性砷含量大量减少。雄黄超微粉体与常规粉体比较，砷溶出参数 T50、Td 均有下降，可见，超微粉体技术能显著加快雄黄中可溶性砷在水中的溶出速率。

雄黄中的有效物质是 As_2S_2，所含的 As_2O_3 是其毒性成分，进入机体后作用于酶系统，可抑制酶蛋白的巯基，特别易与丙酮酸氧化酶的巯基结合，使之失去活性，从而减弱了酶的正常功能，阻止了细胞的氧化和呼吸，严重干扰组织代谢，造成胃肠道不适，呕吐，血尿，抽搐，昏迷乃至死亡。天然雄黄和精制雄黄（5% 草酸处理）均能极显著性提高正常小鼠网状内皮系统 (RES) 的吞噬功能，二者无显著性差异，精制雄黄能显著增强 PC 诱导小鼠迟发型变态反应，表明其能明显提高小鼠细胞免疫功能，而天然雄黄则无明显影响，天然雄黄混悬液 ig 给予小鼠的 LD_{50} 为 3.21g/kg，精制雄黄 LD_{50} 为 25g/kg 剂量，表明雄黄精制后其毒性明显降低。

【贮存】贮干燥容器内，密闭，置干燥处。

滑　石

【处方用名】滑石、滑石粉。

【来源】本品为为硅酸盐类矿物滑石族滑石，主含含水硅酸镁 $[Mg_3(Si_4O_{10})(OH)_2]$。采挖后，除去泥沙和杂石。

【历史沿革】汉代有捶碎（《玉函》）、研法（《伤寒论》）的记载。南北朝刘宋时代增加丹皮煮制（《雷公》）。唐代增有炼制（《新修》）。宋代新增水飞法（《苏沈》）、炒法（《博济》）、煅法（《总微》）等。元、明、清各代沿用水飞法（《普济方》）。现在主要的炮制方法有研飞、水飞法等。现版药典收载滑石、滑石粉。

【炮制方法】

1. 滑石　取原药材，除去杂石，洗净，干燥，捣碎。

2. 滑石粉　取净滑石，砸碎，碾成细粉。或取滑石粗粉，加水少量，碾磨至细，再加适量清水搅拌，倾出上层混悬液，下沉部分再按上法反复操作数次，合并混悬液，静置沉淀，倾去上清液，将沉淀物晒干后再研细粉。

【质量要求】

1. 滑石　本品多为块状集合体。呈不规则的块状。白色、黄白色或淡蓝灰色，有蜡样光泽。质软，细腻，手摸有滑润感，无吸湿性，置水中不崩散。气微，味淡。

2. 滑石粉　本品为白色或类白色、微细、无砂性的粉末，手摸有滑腻感。气微，味淡。在水、稀盐酸或稀氢氧化钠溶液中均不溶解。

滑石粉石蕊试纸应显中性反应，水中可溶物遗留残渣不得过 5mg（0.1%），酸中可溶物遗留残渣不得过 10.0mg（2%），铁盐检查符合规定（遇稀盐酸与亚铁氰化钾试液不得即时显蓝色），炽灼失重不得过 5%，含重金属不得过 40mg/kg，含砷盐不得过 2mg/kg，含硅酸镁 $[Mg_3(Si_4O_{10})(OH)_2]$ 不得少于 88.0%。

【炮制作用】滑石味甘、淡，性寒。归膀胱、肺、胃经。具有利尿通淋，清热解暑的功能，外用祛湿敛疮。多水飞后入药。

水飞滑石使药物极细和纯净，便于内服及外用。用于热淋、石淋、尿热涩痛、暑湿烦渴、湿热水泻，外治湿疹、湿疮、痱子。如治热淋，膀胱中热，小便频数，湿热淋证的滑石散（《外台秘要》）、八正散（《太平惠民和剂局方》）；治夏季感受暑邪，身热心烦，口渴喜饮，小便短赤的益元散（《中国药典》）等。

【贮存】贮干燥处，粉末瓷瓶装，密闭。

玛　瑙

【处方用名】玛瑙。

【来源】本品为三方晶系矿物石英的亚种玛瑙 Agate，主含二氧化硅。全年均可采挖。采得后，除去泥沙、杂石。现版药典未收载。

【历史沿革】宋代有细研（《圣惠方》）。明代增加了犬肉煮后煅醋淬（《大法》）、"研、飞"（《瑶函》）、煅醋淬（《一草亭》）。现在主要的炮制方法有水飞法等。现版药典未收载。

【炮制方法】取原药材，除去杂质，洗净，干燥，研或水飞成极细粉。

【质量要求】本品为细粉状，浅红色、橙红色或深红色，具光泽。无臭，味淡。

【炮制作用】玛瑙味辛，性寒。归肝经。具有清热解毒；除障明目的功能。水飞玛瑙使药物纯净细腻，主要用于目生翳障。

【贮存】贮干燥处，粉末瓷瓶装，防尘。

第五节　干馏法

将药物置于容器内，以火烤灼，使产生汁液的方法称为干馏法。

干馏法的目的是制备有别于原药材的干馏物，以适合临床需要。

干馏法温度一般较高，多在 120℃～450℃进行，但由于原料不同，各干馏物裂解温度也不一样，如蛋黄油在 280℃左右，竹沥油在 350℃～400℃，豆类的干馏物一般在 400℃～450℃制成。

制备方法因药而异，如黑豆馏油是以砂浴加热，在干馏器上部收集冷凝的液状物，竹沥油是在容器周围加热，在下面收集液状物，竹沥、荆沥等则可直接烧制，蛋黄油用武火炒制制备油状物。药料由于高热处理，产生了复杂的质的变化，形成了新的化合物，如鲜竹、木材、米糠经高热处理，所得的化合物是以含酸性、酚性物质为主要成分的烷烃化合物，如己酸、辛酸、庚酸、壬酸、癸酸、愈创木酚等。含蛋白质类的动、植物药（鸡蛋黄、大豆、黑豆）干馏所得的化合物则以含氮的杂环化合物为主，如哈尔满碱和吡啶类、卟啉类的衍生物。它们都有抗过敏、抗真菌的作用。从含蛋白的动、植物的干馏物中尚分离出镇痉的成分。

竹 沥

【处方用名】竹沥、竹沥油、竹油。

【来源】本品为禾本科植物淡竹 *Phyllostachys nigra*（Lodd.）Munro var. *henonis*（Mitf.）Stapf ex Rendle 的嫩茎用火烤灼而流出的汁液。

【历史沿革】汉代称"竹汁"（《本经》）。梁代始有"竹沥"的记载（《集注》）。自唐代以后有直接火烧制备竹沥汁（《千金》）、用新堇竹烧取之（《普本》）、竹段装瓶倒悬炭火围逼制竹沥（《纲目》）等炮制方法。现在主要的炮制方法有干馏法。现版药典未收载。

【炮制方法】取鲜嫩淡竹茎，截成 0.3～0.5m 的段，劈开洗净，装入坛内，装满后坛口向下，架起，坛的底面及周围用锯末和劈柴围严，用火燃烧，坛口下面置一罐，竹片受热后即有汁液流出，滴注罐内，至竹中汁液流尽为止。或取鲜竹，洗净，从两节之间锯开，竹节位于中间，纵向劈开两瓣，架在文火上加热，两端流出的汁液接于容器中，即得。

【质量要求】本品为青黄色或黄棕色浓稠汁液，具烟熏气，味苦微甜。

【炮制作用】竹沥味甘、苦，性寒。入心、胃经。具有清热豁痰、镇惊利窍功能。竹沥对热咳痰稠，最具卓效。用于肺热痰壅，咳逆胸闷，亦可用于痰热蒙蔽清窍诸证，中风痰迷，惊痫癫狂等，为痰家之圣剂。如治痰热上壅，顽痰胶结，咳喘痰多，大便干燥，烦闷癫狂的竹沥达痰丸（《中国药典》）；治中风口噤，以竹沥配姜汁饮之（《千金方》）。

【炮制研究】竹沥的水溶性成分主要为天门冬氨酸、谷氨酸、丝氨酸等 13 种氨基酸；醚提取液含愈创木酚、甲酚、苯酚、乙酸、苯甲酸、水杨酸等。研究发现，鲜竹沥的水溶性成分主要为天门冬氨酸、谷氨酸、丝氨酸等 13 种氨基酸，并含有葡萄糖、果糖、蔗糖等；醚提取液含愈创木酚、甲酚、苯酚、乙酸、苯甲酸、水杨酸等。干馏法、烧制法、渗漉法、回流法等方法制备的淡竹沥中愈创木酚转移率分别为 0.08%、0.11%、49.5%、84.5%。有报道应用气相色谱－质谱联用仪分析了福建建瓯产竹沥成分，结果共有有机物 46 种，其中主要成分 18 种，占出峰总面积的 98%。采用氨基酸自动分析仪测得该竹沥中含有 15 种氨基酸，总含量为 142.24μg/mL。动物实验证明，竹沥具有祛痰镇咳作用，并能促进小鼠小肠推进作用。从中分离出的氨基酸成分具有镇咳作用。抑菌试验显示，竹沥对各种腐败菌均具较强的抑制作用，表明其具有广谱的抗菌活性，其中对金黄色葡萄球菌、枯草芽胞杆菌、大肠杆菌和黑曲霉的抑制效果最为明显。

【贮存】装瓶，置阴凉处。

蛋黄油

【处方用名】蛋黄油、卵黄油。

【来源】本品为雉科动物家鸡 *Gallus gallus domesticus* Brisson 的蛋，煮熟后剥取蛋黄，经熬炼制得。

【历史沿革】唐代有煮取蛋黄熬法（《千金》）、炒取油（《日华子本草》），宋代增加炒法。

现在有炒熬法炮制。现版药典未收载。

【炮制方法】鸡蛋煮熟后，单取蛋黄置锅内，以文火加热，除尽水分后用武火炒熬，至蛋黄油出尽为止，滤尽蛋黄油装瓶备用。在操作中主要掌握先文火使水分蒸发，后武火（280℃）煎出油为度。

【质量要求】本品为油状液体，具青黄色荧光。

【炮制作用】蛋黄油味甘，性平。归心、肾经。具有清热解毒，敛疮生肌的功能。用于烫火伤，脓耳，湿疹，皮肤瘙痒，溃疡久不收口，疮痔疥癣，手足皲裂，外伤，诸虫疮毒等症。

【炮制研究】蛋黄油主含磷脂（主要为卵磷脂）、脂肪酸、胆甾醇、叶酸、胡萝卜素及钙、磷、铁等多种无机元素。

气相层析结果表明蛋黄油和蛋黄一样主要含有油酸、棕榈酸、亚油酸、棕榈油酸以及其他饱和或不饱和脂肪酸。不同方法制备的蛋黄油虽有差异，但各种主要脂肪酸含量所占比例大致相同，尤其是干馏法和烘法制品。这说明干馏法和烘法的炮制过程对蛋黄中脂肪性成分影响不大。

传统炮制蛋黄油的方法为干馏法，加热温度在260℃～280℃之间，近年来广泛应用的烘法温度也在280℃左右。在此高温下，蛋黄中的蛋白质及其他成分可能发生分解，产生新的成分。有研究报道，在蛋黄馏油的不同炮制品中检出磷脂酰乙醇胺，磷脂酸等磷脂成分，但实践证明总磷脂量的多寡和蛋黄馏油药理作用强弱没有明显关系。有研究报道，从蛋黄油碱性部分中可分离得到9种抗丝状菌活性成分纳尔哈尔满、哈尔满、3-烷基吡啶及烷基苯并咪唑等芳杂环衍生物。药理研究表明，蛋黄油具有抗过敏、抗真菌的作用。

【贮存】装瓶，置阴凉处。

黑豆馏油

【处方用名】黑豆馏油。

【来源】本品由豆科植物黑大豆 *Glycine max*（L.）Merr. 的黑色种子经干馏制得。

【历史沿革】清代有将黑豆装罐火烧法（《拾遗》）。现在主要的炮制方法有干馏法。现版药典未收载。

【炮制方法】取净大豆，轧成颗粒，装入砂质壶中2/3处，盖好，用黏土泥密封壶盖及壶口周围，置炉火上干馏，另在壶嘴上接一薄铁制成的冷凝器及接收瓶（连接处亦需密封），可得到黑色黏稠液体，即粗制黑豆馏油。传统制法所得就是这种粗制黑豆馏油。若进一步精制，则将粗制品放在分液漏斗内，静置20～30分钟便分层，上层是馏油，下层为水和水溶性混合物，弃掉下层。取上层馏油置蒸馏瓶内于水浴上蒸馏，温度保持在80℃～100℃，约经30分钟，蒸馏出来的是淡黄色透明液，为干馏油中的挥发性物质，临床验证无效，而留在蒸馏瓶中的残液（黑色而有光泽的浓稠物）可供临床应用。

【质量要求】本品为黑色、有光泽的浓稠液体，气焦臭。

【炮制作用】黑豆馏油具有清热、利湿、收敛的功能。可用于牛皮癣、湿疹、神经性皮炎等。

【炮制研究】黑大豆含较丰富的蛋白质、脂肪和碳水化合物，以及胡萝卜素、维生素 B_1、维生素 B$_2$、烟酸等。从大豆饼干馏所得的油层用乙醚提取并按酸碱梯度分离，碱性部分得吡啶、烷基吡啶、α-吡考啉、喹啉、喹那啶、苯胺等，酸性部分得石炭酸、多种煤酚、丁酸、戊酸、甲酸、乙酸等，其中石炭酸和乙酸的含量最高。另有报道，在脱脂大豆 400℃～450℃干馏物碱性部分中分离得纳尔哈尔满、哈尔满、菲啶及苯并喹啉等。气质联用法对黑豆馏油中黄油的挥发性成分进行分析，结果分离 47 个峰，鉴定了 30 个化合物，占其挥发油总相对含量的 62.01%，已鉴定的化合物包括酮类化合物、杂环类化合物、酸类、苯酚类、酰胺类、吡咯类化合物等 13 类化合物，其主要组分有 5,10-二乙氧基-2,3,7,8-四氢-1H,6H-二吡咯、[1,2-α,1′,2′-d] 吡嗪、4-氨基苯酚、己内酰胺、2-（1-甲丙基）-双环 [2,2,1] 庚烷等。

研究表明，大豆干馏物具有抗过敏、抗真菌、消炎、止痒、止痛及促进伤口愈合等作用。黑豆馏油凝胶可抑制二甲苯所致小鼠耳肿胀，对小鼠体重增长、胸腺重量没有影响。黑豆馏油凝胶对皮炎—湿疹类疾病联系紧密的金黄色葡萄球菌、表皮葡萄球菌、大肠埃希菌均有抑制作用。

【贮存】瓶装，置阴凉处。

第六节　特殊制法

某些药物用一些特殊工艺加工而成，其目的在于制备新的药物，产生新的临床功用。例如铜绿是铜器锈蚀后的产物，铅加工后可得铅丹、铅粉和密陀僧等药物。

铜　绿

【处方用名】铜绿、铜青。

【来源】本品为铜表面经二氧化碳或醋酸作用后，生成的绿色锈衣。主含碱式碳酸铜和碱式醋酸铜。

【历史沿革】宋代有研法（《圣惠方》）、煅法（《疮疡》）。明代增加有水飞法（《普济方》）、还增加有熬（《入门》）黄连水煮（《瑶函》）、姜内火煅（《一草亭》）。清代增加了炒红醋淬（《增广》）、酒拌蕲艾熏（《串雅内》）。现在主要的炮制方法有研细、碾细等。现版药典未收载。

【炮制方法】将铜板放入高温、潮湿的环境中，喷醋液使之生成铜锈，刮取，干燥。用时除去杂质，研成细粉。

【质量要求】本品为绿色或深绿色粉末，光泽强，印在指纹间呈灰绿色或绿灰色。气微，味涩。能溶于水及酸，不溶于醚。以色绿、粉末状、无杂质者为佳。

【炮制作用】铜经过特殊加工制成铜绿，使其产生新的临床应用。本品味酸、涩；性寒、平；有毒。归肝、胆经。体弱血虚者忌服。不可多服，多量可引起剧烈呕吐、腹痛、血痢、痉挛等证，严重的可致虚脱。多外用具有退翳，去腐，敛疮，杀虫的功能。用于目翳，疳痔恶疮，鼻疳，臁疮，顽癣，虫蛇咬伤，头风，痰涎壅盛，卒中不语。如治风眩赤眼的铜绿膏（《眼科纂要》）及舌上生疮的绿云散（《杨氏家藏方》）。

【贮存】贮干燥容器内，密闭，置干燥处。防潮。

蟾 酥

【处方用名】蟾酥、酒蟾酥。

【来源】本品为蟾蜍科动物中华大蟾蜍 *Bufo bufo gargarizans* Cantor 或黑眶蟾蜍 *Bufo melanostictus* Schneider 的干燥分泌物。多于夏、秋二季捕捉蟾蜍，洗净，挤取耳后腺及皮肤腺的白色浆液，加工，干燥。

【历史沿革】宋代有铁上焙焦（《圣惠方》）、酒浸（《总微》）、酒炖（《妇人》）、汤浸（《总录》）等方法。明、清以后增加了乳汁制（《保元》）。现在主要的炮制方法有研粉、白酒制和乳浸等。现版药典收载蟾酥粉。

【炮制方法】

1. 蟾酥　取蟾酥饼，蒸软，切薄片，烤脆后，研为细粉。

2. 蟾酥粉　取蟾酥，捣碎，加入定量白酒浸渍，时常搅动至呈稠膏状，干燥，粉碎。

每 10kg 蟾酥，用白酒 20kg。

本品有毒，在研制蟾酥细粉时，应采取适当的防护措施，因其粉末对人体裸露部分和黏膜有很强的刺激，应防止吸入而中毒。

【质量要求】本品呈扁圆形团块状或片状。棕褐色或红棕色。团块状者质坚，不易折断，断面棕褐色，角质状，微有光泽；片状者质脆，易碎，断面红棕色，半透明。气微腥，味初甜而后有持久的麻辣感，粉末嗅之作嚏。酒蟾酥仍为棕褐色粉末。

【炮制作用】蟾酥味辛，性温；有毒。归心经。具有解毒，止痛，开窍醒神的功能。生品质硬难碎，并且对操作者有刺激性。蟾酥炮制后便于制粉，降低毒性，并能减少对操作者的刺激性。临床多用于痈疽疔疮，咽喉肿痛，中暑神昏，痧胀腹痛吐泻。如治烂喉丹痧，咽喉肿痛，喉风喉痈，单双乳蛾，小儿热疖，痈疡疔疮，乳痈发背，无名肿毒的六神丸（《中华人民共和国卫生部药品标准》）；治热毒内蕴致患疔疮，发背，脑疽，乳痈，附骨疽，臀腿等疽及一切恶疮的蟾酥丸（《外科正宗》）。

【炮制研究】蟾酥含游离型和结合型的蟾蜍甾二烯类成分。蟾毒配基类和蟾蜍毒素类化合物均有强心作用。

实验证明，蟾酥酒浸干燥后，容易粉碎，蟾酥在酒制前后成分无明显变化，但总强心甾含量酒制后提高了。另以蟾酥中活性成分之一脂蟾毒配基为指标，对生品、酒制品、乳制品进行含量比较，结果生蟾酥高于酒制品，酒制品又高于乳制品，生品与酒浸制品的层析图谱基本一致，但乳制品前沿处多一斑点。又有研究结果表明，蟾毒内酯含量依次为生蟾酥＜酒浸＜牛乳浸＜滑石粉烫。蟾酥酒制品和滑石粉制品中的蟾毒内酯类成分的含量分别下降 16.4%和 32.6%，脂蟾毒配基含量分别下降 14.4% 和 46.0%。

研究发现炮制后供试液颜色变深，说明炮制使蟾酥中某些成分发生了变化。还有人认为，蟾酥在炮制过程中蛋白质的变性及受热膨胀等因素使药材变脆而易于粉碎，但在加热的过程中，多数化学成分都会受到破坏，内酯环如果与碱长时间加热，则可转变为稳定的反邻羟基桂皮酸盐，影响蟾毒内酯类成分含量的变化。因此，蟾酥炮制应当慎重，应特别注意在炮制过程中加热温度不宜过高时间不宜过长。

不同炮制品急性毒性实验结果表明，其毒性大小依次为：滑石粉炮制品＞鲜牛奶炮制品＞

NOTE

60%乙醇炮制品，酒浸制品的毒性低于生品。根据急性毒性试验结果，提出了以60%乙醇浸泡24小时的炮制新工艺。并可结合《中国药典》规定脂蟾毒配基含量考虑制定炮制品质量控制标准。

【贮存】贮干燥容器内，置干燥处，防潮。按毒性中药管理规定执行。

【备注】有些地区用乳浸炮制本品，系将蟾酥捣碎，置瓷盆中，放入鲜牛奶，浸渍，放温暖处，经常搅动，至蟾酥全部溶化成稠膏状时取出，风干或晒干，研成细粉。乳蟾酥，呈灰棕色粉末，气味及刺激性比蟾酥粉弱。乳制法夏天易酸败，应选春、秋季节进行。

蜂 胶

【处方用名】蜂胶、酒制蜂胶。

【来源】本品为蜜蜂科昆虫意大利蜂 *Apis mellifera* L. 工蜂采集的植物树脂与其上颚腺、蜡腺等分泌物混合形成的具有黏性的固体胶状物。多为夏、秋季自蜂箱中收集，除去杂质。

【历史沿革】现在主要的炮制方法有酒制。现版药典收载酒制蜂胶。

【炮制方法】

1. 蜂胶　取原药材，除去杂质。

2. 酒制蜂胶　取蜂胶粉碎，用乙醇浸泡溶解，滤过，滤液回收乙醇，晾干。

【质量要求】

1. 蜂胶　本品为团块状或不规则碎块，呈青绿色、棕黄色、棕红色、棕褐色或深褐色，表面或断面有光泽。20℃以下逐渐变硬、脆，20℃～40℃逐渐变软，有黏性和可塑性。气芳香，味微苦、略涩、有微麻感和辛辣感。

2. 酒制蜂胶　本品多为团块状，呈棕褐色或黑褐色，断面结构紧密，角质。具乙醇气。余同蜂胶。

【炮制作用】蜂胶味苦、辛，性寒。归脾、胃经。具有补虚弱，化浊脂，止消渴；外用解毒消肿，收敛生肌。用于体虚早衰，高脂血症，消渴；外治皮肤皲裂，烧烫伤（《中国药典》）。从蜂箱里、脾梁上及沙盖上刮下来的蜂胶（毛胶）含有木屑、蜂蜡和其他杂质，用乙醇制后除去杂质，可纯化药物，便于服用与制剂。酒制蜂胶具有抗菌消炎、调节免疫、抗氧化、加速组织愈合等作用，可用于高脂血症和糖尿病的辅助治疗。

【贮存】置 −4℃贮存。

附录一　中药炮制技术流派

一、概述

中药炮制技术流派历史悠久、内容丰富、具有鲜明的地方特色。由于全国各地的药材资源、用药习惯、文化传统等多方面的差异，使不同地区的炮制技术各具特色，同时各地云集的大批中医师和药工，也在中药材加工炮制方面荟萃了各自的独特技艺，形成了不同的炮制技术流派。全国主要的中药炮制技术流派，根据区域位置的不同大致可以归纳为：江西的樟帮、建昌帮，四川的川帮和北京的京帮等。

二、樟帮炮制技术

（一）樟帮的起源和发展

樟帮发源于我国江西省樟树市，为全国中药炮制的主要流派，距今有 1800 多年的历史，其炮制加工自成体系，在国内外享有较高的声誉，因此，有"药不过樟树不灵"之说。

公元 233 年（东吴嘉禾二年）至公元 244 年，葛玄（公元 164～244 年）在樟树东南的阁皂山炼丹 11 年。在炼丹的水土选择，在药物药性疗效识别、鉴定、加工炮制等方面积累了丰富的经验，是樟树中药材加工炮制的创始人。

唐代大批学者慕名来阁皂山学道炼丹、学医、采药行医，或兼营"药圃"。宋代樟树医药取得了很大的发展，州府均设有官办药局，出售各种成药，私人经营的药铺不断增加，经樟树运转的药材日益频繁，樟树药业贸易进一步发展。南宋时期樟树镇已经形成"药市"。明代樟树药业空前兴盛，樟树镇有"药码头"之称。由于樟树药材品种齐全、炮制精良，樟树药材贸易范围逐渐扩大到长江、珠江流域，成为南方药材集散中心，这是形成"药不到樟树不齐"的重要因素之一。清代初期，樟树药市出现空前兴旺，随着药业竞争的出现，全国各地药商渐渐形成帮派。樟树药商也结合成帮，即"樟帮"，并且以人数众多、经营独特、管理严密著称。樟树药工在长期的继承和实践中，总结整理古人中药炮制经验及各派成就，将药物性能与临床紧密结合，开创了"樟帮"独特的炮制风格。樟树 2013 年被中国中药协会授予"中国药都"荣誉称号。

（二）樟帮的炮制技术特点

樟帮中药的炮制技术，不论炒、炙、浸、泡或烘、晒、藏均十分考究，独树一帜，炮制工具、辅料和工艺均具有鲜明的地方特色。

1. 加工炮制工具　樟帮中药炮制技艺在不断总结完善的过程中，创造了一套自己独特的传统加工炮制工具。主要有：铡刀、片刀、刮刀、铁锚、碾槽、冲钵、蟹钳、鹿茸加工壶、压板和硫黄药柜等。尤其是片刀、铡刀面小口薄，轻便锋利，被称为"樟刀"，有着"老君炉中纯火青，炼就樟刀叶片轻，锋利好比鸳鸯剑，飞动如飞饮片精"的美誉。

2. 饮片炮制工艺

（1）切制工艺　樟帮的中药炮制，提倡制虽繁、不惜工，一丝不苟，以其精湛工艺切制的中药饮片，因薄如纸、吹得起、断面齐、造型美而久负盛名。饮片工艺独具风格，如可将1寸长的白芍切成360片等，有"白芍飞上天，木通不见边，陈皮一条线，半夏鱼鳞片，肉桂薄肚片，黄柏骨牌片，甘草柳叶片，桂枝瓜子片，枳壳凤眼片，川芎蝴蝶双飞片，一粒马钱子切206片（腰子片），槟榔切108片"的切制方法和工艺，被誉为"鬼斧神工，不类凡品"。

此外，在李时珍的《本草纲目》和现代的《中药大辞典》中均有记载的中洲枳壳，在切制前还要经过特殊的发酵工艺处理，发酵后切制的饮片皮青、肉厚、色白、香味浓、果囊小，呈凤眼状，被称为"枳壳凤眼片"，为枳壳中之上品。

（2）炒制法　樟帮的炒制法包括了微炒、小火炒、炒黄和炒爆四大类：

①微炒：不直接在锅内炒，以防止药物焦化或灰化而降低药效。如炒葶苈子，取净原药置垫纸的锅内炒（在纸上炒），炒至纸焦黄为度，樟帮又称之为"纸上炒"。其炒制目的是炒后性缓，适宜夹虚者，同时，炒后使分解芥子苷的酶被破坏，起到"杀酶保苷"的作用。

②小火炒：用较小的火，将药物炒热、炒香，其颜色性味不变，樟帮称"去味去臭，色性不变"。其目的是矫味、矫臭，清除药物表面的霉菌等。如炒五谷虫，即用小火炒至五谷虫外表约焦黄色，发香为度，略透明，质松脆易碎，断面多空泡，至无臭味。其炒制目的是炒后焦香入脾，增强健脾消疳积作用。

③炒黄：炒至表面微黄色鼓起，以能嗅到药物散发固有的气味为度。樟帮称"黄而不焦，香气四溢"。如炒牵牛子，即用小火炒至鼓起、发响、表面淡黄色（白牵牛子），有香气为度。

④炒爆：多用于种子类药物，加热炒使种子爆裂、香气透出，除去闷人气味，使体积膨胀，易于煎出。樟帮称"逢子必炒，药香溢街"。

（3）辅料制法　樟帮对辅料非常讲究，既有"樟树中药炮制，辅料讲究地道，归经如择，用量适度，疗效增强"的说法，又有"术遵岐伯，法效雷公"之训。坚持以中医药理论为指导的经典方法，遵循药为医用，药为病用之旨。例如，酒用糯米酒、醋用新年米醋、蜜用橙花蜜、米用糙米、土用灶心土或陈壁土，且要求炮制需考虑辅料归经和用量。固体辅料有油砂、蛤粉、滑石粉、糙米、灶心土、麦麸、白矾等；液体辅料有酒、醋、盐水、姜水、蜜汁、甘草汁、皂角汁、乳汁、米泔水、山羊血、猪心血、鳖血、胆汁、羊脂油、童便等，樟帮比较独特的辅料制方法和品种包括：

①猪心血炒酸枣仁：取新鲜猪心，剖开挤出血，用清水适量稀释，再与酸枣仁拌润，待吸尽，置铜锅内，用小火炒至干为度。猪心血有宁心敛汗生津功效，猪心血炒酸枣仁可增强宁心安神作用，对虚烦不眠、惊悸多梦有奇特的疗效。

②甘草汁、皂角汁制：以甘草汁、皂角汁炮制草乌，降低其毒性。

③童便制马钱子：樟树用童便制马钱子已有一千多年历史。经实验研究，童便制马钱子含士的宁0.389%，而生马钱子含士的宁1.905%，可有效降低马钱子毒性成分含量。

④鳖血炒柴胡：取柴胡片，用鳖血加温水稀释拌匀，稍闷润至吸干水分为度，置铜锅内，用小火炒至药物表面呈黄褐色。其目的是抑制升浮之性，增强清肝退热之功。对因疟疾引起的肝脾肿大，效果奇佳，截疟功效显著。

另外，还有油砂炒（鳖甲）、蛤粉炒（阿胶）、滑石粉炒（黄狗肾）、糙米炒（斑蝥）、灶心土或陈壁土炒（白术）、麦麸炒（枳壳）、酒炒（当归）、醋炒（青皮）、盐水炒（杜仲）、姜汁炒（厚朴）、山羊血制（藤黄）、羊脂油炒（淫羊藿）、豆腐制（藤黄）、明矾制（白附子）、米泔水制（白术）、蜜炙（甘草）等，独特的辅料炮制方法和品种成为樟帮中药炮制技术流派的主要特色之一。

（三）传承与创新发展的研究成果

樟帮中药炮制方法、工艺和辅料都十分考究，独树一帜，使樟树成为南北药材集散和炮制中心，并逐渐积淀起特有的樟帮文化。

1. 樟帮炮制技术的分类研究　现代研究对樟帮传统炒制方法进行了系统分类分析。如按樟帮的特点将炒法进行分类，即分为不加辅料炒制和加辅料炒制两大类，其中不加辅料炒包括微炒、小炒、炒黄、炒爆、炒焦和炒炭六类，而加辅料炒主要包括液体和固体辅料炒，各有其法，用料讲究，并对特殊辅料炮制的饮片进行阐述，如山羊血制藤黄、鳖血制柴胡、猪心血炒酸枣仁、甘草皂角制草乌等，通过分类研究系统梳理樟帮炮制技术。

2. 樟帮特色品种现代研究　近年来，樟帮的中药炮制，不断与现代科学技术相结合，取得了一系列的研究与应用成果，以樟帮特色炮制品种附子（临江片）炮制研究为例：

（1）临江片历史沿革研究　临江片属于江西樟帮传统地方特色饮片，非药典规定品种（《中国药典》收载的品种有黑顺片、白附片、淡附片、炮附片）。关于樟帮临江片的来源、炮制方法等文献资料大多散轶，《樟树中药炮制全书》中，记载了樟帮法炮制附子的5种方法，其中包括了临江片的炮制方法，具体为：将盐附子洗去盐分，冷水漂，用竹刀刮去外皮，清水漂净，切成厚横片，再用米泔水漂，取出加生姜片拌匀，最后置蒸笼中蒸至透心，倒入大筛内用扇子扇凉，使其结面，边扇边铺开药片，烘干，这是临江片最为基础的樟帮炮制方法。

通过对附子炮制的历史沿革的研究整理，发现了临江片这种以米泔水、姜为辅料且蒸制的这种炮制方法的历史沿革与原始意图。如宋代《博济方》首先提出了姜制附子的方法；清代《握灵本草》提出了附子蒸制的方法。以姜为辅料炮制附子的原理，根据明代《本草正》的论述："惟姜汁一制颇通，第其以辛助辛……"表明古人使用生姜炮制附子的目的是以辛助辛、以热制热，即以生姜的辛热之性增强附子补火助阳之功。《本草纲目》中也有"附子得生姜则能发散，以热攻热，又导虚热下行，以除冷病"的记载，可见以生姜炮制附子可以使附子散寒止痛作用增强。另有观点指出，由于姜有温中散寒，米泔水可以护胃和中，姜泔制加强了温中和胃的作用，尤其是增强散寒祛寒作用。

（2）临江片现代炮制机理的研究与探讨　临江片的樟帮炮制方法，是采用米泔水浸漂，再与生姜共蒸。米泔水作辅料炮制药材，能降低药材的辛燥之性，同时可增强补脾和中作用。附子中主要有效及有毒成分为酯型生物碱，而米泔水是悬浊液，因此使用米泔水来浸泡附子，可以使其中的生物碱成分易于溶出，从而大大降低生物碱的含量，进而降低毒性。

中医临床常用附子与姜配伍，达到减毒增效的目的。现代药理学研究表明，干姜与附子共煎确有减小附子毒性的作用，同时，附子干姜配伍对心阳虚衰证心力衰竭大鼠血流动力学部分指标有一定的改善作用，改善程度优于单味的附子或干姜；通过抑制肾素释放，达到回阳救逆的目的，与古人以姜制附子的原始意图相符。

NOTE

　　附子的蒸制，可将双酯型生物碱转化为单酯型生物碱，且保留成分不流失。对附子蒸制时间与总生物碱以及酯型生物碱含量的研究表明，在蒸制 4 小时内总生物碱含量降低率无明显差异，蒸制 8 小时后呈下降趋势，附子酯型生物碱含量在蒸制过程中逐渐下降，在加热 10～12 小时后，含量趋于稳定，总生物碱含量较高，而有毒的酯型生物碱含量则较低。

　　不同蒸制时间的附子对强心作用及心脏毒性的实验观察结果表明，蒸制 8～12 小时的附子具有强的正性肌力作用，且心脏毒性显著降低。附子在蒸制的过程中，主要毒性成分双酯型生物碱进一步水解成单酯型生物碱，或非酯型的乌头原碱，毒性大大降低。同时，由于蒸制避免了有效成分长时间与水接触而大量流失。

　　在质量控制研究方面，采用 TLC 和 HPLC 对比研究了附子樟帮法炮制前后的化学成分变化，为有效评价樟帮法这一古老的附子炮制方法提供科学依据。

　　3. 樟帮工艺现代研究　相对其他炮制流派，樟帮在工艺方面的现代科学研究较多。如用樟帮炮制方法加工的白芍饮片，其着色独特，薄如纸，药效显著，名扬四海，故有"白芍飞上天"之说。近年来，有对白芍炮制方法的改良研究，包括酒炒法和煨法，同时还有利用综合指标隶属度的概念，将不同考察指标转变成具体数据，综合优选白芍饮片炮制的最佳工艺参数；另外有研究以柚皮苷新橙皮苷含量等作为考察指标，采用正交试验，比较不同因素对樟帮枳壳的影响，对其是否去瓤，浸润时间，压扁上架后温度和适度环境，发酵时间，以及麦麸用量，麸炒温度和时间等因素进行考察，优选樟帮法炮制枳壳的最佳工艺；对于樟帮的工艺研究，强调以现代数理统计分析方法，选择多指标综合加权优选，获得最佳可信的量化技术参数。上述传统工艺的现代研究，为樟帮炮制技术的规范化和特色饮片质量的稳定、可控奠定了基础。

　　在中药炮制的传承和人才培养方面，樟帮炮制技术的传承和发展应注重"三个结合"，即技术、工艺结合；技术、工艺与药性结合；技术、工艺与临床应用结合。在药性和用药归经上，应用"三个"不同，即用不同辅料和方法、不同炮制程度、临床应用不同的要求，保持逢子必炒、炒黄的药黄而不焦、火煅之药酥而不坚、炒炭之药焦而存性等樟帮传统炮制特色。

三、建昌帮炮制技术

（一）建昌帮的起源和发展

　　建昌药业的起源，得益于东晋时期医药学家葛洪和唐代一些道教人士在南城县的医药活动。因此，建昌药业的起源至少可追溯到晋朝。宋代袁燮为建昌撰写的《建昌军药局记》载有"若古先民，念斯民受病之苦也，非药不去。而药之为性，有温有热有寒有平，其品不一，于是乎名之曰君、曰臣、曰使、曰佐，而为制之方，精切微密，毫发不差，随其病而施之。而罔市利者，辄欲以琐琐私意而增损剂量之可乎？……若夫较计纤悉，急于牟利，药不及精，与市肆所鬻无别"。说明到宋朝时建昌人已讲求药物质量和药效精良，能够改变药性制备药物，有目的性地使用药物以适应临床治疗的需要，因此从宋朝时起讲求药物质量和药业信誉的可靠便已成为建昌药业发展的方向。著名的医类方书《瑞竹堂经验方》，为我国古代医药学史上一部有较高价值的著作，反映了元代建昌药业的用药、制药状况。该书收载了炒、炮、煨、煅、炙、水飞等药材加工炮制方法，各药的制备要求也非常严格。从《瑞竹堂经验方》的内容，可看到元代建昌人对药物的认识和应用已达很高水平，不仅能够制备出各种药物剂型，并且每一味药的加工炮制和使用方法都非常细致规范。《瑞竹堂经验方》不仅是元代建昌人对前人用药经验的总结，对后代建昌医药也有深远的影响。

　　明清时期是建昌药业发展鼎盛的时期。建昌药业在明朝、清朝几百年的历史期间经历了一个质的升华发展过程，在饮片加工炮制和经营销售方面形成特色，并在相当长的时期保持着繁荣旺盛的状态。由于生存发展的需要，为不使建昌已经形成的独特的炮制方法外传，故尽力扩大经营销售的规模范围，建昌药业便自然而然地在此期间形成药帮——建昌帮，在药界赢得了信誉和地位。

（二）建昌帮的炮制技术特点

　　建昌传统中药炮制方法是历代从事医药业的人们不断积累和发展起来的。建昌帮以中药饮片加工炮制和集散经营销售两方面特色著称。在饮片炮制方面"工具、辅料、工艺独具本帮的传统风格，讲求形、色、气、味，毒性低，疗效高"。

　　1. 加工炮制工具　建昌帮炮制工具，在刀具、刨具、筛具及辅助工具等方面具有独特性，可归纳为：刀刨齐全，特色工具多。

　　（1）刀具　与樟帮的樟刀相比，建昌帮的切药刀"建刀"刀把长、面大、线直、刃深，且吃硬和省力，还可一刀多用，由建刀切制的特色饮片，往往斜、薄、大、光，外形精美而实用，如有延胡索鱼鳞片、赤芍竹叶片、防风飞上天等。

　　豚刀（建刀）是建昌帮最具特色的加工工具，是全国有名的三种中药加工刀之一（另两种是禹州大圆型禹刀、樟帮小刀面汉刀）。药界有"见刀认帮""刀法不同，建刀更有用"的说法。

　　（2）雷公刨　是由建昌帮创制的独特刨具，相传发明已久并沿用至今，以操作时声大如雷而得名。以雷公刨加工饮片，不仅可使饮片薄而效力高，且刨出药片以纵片为多，均匀美观。

　　（3）筛具　如泽泻笼、附子筛等针对专门药物设计的筛药工具，体现了建昌帮饮片精加工的特点。

　　（4）其他辅助工具　多以铜铁木陶等各种材质制作而成，如木制枳壳榨，用于枳壳的成型制作；铁制槟榔樋，用于槟榔的拿取切制；还有用于捣碎香附的香附铲，切制茯苓的茯苓刀，贮藏用的药坛，蒸制饮片用的圆木甑，用于磨刀的猪肝色刀石，以及麦芽篓等，都各具特色。

　　2. 炮制辅料　在辅料方面，建昌帮有选料独特、遵古道地、制备考究、一物多用的特点。其中尤以谷糠炒最有特色，如有谷糠煨、煅制药材，蜜糠炒炙多种药材，同时谷糠还用于净选、润制、吸湿、密封养护等。在现行主流的炮制辅料中，麦麸是用于炒制药物的重要介质，但在建昌帮的炮制技术中，少见麦麸的应用，而多以谷糠替代，使"南糠北麸"成为南北药帮炮制流派的一个显著区别。

　　除此之外，在净选、润制、吸湿、密封养护等炮制过程中，谷糠的充分应用，也体现了谷糠一物多用的特点。另外，白矾、朴硝、童便、米泔水、硫黄、砂子等，也都运用在各种建昌帮炮制中，体现其选料独特之处。

　　3. 炮制工艺　因奉行药食同源的原则，自古以来，建昌帮炮制工艺就多取法烹饪技术，以水制、火制和水火共制作为保证建昌帮中药饮片质量的重要手段，而火制和水火共制又与烹调技术紧密关联，从而形成基于烹饪特色的建昌帮炮炙技术特点。建昌帮遵循的炮制原则是炮制虽繁，必不得省工夫；辅料虽贵，必不得短斤两。体现出水火不失其度、炮炙精细逞其巧妙的应用。

　　在水制方面，建昌帮技术强调四季水性的差异，有冬水善，夏水恶的说法，认为不明水性，就不懂水制。润制药材要看水头，即强调要善于判断药材软化的程度，总结出"久洗无药味，久泡无药气，少泡多润莫伤水，无气无味卖药渣"等水制法的传统经验。

在火制方面，建昌帮对文武火候的运用多有建树，其充分吸取了烹饪技术中武火急速快炒的特点，对建昌帮饮片的炮制也提出了类似要求，通过该方法的加工，可达到饮片色艳而气香的目的；而当用文火进行煨制处理时，又可体现饮片纯真而味厚的特点，同时减毒增效，如煨附片等。在水火共制方面，炙制姜半夏、炆熟地、酒洗当归等，均为建昌帮的特色饮片。

在建昌帮炮炙十三法（炒、炙、煨、煅、蒸、煮、炆、熬、淬、霜、曲、芽、复制和其他制法）中，尤以炒、炙、煨、炆、蒸法工艺特色为多，其中炆法属于建昌帮独有的传统炮制方法。"炆"原指没有火焰的微火，方言中指用微火炖食物或熬菜。建昌帮炆法炮制工艺为：取净药材，加水浸透后，放入炆药罐内，加入清水，上盖，移至围灶内，罐周围堆满干糠，点火炆2～3天，中途加入辅料拌匀，炆至糠尽灰冷，药熟汁干时，取出，干燥。此法属江西建昌帮的传统炮制方法。江西省中药饮片炮制规范（2008年版）共收载4种炆法炮制品，炆地黄、炆何首乌、炆黄精、炆远志。

《建昌帮传统中药炮制法》（梅开丰等著）对建昌帮中药炮制特色和100多味中药的建昌传统炮制工艺方法作了详细的叙述。

（三）传承与创新发展的研究成果

对于建昌帮炮制流派，有学者系统整理了建昌帮炮制经验，围绕其工具特色和片形特色进行归纳总结，介绍了建昌帮切药刀和雷公刨的特点和适应药物，并对刀工的4种方法，包括拈个、斜捉、直握和手托等进行介绍，阐释了刀刨八法的内容，同时对建昌帮饮片以薄为主、厚薄适中、厚而得当、片形相仿、清爽整洁及软化得当的特点进行了归纳整理，为传承建昌帮传统炮制理论奠定了基础。

有学者研究比较了建昌帮与《中国药典》法炮制的熟地黄中还原糖的含量差异，结果建昌帮炮制熟地中还原糖含量高于《中国药典》法炮制的熟地；有研究以小鼠凝血时间、炭药吸附力和色泽度为评价指标，对建昌帮特色炒焦栀子的炮制工艺参数进行了正交实验的优选，明确其工艺参数，为传统炮制技术的规范化和特色饮片的质量稳定可控奠定了基础；研究表明，枳壳的建昌帮、樟帮炮制方法，与其他方法比较，能明显增加其挥发油和柚皮苷等黄酮的溶出率，从而增强枳壳行气消胀作用，其可能原因是建昌帮的蜜麸炒枳壳可使果皮组织变得疏松，油室破裂。这些比较研究结果，为体现建昌帮炮制技术优势提供一定的科学依据。

鉴于建昌帮传统炆法费时费力，不能适合规范化、规模化等现代化生产要求，有研究提出炆法新工艺改进研究思路：拟借鉴民间瓦罐煨汤改进的煨汤炉设备，采用传统性状、药效成分为指标，使用正交设计、均匀设计等方法，对炆制工艺进行优选，制定相应的工艺参数，确定炆法炮制的新工艺，使炆制工艺可操作性强，温度可控，省工省时，从而实现炆法炮制规范化、规模化、现代化。

四、川帮炮制技术

川帮的中医药发展具有悠久的传统。川帮发源于我国四川省，以庚鼎药房、精益堂为代表，以"九制大黄""九转南星""仙半夏"等特色炮制品种闻名，其中，比较著名的川产临江片（或称熟片）流传有较详细的炮制方法：即洗泥后，用胆水加清水混合，将附子放入浸泡后，放到锅内煮至过心，浸泡、剥皮、再用清水浸，然后横切成厚片，再以浸泡至转色而后入蒸笼蒸透，火力需掌握均匀，不能中途停火，如此蒸出来的附片质量良好，有油面，有光泽，蒸好后放在烤席上用木炭火烤，火力勿过大，烘干后即成熟片。

四川素有"中医之乡，中药之库"之称，早在唐宋时期，四川就有49种道地药材，为全国之最。尤其是成都地区，由于悠久的历史文化和深厚浓郁的中医药文化相结合，使成都成为全国著名的中医药之乡，有一大批知名的中医师和药工云集在这座历史文化名城，并逐渐形成了独具风格的地方中药炮制特色，称为"川帮"，并与江西的"樟帮""建昌帮"，京津地区的"京帮"并称为中药炮制技艺的四大帮。

在20世纪50年代以前，成都尚有大小药房近百家，基本上都采用"前店后坊"的经营模式，从事中医治病和药材炮制。川帮的中药炮制技术具有良好的传统和基础，但是由于中医传承的固有规律，如药物炮制的火候大多是靠师徒间的口传心授，其经验性、主观判断性的因素较强。因此，随着实践经验丰富的老药工逐渐谢世，一批中药炮制技术也面临着消亡或变异的危险，亟需进一步继承和发扬。

五、京帮炮制技术

（一）京帮的起源

京帮炮制技术流派发源于我国北京，其代表饮片包括"九转胆星"和"酒蒸大黄"等。

（二）京帮的炮制技术特点

京帮饮片的姜制法除了姜煮制、姜炒制外，还有姜腌制。姜腌制常用的药材有半夏、天南星和白附子等，通过姜腌制能够较好地降低药材毒性；盐制法除了盐水炒，还有盐粒炒，即用大青盐粒拌炒药物，适用于质地坚实并入肾经的饮片，如怀牛膝等。

此外，京帮还专门总结了药制法的炮制工艺，即用药用液体辅料炮制药物，其中，常用的药制辅料包括甘草水煎液、明矾水溶液和黄连水煎液等，通过这些辅料与被炮制药物的有毒成分互相结合，达到降低或消除毒副作用的目的。

京帮在蒸制时多采用铜炖罐，认为这种加热工具传热快并且具有良好的金属稳定性，根据蒸制药物不同，可分为单味药物罐蒸和多味药物罐蒸。北京同仁堂使用铜炖罐酒蒸制的中药品种包括全鹿丸、参茸卫生丸、乌鸡白凤丸、救苦金丹和安坤赞育丸等，这些成药中的部分药物被强调必须经过酒蒸制方能入药。

京帮中药流派在炮制方法上最具特点的品种包括九转胆星和酒蒸大黄。其中九转胆星制作需8年才可完成；酒蒸大黄是将大黄装入铜罐内，倒入定量的绍兴酒蒸制，此法实际为酒炖，与笼屉蒸相比较，炖法可使辅料全部进入药料中，而且气味也不宜散失。

六、各流派炮制技术特点比较

（一）炮制工具的比较

樟帮独特的传统加工炮制工具主要有：铡刀、片刀、刮刀、铁锚、碾槽、冲钵、蟹钳、鹿茸加工壶、压板和硫黄药柜等。尤其是片刀、铡刀面小口薄，轻便锋利，被称为"樟刀"。

建昌帮的切药刀俗称建刀，把长、面大、线直、刃深、吃硬和省力，还可一刀多用，用建刀切制的特色饮片具有斜、薄、大、光的特点，外形精美而实用。由于樟建两帮工具有所不同，古时药学界有"见刀认帮"之说。

建昌帮创制的雷公刨不仅效力高，而且刨的饮片以纵片为多，均匀美观，一直沿用至今。其他的特种工具，如枳壳榨、槟榔榉、香附铲、泽泻笼、茯苓刀、附子筛、麦芽篓、药坛、圆木甑、猪肝色刀石等，各有其用。

京帮在蒸制时多采用铜炖罐，认为这种加热工具传热快并且具有良好的金属稳定性，根据蒸制药物不同可分为单味药物罐蒸和多味药物罐蒸。

（二）炮制方法与辅料的比较

樟帮独特的炮制技术闻名遐迩，如特殊发酵工艺炮制的枳壳皮青、肉厚、色白、香味浓、果囊小、呈凤眼状，质量好且疗效高。在降低饮片毒副作用方面，樟帮也有独特的炮制技艺，如樟帮尿制马钱子（制伏水）、临江片（樟树古称临江，即以姜为辅料，将附子采用特殊蒸制法炮制）等，经炮制后毒性降低的同时提高饮片疗效，以确保高效低毒饮片用于临床。

樟帮辅料非常讲究，其固体辅料有糙米、蜜麦麸、白矾、豆腐、灶心土、滑石粉、油砂、红糖及药物等。液体辅料有酒、醋、盐水、姜汁、蜜汁、甘草汁、皂角汁、米泔水、米汤、山羊血、猪心血、鳖血、胆汁、羊脂油等。

建昌帮在辅料方面，有选料独特、遵古道地、制备考究、一物多用的特点，其中尤以谷糠作为辅料最具特色，如有谷糠煨、煅制药材，蜜糠炒制多种药材，同时谷糠还用于净选、润制、吸湿、密封养护等，使南糠北麸成为南北药帮炮制流派的一个显著区别。其他辅料，如白矾、朴硝、童便、米泔水、硫黄、砂子等的运用也各有特色。

与研究相对较多、较成熟，并已整理出版书籍的樟帮特色炮制技术相比，建昌帮特色的炮制技术，大多是世代口口相承，或老药工根据多年积累的经验，使传统的炮制技艺和炮制理论编成歌诀而代代相传，这对建昌帮炮制技术的传播和推广也起到了一定作用。

川帮炮制技术，具有悠久的传统，以庚鼎药房、精益堂为代表，以九制大黄、九转南星、仙半夏等特色炮制品种闻名。虽然川帮的中药炮制技术具有良好的传统和基础，但由于中医传承的固有规律，一批中药炮制技术也面临着消亡或变异的危险，亟需进一步继承和发扬。

京帮炮制的特点主要体现在炮制方法和辅料特色上。如姜腌制、盐水炒，还有特色的盐粒炒等。

京帮善用辅料豆腐，强调用乌豆制作豆腐，能更好地降低药物毒性，如以豆腐制附子等。京帮应用米汤的方法独特，专门采用米汤煨制葛根，取其煨制可更好地降低药物燥性。

京帮专门总结了药制法的炮制工艺，即用药用液体辅料炮制药物，其中常用的药制辅料包括甘草水煎液、明矾水溶液和黄连水煎液等，通过这些辅料与被炮制药物的有毒成分互相结合，达到降低或消除毒副作用的目的。

除以上4个全国主流的炮制流派以外，还有山东帮等炮制流派记载，合称十三帮。中药炮制是确保中医药质量的根本保证，有效继承和发扬主流的民间炮制流派技艺，将对我国中医药的发展产生积极影响。

同时，对各炮制流派传统技术特色和优势的传承，将对开展中药炮制技术规范化和产业化研究提供有益启示，为建立稳定可控的技术工艺和饮片质量标准、创新中药炮制技术理念、打造中药饮片产业新前景、使我国独有的制药技术及其蕴藏的文化内涵得以尽可能完整地还原并创新延续奠定坚实基础。

附录二　中药炮制研究

一、概述

(一) 中药炮制研究的意义

中药炮制经过长期发展，已经形成了以中医药理论为指导的完整体系，利用现代科技手段，对中药炮制已经进行了许多深入的研究，取得了一定的成果，但目前还存在许多不足。因此进一步开展中药炮制的深入系统研究对中药炮制学科、产业的发展具有重要意义。

通过中药炮制研究，可为中药炮制原理、技术方法提供科技支撑，利于传承中药炮制经验和保护非物质文化遗产。中国历代医学家在长期的医疗实践中，不断总结积累制药经验，逐渐形成了独具特色的理论，中药炮制技术已列入国家级非物质文化遗产。全国各地积累的炮制经验总结研究已基本上得到汇集，开展了较系统的文献研究，对常用中药饮片的炮制原理、工艺、设备及标准等进行了相应研究，取得了一定的成绩。但研究的深度和广度不够，能阐明中药炮制原理的品种少，研究成果推广应用的更少。因此，应强调运用化学、药理、生物、信息等多学科的现代技术方法研究，扩大研究的品种范围，为阐明中药炮制的科学内涵、规范工艺及制定参数、拟订质量标准提供科学依据，以利于炮制技术的传承和保护。

通过中药炮制研究，发展创新中药炮制理论与炮制技术方法利于提高行业整体水平。如何在继承的基础上，运用现代科学技术研究成果，以新的思维和观点，创新与发展炮制理论和技术方法，是中药炮制学科必须重视的问题。研究要突出适合中药炮制特点的思维、设计、评价等，吸收最新的科技成果，借鉴中药相关学科研究技术手段，创新中药炮制理论，发展炮制技术方法，提高研究水平，加快研究成果的应用，从而提高行业整体技术水平，为促进中药炮制的现代化、国际化发展奠定坚实的研究基础。

(二) 中药炮制研究的指导思想

1. 以中医药理论为指导　不同的研究内容结合相关的中医药理论，才能使研究工作既做到用中医药理论作指导，保持和突出中医药特色，又可揭示传统炮制技术的现代科学本质内涵。中医药理论核心和特色最根本的是整体观、辨证论治和综合作用。中医把人体视为一个有机的整体，并把人体与外界环境也视为一个有机整体，把疾病视为病因作用于机体的整体反应，诊断和治疗时将机体和疾病置于系统之中统筹考虑。中药本身也是一个系统，其中存在着多种化学成分，主要有二类：一类是有机化合物；一类是无机化合物。各种成分间的相互作用和影响十分复杂。一种或几种化学成分单体，往往不能代表中药药性理论的物质基础。中医用药绝不只是用单体成分，例如，黄连和黄柏中皆含小檗碱，但黄连与黄柏并不能相互替代使用。因此，中药炮制研究如果脱离了中医药理论和中医临床用药经验的指导，仅从单一成分（有时仅是指标成分）或适合纯化学成分的某种药理实验来研究和评价中药炮制作用是不够完善的。再如，苦杏仁制霜或制饼药用，如果过于强调除尽脂肪油，则有悖于中医传统理论及临床用药原则。中医认为：咳喘属于肺，肺与大肠相表里，临床见有痰浊壅塞，肺气不宣的喘满证，往往兼有便秘或下痢等症，治疗时宜通肺气，则大便自调；反之，大便秘结，也可引起肺气喘满，治疗时使大便通畅，则喘满亦可消失。因此，如果单纯从止咳平喘作用出发，仅考虑保存苦杏仁苷，而榨去润肠作用的苦杏仁油，忽视苦杏仁在临床上的整体治疗作用，则难以达到理想疗效。苦杏仁中的苦杏仁苷有镇咳平喘作用，而百里香素则有明显的祛痰作用，所以口服苦杏仁煎剂后，有镇咳、祛痰两种效果，如果单用苦杏仁苷对苦杏仁的功效作微观化解释显然是不全面的。

2. 以现代科学技术为手段 强调以中医药理论为指导并非否定运用现代医药知识和手段。近年来，已广泛应用化学、药理学、微生物学、免疫学、生物化学、物理学等科学技术，对中药炮制的原理、方法、工艺等方面进行了部分研究，取得了较多的成果。例如，借助于化学和药理学技术，已基本阐明乌头类中药的毒性成分和炮制降低其毒性的机理。乌头中含多种生物碱，其中以双酯型的乌头碱毒性最强。乌头药材经加水、加热处理，使双酯型乌头碱第8位碳原子上的乙酰基水解（或分解），失去一分子醋酸，得到相应的苯甲酰单酯型乌头次碱类，其毒性约为双酯型乌头碱的 1/200～1/500；再进一步是第 14 位碳原子上的苯甲酰基水解（或分解），失去一分子苯甲酸，得到亲水性氨基醇型乌头原碱类，其毒性仅为双酯型乌头碱的 1/2000～1/4000。此外，乌头炮制减毒的另一个原因还可能是由于炮制过程中脂肪酰基取代了第8位碳原子上的乙酰基，生成毒性较低的酯碱之故。乌头炮制过程中，毒性降低的程度，取决于双酯型乌头碱的分解程度，与其总生物碱量无关。

二、中药炮制研究的内容

（一）传统经验与历史文献的研究

要研究中药炮制，首先要了解炮制的现状。新中国成立后，在调查和总结传统炮制经验方面做了大量工作，陆续整理出版了各省、市《中药饮片炮制规范》和全国范围《中药炮制经验集成》。近年来又相继出版了《中药饮片炮制述要》《中药临床生用与制用》《新编中药炮制法》《樟树中药炮制全书》《中药炮制与临床应用》《中药炮制学》等，为中药炮制的生产、教学、科研提供了重要参考。

研究中药炮制除了研究传统炮制经验外，还必须搞清炮制的历史沿革，系统整理相关历史文献。中国中医研究院中药研究所等单位摘录汉代至清代 167 部古代中医药书籍中有关炮制内容，出版了《历代中药炮制资料辑要》，对研究炮制的起源、原始意图和演变过程提供了部分历史资料。王孝涛研究员等又在此基础上，编辑出版了《历代中药炮制法汇典》，分古代和现代二册。古代部分搜集常用中药清代以前（包括清代）的主要炮制文献，每味药按处方用名、炮制方法、炮制作用系统整理；现代部分以收集《中国药典》和全国各地中药饮片炮制规范资料为基础，增添了 1985 年以前有关现代科研技术资料等内容，每味药按来源、炮制方法、现代研究系统整理。全书共收载常用中药 552 种，为中医药教学、科研、临床及生产提供了丰富的文献资料。

（二）炮制理论与炮制原理研究

中药炮制理论与中医药理论密不可分，是中医中药人员在漫长的用药实践中总结而成的，是中医药学理论体系的重要组成部分。中药炮制理论包括中药制药理论、中药生熟理论、辅料作用理论和药性变化理论。例如将炮制原则归纳为：相反为制，相资为制，相畏为制，相恶为制。将辅料制药归纳为：酒制升提，姜制发散，入盐走肾脏仍仗软坚，用醋注肝经且资住痛……进行炮制理论的研究，探讨其规律性的科学内涵，不但有利于炮制原理的阐述，而且将指导炮制方法的改革与创新。

中药炮制原理的研究就是探讨中药炮制减毒、增效、缓性或产生新药效的机理，这是炮制研究的核心。只有了解中药炮制前后理化性质和药理作用的变化，以及这些变化的临床意义，才能对炮制方法作出较科学的评价，指导和促进炮制方法的改进，制订饮片质量标准，提高药品质量，确保临床用药有效安全。这方面已有的研究多集中于有毒中药的炮制、传统认为炮制前后作用差异较大的品种、炭药，以及药材已知成分和药理作用与中医所说的药效接近的品种。不少研究成果对阐明中药炮制的科学内涵和临床用药理论具有重要的意义。

（三）炮制方法与工艺研究

由于历史的原因，目前各地中药炮制仍存在一药多法、各地各法的现象，需要采用现代科学技术，对一种中药的不同炮制方法进行比较，探明不同炮制方法对中药物质基础、药理作用和临床疗效的影响，以综合评价不同炮制方法的合理性和可行性，从而淘汰落后不合理的炮制方法，建立科学合理的适于现代化生产的炮制方法。炮制方法明确后，应进一步筛选和优化炮制工艺，应对炮制工艺的各个因素进行考察，规范炮制工艺技术参数，技术参数应包括传统经验的主观指标，也包括现代的客观指标，两者相结合的技术参数使炮制工艺具有简便、实用、可行的特点。

炮制工艺的改革和创新也是中药炮制研究的重要内容之一，在炮制原理明确的基础上，对原有炮制工艺进行改进或创新。如草乌传统炮制多采用浸泡、水煮制或蒸制的方法，在其炮制降毒机制明确的基础上，提出采用"高压蒸制"的炮制改进方法。炮制工艺改革和创新的目的是提高生产效率，降低生产成本，保证临床安全有效。改进炮制方法和工艺是中药炮制研究的长期任务和重要内容。

（四）饮片质量标准研究

饮片质量标准是控制药品质量，保证临床用药有效安全的重要内容。而科学的炮制理论和工艺是确保饮片质量的前提条件。评价一个药物的质量应包括三个方面，即真实性、纯度和品质优良度。真实性是通过药物来源、性状和鉴别项目来体现的，纯度是通过有关检查项目来测定的，品质优良度是由浸出物含量和有效成分的含量测定来予以衡量的。国家有关部门现在很重视饮片质量标准的研究工作，《中国药典》1995年版开始对有些中药饮片规定总灰分、酸不溶性灰分等指标的最高限量值。今后饮片质量标准的研究必须将经验鉴别与现代方法和手段紧密结合，可以从炮制品性状、净度、水分、灰分、浸出物量、有效成分和有毒成分的含量等方面加以研究，并注重饮片专属性质量标准的相关研究。

（五）辅料质量标准的研究

用辅料炮制中药是传统制药的一大特色。炮制辅料按照形态分为液体辅料和固体辅料，液体辅料主要包括酒、醋、蜂蜜、食盐水、生姜汁、甘草汁、黑豆汁、胆汁、吴茱萸汁等，其中以酒、醋、盐、姜、蜜应用最多，固体辅料主要包括大米、蛤粉、滑石粉、油砂、麦麸、白矾、豆腐等。现代对辅料炮制的研究大多是研究改进辅料炮制工艺和（或）辅料炮制对药效的影响，而对辅料本身的研究较少。因炮制辅料质量的优劣直接影响饮片质量和临床疗效，故其规范化、标准化是亟待解决的问题。2004年国家启动了炮制辅料规范化的研究，针对炮制辅料的品质、规格、工艺、质量标准等方面进行了初步研究和探索。"十五"期间又启动了"酒醋炮制辅料示范性研究"，科技部公益性研究工作又资助了"食药两用8种炮制辅料药用标准研究"。迄今为止，已对约10种炮制辅料进行了立项研究，这些研究将对中药饮片炮制实施质量监督管理起到重要作用。但是，由于不同辅料品种质量标准的基础研究工作并不平衡，有的已有较完善的药用标准（如滑石）；有的已有食品国家标准（如酒、醋、蜜、盐等）；有的仅有其他行业的标准；有相当一部分没有标准。因此应根据辅料品种质量标准的现状设计研究方案，对已有药用标准的可以用该药材或其饮片的质量标准，进一步研究，完善提高标准；对已有食品国家标准的，可借鉴大部分卫生学指标或理化分析指标，但应通过系统研究，增加或调整炮制辅料特定的质量控制项目，如调整食醋总酸的规定量、增加薄层鉴别等；仅有其他行业标准的，对于非食品行业的行业标准，因其很少考虑辅料口服后对人体安全性的影响，故借鉴此类标准应慎重，在辅料质量标准制定中应特别关注其安全性指标的研究；尚无任何质量标准的，应结合辅料生产实际和炮制应用情况，对其质量标准进行系统研究，建立符合药用要求的质量标准。

（六）中药加工炮制设备的研究

中药加工炮制生产长期以来主要靠手工操作，生产规模小，个体差异大，饮片质量难以控制，因此，为实现中药饮片生产的规范化和规模化，开展炮制设备研究也是炮制研究的一个重要内容。

20世纪60年代以后逐步引用或研制了一些机械设备。在净制方面，近年来不断采用多种电动机械代替手工操作。在洗药设备方面，目前主要有滚筒式、刮板式、链板式等几种类型洗药机。在药材软化工序方面，用减压冷浸软化装置，既可使药材达到软化要求，又可保证饮片质量，提高工效约30倍。用多功能提取罐加压快速引润法或真空喷气快速引润法，可大大缩短药材软化时间，保证饮片质量。在切药设备方面，主要有剁刀式和旋转式中药切药机。

在炮制设备方面，滚筒式炒药机上加一个简单的喷头装置，就可用于需边炒边喷洒液体辅料药材的炮制；对转鼓式炒药机改装3个不同转速调速器，可基本满足各类中药炮制时的温度要求。如不同型号的炒药机、红外线中药炒药机、电热式炒药机、电子顺控炒药机和中药电脑炒药机等。电子顺控炒药机采用顺序控制器，使投料、炒药、出料、过筛、风选、吹冷、包装均能自动操作。中药电脑炒药机采用电子计算机终端控制系统，具有烘烤加温、恒温、程序升温功能，由计算机输入各项炒药工艺参数，实现自动开门进料、自动控制搅拌的转速和开停、自动定量喷淋液体辅料、自动排烟排气、自动开门出料。装有工艺记录仪表，可进行工艺数据的储存和录制，工艺数据和工作状况还可在终端屏幕汉字显示，并以汉字问答式输入操作。发生机械故障时有电器保护和报警装置，备有自动和手动两套工艺控制系统。该机适用于药物的多种加工炮制。

在饮片干燥方面，常用的有翻板式干燥机、热风干燥机、远红外辐射干燥箱等，这些设备的干燥效果和干燥能力较自然干燥明显提高。目前还有用太阳能干燥技术的，此种设备不仅能保证饮片质量，而且可节约大量的能源，降低生产成本。

（七）中药相关产品的研究

1. 中药配方颗粒的研究　中药配方颗粒是指单味中药饮片经水提取浓缩而制成的颗粒。其目的不是替代中药饮片，而是适应市场需求对饮片的补充。因其不能单独使用，只供中医临床配制处方用，所以在名称前加"配方"二字，以示与一般中成药颗粒剂相区别。

中药配方颗粒作为中药饮片相关产品，具有不少优点（如不需临用时煎煮等），为急诊提供了方便快捷的中药；随服随冲，使用简单；促进了饮片行业及中药材生产的规范化、标准化；利于配方电脑调控自动化；还能适应国际市场对植物药提取物的需要，其附加值比出口药材高得多。但是，中医处方以中药配方颗粒配制，不一定与传统饮片制得的汤剂等效。传统饮片制备汤剂，有先煎、后下等特殊处理，方药合煎是一个极复杂的过程，可能会发生酸碱中和、取代、水解、聚合、缩合、氧化、变性等化学反应。方药单煎后合并使用，不完全等效于方药的群煎使用，这也是汤剂剂型改进的难点所在。

中药配方颗粒实质上就是"单味药浸膏颗粒"，它应该是不仅可供配方用，也可单独使用。如果一定要限定为"中药配方颗粒"，那就起码应做颗粒与原饮片相应剂量主要药效学和（或）毒性的对比实验。中药配方颗粒应有规范的质量标准，其内容应包括：药品名称、来源、炮制、制法、性状、鉴别、检查、浸出物、含量测定、功能与主治、用法与用量、注意、规格、贮藏、有效期等项目。

2. 中药超微粉的研究 中药超微粉系指采用超微粉体技术将中药饮片粉碎成一定粒径的粉体。超微粉继承了中药"散剂""煮散""袋泡剂"的优点，保留了中药或复方的全部组分及其药效学物质基础。粉体可用于加工成颗粒剂、咀嚼片、微囊等中药剂型；或利用其渗透率强等性质，制成外用或透皮制剂；或与超微磁粉制成靶向制剂。

超微粉的细胞破壁率高，加快了活性成分的溶出、提高溶出率，使吸收速度和程度增大，从而提高中药制剂的效应强度和起效速度。药物的比表面积增大，吸收速度和程度提高，可减少用药剂量，节约原料药材，尤其适用于濒危中药材，有利于中医药的持续发展。但是超微粉还存在不少需要研究的问题，例如，中药属性（矿物类、植物类、动物类）、入药部位、活性成分性质、药材含湿量等不同，如何选择超微粉碎设备；中药经超微粉碎后，其生物利用度会发生改变，必然导致其疗效与毒性改变，是否还按照《中国药典》规定的剂量使用，应研究确定；超微粉体给中药的应用带来了优势，但也给后续制剂工艺带来了困难，例如，提取时易糊化、滤过困难，制备固体制剂时，易结聚、黏附、吸湿，制粒、成型困难，因此对超微粉体进行表面改性的研究成为热点；超微粉碎产业化推广的主要阻力是生产成本高，仅适用于高附加值产品的应用。此外，超微粉的粒径小，比表面积大，表面活性强，其可燃性、氧化性、静电结聚性也增强，尤其是干法粉碎使超微粉的粒度在 10μm 以下时，极易燃烧、爆炸。因此，如何从粉碎设备设计、粉碎工艺选择、物料处理、环境等方面消除产生静电、火花、积热等隐患，提高超微粉碎的安全性也是一个值得关注的课题。

综上所述，目前中药炮制研究在许多方面已取得了较好的成果。传统的炮制经验基本得到了传承与发展；炮制历史文献资料得到了整理，这为中药炮制研究的选题、设计奠定了基础；部分中药炮制的作用原理得到了初步阐明，为改进炮制工艺、制订饮片质量标准提供了依据；炮制设备也由半机械化向机械化、自动化、信息化逐步过渡；中药配方颗粒、超微粉等是中药药剂有关理论、方法、技术设备在中药炮制中的应用，一定程度促进了中药饮片工业的发展。

三、中药炮制研究的方法

（一）选择课题

1. 选题原则 选择科研课题，即确定科研的主攻方向和具体目标，是科研的起点和关键。选题恰当与否，是关系到科研工作成败、成果大小及水平高低的重要因素之一。中药炮制研究选题的程序及原则与其他领域的研究选题基本相同，必须坚持实用性、可行性、科学性、创新

NOTE

性、效益性的选题原则。

（1）实用性　就科学技术是第一生产力而言，科研选题不能离开社会的需要性，否则，难以权衡其价值。对中药炮制研究的选题来说，首先应选择毒性药材进行研究，其次选择贵重药材、传统认为炮制前后作用差异较大的药材、炭药，以及药材已知成分和药理作用与中医所说的药效接近的品种。只有了解了这些药物炮制前后理化性质和药理作用的变化，以及这些变化的临床意义，才能正确地指导和促进炮制方法的改进，制订饮片质量标准，提高药品质量，确保临床用药有效安全。

（2）可行性　坚持选题的可行性或可能性原则，即考虑完成课题的条件。选题时分析课题的难易程度，预期达到课题目标所必须具备的客观条件，要从研究方案、课题的组织领导、研究人员组成、仪器设备、研究经费、主客观条件的相互结合与联系等方面进行综合考虑。对中药炮制研究来说，科研人员必须有较坚实的中医药知识，同时具有一定的现代科学知识和技能。只有将中医药传统理论、经验与现代科学知识、技能结合起来，其研究成果才有价值。

（3）科学性　科学研究必须具有科学性，科学性的核心是实事求是，违背事实和客观规律就没有科学研究的意义。目前中药炮制研究选题多数是验证传统炮制理论和方法，这是正确的，但其中也有的是误传误用。例如，《中国药典》1985 年版规定龟以腹甲入药，名为龟板。经对部分历史文献资料调查，元代、明代以前，龟上甲与下甲皆可入药，后因种种原因龟上甲被废弃。因此从龟上、下甲能否等重量替代入药，入汤剂时以何种方法炮制饮片最佳的角度进行系统研究，其成果为恢复龟上甲药用提供了文献依据和实验依据。《中国药典》从 1990 年版起规定龟以背甲（上甲）及腹甲（下甲）入药，名为龟甲。由此看来，选题必须进行广泛深入的调查和课题检索，在反复分析研究的基础上，慎重地确定科研课题。

（4）创新性　在科学技术发展成为人类重要活动的今天，经济竞争，归根到底是科学技术发展的速度和水平的竞争。因此课题是否具有竞争性是关键问题。要充分考虑中药炮制研究是否是一种创新性的工作，研究的指标和方法是否符合中医药理论，是否充分利用现代科学知识和手段，有无自己的设计特色。目前，将中药炮制纳入方剂中进行研究的选题思路值得借鉴，因为方剂是调整体内系统平衡的最优化治疗系统，也是中医临床用药的一大特点。

（5）效益性　效益主要包括科学效益、社会效益和经济效益。所谓科学效益就是选题对学科在学术上、科学价值上的推动作用。科学效益是社会效益和经济效益的基础和保证。对中药炮制研究来说，科学效益应是第一位的，因为中药炮制受历史条件和科学文化水平的限制，其炮制方法比较原始，工艺比较简单，理论阐述亦较简略，如果不探讨中药炮制的科学内涵和临床意义，就不能指导和促进炮制方法的改进，也就难以体现科学效益。例如，药材"去芦"问题，历代医药学家认为"芦"为非药用部位，有的且"能吐人"，故应去除。通常认为要去芦的药材有数十种，其中就包括人参。因为人参贵重，参芦约占全人参药材的 12%～15%，弃之可惜。为此，立项对人参芦与人参主根进行系统的研究比较，不但具有科学效益，而且对参芦的综合开发利用会带来很大的社会效益和经济效益。经化学成分、药理和毒理研究，以及临床观察，结果皆表明，人参芦与人参主根中人参皂苷的种类基本相同，但含量却比主根高 2～3 倍，挥发油亦比主根高 3 倍多。参芦具有与主根和全参相同的药理作用，对实验动物有相似的抗疲劳、耐缺氧、耐高温、耐低温、抗利尿、镇痛等作用。参芦与人参根、参芦总皂苷与人参根总皂苷具有相似的降低心率和血管阻力，增加血流量，提高实验动物各种组织中 Na^+-K^+-ATP 酶活性，抑制 Mg^{2+}-ATP 酶活性的作用；对 cAMP 和 cGMP 的含量具有双向调节作用。尚未发现参芦的化学成分中含有催吐成分，对催吐药物敏感的动物家鸽、猫、狗、猴，人参芦均没有表现出催吐作用。参芦与主根的急性和亚急性毒性实验结果也相似。故《中国药典》1995年版已改为人参不去芦。

2. 选题途径

（1）从当前炮制研究存在的问题选题　中药炮制研究选题，首先应对当前选题的动态趋势，以及存在的问题等进行认真的调查研究，才能广开思路，找准目标。单从公开报道的资料中可以发现炮制研究存在的问题有如下几个方面。

①对同一种中药的炮制研究结论截然不同：例如，有认为乳香所含树脂是活血镇痛的主要成分，应炮制去油药用，也有认为其镇痛作用的有效部位是挥发油，应生用或提取挥发油药用。

②对同一种中药选用何种辅料炮制，看法不一：例如，延胡索《中国药典》2015年版仍收载醋炙或醋煮延胡索，因为醋炙延胡索水煎液中总生物碱量较酒炙品高出一倍多。但又有报道，醋炙、酒炙延胡索均能提高其水煎液中生物碱和延胡索乙素的煎出量，其止痛作用酒炙仅次于醋炙、酒蒸。酒蒸能否代替醋炙，值得进一步研究。

③对同一种中药选用何种炮制工艺，看法不一：例如，白芍的加工，《中国药典》2015年版规定芍药采后洗净，除去头尾及细根，置沸水中煮后除去外皮或去皮后再煮，晒干。但据报道，未经加工的原芍药含芍药苷为3.02%，而刮皮后降至1.49%，认为白芍不必刮皮。亦有报道认为，芍药外皮中不仅含有与白芍相同的化学成分，也含有其不具有的化学成分。因此，把除去其外皮只视为是除去栓皮或非药用部位是不合适的，不可省去除外皮这一道工序。据此，白芍是否要去外皮尚需深入研究。

④对炮制程度缺乏客观指标：目前多数中药炮制程度仍靠传统经验，缺乏客观指标。如对熟地黄的炮制方法有单蒸、加酒蒸，酒蒸又有笼蒸、罐炖、九蒸九晒。炮制程度至黑润，实际生产中很难掌握一致。有报道，地黄中梓醇的存在是其晒干或蒸干变黑的原因，且梓醇具有降血糖、利尿、缓泻作用。因此，目前至少可根据经验，再结合梓醇的含量，作为熟地炮制质量控制指标之一。

⑤实验研究结果不符合传统炮制理论：传统炮制理论有精华，也有糟粕，需用现代实验方法验证和发展。如传统认为"泽泻滋阴利水盐水炒"（《得配本草》），但有实验表明，泽泻的生品、酒炙品、麸炒品均有利尿作用，唯独盐制品利尿作用并不明显。可是《中国药典》历次版本皆收载泽泻盐制品。而有研究表明，盐泽泻的利尿作用与酒制泽泻、麸炒泽泻相比并没有明显差异。综上所述，对泽泻盐炙的问题尚需进一步研究。

⑥只注意宏量成分，不注意微量成分：如有实验认为，紫硇砂经醋制后成为较纯的氯化钠，含量达98%以上，因此想利用食盐代替紫硇砂药用。古人认为，硇砂能"消五金八石，腐坏人肠胃"，炮制是"杀其毒及去其尘秽"。现代研究认为，紫硇砂有治疗癌症的作用，其生品对小鼠S180肉瘤有抑制作用，普通食盐是没有此种作用的。因此认为，紫硇砂中抗癌活性成分可能是除NaCl以外的微量离子。这一问题有待进一步研究探讨。

⑦不加分析地依法炮制未必完全合理：目前所说的依法炮制基本上是"遵古炮制"，没有通过现代科学的验证。例如，乌头与附子虽同出于一种植物，可是加工方法大不相同。《中国药典》历版皆规定附子采后加工成盐附子、黑顺片、白附片。盐附子入药尚需制成淡附片。据报道，附子采后经水洗、胆巴泡、煮、剥皮、切片、漂片、蒸片、烘片等加工炮制处理过程，

总生物碱量损失 81.30%。乌头、附子的炮制目的是减毒，而其毒性与乌头碱的含量不成平行关系，主要决定于双酯型乌头碱的水解或分解程度。故为减少附子中乌头总碱因浸泡过度流失，是否可改用加压蒸法炮制，使双酯型乌头碱类分解成毒性低的苯甲酰单酯型乌头碱类和几乎无毒性的乌头原碱类及酯碱而减毒，值得研究。

（2）从中药已知的特种成分入手选题　凡是中药中特种成分性质比较清楚者，就可以寻找到其定性定量方法，进一步对该中药炮制前后此种成分进行分析比较。例如，栀子中除含栀子苷类成分外，尚含熊果酸。熊果酸具有明显的安定与降温作用，为栀子解热、降温的有效成分。可用高效液相色谱法测定栀子不同炮制品中栀子苷和熊果酸的含量。

（3）从中药药效或毒副作用入手选题　中药炮制的目的主要是增强药效或消减其毒副作用。用什么指标来衡量中药药效或毒副作用才符合中医药理论，这是值得探讨的问题。例如，黄芪自《神农本草经》以来，就认为对痈疽有效，用于内托排脓。在千金内托散和托里消毒散等方剂中皆配有黄芪。日本人久保、堀田等研究证明，黄芪的抑菌作用强，并认为此抑菌成分可能是 L-3- 羟基 -9- 甲氧基紫檀素。因此可以抑菌作用为指标验证生黄芪托毒排脓、生肌的科学性。但是仍有相当一部分中药是通过增强机体抗御疾病的能力而起作用的。

毒性中药一般可分为两种类型，一类是其毒性成分，与治疗成分不一样，须通过炮制将毒性成分去除，如巴豆中巴豆毒素、蓖麻子中蓖麻毒蛋白等。另一类既是有毒成分又是治疗成分，要通过炮制使其达到一定的含量，或转变成毒性较低的物质，如马钱子中的马钱子碱和士的宁，乌头、附子中的乌头碱，斑蝥中的斑蝥素等。对毒性成分和有效成分尚不清楚的中药，可选择主要药效学和毒理学指标，同时作各种炮制品的对比研究。

（4）从中药配伍理论和技术展开联想　中药配伍应用是中医用药的特点之一，通过配伍可起到增效或解毒等作用。运用中药配伍理论和经验，可以创造出新的炮制品。例如《全国中药炮制规范》1988 年版收载三黄汤制炉甘石，既是传统炮制品，也为创制新的炮制品提供了思路。有人在研究由黄连、黄柏、大黄、甘草组成的复方对金黄色葡萄球菌代谢的影响过程中发现，黄柏对细菌 RNA 的合成有强烈抑制作用，大黄对细菌的乳酸脱氢酶抑制最强，黄连强烈抑制细菌呼吸和核酸的合成。推想以三黄汤制炉甘石，是从多种途径影响细菌的代谢环节，可增强炉甘石生肌消炎作用。再如，吴茱萸水制黄连，是"左金丸"配伍理论在炮制中的应用。

（5）从历代医药典籍中寻找课题　阅读历代医药典籍不仅是搜集炮制历史沿革资料所必需，而且也是炮制研究选题的一种重要途径。在阅读中往往受到启发，触类旁通，提出自己的课题。例如，自古以来认为半夏生品有毒，能"戟人咽""令人吐"，需以水长期浸漂去毒。清代赵学敏在《本草纲目拾遗》中曾指出："今药肆所售仙半夏，惟将半夏浸泡，尽去其汁味……全失本性……是无异食半夏渣滓，何益之有。"从实验亦可看出，半夏有毒物质不溶或难溶于水，短期浸泡不能达到去毒的目的，长期浸泡则水溶性成分损失达 88.1%，醇溶成分损失 87.5%，氯仿、甲醇溶出成分损失 76.6%，生物碱损失 50%。有报道，半夏经高温（115℃，150 分钟；121℃，100 分钟）、高压（132 ～ 152kPa/cm², 2 小时）处理，均能破坏其毒性，且工艺简便。在半夏有效成分和有毒成分尚存争议的情况下，半夏的水浸泡工艺能否用高压高温替代，值得深入研究。

（6）将其他学科理论和技术引进炮学　应用化学、药理学、微生物学、免疫学、生物化学、物理学等近代科学技术，对中药炮制原理、方法、工艺等方面进行研究。例如，采用薄层层析和 UV-3000 紫外分光光度法，以及高效液相色谱仪等测定白芍 5 种炮制品中芍药苷、丹皮酚、苯甲酸的含量；用化学动力学方法建立首乌清蒸过程中蒽醌成分随时间变化的动力学方程；用免疫学方法探讨大黄对人血清抗原抗体反应及抗体形成作用的影响；用酶学理论和技术对大黄4种不同炮制品中胰蛋白酶、胃蛋白酶、胰脂肪酶、胰淀粉酶的活性进行测定等，皆取得了可喜的成果。

（二）实验设计

1. 设计方法

（1）以中医临床疗效为设计的出发点　中药的作用是中医药工作者在长期的临床实践中积累总结出来的。对中药作用的认识和研究，绝不能拘泥束缚于单纯某种化学成分或适合纯化学成分的某种药理模型进行研究，而忽视中药的特性。例如，中药四季青内服有清热解毒作用，但体外实验却无抑菌作用。因此，用什么指标来衡量中药药效或毒副作用才能符合中医药理论，这是值得探讨的问题。又如清热解毒类中药的抗感染作用往往不是因为它们有直接的抗微生物作用，而是与其免疫调节有关。再如，麦芽、神曲、山楂、鸡内金等消导药，习惯上皆炒至焦香后入药，如果以所含酶素类成分来解释它们的消食作用，就具有很大的局限性。因为淀粉酶、蛋白酶等经加热炒制后或入煎剂会遭到破坏，即使不被完全破坏，经口服后在胃酸的作用下，淀粉酶（最适合的 pH 为 6.8）也会失活。有的药物炒至焦香后，亦具有一定的苦味，轻微的苦味能对舌尖味觉神经及胃肠黏膜产生一种缓和的刺激作用，通过反射机能可纠正部分胃肠衰弱现象，以改善消化功能。如果单用化学成分或药理指标来研究和评价中药炮制的作用则不够完善，必须以中医临床疗效为依据，设计适宜的成分指标和药理实验模型。

（2）以"证"的模型研究中药炮制原理　辨证论治是中医的特点。而证是根据患者整体宏观表现归纳总结出来的。同病可以异证，因而须异治；异病也可以同证，因而须同治。

目前，中药炮制药理研究中，多数以"症"为基础，因此，有些研究结果不能令人信服。如镇痛实验常用"小鼠热板法"或"小鼠醋酸扭体法"，对延胡索等活血止痛，木香等理气止痛，肉桂等散寒止痛，独活等祛风止痛，蚤休等消肿止痛是否皆适合，答案可能是否定的。再如，大多数炭药是用于止血，因此，人们多以出血、凝血时间为指标来研究炭药也是不全面的。因为炭药尚有其他多方面的作用，即便是出血，其出血原因各异，有因血热妄行而出血，有因瘀血而出血，有因脾不统血而出血，有因阴虚阳亢而出血，又有外伤性出血、消化道出血、呼吸道出血等。

有人在临床上发现热证病人的交感神经－肾上腺系统机能活动增强，而寒证病人则相反。经研究表明，用寒凉药（黄连、黄芩、黄柏等）长期喂养大鼠也可出现交感神经－肾上腺系统机能活动降低现象，造成"寒证"模型，而用温热药（附子、干姜、肉桂等）喂养大鼠，则该系统的机能活动增强，造成"热证"模型。日本人久保等研制出太阳病的动物模型，以观察桂枝汤的疗效；为观察小青龙汤的抗变态反应作用，又做了另一种变态反应发作的太阳病模型，这样的动物模型，为我们研究中药炮制开阔了思路，提供了借鉴。

（3）将中药炮制纳入方剂中进行研究　方剂是调整体内系统平衡的重要手段，也是中医临床用药的一大特点。药物通过配伍组方可起到增效、减毒、缓和药性或产生新药效等作用。单味中药的研究结果往往与该药在方剂中的研究结果不会完全一致，有的甚至截然相反。这也是中药炮制研究成果不易推广应用的原因之一。因此，有报道将白芍的炮制纳入芍药甘草汤中进行研究，初步阐明了一些问题。5种白芍组成的芍甘汤中均不含丹皮酚，芍药苷含量除酒炒白芍的芍甘汤外，皆明显高于生白芍煎液，说明甘草可提高方中芍药苷的煎出量。方中用白芍生品或清炒品、麸炒品芍药苷含量高，二者间无显著差异；但麸炒白芍的芍甘汤中苯甲酸含量最低，故对脾胃虚弱患者似更适宜。白芍各种炮制品不会降低芍甘汤中甘草次酸的煎出量。方中用生白芍鞣质含量最低，甘草与白芍混合煎煮液中鞣质含量明显低于分煎液的合并值。又因芍甘汤中鞣质含量的高低与其抗炎作用强弱不成平行关系，故芍甘汤制剂时可合煎。

2. 设计注意

（1）坚持均衡对照、随机化和重复的原则　要提高研究效率，保证科研结果的正确性和可靠性。试验设计时就应坚持均衡对照，随机化和重复的原则。对照的设计要按照"齐同对比"的原则，即除了探索的因素之外，研究组与对照组的各种条件要尽可能相同，这样才能对比。有人用生药 10g 与该药的炭药 10g 做出血、凝血时间的比较，以说明该药制炭后止血效果是增强还是减弱，这就不是齐同对比，因为生药 10g，制炭后不能得到炭药 10g。目前普遍存在的是对用不同方法或不同辅料炮制的各种炮制品，不按各种炮制品得率和平衡水分折算取样，而是各种炮制品的取样量与原生药等量，这实际上并不是齐同对比。

随机化就是把研究对象分为几组，使分入研究组与对照组的机会均等，以便使系统误差减少到最低限度。违反随机化原则的作法在炮制研究中常见的有：样品粉碎后只过一种筛目的筛，不规定上下限，取样时不随机化；动物分组先抓到的（不活泼者）为一组，后抓到的（活泼者）为另一组；实验观察顺序不随机化等等。

做到随机化需要研究者尽最大努力。这是研究者的责任，也反映研究者的科研道德。为什么有的研究结果别人不能重复出来，虽原因很多，但与随机化原则坚持不够有很大关系。

重复是保证科研结果可靠的重要措施之一。重复有两层含义：一是指实验过程是多次重复进行的；一是指设计中提出的方法、结果，别人也能重复出来。1963 年曾有报道，槐花炒炭后芦丁大量损失，但鞣质增加 4 倍，并认为槐花炒炭后止血作用增强，可能是鞣质增加的缘故。此后虽然曾有槐花炒炭后鞣质不仅未增加，反而下降的报道，但进一步研究证明前面的报道是正确的。并观察到纯芦丁受热后也确可转化生成鞣质，此种转化与受热温度和时间密切相关。炮制研究中要得到重现性结果，是很不容易的，这与炮制的火候、时间、饮片大小厚薄、样品液的提取条件、实验操作技术等有密切关系。不能根据一两篇实验报道，就轻易否定前人几千年来的炮制理论和技术。

（2）正确看待和选用数理统计　对科研中所收集到的各种数据要不要使用统计处理，以往存在着两种不同的看法。一种看法认为数理统计万能，把它说得玄而又玄；另一种看法认为数理统计是数学游戏，持怀疑态度，这些都有其片面性。适当地、正确地应用数理统计方法，可以使数据更接近于事实，这对于认识事物的本质是很必要的。例如有人应用某药治疗手足癣病 20 例，治愈 10 例，就得出结论说治愈率为 50%。这显然是不可信的，经数理统计处理可知，10/20 的实际可能范围是 27%～73%（$P = 0.05$），而不一定是 50%。

由此可见，炮制研究中适当地应用数理统计方法是很有必要的，但必须指出，数理统计运用，只能对已得数据进行科学处理，它无法证明数据来源是否正确。数理统计不能代替科学思维，更不能代替辩证唯物主义的分析。

炮制研究中得来的测量资料或计数资料常需进行统计学处理，选用的假设检验方法应符合其应用条件。计量资料的比较常用 t 检验，计数资料的比较常用 χ^2 检验，同为计量资料，配对设计与完全随机设计（成组比较）t 检验方法也不相同，如某药材炮制前后实验指标的比较，应为配对资料比较，若用成组比较的 t 检验方法处理，则不但浪费信息，还可能得出错误的结论；不能用大样本的 u 检验代替小样本的 t 检验；也不能用一般的 t 检验代替方差不齐的检验。

附录三　本书引用主要书目

1.《病方》:《五十二病方》 春秋战国·马王堆汉墓帛书整理小组编　文物出版社（1979年）

2.《内经》:《黄帝内经素问》 春秋战国·明·顾从德刻本　人民卫生出版社影印（1959年）

3.《本经》:《神农本草经》（公元前 200 年～公元 200 年）　魏·吴普等述　清·孙星衍、孙星翼辑　商务印书馆（1955 年）

4.《玉函》:《金匮玉函经》 汉·张仲景（公元 219 年）　人民卫生出版社影印（康熙间刻本，1955 年）

5.《金匮》:《金匮要略方论》 汉·张仲景（公元 219 年）　人民卫生出版社影印（明赵开美刻本，1955 年）

6.《伤寒》:《注解伤寒论》 汉·张仲景（公元 219 年）　人民卫生出版社影印（明赵开美刻仲景全书本，1956 年）

7.《肘后》:《肘后备急方》 晋·葛洪（公元 281 ～ 341 年）　人民卫生出版社影印（明刘自化刻本，1956 年）

8.《鬼遗》:《刘涓子鬼遗方》 南齐·龚庆宣（公元 495 ～ 499）　人民卫生出版社影印（徐万昌摹宋刻本，1956 年）

9.《集注》:《本草经集注》 梁·陶弘景（公元 502 ～ 536 年）　群联出版社影印（敦煌石室藏六朝写本，1955 年）

10.《雷公》:《雷公炮炙论》 刘宋·雷敩（公元? 年）（辑自《证类本草》）　人民卫生出版社影印（据张氏原刻晦明轩本，1957 年）

11.《千金》:《备急千金要方》 唐·孙思邈（公元 659 年）　人民卫生出版社影印（北京刻本，1955 年）

12.《新修》:《新修本草》 唐·苏敬等（公元 659 年）　群联出版社（据汤溪范氏所藏傅氏纂喜庐丛书影刻，1955 年）

13.《千金翼》:《千金翼方》 唐·孙思邈（公元 682 年）　人民卫生出版社影印（文政十二年依元大德重刊，1955 年）

14.《食疗》:《食疗本草》 唐·孟诜（公元 713 ～ 739 年）　大东书局（敦煌石室古本草，食疗本草残卷，1934 年）

15.《外台》:《外台秘要》 唐·王焘（公元 752 年）　人民卫生出版社影印（歙西槐塘经余居藏版，1955 年）

16.《产宝》:《经效产宝》 唐·咎殷（公元 847 年）　人民卫生出版社影印（光绪十四年重校刊本，1955 年）

NOTE

17.《心鉴》:《食医心鉴》 唐·昝殷（公元 847 年） 东方学会排印本

18.《颅囟》:《颅囟经》 唐·佚名（公元 907 年） 人民卫生出版社影印（明·《永乐大典》中辑出，1956 年）

19.《理伤》:《仙授理伤续断秘方》 唐·蔺道人（公元 946 年？） 人民卫生出版社（据明洪武刻本并核对道藏本勘后排印）

20.《圣惠方》:《太平圣惠方》 宋·王怀隐等（公元 992 年） 人民卫生出版社（1958 年）

21.《博济》:《博济方》 宋·王衮（公元 1047 年） 商务印书馆铅印本（据墨海金壶本，参四库全书本排印，1959 年）

22.《苏沈》:《苏沈良方》 宋·苏轼、沈括（公元 1075 年） 人民卫生出版社影印（1956 年）

23.《旅舍》:《旅舍备要方》 宋·董汲（公元 1086 年） 木刻单行本

24.《史载》:《史载之方》 宋·史堪（公元 1085 年？） 商务印书馆重印本（1956 年）

25.《脚气》:《脚气治法总要》 宋·董汲（公元 1093 年） 商务印书馆影印（文渊阁藏本）

26.《总病论》:《伤寒总病论》 宋·庞安时（公元 1100 年） 千顷堂石印本（道光癸未仲春）

27.《药证》:《小儿药证直诀》 宋·钱乙（公元 1114 年） 人民卫生出版社影印（1955 年）

28.《活人书》:《类证活人书》 宋·朱肱（公元 1108 年） 商务印书馆铅印（1955 年）

29.《证类 》:《重修政和经史证类备用本草 》 宋·唐慎微（公元 1116 年） 人民卫生出版社影印（据扬州季范董氏藏金泰和存晦明轩本，1957 年）

30.《衍义》:《本草衍义》 宋·寇宗奭（公元 1116 年） 大东书局铅印本（1936 年）

31.《总录》:《圣济总录》 宋·太医院编（公元 1117 年） 人民卫生出版社（据现存善本与残存元刻珍本进行互相增补加句排印，1962 年）

32.《指迷》:《全生指迷方》 宋·王贶（公元 1125 年？） 商务印书馆重印本（1956 年）

33.《产育》:《产育宝庆集》 宋·李师圣、郭稽中（公元 1131 年） 湖北崇文书局刻本（清同治十年辛未）

34.《普本》:《普济本事方》 宋·许叔微（公元 1132 年？） 上海科学技术出版社（1959 年）

35.《鸡峰》:《鸡峰普济方》 宋·张锐（公元 1133 年） 清道光八年戊子（1828 年）汪士钟复南宋刻本 艺芸书舍藏版道光戊子仲夏重刊

36.《局方》:《太平惠民和剂局方》 宋·陈师文等（公元 1151 年） 人民卫生出版社（据元建安宗文书堂郑天泽刊本排印）

37.《总微》:《小儿卫生总微方论》 宋·撰人未详（公元 1156 年） 上海科学技术出版社（据黄波萧氏重校本排印）

38.《卫济》:《卫济宝书》 宋·东轩居士（公元 1170 年） 人民卫生出版社影印（1956 年）

39.《洪氏》:《洪氏集验方》 宋·洪遵辑（公元 1170 年） 商务印书馆（1955～1956 年）重印本

40.《三因》:《三因极一病证方论》 宋·陈言（无择）（公元 1174 年） 人民卫生出版社（据宋刊配补元麻覆刻本排印，1957 年）

41.《传信》:《传信适用方》 宋·吴彦夔（公元 1180 年） 人民卫生出版社影印（1956 年）

42.《宝产》:《卫生家宝产科备要》 宋·朱瑞章（公元1184年） 十万卷楼丛书本 连史纸印

43.《背疽》:《校正集验背疽方》 宋·李迅（公元1196年） 上海国医书局铅印国医小丛书单行本（1930年）

44.《妇人》:《校注妇人良方》 宋·陈自明（公元1237年） 人民卫生出版社（1956年）

45.《济生》:《济生方》 宋·严用和（公元1253年） 人民卫生出版社影印（1956～1957年）

46.《痘疹方》:《陈氏小儿痘疹方论》 宋·陈文中（公元1254年？） 商务印书馆铅印（1958年）

47.《病源方》:《陈氏小儿病源方论》 宋·陈文中（公元1254年？） 商务印书馆铅印（1958年）

48.《精要》:《外科精要》 宋·陈自明（公元1263年） 日本津轻氏藏本

49.《朱氏》:《类编朱氏集验医方》 宋·朱佐（公元1265年） 商务印书馆选印委别藏的单行本

50.《急救》:《急救仙方》 宋·不著撰人（公元1278年？） 清道光8年戊子（1828年）鲍氏校医书四种单行本

51.《产宝》:《产宝杂录》 宋·齐仲甫（公元1279年？） 抄本

52.《百问》:《女科百问》 宋·齐仲甫（公元1279年） 疑是慎贻堂藏版

53.《扁鹊》:《扁鹊心书》 宋·窦材重集 光绪22年上海图书集成印书局医林指月本

54.《履巉岩》:《履巉岩本草》（三卷） 宋·琅琊默庵 明抄影绘本

55.《保命》:《素问病机气宜保命集》 金·刘完素（公元1186年） 人民卫生出版社（1959年）

56.《儒门》:《儒门事亲》 金·张子和（公元1228年？） 上海卫生出版社（1958年，原大东版）

57.《世医》:《世医得效方》 元·危亦林（公元1277～1347年） 上海科学技术出版社（1964年）

58.《脾胃论》:《脾胃论》 元·李杲（公元1249年） 由《李东垣医书十种》摘出，上海受古书店、中一书局印行

59.《活幼》:《活幼心书》 元·曾世荣（公元1294年） 清宣统二年（1910年）武昌医馆据艺风堂藏至元刻本重校刊

60.《汤液》:《汤液本草》 元·王好古（公元1298年） 人民卫生出版社影印（1956年）

61.《珍珠囊》:《珍珠囊》 金·张元素（公元1315年） 1938年涵芬楼影元刻本元杜思敬辑《济生拔粹》第五卷

62.《瑞竹》:《瑞竹堂经验方》 元·沙图穆苏（公元1326年） 上海科学技术出版社（据当归草堂本校印，1959年）

63.《精义》:《外科精义》 元·齐德之（公元1335年） 人民卫生出版社影印（1956年）

64.《宝鉴》:《卫生宝鉴》 元·罗天益（公元1343年） 商务印书馆排印（1959年）

65.《丹溪》:《丹溪心法》 元·朱震亨（公元1347年） 上海科学技术出版社（据医统正脉本重校印，1959年）

NOTE

66.《十药》:《十药神书》 元·葛可久（公元 1348 年） 人民卫生出版社影印（1956 年）

67.《原机》:《原机启微》 元·倪维德（公元 1370 年） 上海卫生出版社（根据《薛氏医案》本校印，1958 年）

68.《疮疡》:《疮疡经验全书》 宋·窦汉卿辑 其裔孙窦梦麟续增（公元 1569 年？） 清康熙五十六年（1717 年） 浩然楼依王桂堂本重镌

69.《发挥》:《本草发挥》 明·徐彦纯（公元 1368 年） 据 1922 年上海大成书局《薛氏医案》石印本辑录

70.《普济方》:《普济方》 明·朱橚等（公元 1406 年） 人民卫生出版社（据四库抄本印，1959 年）

71.《要诀》:《秘传证治要诀及类方》 明·戴元礼（公元 1443 年） 商务印书馆（1955 年）

72.《奇效》:《奇效良方》 明·方贤著（公元 1449 年？） 商务印书馆（依明成化六年原刊本黑口版印，1959 年）

73.《滇南》:《滇南本草》 明·兰茂著（公元 1476 年） 云南卫生厅整理 云南人民出版社（1959 年）

74.《品汇》:《本草品汇精要》 明·刘文泰等纂（公元 1505 年） 人民卫生出版社（1964 年）

75.《理例》:《外科理例》 明·汪机（公元 1519 年） 人民卫生出版社（按商务印书馆 1957 年初版原型重版本，据明嘉靖辛卯年刊本）

76.《蒙筌》:《本草蒙筌》 明·陈嘉谟（公元 1525 年） 文茂堂藏版

77.《婴童》:《婴童百问》 明·鲁伯嗣（公元 1526 年？） 人民卫生出版社（1961 年）

78.《撮要》:《女科撮要》 明·薛己（公元 1548 年） 据 1922 年上海大成书局《薛氏医案》石印本辑录

79.《明医》:《明医杂录》 明·王节斋集，薛己注（公元 1549 年） 据 1922 年上海大成书局《薛氏医案》石印本辑录

80.《万氏》:《万氏女科》 明·万全（公元 1549 年） 康熙甲午西昌裘琅玉声氏重刊木刻本

81.《保婴》:《保婴撮要》 明·薛铠集，薛己增补（公元 1555 年） 据 1932 年上海大成书局《薛氏医案》石印本辑录

82.《医学》:《医学纲目》 明·楼英（公元 1565 年） 世界书局铅印本（1937 年）

83.《入门》:《医学入门》 明·李梴（公元 1575 年） 锦章书局石印本（1941 年）

84.《纲目》:《本草纲目》 明·李时珍（公元 1578 年） 人民卫生出版社影印本（据张刻本，1957 年）

85.《仁术》:《仁术便览》（卷四：炮制药法） 明·张浩（公元 1585 年） 商务印书馆铅印本（1957 年）

86.《回春》:《增补万病回春》（卷上：药性歌 240 味） 明·龚廷贤（公元 1587 年） 上海扫叶山房石印本

87.《原始》:《本草原始》 明·李中立（公元 1593 年） 清乾隆安雅堂藏本

88.《禁方》:《鲁府禁方》 明·龚廷贤（公元 1594 年） 世界书局印行

89.《准绳》:《证治准绳》 明·王肯堂（公元 1602 年） 上海科学技术出版社影印（1959

年）

90.《启玄》:《外科启玄》　明·申斗垣（公元 1604 年）　人民卫生出版社（按明版本缩印，1955 年）

91.《宋氏》:《宋氏女科秘书》　明·宋林皋（公元 1612 年）　上海中医书局铅印本（1954 年）

92.《粹言》:《医宗粹言》（卷四：药性论）　明·罗周彦（公元 1612 年）　明万历四十年壬子（1612 年）常群何敬塘梓本

93.《保元》:《寿世保元》（卷一：药性歌 400 味）　明·龚廷贤（公元 1615 年）　上海科学技术出版社（1959 年）

94.《景岳》:《景岳全书》　明·张景岳（公元 1624 年）　上海科学技术出版社（据岳峙楼本影印，1959 年）

95.《正宗》:《外科正宗》　明·陈实功（公元 1617 年）　人民卫生出版社（据明崇祯四年本影印，1956 年）

96.《济阴》:《济阴纲目》　明·武之望（公元 1620 年）　科技卫生出版社校印（康熙四年蜩寄刊本，1958 年）

97.《大法》:《炮炙大法》　明·缪希雍（公元 1622 年）　人民卫生出版社影印（1956 年）

98.《醒斋》:《先醒斋广笔记》（附炮炙大法一卷）　明·缪希雍（公元 1622 年）　清道光辛卯年武林涵古堂木刻本

99.《本草正》:《本草正》　明·张景岳（公元 1624 年）　清光绪 33 年（丁未 1907 年）刊景岳全书单行本

100.《必读》:《医宗必读》　明·李中梓（公元 1637 年）　上海卫生出版社

101.《通玄》:《本草通玄》　明·李中梓（公元 1637 年?）　清康熙十七年戊午（1678 年）吴三桂称帝时刊于云南

102.《征要》:《本草征要》　明·李中梓（公元 1637 年）　1917 年铅印本

103.《瑶函》:《审视瑶函》　明·傅仁宇（公元 1644 年）　上海科学技术出版社（1959 年）

104.《一草亭》:《一草亭目科全书》（与异授眼科）　明·邓苑（公元 1644 年?）　上海科学技术出版社（1959 年）

105.《乘雅》:《本草乘雅半偈》　明·卢之颐（公元 1647 年）　清初卢氏月枢阁刊本

106.《握灵》:《握灵本草》　清·王翃（公元 1638 年）　清康熙二十二年序，乾隆五年（1740 年）朱钟勋补刻本

107.《本草汇》:《本草汇》　清·郭佩兰（公元 1655 年）　清梅花屿刊本（1666 年）

108.《法律》:《医门法律》　清·喻嘉言（公元 1658 年）　上海卫生出版社（1957 年）

109.《崇原》:《本草崇原》　清·张志聪（公元 1663 年）　医林指月单行本

110.《说约》:《医宗说约》（卷首：药性炮炙歌）　清·蒋仲芳（公元 1663 年）　清木刻本

111.《大成》:《外科大成》　清·祁坤（公元 1665 年）　科技卫生出版社（1958 年）

112.《本草述》:《本草述》　清·刘若金（公元 1666 年）　清肖兰陵堂刊本

113.《钩元》:《本草述钩元》　清·杨时泰（公元 1666 年?）　上海科学技术出版社（1958 年）

114.《玉衡》:《痧胀玉衡》　清·郭志邃（公元 1675 年）　上海卫生出版社（1957 年）

115.《暑疫》:《温热暑疫全书》　清·周扬俊（公元 1679 年）　科技卫生出版社（1959 年）

NOTE

116.《集解》:《医方集解》　清·汪昂（公元 1682 年）　科技卫生出版社（1957 年）

117.《新编》:《本草新编》　清·陈士铎（公元 1687 年）　日本宽政元年（1789 年）　东园松田义厚翻刻本（卷一为刻本，卷二、三、四、五均为抄本）

118.《备要》:《本草备要》　清·汪昂（公元 1694 年）　商务印书馆铅印（1954 年）

119.《辨义》:《药品辨义》（明·贾所学撰）　清·尤乘增辑（公元 1691 年）　清康熙三十年林屋绣梓本

120.《食物》:《食物本草会纂》　清·沈季龙（公元 1691 年）　清镌本（乾隆癸卯金阁书业堂版）

121.《奥旨》:《洞天奥旨》　清·陈士铎（公元 1694 年）　上海扫叶山房石印本

122.《逢原》:《本经逢原》　清·张璐（公元 1695 年）　上海科学技术出版社（1959 年）

123.《尊生》:《嵩崖尊生全书》　清·景冬阳（公元 1696 年）　扫叶山房木版刊本

124.《指南》:《修事指南》　清·张仲岩（公元 1704 年）　杭州抱经堂书局印行

125.《良朋》:《良朋汇集》　清·孙望林（公元 1711 年）　善成堂木刻本

126.《必用》:《本草必用》（顾松园医镜六种）　清·顾靖远（公元 1722 年?）　河南人民出版社（1961 年）

127.《解要》:《本草经解要》　清·叶天士（公元 1724 年）　卫生堂刊本（1781 年）

128.《全生集》:《外科证治全生集》　清·王维德（公元 1740 年）　人民卫生出版社影印（乾隆五年刻本，1965 年）

129.《金鉴》:《医宗金鉴》　清·吴谦等（公元 1742 年）　人民卫生出版社影印（1957 年）

130.《幼幼》:《幼幼集成》　清·陈复正（公元 1750 年）　上海卫生出版社（1956 年）

131.《长沙》:《长沙药解》（黄氏医书八种）　清·黄元御（公元 1753 年）　宣统六年上海江左书林石印

132.《玉楸》:《玉楸药解》（黄氏医书八种）　清·黄元御（公元 1754 年）　宣统六年上海江左书林石印

133.《从新》:《本草从新》　清·吴仪洛（公元 1757 年）　上海科学技术出版社（1958 年）

134.《串雅内》:《串雅内编》　清·赵学敏（公元 1759 年）　人民卫生出版社影印（1956 年）

135.《串雅外》:《串雅外编》　清·赵学敏（公元 1759 年）　人民卫生出版社（1960 年）

136.《串雅补》:《串雅补》　清·鲁照（公元 1759 年?）　扫叶山房印行

137.《得配》:《得配本草》　清·严西亭等（公元 1761 年）　上海卫生出版社（1957 年）

138.《切用》:《成方切用》　清·吴仪洛（公元 1761 年）　上海科学技术出版社（1963 年）

139.《笺正》:《沈氏女科辑要笺正》　清·沈尧封辑，张山雷笺正（公元 1764 年?）　上海卫生出版社（1959 年）

140.《拾遗》:《本草纲目拾遗》　清·赵学敏（公元 1765 年）　人民卫生出版社影印（1957 年）

141.《求真》:《本草求真》　清·黄宫绣（公元 1769 年）　广益书局石印本

142.《释谜》:《幼科释谜》　清·沈金鳌（公元 1773 年）　上海科学技术出版社（1959 年）

143.《玉尺》:《妇科玉尺》　清·沈金鳌（公元 1773 年）　上海卫生出版社（1958 年）

144.《大全》:《叶天士秘方大全》　清·叶天士（公元 1775 年）　上海中央书店铅行（1954 年）

145.《医案》:《吴鞠通医案》　清·吴鞠通（公元 1789 年）　人民卫生出版社（1960 年）

146.《辑要》:《本草辑要》　清·林玉友（公元 1790 年）　道光辛卯年刊本，寸耕堂藏版

147.《条辨》:《温病条辨》　清·吴鞠通（公元 1798 年）　人民卫生出版社（1955 年）

148.《时方》:《时方妙用》《时方歌括》　清·陈修园（公元 1803 年）　人民卫生出版社影印（1956 年）

149.《要旨》:《女科要旨》　清·陈修园（公元 1820 年）　人民卫生出版社（1959 年）

150.《从众录》:《医学从众录》　清·陈修园（公元 1820 年）　上海科学技术出版社（1958 年）

151.《傅青主》:《傅青主女科》　清·傅山（公元 1826 年）　上海卫生出版社（1958 年）

152.《正义》:《本草正义》　清·张德裕（公元 1828 年）　清道光八年戊子（1828 年）刊本

153.《治全》:《外科证治全书》　清·许克昌、毕法（公元 1831 年）　人民卫生出版社（1961 年）

154.《霍乱》:《霍乱论》　清·王士雄（公元 1838 年）　上海科技卫生出版社（1958 年）

155.《重楼》:《重楼玉钥》　清·郑梅涧（公元 1838 年）　人民卫生出版社影印（1956 年）

156.《治裁》:《类证治裁》　清·林佩琴（公元 1839 年）　上海科学技术出版社（据光绪重刊本校印）

157.《分经》:《本草分经》　清·姚澜（1840 年）　成都昌福公司铅印本

158.《增广》:《增广验方新编》　清·鲍相璈（公元 1846 年）　上海锦章书局石印（1940 年）

159.《经纬》:《温热经纬》　清·王孟英（公元 1852 年）　人民卫生出版社影印（1956 年）

160.《害利》:《本草害利》　清·凌晓五著（公元 1862 年）　手稿本

161.《医醇》:《校注医醇賸义》　清·费伯雄（公元 1863 年）　上海科学技术出版社（1963 年）

162.《汇纂》:《本草汇纂》　清·屠道和（公元 1863 年）　王宗喆校刊国医砥柱社印版（1936 年）

163.《笔花》:《笔花医镜》　清·江笔花（公元 1871 年）　上海科学技术出版社（据同治十年扬州文富堂刊本重校排，1963 年）

164.《时病》:《时病论》　清·雷丰（公元 1882 年）　人民卫生出版社（根据光绪甲申雷慎修堂本校仇排印，1964 年）

165.《四要》:《医家四要》　清·程曦、江诚、雷大震同纂（公元 1884 年）　上海卫生出版社（1957 年）

166.《丛话》:《医方丛话》　清·徐士銮（公元 1886 年）　清光绪十五年己丑（1889 年）律门徐氏蝶园雕版

167.《便读》:《本草便读》　清·张秉成（公元 1887 年）　上海科技卫生出版社（1957 年）

168.《问答》:《本草问答》　清·唐宗海（公元 1893 年）　清光绪间善成裕记刊本

169.《参西录》:《医学衷中参西录》　民国·张锡纯（公元 1860～1933 年）　河北人民出版社（1980 年）

170.《处方集》:《全国中药成药处方集》　冉小峰等　人民卫生出版社（1962 年）

NOTE

附录四　药名索引

NOTE

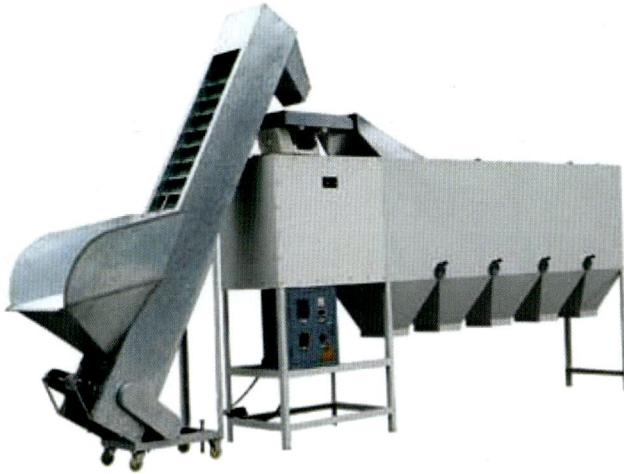

变频卧式风选机

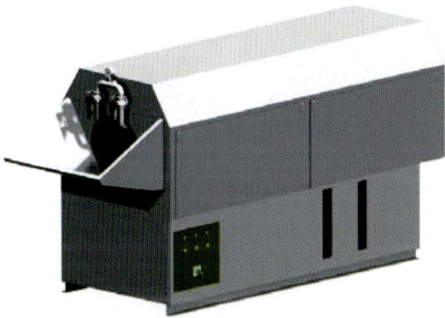

循环水洗药机

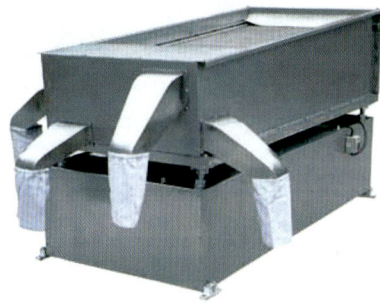

柔性支承斜面筛选机

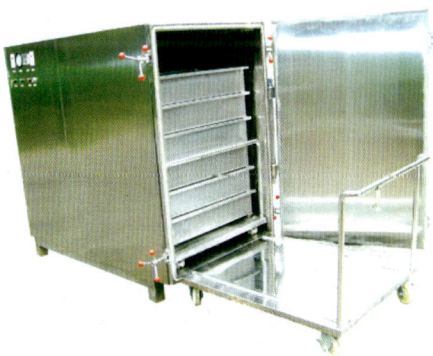

气相置换式润药机

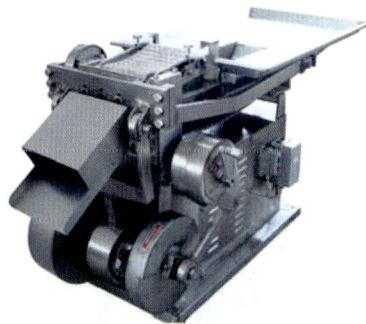

铡刀式切药机

NOTE

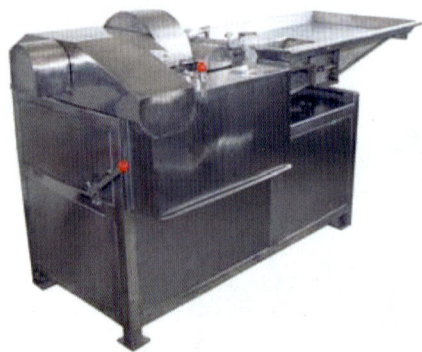

转盘式切药机

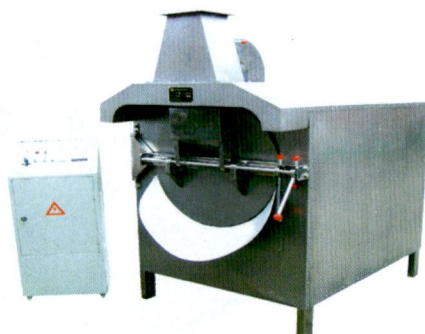

自动控温炒药机

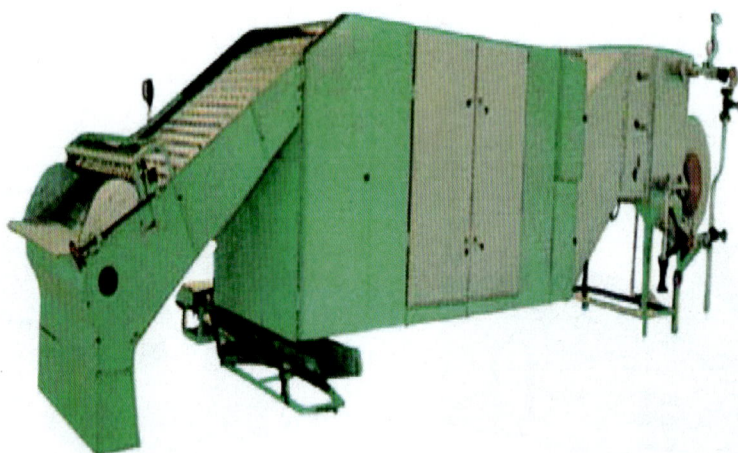

蒸汽烘干机

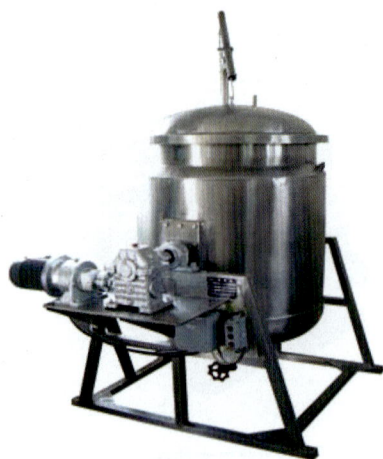

蒸煮锅

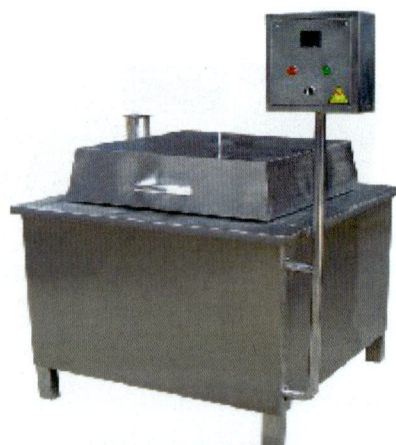

高温电热煅药机